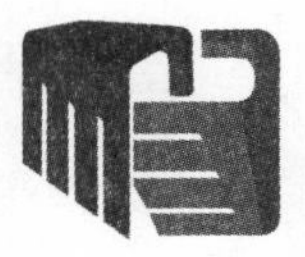

“十二五”职业教育国家规划教材
经全国职业教育教材审定委员会审定

供高职高专药学类、药品类、医学技术类、卫生管理类等专业使用

临床医学概要

（第三版）

主　编　於　平

副主编　相　霞　田小娟　张跃田　傅　蓉

编　者　（按姓氏汉语拼音排序）

傅　蓉　沈阳药科大学
刘　冉　南阳医学高等专科学校第一附属医院
彭　兰　重庆医药高等专科学校
任玉风　惠州卫生职业技术学院
田小娟　长沙卫生职业学院
王秀梅　运城护理职业学院
相　霞　上海健康职业技术学院
于　波　上海健康职业技术学院
於　平　中国药科大学高等职业技术学院
张峰琴　运城护理职业学院
张跃田　运城护理职业学院

科学出版社

北　京

内 容 简 介

本教材为"十二五"职业教育国家规划教材,其前4章介绍疾病概论、常见症状、常用医学检查及肿瘤学知识,第5~18章以临床科室分类分别介绍内科、外科、妇产科、儿科、传染科、精神神经科、耳鼻喉科、皮肤性病科等临床各科常见疾病。本书采用大量临床实际病例,进行提问式学习,增加读者的兴趣。每章节配有学习目标,使读者明确学习重点。内容精选与读者工作学习相关知识,提高了学习效率,避免了传统教育的复杂理论,学以致用,帮助读者更快地掌握医学相关知识。每章节后附有本章节习题,题型有名词解释、填空题、选择题及简答题,供学习者巩固学习要点,并在书末附有目标检测选择题参考答案。

本教材适用于药学类、药品类专业使用,也可供医学技术类、卫生管理类、护理类等专业使用。

图书在版编目(CIP)数据

临床医学概要 / 於平主编 . —3 版 . —北京:科学出版社,2015. 1
"十二五"职业教育国家规划教材
ISBN 978-7-03-042384-9
Ⅰ. 临… Ⅱ. 於… Ⅲ. 临床医学-高等职业教育-教材 Ⅳ. R4
中国版本图书馆 CIP 数据核字(2014)第 257068 号

责任编辑:许贵强 / 责任校对:张怡君
责任印制:赵　博 / 封面设计:范璧合

科学出版社 出版
北京东黄城根北街16号
邮政编码:100717
http://www.sciencep.com
新科印刷有限公司 印刷
科学出版社发行　各地新华书店经销
*
2004年8月第　一　版　开本:787×1092　1/16
2015年1月第　三　版　印张:20 1/4
2018年1月第十六次印刷　字数:471 000

定价:54.80元
(如有印装质量问题,我社负责调换)

前　　言

随着医院药学向临床药学转变，我国药学教育也必然要与之相适应。临床药师的工作范围由医院内逐步扩展到整体卫生健康系统，直接为患者提供咨询服务，更好地与医师进行沟通，参与用药决策，提供药品和用药知识，观察用药后的疗效、不良反应和相互作用，加强用药的合理性。这就要求药师具备充足的药学知识和临床医学的知识。

针对目前我国药学人员对于临床医学相关知识的匮乏，为了进一步促进药学类、药品类等专业的毕业生更适应现代医药工作的需要，按照培养实用型人才的思路，我们根据关临床医学方面的课程，编写了这本《临床医学概要》。

本书共18章，除疾病概论、诊断学基础、常用医学检查及肿瘤学概论为基础章节外，其余为内科、外科、妇产科、儿科、传染科、精神神经科、五官科、皮肤性病科等临床疾病。各科疾病的选择是以常见病、临床多发病为对象的。本书简要阐述各类疾病的病因、发病机制、病理、主要临床表现、诊断及主要治疗方法。

第二版在第一版的基础上，增加了新版执业药师资格考试大纲里所要求掌握的医学相关知识点，并附具体案例，引导学生学习，加深对知识点的理解，从而顺利地将医学知识融入药学学习中去。第三版教材对课后习题中的选择题在A型题的基础上增加了B型题和X型题，使本书更贴近执业药师考试题型。教材使用了双色印刷，提高了教材的生动性和亲和力。

本书主要作为高等职业技术学院药学类、药品类和医学类专业学生的教材使用，同时也作为执业药师关于临床医学的参考资料。

各类院校授课教师可因安排学时数的不同，对于各章节的内容，选择性地进行讲解。

由于编者的水平有限，书中的错误与缺点在所难免，恳请各位读者及广大师生在使用过程中给予批评指正。

编　者

2014年2月

目　录

第1章 疾病概论

学习目标

1. 掌握疾病、健康、脑死亡的概念
2. 理解疾病的致病原因和致病条件，疾病的分期和转归
3. 了解疾病发生过程中的一般规律

第1节 健康、疾病与亚健康的概念

为了更好地理解疾病，首先必须明确什么是健康。健康（health）与疾病（disease）是一组对应的概念，两者之间没有明确的界限。本章节仅根据目前的认识予以阐述。

一、健 康

目前世界卫生组织（World Health Organization，WHO）关于健康的定义是：健康不仅是没有疾病和病痛，而且是身体上、心理上、社会上和道德上处于完好状态。这是一个多维的健康观，也就是说健康除了有强壮的体魄外，还需要有健全的心理状态、良好的社会适应能力和道德健康。此外，健康的标准并不是固定不变的，它随着经济发展和社会进步而变化，在不同地域、不同群体中健康的要求也不同。增强健康意识，保障个人和社会大众的健康是每个人的权利，同时也是每个人的义务。

知识链接 **健康的标准**

WHO提出衡量健康的10项标准是：精力充沛，能从容不迫地应付日常生活和工作；处事乐观，态度积极，乐于承担任务不挑剔；善于休息，睡眠良好；适应环境，应变能力强；对一般感冒和传染病有一定抵抗力；体重适当，体态匀称；眼睛明亮，不发炎，反应敏捷；牙齿清洁，无缺损，无疼痛，牙龈颜色正常，无出血；头发有光泽，无头屑；骨骼健康，肌肉、皮肤有弹性，走路轻松。

二、疾 病

疾病相对健康而言，是指机体在一定条件下，受到病因的损害作用后，因其自稳（homeostasis）调节紊乱而发生的一系列异常的生命活动过程。疾病过程中，机体对病因及其损伤产生抗损伤反应，体内出现包括生理功能、代谢和形态结构的改变，临床上表现出相应的症状、体征，包括心理障碍和社会行为异常，以及对环境的适应能力下降、劳动力减弱甚至丧失。

三、亚 健 康

除健康和疾病的状态外，还有一种既不健康也无疾病的状态，它指人体处于健康和疾病之间的过渡阶段，称为亚健康状态，又称其为第三状态，这是一个较新的医学概念。据目前的医学调查发现，处于该状态的群体大多分布在20～45岁，女性占多数。这部分人群在躯体上、心理上没有发现疾病，但主观上却有许多不适的症状表现和心理体验，主要表现为记忆力减退、注意力难集中、精神不振、多梦、疲劳困倦、失眠、易感冒等，严重者不能正常生活和工作，但在医院经过全面系统检查后，往往找不到肯定的病因所在。亚健康状态是一种中间阶段，它既可以恢复到健康状态，也可以发展成为各种疾病，提高对它的认识，有利于促进健康和防治疾病。

 **案例 1-1**

患者,女性,25 岁,公司职员,由丈夫陪同就诊。自述:精神紧张,睡不着觉,情绪低落。体检一切正常。

从其丈夫处了解到患者在一家大型跨国公司工作,工作压力大。近段时间受到世界金融危机的影响,公司上下都有传闻其所在的部门有裁员的计划,而患者这段时间工作业绩不佳,时常感到抑郁,心情沉重,整天不快乐,会对着窗外发呆,害怕走进办公室,觉得工作令人厌倦,晚上经常睡不着,即使睡着了,睡眠质量也很糟糕,多梦,易醒,体重有明显下降的趋势,容易感冒。心理医师与她沟通后,调整了工作目标,并合理地调整工作、休息和娱乐时间。半年多后症状逐渐消失。

思考题:

该患者体检没有任何异常,能否诊断没有疾病发生?可能处于哪种状态?

第 2 节　病 因 概 论

与疾病发生有关系的所有因素称为病因,主要包括致病原因和致病条件。

一、致 病 原 因

致病原因简称病因,它是作用于机体的众多因素中,能引起疾病并决定该疾病特异性的因素。疾病的病因很多,可以大致归纳为以下几大类。

1. 生物因素　是一类最常见的病因,主要包括各种病原微生物(细菌、病毒、衣原体、支原体、立克次体、螺旋体和真菌等)和寄生虫(原虫、蠕虫等)。这些病原体的致病性取决于其侵入宿主的数量、致病力(毒力、侵袭力)和宿主机体的感受性、状态、防御及抵抗能力等。

2. 理化因素　包括机械力、温度、大气压、噪声、电离辐射、强酸、强碱、化学毒物或动植物毒性等。物理性因素的致病作用及其所致疾病的严重程度,主要取决于其作用强度、作用部位、持续时间等,其致病作用对机体各器官组织来说,大都没有明显的选择性。化学性因素的性质不同,其致病方式也不一样,有的是通过与机体接触,引起接触部位组织变性、坏死和感染,如强酸、强碱等;有些毒物对机体的组织、器官有一定的选择毒性作用,如四氯化碳主要引起肝细胞损伤,重金属铅、砷等常引起肾损伤等。

3. 营养因素　一切维持生命活动所必需的物质缺乏或过量均可导致疾病,包括氧气、水、蛋白质、糖类、脂肪、维生素及微量元素等。

4. 免疫因素　指影响机体免疫功能状态而致病的因素。某些机体的免疫系统对外来抗原刺激发生异常强烈的抗原抗体反应,从而导致组织细胞的损伤及其功能、代谢的障碍,这种异常的免疫反应称为变态反应或超敏反应,如青霉素引起的过敏性休克,粉尘、花粉等引起的支气管哮喘、荨麻疹等;一些个体对自身的某些物质发生抗原抗体反应,引起自身组织的损害,称其为自身免疫性疾病,如系统性红斑狼疮、类风湿关节炎、溃疡性结肠炎等;由于免疫功能严重不足或缺陷可引起免疫缺陷病,如获得性免疫缺陷综合征(艾滋病)、先天性丙种球蛋白缺乏症等。

5. 遗传因素　遗传物质的改变如染色体畸变、基因突变等,可以直接引起遗传性疾病,如由基因突变引起的血友病、地中海贫血、家族性腺瘤性息肉病;由染色体畸变引起的唐氏综合征(又名 21-三体综合征或先天愚型)、两性畸形等。由于机体某种遗传上的缺陷,使后代具有易于发生某种疾病的倾向即遗传易感性,往往好发于同一家族的成员,如原发性高血压、冠状动脉粥样硬化性心脏病(冠心病)、精神分裂症、消化性溃疡等。

6. 先天因素　指可以损害在母体内发育胎儿的有害因素。胎儿在发育过程中受有害因素的作用,可出现先天性疾病。例如,孕妇妊娠早期被风疹病毒感染可能引起先天性心脏病;母亲的不良习惯如吸烟、酗酒等也可以提高先天性因素的致病率。

7. 心理和社会因素 近年来随着传统的生物-医学模式向生物-心理-社会医学模式的转换，心理、社会因素引起的疾病越来越受到重视，心理状态、受教育程度、生活方式、个人卫生、处世态度、人际关系、社会环境、风俗习惯、经济条件、社会制度等，均可通过对机体大脑皮质与皮质下结构相互协调的影响，导致疾病的发生。例如，长期忧虑、焦虑、悲伤、恐惧等不良情绪和强烈的精神创伤易引起神经症和原发性高血压的发生。

二、致病条件

致病条件是指能够促进和影响疾病发生发展的因素。致病条件虽然不直接引起疾病，但对许多疾病的发生发展有重要的影响作用，在临床上把能够促进疾病发生发展的因素又称为诱因。例如，原发性高血压是脑血管意外的病因，但情绪激动、寒冷刺激、酗酒等诱因的存在，往往会促使血压的突然上升而使原有病变的脑血管更易破裂。因此，在疾病的病因学防治中，应该考虑致病条件的重要影响，积极消除诱因。

此外，致病原因和致病条件是相对的，它是针对某个具体的疾病而言的，对于不同的疾病，同一个因素可以是某一个疾病发生的原因，也可以是另一个疾病发生的条件。例如，营养不良是营养不良症的原因，而营养不良使机体抵抗力降低，又是某些疾病（如肺结核）发生发展的致病条件。因此要明确某一疾病的原因和条件以及认识它们在疾病发生发展中的作用，必须进行具体的分析和研究。正确认识疾病原因和条件在疾病发生发展过程中的作用，对于疾病的防治具有重要的意义。

第 3 节 发 病 学

发病学（pathogenesis）主要研究疾病发生、发展过程中的一般规律和共同的机制。

一、疾病发生发展的一般规律

疾病发生发展的一般规律主要是指各种疾病过程中普遍存在的一些基本规律，一般存在以下几个基本规律。

1. 损伤与抗损伤规律 病因导致机体损伤的同时，机体则调动各种防御、代偿机制来对抗，也就是说损伤与抗损伤的斗争贯穿于疾病的始终，两者间相互联系又相互斗争，成为推动疾病发展的动力，而且在疾病的过程中，损伤与抗损伤作用是在不断变化的。例如，炎症时，致炎因子的作用使适量液体渗出，对机体有防御功能，但过多的液体渗出又可以导致阻塞、机化粘连。

2. 因果转化规律 指在疾病发生发展过程中，原因和结果可以相互转化和相互交替。原始致病因素作用于机体后，机体产生一定的变化，这些变化在一定的条件下又会引起新的变化，也就是说，由病因引起结果，该结果可以在一定条件下转化为引起新的变化的病因。这种因果转化可以形成一条反应链，甚至可以形成恶性循环，从而使病情不断加重。临床治疗中必须有效阻断这种因果转化，从而使疾病朝着有利于机体的良性方向发展。

3. 局部和整体的相互影响 大部分疾病都属于整体疾病，而各组织、器官以及病因作用部位出现的病理变化，都是全身疾病的局部表现。同时局部的病变也可以通过神经和体液途径影响整体，而机体的全身功能状态也可以通过这些途径影响局部病变的发生。例如，局部的疖，它在局部引起充血、水肿、疼痛等炎症反应，如果机体的抵抗力下降或局部处理不当就会影响全身，表现为发热、白细胞升高等全身性表现。反之，有时对于部分疖只给予单纯的局部治疗，效果不明显，如做详细检查，结果发现局部的疖仅是全身性疾病——糖尿病的局部表现，只有把血糖控制好后，局部的疖才可能得到控制。因此,正确认识局部和整体的相互关系对疾病的诊治具有重要意义。

二、疾病发生的基本机制

各种疾病的发生发展过程中存在着一些共同的基本机制。目前认为,疾病发生的机制包括神经机制、体液机制和细胞分子机制等多个方面。

第4节　疾病的经过和转归

案例 1-2

患者,女性,17岁,因车祸急诊入院,经体检和CT诊断为脑干大出血。入院时,已经没有自主呼吸,经用药物、呼吸机和电子除颤仪维持心跳呼吸。但瞳孔散大固定,经检查脑电波消失,脑血流停止。

思考题:

1. 该患者是否发生脑死亡?是否还有继续治疗的意义?
2. 家属愿捐献其器官,在目前的法律体制下能否进行器官移植?

疾病都有一个发生发展的过程,大多数疾病发生发展到一定阶段后终将结束,这就是疾病的转归。疾病的经过一般分为四期。

1. 潜伏期　是指从致病因素作用于人体到出现最初症状之前的这段时期。不同疾病的潜伏期长短不一,传染病的潜伏期比较明显,有一定的时间,但有的疾病没有潜伏期,如机械力所致的创伤等。

2. 前驱期　是指患者从出现最初临床症状到出现疾病的典型症状之前的这段时期。此期主要出现一些非特异性症状,如全身不适、食欲减退、头痛、发热、乏力等。前驱期的及时发现有利于疾病的早期诊断和治疗。

3. 症状明显期　是指出现疾病的典型症状和体征的这段时期。临床上常将此期的临床表现作为疾病的重要诊断依据。此期时间的长短取决于病原的特点、疾病的特异性、机体的反应性和治疗的情况。

4. 转归期　是指疾病发展的最后阶段。疾病的转归取决于疾病过程中损伤与抗损伤反应的力量对比和治疗情况。一般有两种形式。

(1) 康复:可以分为完全康复与不完全康复两种。完全康复指疾病时所发生的损伤性变化完全消失,机体的自稳调节恢复正常。不完全康复指疾病时损伤性变化得到控制,但基本病理变化仍没有完全消失,经机体代偿后,功能代谢恢复,主要症状消失,有时可留有后遗症。

(2) 死亡:是指生命活动的终止。长期以来,一直把心跳呼吸停止和反射消失作为死亡的标志。传统的观念认为死亡是一个过程,并将其分为三个阶段:濒死期、临床死亡期、生物学死亡期。但近年来随着医疗技术水平的提高,同时也为了更好地开展器官移植,对死亡有了新的认识。目前一般认为死亡是指机体作为一个整体的功能永久停止,但并不意味着各器官组织均同时死亡。因此提出了脑死亡的概念。脑死亡指包括端脑、间脑、脑干在内的全脑功能发生不可逆的永久性的停止。脑死亡的判断标准为:①自主呼吸停止,进行15分钟人工呼吸仍无自主呼吸;②不可逆性深昏迷和大脑无反应性;③脑神经反射消失;④瞳孔散大或固定;⑤脑电波消失;⑥脑血液循环完全停止(脑血管造影)。用脑死亡作为死亡的标准是社会发展的需要,而脑死亡的判断标准在我国尚未立法。脑死亡并不表示全身各器官组织均已死亡,这为器官移植提供了良好的供体;同时脑死亡的判断标准,可协助医务人员判断死亡时间和确定终止复苏抢救的界限,可以减少部分不必要的卫生资源浪费。

小　　结

疾病的概念应该强调以下几点：①任何疾病的发生都有病因，包括外界致病因素、机体内部因素和心理社会因素；②机体自稳调节紊乱是疾病发生的基础；③疾病的发生发展都有其共同的一般规律；④在疾病过程中由于机体形态结构、功能代谢的改变，在临床上常表现为相应的症状体征和社会行为异常，这是临床医师诊断疾病的基础。

疾病有一个发生发展过程，其经过可分为潜伏期、前驱期、症状明显期和转归期。疾病的转归主要取决于机体的损伤与抗损伤反应的力量对比，最终的结局包括康复和死亡。

目前我国的死亡主要标志是心跳呼吸停止，各种反射消失。近年来提出了脑死亡的概念，认为死亡意味着机体作为一个整体的功能永久性停止，它的标志是全脑功能的永久性停止，主要包括端脑、间脑和脑干功能不可逆的永久性丧失。

案例 1-1 分析提示

不能诊断没有疾病发生，患者处在介于疾病和健康之间的第三种状态，即亚健康状态。

案例 1-2 分析提示

1. 患者已经发生了脑死亡，没有继续治疗的意义。
2. 我国对脑死亡还没有立法，故不能进行器官移植。

目标检测

一、名词解释

1. 健康　2. 疾病　3. 脑死亡

二、填空题

1. 疾病的病因中最常见的是________因素。
2. 疾病发生发展的过程分为________期、________期、________期、________期。
3. 疾病的转归有________和________两种形式。

三、选择题

【A 型题】

1. 疾病的概念是指(　　)
   A. 在致病因子的作用下，躯体上、精神上及社会上的不良状态
   B. 在致病因子的作用下出现的共同的、成套的功能、代谢和结构的变化
   C. 在病因作用下，因机体自稳调节紊乱而发生的异常生命活动过程
   D. 机体与外界环境间的协调发生障碍的异常生命活动
   E. 生命活动中的表现形式，体内各种功能活动进行性下降的过程
2. 关于疾病原因的概念下列哪项是正确的(　　)
   A. 引起疾病发生的致病因素
   B. 引起疾病发生的体内因素
   C. 引起疾病发生的体外因素
   D. 引起疾病发生的体内外因素
   E. 引起疾病并决定疾病特异性的特定因素
3. 下列对疾病条件的叙述哪一项是错误的(　　)
   A. 条件是左右疾病对机体的影响因素
   B. 条件是疾病发生必不可少的因素
   C. 条件是影响疾病发生的各种体内外因素
   D. 某些条件可以促进疾病的发生
   E. 某些条件可以延缓疾病的发生
4. 疾病发生发展的方向取决于(　　)
   A. 病因的数量　　B. 病因的强度
   C. 诱因　　D. 机体的抵抗力
   E. 损伤与抗损伤力量的对比
5. 脑死亡是指(　　)
   A. 心跳停止
   B. 呼吸停止
   C. 各种反射消失
   D. 全脑功能不可逆性的永久性丧失
   E. 不可逆性深昏迷

四、简答题

脑死亡与植物状态有什么区别？

（彭　兰）

第2章　诊断学基础

第1节　问　　诊

学习目标

1. 掌握问诊的内容
2. 熟悉问诊的方法及技巧
3. 了解问诊的注意事项

问诊（inquiry）是医师通过对患者或相关人员进行全面、系统询问获取临床资料并对其进行综合分析而作出临床判断的一种诊断方法，又称病史采集（history-taking）。

问诊是最基本的诊断方法，通过问诊获取资料，详细了解疾病的发生、发展、诊疗经过、既往健康状况和曾患疾病的情况，对现患疾病的诊断具有极其重要的意义。问诊时应态度和蔼，注意仪表，创造一种宽松和谐的环境。一般由主诉开始逐步深入，应先提一些简单易答的问题，如“您哪里不舒服?”。提问不能使用医学术语，不能带暗示性，对特殊患者应根据情况分别对待。问诊应系统、全面、真实、完整。问诊内容包括以下几个方面。

一、一般项目

一般项目包括姓名、性别、年龄、民族、籍贯、出生地、婚姻、通讯地址（电话号码）、工作单位、职业、入院日期、记录日期、病史陈述者及可靠程度等。若病史陈述者不是本人，则应注明与患者的关系。

二、主　　诉

主诉为患者感受最痛苦的症状或体征，也就是本次就诊最主要的原因。主诉常可初步反映病情轻重与缓急，并提供对某系统疾患的诊断线索。

主诉由三要素构成，即症状、体征及持续的时间。如“高热、咽痛2天”，“畏寒、发热、咳嗽、右胸痛3天”，“活动后心慌气短2年，下肢水肿2周余”。对当前无症状，诊断资料和入院目的又十分明确的患者，也可以用以下方式记录主诉，如“超声检查发现胆囊结石2周”。

三、现　病　史

现病史是病史中的主体部分，它记述患者患病后的全过程，即发生、发展、演变和诊治经过。

1. 发病情况与患病时间　包括发病时的环境、具体时间及发病缓急。患病时间是指从起病到就诊或入院的时间。如先后出现几个症状则需追溯到首发症状的时间，并按时间顺序询问整个病史，然后分别记录，如心悸3个月，劳累后呼吸困难2周，下肢水肿3天。

2. 病因与诱因　尽可能了解与本次发病有关的病因（如外伤、中毒、感染等）和诱因（如气候变化、环境改变、情绪、起居饮食失调等），有助于明确诊断与拟定治疗措施。

3. 主要症状的特点　包括主要症状出现的部位、性质、持续时间和程度，缓解或加剧的因素。以消化性溃疡为例，其主要症状的特点为慢性反复发作的上腹部节律性疼痛，呈隐痛、钝痛或烧灼样不适，有一定季节性，与饮食有关；胃溃疡常于餐后 1 小时内出现疼痛；十二指肠溃疡常于餐后 2～4 小时出现疼痛，进食可缓解。

4. 病情的发展与演变　包括患病过程中主要症状的变化或新症状的出现。

5. 伴随症状　在主要症状的基础上又同时出现一系列的其他症状，这些伴随症状常是鉴别诊断的依据，或提示出现了并发症。如腹泻可能为多种疾病的共同症状，单凭这一症状还不能诊断某病，如问明伴随的症状则诊断的方向会比较明朗。如呕吐伴腹泻水样便，则可能为饮食不洁或误食毒物引起的胃肠炎；腹泻伴里急后重、黏液脓血便，结合季节更容易考虑为细菌性痢疾。

6. 诊治经过　患者于本次就诊前已经接受过其他医疗单位诊治时，则应询问已经接受过何种检查及其结果；若已进行治疗则应问明使用过的药物名称、剂量、时间和疗效，为本次诊治疾病提供参考。

7. 病程中的一般情况　现病史的最后应记述患者患病后的精神和体力状态、食欲及食量的改变，睡眠与大小便的情况等。

四、既　往　史

既往史包括患者既往的健康状况和过去曾经患过的疾病（包括各种传染病）、外伤手术、预防接种史、过敏史，特别是与现病有密切关系的疾病。此外，对患者居住或生活地区的主要传染病和地方病史应记录于既往史中。

五、系 统 回 顾

1. 呼吸系统　咳嗽的性质、程度、频率、与气候变化及体位改变的关系。咳痰的颜色、黏稠度和气味。咯血的性状、颜色和量。呼吸困难的性质、程度和出现的时间。胸痛的部位、性质以及与呼吸、咳嗽、体位的关系，有无畏寒、发热、盗汗、食欲不振等。

2. 循环系统　心悸发生的时间与诱因，心前区疼痛的性质、程度以及出现和持续的时间，有无放射及放射的部位，引起疼痛发作的诱因和缓解因素。呼吸困难出现的诱因和程度，发作与体力活动和体位的关系，有无咳嗽、咯血等。水肿出现的部位和时间。尿量多少及昼夜间的改变。有无腹水、肝区疼痛、头痛、头晕、晕厥等。有无风湿热、心脏疾病、原发性高血压、动脉粥样硬化等病史。女性患者应询问妊娠、分娩时有无高血压和心功能不全的病史。

3. 消化系统　有无食欲改变、嗳气、反酸、腹胀、腹痛、腹泻，及其出现的缓急、程度、持续的时间及进展情况。呕吐的诱因、次数，呕吐物的内容、量、颜色及气味。呕血的量及颜色。腹痛的部位、程度、性质和持续时间，有无规律性，是否向其他部位放射，与饮食、气候及精神因素的关系，按压时疼痛是否减轻或加重。排便次数，粪便颜色、性状、量和气味；排便时有无腹痛和里急后重，有无发热与皮肤巩膜黄染等。

4. 泌尿系统　有无尿频、尿急、尿痛和排尿困难；尿量、尿的颜色（洗肉水样或酱油色）、清浊度，有无尿潴留及尿失禁；有无水肿、腹痛、腰痛等。

5. 造血系统　皮肤黏膜有无苍白、黄染、出血点、瘀斑、血肿，以及淋巴结、肝脾肿大、骨骼痛等。

6. 内分泌系统及代谢　有无畏寒、怕热、多汗、乏力、头痛、视力障碍、心悸、食欲异常、烦渴、多尿、水肿等；有无肌肉震颤及痉挛；性格、智力、体格、性器官的发育；骨骼、甲状腺、体重、皮肤、毛发的改变；有无产后大出血等。

7. 神经系统　有无头痛、失眠、嗜睡、记忆力减退、意识障碍、晕厥、痉挛、瘫痪、视力障碍、感觉及运动异常、性格失常、感觉与定向障碍。如疑有精神状态改变,还应了解情绪状态、思维过程、智能、能力、自知力等。

8. 肌肉骨骼系统 有无肢体肌肉麻木、疼痛、痉挛、萎缩、瘫痪等。有无关节肿痛、运动障碍、外伤、骨折、关节脱位、先天畸形等。

六、个 人 史

1. 社会经历 包括出生地、居住地区和居留时间(尤其是疫源地和地方病流行区)、受教育程度、经济状况和业余爱好等。

2. 职业及工作条件 包括工种、劳动环境、对工业毒物的接触情况及时间等。

3. 习惯与嗜好 起居与卫生习惯、饮食的规律与质量。烟酒嗜好时间与摄入量,以及其他异嗜物和麻醉药品、毒品等。

4. 冶游史 有无不洁性交,是否患过淋病性尿道炎、尖锐湿疣、软下疳等。

七、婚 姻 史

记述婚否,结婚年龄、配偶健康状况、性生活情况、夫妻关系等。

八、月经史和生育史

月经史(menstrual history)包括:月经初潮的年龄、月经周期和经期天数、经血的量和颜色、经期症状,有无痛经与白带异常;末次月经日期、闭经日期、绝经年龄。记录格式如下:

例:14 $\frac{3\sim6\text{天}}{28\sim30\text{天}}$2004 年 6 月 8 日(或 50 岁)。

生育史(childbearing history)包括:妊娠与生育次数,人工或自然流产的次数,有无死产、手术产、围生期感染及计划生育状况等。对男性患者也应询问是否患过影响生育的疾病。

九、家 族 史

询问双亲与兄弟、姐妹及子女的健康与疾病情况,特别应询问是否有与患者同样的疾病,有无与遗传有关的疾病。

小 结

问诊是采集患者临床资料的最基本的、最重要的手段。全面、系统、真实的临床资料是诊断疾病的基础。掌握问诊的内容,熟悉问诊的技巧是医院药学人员和药店药学人员所必备的知识。

第 2 节 常 见 症 状

学习目标

1. 掌握常见症状的临床表现及药物治疗
2. 熟悉常见症状的用药注意事项
3. 了解常见症状的病因

患者主观感觉到的异常感觉或不适感觉称为症状(symptom),如疼痛、乏力、食欲减退等。经体格检查客观发现到的异常表现称为体征(sign),如肝脾肿大、淋巴结肿大、杂音等。

一、发　热

正常人体温相对恒定,一天内体温波动小于1℃。任何原因导致体温升高超过正常范围,称为发热。

【病因】 发热的病因很多,临床上大致分为两大类。

1. 感染性发热 主要见于细菌、病毒、支原体、寄生虫感染等。尤以上呼吸道感染最为常见。

2. 非感染性发热 常见于血液病、恶性肿瘤、心血管疾病、内脏出血、中枢神经系统疾病、内分泌疾病、外科大手术后、物理化学因素、体温失衡、精神因素等。

【临床表现】

1. 发热的分度 一般认为口腔温度在37.4~38.0℃时为轻度发热(低热);38.1~39℃时为中度发热;39.1~41℃为高热;超过41℃为超高热。

2. 发热的临床表现

(1)体温上升期:常有皮肤苍白、干燥无汗、疲乏无力、肌肉酸痛、畏寒或寒战等。

(2)高热期:常有头痛、皮肤潮红灼热、呼吸加深加快、心率加快、出汗等。

(3)体温下降期:体温骤降时常伴大汗淋漓等。

【治疗】

1. 非处方药 布洛芬、双氯芬酸、阿司匹林、吲哚美辛(消炎痛)、对乙酰氨基酚(扑热息痛)。

(1)对乙酰氨基酚:解热作用强,镇痛作用较弱,作用缓和而持久,对胃肠道刺激小,正常剂量对肝脏无损害,可作为退热药的首选,尤其适宜老年人和儿童服用。

(2)阿司匹林:解热镇痛作用较强,作用于下丘脑体温调节中枢,引起外周血管扩张、皮肤血流增加、出汗,使散热增强而起到解热作用。对正常体温几乎无影响。可以抑制血小板聚集。

(3)布洛芬:镇痛作用比阿司匹林强,退热作用与阿司匹林相似但较持久,抗炎作用较弱。对胃肠刺激为同类药物最小。

(4)贝诺酯:为对乙酰氨基酚与阿司匹林的酯化物。对胃肠道的刺激性小于阿司匹林。疗效与阿司匹林相似,作用时间较阿司匹林及对乙酰氨基酚长。

2. 处方药 常用安乃近,小儿退热常以10%~20%溶液滴鼻。

【用药注意事项】

1. 解热镇痛药用于退热系对症治疗,可能掩盖病情。
2. 发热是人体的一种保护性反应,也可能造成机体损害。
3. 应严格掌握用量,避免滥用。
4. 为避免药物对胃肠道的刺激,多数解热镇痛药(肠溶制剂除外)宜在餐后服药。
5. 老年人、肝肾功能不全者、出血倾向者应慎用或禁用。孕妇及哺乳妇女不宜用。
6. 警惕药物的交叉过敏反应。
7. 解热镇痛药用于解热一般不超过3日。
8. 不宜同时应用两种以上的解热镇痛药。
9. 多饮水和及时补充电解质,注意休息,保持充足的睡眠,不宜饮酒。
10. 年老体弱者应用解热镇痛剂时应注意观察,大量出汗可出现循环障碍。

二、头　痛

头痛是指额、顶、颞及枕部的疼痛，为临床上常见的症状之一。

【病因与临床表现】

1. 颅脑感染性疾病　常伴发热、呕吐、脑膜刺激征。

2. 鼻窦炎、鼻旁窦炎　常伴头部沉重感、鼻腔脓性分泌物。

3. 脑血管病变　常伴颅内压增高、脑膜刺激征及其他神经系统症状。

4. 偏头痛　头痛多在一侧，较为剧烈。女性常与月经周期有关，用麦角胺可缓解。

5. 紧张性头痛　与焦虑、抑郁、妄想等精神因素有关。

6. 三叉神经痛　疼痛范围局限于三叉神经分布的部位，常由洗脸、刷牙、咀嚼等动作诱发。

7. 颅内占位性病变　头痛进行性加剧，伴颅内压增高及其他神经系统症状。

8. 其他　全身急性感染、中毒、高血压、颈椎病等。

【治疗】　头痛的治疗因不同的头痛类型而不同。一些病因明确的疾病引起的头痛，应先控制病情，以缓解疼痛。

1. 非处方药　首选对乙酰氨基酚，其次布洛芬镇痛作用较强，阿司匹林也有明显的镇痛作用，对紧张性头痛，长期精神紧张者，推荐合并应用谷维素、维生素 B_1。

2. 处方药

（1）紧张性头痛：长期精神比较紧张者，推荐应用地西泮（安定）片。

（2）反复性偏头痛：推荐应用抗偏头痛药，如麦角胺咖啡因片、罗通定片、天麻素、苯噻啶、舒马曲坦、佐米曲坦。

（3）三叉神经痛：可首选服用卡马西平。

【用药注意事项】

1. 维生素 B_1 可缓解血管性或精神紧张性头痛。
2. 解热镇痛药对钝痛效果较好，对创伤性剧痛和内脏绞痛几乎无效。
3. 首先治疗原发病，不宜先选用镇痛药。
4. 不宜长期服用。一般不超过 5 日。
5. 餐后服，不宜饮酒。
6. 布洛芬属耐受性最好的一种。

三、咳嗽与咳痰

咳嗽是一种保护性反射。轻度咳嗽，无需使用镇咳药。剧烈的干咳，或频繁咳痰，应适当应用镇咳药。

【病因与临床表现】

1. 咳嗽的性质　咳嗽无痰或痰量少，称为干咳。常见于急性咽喉炎、急性支气管炎早期等。咳嗽伴有痰液，称为湿性咳嗽。常见于支气管扩张、肺炎、肺脓肿等。

2. 咳嗽的时间　晨起或就寝时咳嗽，多见于慢性支气管炎、支气管扩张肺脓肿等；夜间咳嗽，多见于左心功能不全；突发性咳嗽，常由于吸入刺激性气体或异物所致。

3. 咳嗽的音色　嘶哑见于喉炎、喉癌等；金属音调见于肿瘤压迫气道等；犬吠声见于喉头狭窄、气管受压等；声音极低见于声带麻痹、极度衰弱等。

4. 痰的性质和量　铁锈色痰见于肺炎球菌性肺炎；血痰见于支气管扩张、肺结核、肺癌；脓臭痰见于肺脓肿、支气管扩张；草绿色痰见于铜绿假单胞菌感染；烂桃样痰见于肺吸虫病；棕褐色痰见于阿米巴肺脓肿；白色或粉红色泡沫痰见于急性肺水肿。

【治疗】

1. 非处方药　中枢性镇咳药有右美沙芬、喷托维林；末梢性镇咳药有苯丙哌林。

（1）咳嗽的性质：以刺激性干咳或阵咳为主者，宜选苯丙哌林或喷托维林。

（2）咳嗽的频率或程度：剧咳者宜首选苯丙哌林；次选右美沙芬；咳嗽较弱者选用喷托维林。

（3）咳嗽发作时间：白日咳嗽宜选用苯丙哌林；夜间咳嗽宜选用右美沙芬。

（4）感冒所伴随的咳嗽：常选用右美沙芬复方制剂，可选服酚麻美敏、美酚伪麻、双酚伪麻、美息伪麻、伪麻美沙芬等。

2. 处方药

（1）对频繁、剧烈无痰干咳及刺激性咳嗽，可考虑应用可待因。

（2）对呼吸道有大量痰液并阻塞呼吸道，应用司坦类黏液调节剂，如羧甲司坦或祛痰剂如氨溴索。

（3）应用镇咳药的同时，宜注意控制感染，服用抗菌药物（抗生素、磺胺药、氟喹诺酮类）；或采取对抗过敏原（抗组胺药、肾上腺皮质激素）的治疗措施。

【用药注意事项】

1. 干性咳嗽可单用镇咳药；痰液较多，以祛痰为主。痰液特别多，慎用镇咳药。

2. 对持续 1 周以上的咳嗽，伴发热、哮喘等应就诊；连续口服 1 周，应向医师咨询。

3. 支气管哮喘需合用平喘药。

4. 不良反应：右美沙芬易引起嗜睡；苯丙哌林整片吞服注意对黏膜有麻醉作用；喷托维林对儿童有呼吸抑制，故儿童不宜使用。

四、咯　血

咯血是指气管、支气管或肺组织出血，经咳嗽而咯出。咯血多见于支气管扩张、肺结核、支气管肺癌、风湿性心脏病伴二尖瓣狭窄等。

【病因与临床表现】　肺结核、支气管扩张、支气管肺癌、二尖瓣狭窄为咯血的四大常见病因。

1. 年龄　青壮年以肺结核、支气管扩张、风湿性心脏病二尖瓣狭窄多见。40 岁以上、有吸烟史者，除慢性支气管炎外，应警惕肺癌。

2. 咯血量　24 小时咯血量 <100ml 为小量；100～500ml 为中量；24 小时咯血量 >500ml 或一次咯血量>300ml 或出现窒息为大量。

3. 全身情况　长期咯血而全身情况差，多见于肺结核、肺癌。全身情况好，多见于支气管扩张等。大咯血可出现循环障碍、窒息。

【治疗】

1. 病因治疗　肺结核患者进行抗结核化疗，支气管扩张患者抗菌药物治疗。

2. 止血药　维生素 K、氨甲苯酸、酚磺乙胺等。

3. 其他　预防窒息，液体疗法。

五、胸　痛

【病因与临床表现】

1. 胸痛部位　①胸壁疾病引起的胸痛：部位固定，局部有压痛；②带状疱疹表现为成簇的水疱,沿一侧肋间神经分布伴剧痛;③肋软骨炎多侵犯第2、3肋骨交界处,有剧痛无红肿;④心绞痛和急性心肌梗死多在胸骨后或心前区疼痛;⑤食管疾病也引起胸骨后疼痛;⑥自发性气胸、胸膜炎、肺梗死的胸痛多位于患侧的腋下。

2. 胸痛性质 ①肋间神经痛呈阵发性灼痛或刺痛;②食管炎呈烧灼痛;③心绞痛呈压榨样伴窒息感;④肺梗死为突然剧烈刺痛伴呼吸困难、发绀。

3. 发病年龄 青壮年发病多见于胸膜炎、气胸、肺结核、风湿性心脏病等;老年人发病多见于心绞痛、肺梗死、肺癌、食管疾病等。

4. 影响因素 心绞痛常于劳动或精神紧张时发作,经休息或服用硝酸甘油而缓解;心肌梗死呈持续剧痛,服硝酸甘油无效;胸膜炎、自发性气胸、心包炎可因咳嗽、深呼吸而加重;食管炎可因吞咽而加剧。

【治疗】

1. 非处方药 解热镇痛药如阿司匹林、吲哚美辛、布洛芬、双氯芬酸等。

2. 处方药

(1)麻醉性镇痛药如吗啡、哌替啶、曲马多等。

(2)心绞痛可用硝酸甘油等。

(3)带状疱疹可使用镇痛药,以及抗病毒药物如阿昔洛韦、伐昔洛韦或泛昔洛韦等。

(4)反流性食管炎可以用质子泵阻滞剂如奥美拉唑,再配合胃动力药如多潘立酮、西沙必利等。

【用药注意事项】

1. 阿片类药物反复用药易引起耐受性和依赖性,应严格控制使用。
2. 临产前及哺乳期妇女禁用吗啡,可抑制新生儿的呼吸。
3. 解热镇痛药有胃肠道反应,尤其是老年患者及原有溃疡病史者禁用。

六、腹　　痛

【病因与临床表现】

1. 部位 一般来说,腹痛的部位即是病变所在。①上腹部多是胃、十二指肠病变疼痛的部位;②肝胆疾病的疼痛多位于右上腹,并放射至右肩;③小肠疾病的疼痛多位于脐周;④阑尾炎的疼痛多位于右下腹;⑤结肠与盆腔的疼痛多位于下腹部。

2. 疼痛的性质

(1)急性腹痛:起病急,可呈刀割样、绞痛、钻顶样锐痛等。如突然发生的全腹持续性剧痛伴有腹肌紧张或板状腹,提示有急性弥漫性腹膜炎的可能;胆石症或泌尿系结石多为阵发性绞痛;胆道蛔虫症主要表现为右上腹钻顶样疼痛。

(2)慢性腹痛:常表现为隐痛、钝痛、胀痛等。如慢性周期性节律性上腹烧灼痛、钝痛提示有消化性溃疡可能;小肠、结肠的疼痛呈痉挛性、间歇性;结肠病变在便后腹痛可减轻。

(3)影响因素:与饮食、体位有关。如高脂饮食可使胆囊炎、胆石症疼痛加剧;暴饮暴食可诱发胰腺炎;胃溃疡进食后疼痛加重;十二指肠溃疡进食后疼痛可减轻;反流性食管炎前屈时疼痛明显,直立时疼痛减轻等。

【治疗】

1. 非处方药 治疗消化性溃疡药如西咪替丁、奥美拉唑、硫糖铝、抗酸药等。

2. 处方药 胃肠解痉药如山莨菪碱、颠茄浸膏等。

【用药注意事项】 患者用药前需要专业医师诊治,如果是外科急腹症,如阑尾炎可抗感染保守治疗或手术治疗,肝脾破裂出血、异位妊娠破裂则需急诊手术治疗。

七、消化不良

消化不良(dyspepsia)是一种由胃动力障碍所引起的疾病,也包括胃蠕动不良的胃轻瘫和食管反流病。表现为断断续续的上腹部不适或疼痛、饱胀、烧心(反酸)、嗳气等。常因胸闷、早饱感、腹胀等不适而不愿进食或尽量少进食,夜间也不易安睡,睡后常有噩梦。

【病因与临床表现】

1. 胃和十二指肠的慢性炎症　使食管、胃、十二指肠的蠕动功能失调。

2. 精神因素　患者的精神不愉快、长期闷闷不乐或突然受到强烈的刺激等均可引起。

3. 胃动力不足　多由糖尿病、原发性神经性厌食和胃切除术所致。

4. 老年人的消化功能减退　易受情绪影响,食物粗糙或生冷及食物过多过油腻时也可诱发。

【治疗】

1. 非处方药

(1) 食欲缺乏者可服用增加食欲药维生素 B_1、维生素 B_6、干酵母片、人参保健丸、保和丸。

(2) 消化酶不足使用胰酶片、多酶片、胃蛋白酶、复合消化酶胶囊、复合乳酸菌胶囊、双歧杆菌胶囊。偶发性消化不良可用乳酶生、胃蛋白酶合剂。

(3) 中度功能性消化不良或餐后伴有上腹痛、腹胀,可使用胃动力药,如多潘立酮、西沙比利。

2. 处方药

(1) 精神因素引起者必要时口服地西泮。

(2) 功能性消化不良服用莫沙必利等胃动力药。

(3) 慢性胃炎、胃溃疡、十二指肠溃疡服用抗酸药、胃黏膜保护药等。

【用药注意事项】

1. 酶或活菌制剂不耐热或易于吸湿,需要冷暗处储存,超过有效期后不得再用,不宜用热水送服。

2. 助消化药不宜与抗菌药、吸附剂同时服用,如有需要,应间隔 2 ~ 3 小时。

3. 胃蛋白酶在弱酸性环境消化力强;不宜与抗酸药同服。

4. 胰酶在酸性环境中活力减弱;宜与等量碳酸氢钠同服,可增强疗效。

八、腹　　泻

凡因肠黏膜的分泌旺盛、吸收障碍、肠管的蠕动增强,使肠内容物通过的速度加快,造成排便次数增多,大便稀薄或水样,称为腹泻。

【病因】

1. 感染性腹泻　细菌、真菌、病毒感染。如伤寒、副伤寒、细菌性痢疾等。

2. 肠道非感染性病变　克罗恩病(Crohn 病)、药物、中毒、小肠和结肠恶性肿瘤等。

3. 消化性腹泻　消化、吸收不良或暴饮暴食等。

4. 功能性腹泻　精神紧张、外界刺激所致。如受凉、过食辛辣食物、海鲜、牛奶等。

5. 激素性腹泻　免疫反应或肿瘤生成激素所致。

6. 菌群失调性腹泻　长期使用抗生素、肾上腺皮质激素使正常菌群失去平衡所致。

7. 肠易激综合征　有腹泻症状,但无感染,原因不明。

【临床表现】　与年龄、职业、服药史、流行区、摄取毒物或食物过敏史等因素有关。

1. 起病及病程 起病急、病程短多为感染或食物中毒所致。起病慢、病程较长多见于慢性感染、非特异性炎症、吸收不良、肠道肿瘤或神经功能紊乱等。

2. 腹泻次数及粪便性质 急性感染性每天排便次数可达十余次。细菌性痢疾常为黏液脓血便,阿米巴痢疾为果酱样大便。慢性腹泻次数较少。粪便中带黏液而无病理成分者常见于肠易激综合征。

3. 腹泻与腹痛的关系 小肠疾病常在脐周疼痛,便后不缓解。结肠疾病疼痛多在下腹,便后可缓解。分泌性腹泻常无明显腹痛。

【治疗】

1. 非处方药 药用炭、鞣酸蛋白、盐酸小檗碱(黄连素)、口服补液盐、乳酸菌素、双歧三联活菌制剂、地衣芽孢杆菌活菌制剂、复方嗜酸乳杆菌片、复合乳酸菌胶囊、口服双歧杆菌活菌制剂等。

(1) 轻度急性腹泻:应首选黄连素或口服药用炭或鞣酸蛋白,餐前服用;鞣酸蛋白空腹服用。

(2) 消化性腹泻:因胰腺功能不全引起的消化不良性腹泻,应服用胰酶;对摄食脂肪过多者可服用胰酶和碳酸氢钠;对摄食蛋白质过多而致消化不良者宜服胃蛋白酶;对同时伴腹胀者可选用乳酶生或二甲硅油。

(3) 激惹性腹泻:因化学刺激引起的腹泻,可供选用的有双八面蒙脱石、口服乳酶生或微生态制剂。

(4) 肠道菌群失调性腹泻:可补充微生态制剂,如复方嗜酸乳杆菌片、双歧三联活菌胶囊。

2. 处方药

(1) 感染性腹泻:庆大霉素、左氧氟沙星、氧氟沙星、环丙沙星。

(2) 病毒性腹泻:抗病毒药,如阿昔洛韦、泛昔洛韦。

(3) 腹痛较重或反复呕吐腹泻:山莨菪碱片或颠茄浸膏片。

(4) 激惹性腹泻:硝苯地平、匹维溴铵(钙通道阻滞剂)、阿洛司琼(5-HT_3)。

(5) 功能性腹泻:首选洛哌丁胺或地芬诺酯。

【用药注意事项】

1. 应用止泻药治疗的同时,实施对因治疗不可忽视。
2. 注意补充钾盐。
3. 胰腺功能不全引起的消化不良性腹泻,应用胰酶。
4. 长期或剧烈腹泻可口服补液盐或静脉补液。
5. 腹泻可诱发脑动脉闭塞、脑血流不足、脑梗死,应给予关注。
6. 黄连素不宜与鞣酸蛋白合用。鞣酸蛋白不宜与铁剂同服。
7. 微生态制剂对由细菌或病毒引起的感染性腹泻早期不用。不宜与抗生素、药用炭、黄连素和鞣酸蛋白同时应用,以避免效价的降低。如需合用,至少也应间隔 3 小时。
8. 药用炭可影响儿童的营养吸收,3 岁以下儿童不宜长期用。

九、便　　秘

便秘是排便次数明显减少,每 2 ~3 天或更长时间一次,无规律,粪质干结,常伴有排便困难。有些正常人数天才排便一次,但无不适感,这种情况不属便秘。

【病因与临床表现】

1. 意识性便秘 无病理状况,仅有便意未尽的感觉。

2. 功能性便秘 偏食、饮水过少、或饮食过于精细、或未养成按时排便的习惯、情绪紧张等引起粪便干结,不易排出。

3. 痉挛性病变　主要为肠易激综合征或肠痉挛。慢性腹痛伴便秘或腹泻便秘交替出现,腹绞痛在排气或排便后缓解,检查无其他阳性发现。

4. 低张力性便秘　多见于中老年和经产妇,由结肠蠕动功能减弱或丧失引起。

5. 药物性便秘　消炎镇痛药如布洛芬、萘普生、吲哚美辛等;消化系统用药如氢氧化铝、硫糖铝等制酸剂,溴化普鲁本辛、阿托品、东莨菪碱等抗胆碱药都可导致便秘。

【治疗】

1. 非处方药　乳果糖、比沙可啶、甘油、硫酸镁、大黄、山梨醇、开塞露、车前番泻复合颗粒、聚乙二醇粉剂、羧甲基纤维素钠颗粒。

(1) 功能性便秘选用乳果糖。

(2) 慢性或习惯性便秘可选比沙可啶,睡前整片吞服。

(3) 低张力性便秘可使用甘油栓,或与山梨醇混合制成灌肠剂(开塞露)。

(4) 急性便秘可使用硫酸镁。

(5) 痉挛性便秘可选用聚乙二醇粉、羧甲基纤维素钠。

2. 处方药　欧车前亲水胶为容积性泻药,可用于功能性便秘。替加色罗可用于女性便秘型肠易激综合征。

【用药注意事项】

1. 改善饮食结构,多食粗纤维丰富的食物,以刺激肠道蠕动;多喝水;养成定时排便的习惯;适宜运动锻炼,保持身心愉快。

2. 对长期慢性便秘,不宜长期大量使用刺激性泻药。

3. 排便反射减弱引起腹胀时,应禁用硫酸镁导泻。

4. 儿童不宜应用缓泻药。

5. 缓泻药连续使用不宜超过 7 日。

6. 一般缓泻药可在睡前给药。开塞露即时应用。

7. 对伴有阑尾炎、肠梗阻、不明原因的腹痛、腹胀者禁用缓泻药;妊娠期妇女慎用。

十、呕血与便血

【病因与临床表现】

1. 呕血　上消化道出血,经口腔呕出者称为呕血。消化性溃疡、食管胃底静脉曲张破裂出血、急性胃黏膜病变是引起呕血最常见的三大原因。肝癌、白血病、血友病、过敏性紫癜等也可引起呕血。

(1) 呕血及黑便:呕血可呈鲜红色、暗红色混有食物残渣;部分血液经肠道酸化为硫化亚铁而形成黑便。

(2) 急性循环衰竭:大出血时,出现皮肤苍白、头晕、无力、口干、出冷汗、心悸、脉搏细数、血压下降甚至休克。

(3) 发热:24 小时内可发热,一般体温不超过 38.5℃,持续 3~5 天。

(4) 氮质血症:血红蛋白被肠菌分解吸收所致,可有尿素氮升高。

2. 便血　是指消化道出血由肛门排出。便血颜色可呈鲜红、暗红或柏油样便(出血量在 50ml 以上)。少量出血(少于 20ml)不造成粪便颜色改变,须经隐血试验才能确定者,称隐血便。

便血颜色可因出血部位、出血量多少、血液在肠腔内停留时间的长短而异。出血部位越低,出血量越多,排出越快,则血便越鲜红。

(1) 鲜红色不与粪便混合,仅黏附于粪便表面或于排便后有鲜血滴出或喷射出者,提示为肛门或肛管疾病出血。如痔、肛裂或直肠肿瘤引起的出血。

（2）上消化道或小肠出血并在肠内停留时间较长，则因红细胞破坏后，血红蛋白在肠道内与硫化物结合形成硫化亚铁，使粪便呈黑色，更由于附有黏液而发亮，类似柏油，故又称柏油便。

（3）阿米巴痢疾的粪便多为暗红色果酱样大便；急性细菌性痢疾多有黏液脓血便；急性出血坏死性肠炎可排出洗肉水样血便，并有特殊的腥臭味。

【治疗】

1. 非处方药 治疗消化性溃疡药如西咪替丁、奥美拉唑等。

2. 处方药 止血药如维生素 K、氨甲苯酸、酚磺乙胺等。

【用药注意事项】

1. 要进行病因治疗，如肝硬化门脉高压需要介入及手术治疗。

2. 失血量大者，需给予输血、扩容等液体疗法。

3. 应用氨甲苯酸患者要监护血栓形成并发症的可能性。有血栓形成倾向或过去有栓塞性血管病者禁用或慎用氨甲苯酸。

十一、尿频、尿急、尿痛

【病因与临床表现】

1. 尿频 指排尿次数增多。

（1）炎症性：每次尿量少，伴有尿急、尿痛。见于膀胱炎、尿道炎。

（2）多尿性：排尿次数多，每日总尿量增多。见于糖尿病、尿崩症。

（3）精神性：每次尿量少，无尿急、尿痛。见于神经症、精神紧张等。

（4）膀胱容量减少性：每次尿量少，治疗难以控制。见于膀胱占位性病变、妊娠中晚期。

2. 尿急 突然有强烈尿意难以控制，需立即排尿。见于急性膀胱炎、尿道炎、前列腺炎。

3. 尿痛 指排尿时下腹部、会阴和尿道内疼痛或烧灼感。常与尿急同时出现。

【治疗】 常用处方药。

（1）男性要排除前列腺炎，如果是前列腺炎，可选用 α 受体拮抗剂，常用的药物有阿夫唑嗪、特拉唑嗪、坦洛新或二甲双胍。

（2）根据病因选用不同方法治疗，细菌性感染选用抗菌药物，如氨基苷类、喹诺酮类等。结核性感染则抗结核治疗。

【用药注意事项】

1. 尿道相关性无症状性细菌尿，如医疗需要的导尿插管，不需要使用抗生素治疗。

2. 治疗男性前列腺炎时可以配合前列腺按摩帮助患者康复。多种理疗，如微波、射频、超短波、中波和热水坐浴，对松弛前列腺、后尿道平滑肌及盆底肌肉，加强抗菌药物的疗效和缓解疼痛症状有一定帮助。

3. 用药疗程因不同原因而不同，如急性膀胱炎一般建议疗程为 7 天，急性肾盂肾炎建议疗程为 10 ~ 14 天。

十二、黄　　疸

黄疸是由于胆红素代谢障碍致血中胆红素增多，皮肤、黏膜和巩膜呈黄染的现象。正常人血中总胆红素为 3.4 ~ 17.1μmol/L，如超过 34.2μmol/L，即可出现黄疸。如血清胆红素超过正常，肉眼未见黄染者称为隐性黄疸。

【病因与临床表现】

1. 溶血性黄疸

(1) 病因:①先天性,如地中海贫血、遗传性球形红细胞增多症等;②后天获得性,如自身免疫性贫血、新生儿贫血、蚕豆病、不合血型输血、阵发性睡眠性血红蛋白尿、毒蛇咬伤等。

(2) 临床表现:寒战、发热、头痛、呕吐、四肢酸痛,并有不同程度的贫血和血红蛋白尿(呈酱油色或浓茶色)。黄疸轻微,呈浅柠檬色。由于非结合性胆红素增多,结合性胆红素的形成也相应增多,因此尿胆原增加,粪胆素随之增加,粪色加深。

2. 肝细胞性黄疸

(1) 病因:各种致肝损害的疾病,如病毒性肝炎、中毒性肝炎、药物性肝炎、肝硬化等。

(2) 临床表现:皮肤呈浅黄至深黄。有肝功能减退症状:如疲乏、纳差、厌油、恶心等,重者有出血倾向、神经精神症状。

3. 胆汁淤积性黄疸

(1) 病因:①肝内,泥沙性结石、癌栓、寄生虫病等;②肝外,炎症、结石、蛔虫、肿瘤等。

(2) 临床表现:如急性胆囊炎、胆结石患者常有发热、恶心、呕吐、右上腹疼痛等症状。严重者皮肤黄绿色,伴瘙痒,尿色深,大便呈白陶土样。

【治疗】

1. 溶血性黄疸 去除病因,肾上腺皮质激素及免疫抑制剂,脾切除等。

2. 肝细胞性黄疸 抗病毒、护肝、中药等。

3. 胆汁淤积性黄疸 消炎利胆等。

十三、水 肿

水肿是组织间隙液体增多的现象,分为全身性和局限性两类。

【病因与临床表现】

1. 全身性水肿

(1) 心源性水肿:常见于右心衰竭。水肿首先出现在身体下垂部位(重力性水肿),伴颈静脉怒张、肝肿大、静脉压升高等。

(2) 肾源性水肿:常见于各种肾炎、肾病综合征。水肿首先出现在颜面、眼睑,伴高血压、蛋白尿、血尿等。

(3) 肝源性水肿:常见于慢性肝炎、肝硬化等。水肿首先出现在踝部,以后逐渐向上蔓延,面部及上肢常无水肿,严重时可伴有腹水。

(4) 营养不良性水肿:见于慢性消耗性疾病。水肿发生前常有消瘦、体重减轻的表现,重者可出现胸腔积液、腹水。

(5) 黏液性水肿:见于甲状腺功能减退。常在颜面、眼睑及下肢出现非凹陷性水肿,伴皮肤干燥、毛发脱落等。

2. 局限性水肿 常因感染、外伤、静脉回流和淋巴回流受阻所致,还见于药物、食物过敏所致血管神经性水肿。

【治疗】 处方药。

(1) 利尿药,如呋塞米、噻嗪类、螺内酯、氨苯蝶啶等。

(2) 丝虫病引起的淋巴液水肿可以使用呋喃唑酮进行杀虫治疗。

(3) 甲状腺功能减退引起的水肿使用甲状腺片替代治疗。

【用药注意事项】

(1) 病因治疗,如治疗心衰、各类肾病、肝硬化等。

(2) 控制盐、液体摄入。

(3) 利尿剂长期使用可引起水与电解质紊乱。

(4) 呋塞米与氨基苷类及第一、第二代头孢类同用可增加耳毒性,与强心苷或肾上腺皮质激素合用加重低血钾。

十四、痛　经

凡在经前或月经期出现明显下腹疼痛、坠胀、腰酸等症状,称为痛经(dysmenorrhea)。生殖器官无器质性病变的痛经称为原发性痛经,也称功能性痛经。继发性痛经则指生殖器官有明显病变者,如子宫内膜异位症、盆腔炎、肿瘤等。

【病因】

1. 原发性痛经　病因目前尚未完全明了。初潮不久后即出现痛经,有时与精神因素密切相关。也可能由于子宫肌肉痉挛性收缩,导致子宫缺血而引起痛经。多见于子宫发育不良、宫颈口或子宫颈管狭窄、子宫过度屈曲,使经血流出不畅,造成经血潴留,从而刺激子宫收缩引起痛经。原发性痛经多在生育后缓解。

2. 继发性痛经　多见于生育后及中年妇女,因盆腔炎症、肿瘤或子宫内膜异位症引起。内膜异位症系子宫内膜组织生长于子宫腔以外,如子宫肌层、卵巢或盆腔内其他部位,同样有周期性改变及出血,月经期间因血不能外流而引起疼痛。

【临床表现】

(1) 痛经多发生于月经初潮后不久的未婚女性。

(2) 于经前一天开始,经期加剧,尤为经期第一天,为下腹痛,可向腰骶、会阴、肛门等部位放射。

(3) 可伴有头痛、心悸、恶心、呕吐等,妇科检查无异常发现。

【治疗】

1. 非处方药　解热镇痛药有对乙酰氨基酚、布洛芬、阿司匹林、贝诺酯、萘普生;解痉药有氢溴酸山莨菪碱、颠茄浸膏片。

(1) 对乙酰氨基酚(扑热息痛)镇痛作用较弱,但缓和而持久。

(2) 布洛芬镇痛作用较强,作用持久,易耐受。

(3) 氢溴酸山莨菪碱或颠茄浸膏片可明显缓解子宫平滑肌痉挛而止痛。

(4) 对伴有精神紧张者可口服谷维素。

2. 处方药

(1) 内分泌治疗用黄体酮;口服避孕药。

(2) 严重疼痛可选用可待因片或氨酚待因片。

(3) 解痉药阿托品。

【用药注意事项】

1. 解热镇痛药和解痉药用于治疗痛经连续服用不宜超过5日。

2. 对痛经伴月经过多,或者有盆腔炎、子宫肌瘤等继发性痛经者,需要在医师指导下用药。

十五、鼻　塞

鼻塞是耳鼻喉科常见的症状之一,最常见的原因包括鼻炎、鼻中隔偏曲、鼻息肉、鼻窦炎等。

【病因与临床表现】

1. 过敏性鼻炎　典型的症状有打喷嚏、流清涕、鼻塞、眼及鼻痒等。

2. 鼻中隔偏曲合并慢性肥厚性鼻炎　单侧替换性或双侧鼻塞、头痛、注意力不集中等。

3. 慢性鼻窦炎　头痛、鼻塞、脓鼻涕、鼻涕倒流等。

【治疗】

1. 非处方药　伪麻黄素;外用滴鼻剂有萘甲唑啉滴鼻剂、复方萘甲唑啉喷雾剂、羟甲唑啉滴鼻剂、赛洛唑啉滴鼻剂和麻黄素滴鼻剂。

(1) 口服伪麻黄素,常与解热镇痛药组成复方制剂,用于缓解感冒后鼻黏膜充血(鼻塞)症状。

(2) 急、慢性鼻炎和鼻窦炎,局部选用麻黄素、唑啉类滴鼻剂(萘甲唑啉滴鼻剂、羟甲唑啉滴鼻剂;赛洛唑啉滴鼻剂)。

(3) 对以打喷嚏、流鼻涕为主,选用含氯苯那敏和苯海拉明等制剂。

(4) 对鼻塞严重者,可滴用麻黄素、唑啉类滴鼻剂(萘甲唑啉滴鼻剂、羟甲唑啉滴鼻剂、1%麻黄素滴鼻剂)。

2. 处方药　鼻窦炎应尽早采用足量抗菌药控制感染。

【用药注意事项】

1. 肾上腺素 α 受体激动剂滴鼻后偶见全身反应,久用可造成药物性鼻炎,导致反应性充血,应采用间断给药。可引起血压升高。

2. 肾上腺素 α 受体激动剂禁用对象:儿童、高血压、前列腺增生、癫痫、闭角型青光眼、幽门梗阻、膀胱颈梗阻、鼻腔干燥和萎缩性鼻炎、甲状腺功能亢进症患者及妊娠、哺乳期妇女。

3. 驾驶员、高空作业者、精密仪器操作者在服用或滴药后 4 小时内不宜从事本职工作。

4. 口服一般不超过 7 日,滴鼻剂不宜超过 3 日。

5. 过敏性鼻炎治疗的首要原则是找出过敏原并且避开过敏原,症状严重时可口服抗组胺药或使用鼻喷剂。

6. 鼻中隔偏曲合并慢性肥厚性鼻炎:可通过施行手术矫正过度弯曲的鼻中隔和过度肥厚的鼻甲。

小　　结

症状是患者的主观感受,不同疾病可有相同的症状,而同一疾病又可有不同症状,约半数以上患者可通过详细询问病史而得出初步诊断。通过学习常见症状要求掌握常见症状的病因及临床表现,熟悉常见症状的药物治疗,能根据患者出现的症状进行初步分析,对患者进行健康教育及咨询服务。

目标检测

一、名词解释

1. 主诉　2. 消化不良　3. 腹泻　4. 黄疸
5. 水肿　6. 痛经

二、填空题

1. 问诊的内容包括:________、________、________、________、________、________、________、________、________。

2. 现病史的内容包括:________、________、________、________、________。

3. 发热临床分为轻度________、中度________、高热________、超高热________。

4. 常引起咯血的呼吸系统疾病为________、________、________。

5. 全身水肿常见病因有________、________、________、________、________。

三、选择题

【A 型题】

1. 下列哪项是属于暗示性提问或逼问(　　)

A. 您哪儿不舒服？
B. 您腹痛有多久？
C. 您什么时间开始起病的？
D. 您上腹痛时向右肩放射吗？
E. 您曾经有过类似的腹痛吗？

2. 下列哪项属现病史的内容(　　)
A. 生育史
B. 习惯与嗜好
C. 本次发病到就诊为止的经过
D. 曾患过的疾病
E. 职业及工作条件

3. 下列哪项属于既往史的内容(　　)
A. 发病时间
B. 预防注射
C. 血吸虫疫水接触史
D. 病因与诱因
E. 工业毒物接触史

4. 有关主诉的描述，下列哪项不对(　　)
A. 患者感受最主要的疾苦或最明显的症状或体征
B. 可初步反映病情轻重与缓急
C. 本次就诊最主要原因
D. 主诉是现病史的纲领
E. 尽可能用患者自己的言词

5. 问诊时应避免下列哪项(　　)
A. 医师态度要诚恳友善
B. 先从易回答问题开始
C. 先进行过渡性交流
D. 按时间顺序询问
E. 使用医学术语

6. 下列哪项不属于个人史(　　)
A. 受教育程度　　B. 业余爱好
C. 经济情况　　D. 工业毒物接触史
E. 计划生育状况

7. 发热最常见的原因是(　　)
A. 无菌性坏死物质吸收　　B. 变态反应
C. 自主神经功能紊乱　　D. 病原体感染
E. 体温调节中枢功能失调

8. 稽留热见于(　　)
A. 风湿热　　B. 败血症
C. 疟疾　　D. 结核病
E. 肺炎球菌性肺炎

9. 胸骨后疼痛向左肩和左臂内侧放射，应用硝酸甘油可迅速缓解，提示(　　)
A. 急性心包炎　　B. 心绞痛
C. 心肌梗死　　D. 食管炎
E. 纵隔炎

10. 空腹痛常见于(　　)
A. 胃溃疡　　B. 十二指肠溃疡
C. 胃炎　　D. 胰腺炎
E. 胆囊炎

11. 剧烈腹痛伴血尿见于(　　)
A. 肾炎　　B. 膀胱炎
C. 肾结石　　D. 肾肿瘤
E. 以上都不是

12. 象皮腿见于(　　)
A. 黏液性水肿　　B. 特发性水肿
C. 经前期紧张综合征　　D. 药物过敏
E. 丝虫病

13. 水肿伴肝肿大、肝颈静脉回流征阳性可能为(　　)
A. 肝硬化　　B. 右心衰竭
C. 左心衰竭　　D. 重度营养不良
E. 肾病综合征

14. 水肿从眼睑开始伴有血尿、蛋白尿可能为(　　)
A. 右心衰竭　　B. 肝硬化
C. 慢性肾炎　　D. 营养不良
E. 全心衰竭

15. 长期慢性咳嗽、咯血、咳大量脓痰见于(　　)
A. 慢支　　B. 支气管扩张
C. 肺炎　　D. 肺癌
E. 以上都不是

16. 金属音调咳嗽见于(　　)
A. 喉癌　　B. 百日咳
C. 支气管扩张　　D. 支气管肿瘤
E. 肺炎

17. 中年男性嗜烟，间断痰中带血，应怀疑(　　)
A. 肺炎　　B. 肺癌
C. 肺脓肿　　D. 支气管扩张
E. 慢性支气管炎

18. 上消化道出血最常见的原因是(　　)
A. 食管癌　　B. 消化性溃疡
C. 肝硬化　　D. 胃肠癌
E. 急性胃黏膜病变

19. 黏液脓血便伴里急后重可见于(　　)
A. 消化性溃疡　　B. 急性菌痢
C. 肠结核　　D. 肠息肉
E. 结肠癌

20. 慢性腹泻是指(　　)
A. >1 个月　　B. >2 个月

C. >3 个月 D. >6 个月
E. >1 年

21. 激惹性腹泻常见的病因是( )
A. 细菌、真菌、病毒、寄生虫感染
B. 变态反应或由肠肿瘤产生过多激素
C. 肠道正常细菌的数量或比例失去平衡
D. 外界的各种刺激,如受寒、过食辛辣食物等
E. 直肠或结肠溃疡、肿瘤或炎症

22. 可作为退热药的首选,尤其适合老年人和儿童服用的药品是( )
A. 阿司匹林 B. 布洛芬
C. 酮咯酸 D. 对乙酰氨基酚
E. 安乃近

【B 型题】

(第 23~25 题备选答案)
A. 布洛芬 B. 对乙酰氨基酚
C. 阿司匹林 D. 吲哚美辛
E. 贝诺酯

23. 解热且具有抑制血小板聚集作用,增加出血危险的是( )
24. 为两种解热镇痛药结合的化合物,对胃肠的刺激性较小的是( )
25. 非甾体抗炎药中镇痛作用较强,对胃肠刺激性最低的是( )

(26~29 题备选答案)
A. 胰酶 B. 山莨菪碱
C. 双歧三联活菌制剂 D. 匹维溴铵
E. 左氧氟沙星

26. 对肠道菌群失调性腹泻者宜选用( )
27. 对细菌感染的急性腹泻者宜选用( )
28. 对以腹泻为主要症状的肠易激综合征者宜选用( )
29. 对消化不良性腹泻者宜选用( )

(於 平)

第3章　常用医学检查

学习目标

1. 掌握常用医学检查的正常参考值
2. 熟悉常用医学检查的临床意义
3. 了解常用医学检查的标本采集

第1节　血液检查

一、红细胞计数

【正常参考值】 成年男性　$(4.0\sim5.5)\times10^{12}/L$
成年女性　$(3.5\sim5.0)\times10^{12}/L$
新生儿　$(6.0\sim7.0)\times10^{12}/L$

【临床意义】

1. 红细胞计数(red blood cell count,RBC)减少　见于各种类型贫血:如缺铁性贫血、失血性贫血、营养不良性贫血、再生障碍性贫血等,以及感染、肝病、出血性疾病、白血病、甲状腺功能减退症、胃切除术后等所致的贫血。有的老年人由于骨髓造血功能下降,也可能产生中度贫血。

2. RBC增多　①慢性心、肺疾病:如慢性肺源性心脏病、某些发绀型先天性心脏病、肺气肿、心力衰竭等;②真性红细胞增多症;③慢性一氧化碳中毒;④大量失水、严重烧伤等。

二、血红蛋白

【正常参考值】 成年男性　120~160g/L
成年女性　110~150g/L
新生儿　170~200g/L

【临床意义】

1. 血红蛋白(hemoglobin,Hb)减少

(1) Hb减少的程度比RBC严重,见于缺铁性贫血,即小细胞低色素性贫血,主要由于慢性反复性出血所致,如消化性溃疡、钩虫病、痔疮出血及妇女月经过多等。

(2) Hb减少的程度与RBC相同,见于正细胞正色素性贫血:如大出血、再生障碍性贫血、类风湿关节炎、慢性肾炎所致的贫血。

(3) RBC减少的程度比Hb严重,见于大细胞高色素性贫血:如维生素B_{12}或叶酸缺乏的营养不良性贫血和慢性肝病所致的贫血。

2. Hb增多　慢性肺源性心脏病、真性红细胞增多症、发绀型先天性心脏病、大量失水、严重烧伤、休克、高原病等。

三、白细胞计数

【正常参考值】 成人　$(4\sim10)\times10^{9}/L$

新生儿　$(15\sim20)\times10^9/L$

6 个月至 2 岁　$(11\sim12)\times10^9/L$

【临床意义】

1. 白细胞计数(white blood cell count,WBC)减少

(1) 某些病毒性疾病:如病毒性肝炎、流行性感冒、麻疹、风疹、流行性腮腺炎等;某些原虫感染如疟疾、黑热病等;以及伤寒、结核病、极严重败血症等。

(2) 某些血液病:如再生障碍性贫血、非白血病性白血病、粒细胞缺乏症、脾功能亢进等。

(3) 使用抗癌药物、放疗和长期接触放射性物质者以及药物反应(如氯霉素、甲磺丁脲、磺胺药)等。

(4) 自身免疫性疾病:如系统性红斑狼疮等。

(5) 营养不良、恶病质等。

2. WBC 增多

(1) 急性细菌性感染如扁桃体炎、中耳炎、肺炎球菌性肺炎、化脓性脑膜炎、感染性心内膜炎、阑尾炎、肾盂肾炎、输卵管炎、肝脓肿、疖肿、脓胸、急性风湿热、白喉、百日咳、败血症等,以及由感染引起类白血病反应等。

(2) 某些病毒性疾病:如乙型脑炎、流行性出血热、传染性单核细胞增多症等。

(3) 某些螺旋体病:如钩端螺旋体病、回归热等。

(4) 急、慢性白血病等。

四、白细胞分类计数

白细胞分类计数(white blood cell differential count,DC)具体参考值如下。

【正常参考值】　中性粒细胞(N)

　中性杆状核粒细胞(st)　0~5%

　中性分叶核粒细胞(sg)　50%~70%

嗜酸粒细胞(E 或 Eos)　0.5%~5%

嗜碱粒细胞(B 或 Bas)　0~1%

淋巴细胞(L 或 LY)　20%~40%

单核细胞(Mon)　3%~8%

【临床意义】

1. 中性粒细胞

(1) 增多:急性感染特别是化脓性感染、慢性粒细胞性白血病、中毒、急性出血或溶血等。

(2) 减少:某些病毒性感染(流感、病毒性肝炎)、革兰阴性杆菌感染(伤寒、结核病)、药物中毒、放射线损伤、再生障碍性贫血、非白血病性白血病等。提示机体抵抗力差。

2. 嗜酸粒细胞

(1) 增多:寄生虫病如钩虫病、蛔虫病、肺吸虫病等;过敏性疾病如支气管哮喘、荨麻疹、过敏性鼻炎等;某些皮肤病如湿疹、银屑病、天疱疮等;以及慢性粒细胞白血病、嗜酸粒细胞白血病、多发性骨髓瘤、恶性淋巴瘤等。

(2) 减少:较严重的疾病进行期,待到恢复期时可转为正常。长期应用肾上腺皮质激素后亦可减少。

3. 嗜碱粒细胞

(1) 增多:慢性粒细胞白血病、嗜碱粒细胞白血病、慢性溶血性贫血及脾切除术后等。

(2) 减少:无临床意义。

4. 淋巴细胞

(1) 增多:淋巴细胞白血病、百日咳、结核病、某些病毒性感染如传染性单核细胞增多症、传染病或中毒后的恢复期、淋巴瘤等。

(2) 减少:传染病的初期、淋巴系统广泛破坏后和接触放射线、细胞免疫缺陷及应用肾上腺皮质激素等。

5. 单核细胞

(1) 增多:单核细胞白血病、传染性单核细胞增多症、急性传染病的恢复期、活动性结核病、疟疾、黑热病等。

(2) 减少:一般无临床意义。

五、血　小　板

【正常参考值】 $(100\sim300)\times10^9/L$

【临床意义】

1. 血小板(platelet count, PLT)增多　当>$400\times10^9/L$时为血小板增多。原发性血小板增多常见于骨髓增生性疾病,如慢性粒细胞白血病、真性红细胞增多症、原发性血小板增多症等;反应性血小板增多症常见于急慢性炎症、缺铁性贫血及癌症患者,此类增多一般不超过$500\times10^9/L$,经治疗后情况改善,血小板很快下降至正常水平;脾切除术后血小板会有明显升高,常高于$600\times10^9/L$,随后会缓慢下降到正常范围。

2. 血小板减少　当<$100\times10^9/L$即为血小板减少。血小板生成障碍,如再生障碍性贫血、急性白血病、急性放射病等;血小板破坏增多,如原发性血小板减少性紫癜、脾功能亢进;消耗过度,如弥散性血管内凝血;家族性血小板减少,如巨大血小板综合征等。

六、红细胞沉降率

【正常参考值】 男　(0~15)mm/1小时末

女　(0~20)mm/1小时末

【临床意义】

1. 红细胞沉降率(erythrocyte sedimentation, ESR)生理性加快　月经期和妊娠期妇女、小儿及50岁以上老人、胆固醇的增加均使血沉加速。而磷脂酰胆碱可使红细胞沉降率减慢。

2. ESR病理性加快

(1) 恶性肿瘤:与肿瘤细胞分泌糖蛋白、肿瘤组织坏死、继发感染等有关。

(2) 组织损伤与坏死:急性心肌梗死、大面积烧伤、大手术等。

(3) 各类炎症:风湿热、结核病、急性细菌性炎症等。

(4) 各种原因所致血浆球蛋白相对或绝对增高:多发性骨髓瘤、肝硬化、慢性肾炎、系统性红斑狼疮、黑热病等。

(5) 其他:如严重乙醇中毒、部分贫血患者、动脉粥样硬化、糖尿病、肾病综合征等。

另外,ESR加快的程度与病情的轻重有关,如风湿热和结核病时,可作为疾病的预后及治疗观察的指标。

3. ESR减慢　一般意义较小。

第 2 节　尿液和肾功能检查

一、一般检查

(一) 尿量

【正常参考值】 成人　(1.0～2.0)L/24h,或 1ml/(h·kg 体重)
小儿　按 kg 体重计算比成人多 3～4 倍

【临床意义】

(1) 尿量减少:成人尿量低于 400ml/24h 或 17ml/h,称为少尿;低于 100ml/24h,称为无尿。见于①生理性:饮水少、出汗多等。②病理性:常见于肾炎、肾衰竭少尿期、休克、脱水、严重烧伤、心功能不全、泌尿系结石、尿路狭窄等。

(2) 尿量增多:成人尿量超过 2500ml/24h,称为多尿。见于①生理性:出汗少、饮水过多、饮浓茶、进食乙醇类、精神紧张等。②病理性:尿崩症、糖尿病、慢性肾炎、慢性肾盂肾炎、肾衰竭多尿期等。

(二) 颜色

【正常参考值】 正常新鲜尿液清澈透明。

【临床意义】 灰白色云雾状混浊,常见于脓尿;红色云雾状混浊常为血尿;酱油色多为急性血管内溶血所引起的血红蛋白尿;深黄色为胆红素尿,见于阻塞性或肝细胞性黄疸;乳白色为乳糜尿,常见于血丝虫病;混浊多为无机盐结晶尿。

(三) 相对密度

【正常参考值】 正常人一天中尿相对密度为 1.015～1.025;新生儿为 1.002～1.004。

【临床意义】

(1) 尿相对密度减低:常见于慢性肾盂肾炎、尿崩症、慢性肾小球肾炎、急性肾衰竭的多尿期等。

(2) 尿相对密度增高:见于糖尿病、高热、脱水、急性肾小球肾炎等。

(四) 酸碱性(pH)

【正常参考值】 尿 pH 在 4.5～8.0,一般情况下在 6.5 左右。

【临床意义】

(1) 尿 pH 小于正常值:常见于酸中毒、糖尿病、痛风、服酸性药物等。

(2) 尿 pH 大于正常值:多见于碱中毒、膀胱炎或服用碱性药物等。

二、尿沉渣检测

(一) 细胞

1. 红细胞

【正常参考值】 0～3 个/HP

【临床意义】 红细胞增多:见于肾小球肾炎、泌尿系结石、结核、肿瘤,肾盂肾炎。

2. 白细胞

【正常参考值】 0～5 个/HP

【临床意义】 白细胞增多:见于泌尿系感染如肾盂肾炎、肾结核、膀胱或尿道炎等。

（二）管型

1. 透明管型

【正常参考值】 正常人0～偶见/HP

【临床意义】 老年人清晨浓缩尿中可见到，在运动、重体力劳动、麻醉、用利尿剂、发热时可一过性增多；在肾病综合征、恶性高血压、心力衰竭可见增多。

2. 颗粒管型

【正常参考值】 正常人0/HP

【临床意义】 见于慢性肾炎、急性肾小球肾炎后期。

3. 细胞管型

【正常参考值】 正常人0/HP

【临床意义】

（1）红细胞管型：常见于急性肾小球肾炎。

（2）白细胞管型：常见于急性肾盂肾炎、间质性肾炎。

4. 蜡样管型

【正常参考值】 正常人0/HP

【临床意义】 提示有严重的肾小管变性坏死，预后不良。

三、化学检验

（一）尿蛋白

一般正常尿液中仅含微量蛋白质，尿液中蛋白质含量超过150mg/24h，称为蛋白尿。尿液中正常尿蛋白来自血浆，因肾小球滤过膜有对蛋白质的控制装置，肾小管对蛋白有选择性重吸收作用，比白蛋白分子质量大的大分子蛋白质被限制滤出，比白蛋白的分子质量小的蛋白质虽易通过，但这些低分子蛋白质多被肾小管重吸收，因此正常尿蛋白中来自血浆蛋白的以白蛋白为主。

【正常参考值】 定性：阴性

定量：0～80mg/24h

【临床意义】

（1）生理性增多：生理性增多指在无病理改变的基础上，在某种生理状态下出现暂时尿蛋白增多。常见于剧烈运动后（运动性蛋白尿）、体位变化（体位性蛋白尿）、身体突然受冷暖刺激或情绪激动等。

（2）病理性增多：见于急性肾小球肾炎、肾病综合征、肾盂肾炎、慢性肾炎、高血压肾病、系统性红斑狼疮、苯中毒等。

（二）尿糖

正常人尿中含糖量甚少，尿糖增加超过正常值则属病态反应。

【正常参考值】 定性：阴性

定量：（0.56～5.0）mmol/L，（100～900）mg/（dl·24h）

【临床意义】 尿糖增多常见于糖尿病、肾病综合征、库欣综合征、嗜铬细胞瘤、胰腺炎、肢端肥大症等疾病。

（三）尿胆红素

【正常参考值】 定性：阴性。

【临床意义】 尿胆红素阳性:常见于肝细胞性、阻塞性黄疸。

(四) 尿酮体

【正常参考值】 定性:阴性

定量:丙酮 3mg/24h

【临床意义】 尿酮体阳性:常见于糖尿病酮症酸中毒、剧烈运动后、妊娠剧烈呕吐、饥饿、消化吸收障碍、脱水等。

(五) 尿胆原

【正常参考值】 定性:弱阳性,尿 1∶20 稀释为阴性

定量:1 ~ 4mg/24h

【临床意义】

(1) 尿胆原增多:常见于病毒性肝炎、溶血性黄疸、心力衰竭、肠梗阻、便秘等。

(2) 尿胆原减少:多见于长期应用抗生素、阻塞性黄疸等。

(六) 隐血试验

【正常参考值】 阴性

【临床意义】 隐血试验阳性:见于蚕豆病、疟疾、伤寒、大面积烧伤、金属(砷、苯、铅)中毒及毒蛇咬伤所引起的血红蛋白尿。

(七) 尿淀粉酶

【正常参考值】 阴性

【临床意义】 增高常见于急性胰腺炎、胰管阻塞。

第 3 节 粪 便 检 查

一、一 般 检 验

(一) 颜色

【正常参考值】 黄褐色,婴儿为黄色或金黄色。

【临床意义】

(1) 黑色:见于上消化道出血、服中药、铁剂、活性炭等。

(2) 鲜红色:见于下消化道出血如痢疾、痔疮、肛裂、直肠息肉、直肠癌等。

(3) 灰白色:见于胆道阻塞、胆汁缺乏、服用钡剂等。

(4) 绿色:见于食用大量绿色蔬菜、婴儿消化不良等。

(5) 果酱色:见于阿米巴痢疾。

(二) 性状

【正常参考值】 正常人为软便且成形,婴儿便是糊状。

【临床意义】

(1) 脓血便多见于细菌性痢疾、溃疡性结肠炎、血吸虫病。

(2) 黏液便见于肠炎、阿米巴痢疾和细菌性痢疾、急性血吸虫病、结肠癌。

(3) 米汤样便见于霍乱或副霍乱等。

(4) 蛋花样便多见于婴儿消化不良。

(5) 羊粪样便见于痉挛性便秘。

(6) 水样便见于消化不良、急性肠炎。

二、显微镜检验

【正常参考值】 无红细胞、虫卵、原虫,偶见少量白细胞或上皮细胞。

【临床意义】

(1) 红细胞增多:见于肠炎、痢疾、结肠或直肠肿瘤、息肉等。

(2) 白细胞增多:常见于过敏性肠炎、肠寄生虫病、细菌性痢疾等。

(3) 寄生虫卵:多见于肠道及肝胆寄生虫病(如蛔虫病)等。

第4节 肝功能检查

肝功能检查标本采集:空腹静脉采血4ml,不抗凝送检。其检查内容如下。

一、蛋白质代谢功能检查

主要查血清总蛋白(TP)、白蛋白(A)、球蛋白(G)及A/G比值。肝脏是合成蛋白质的主要场所,当肝脏有病变时,血浆中蛋白质的含量就会发生改变。因此,测定血中蛋白质含量可作为肝脏疾病的诊断、治疗及预后观察指征。

【正常参考值】 血清总蛋白(TP) 60~80g/L

白蛋白(A) 40~55g/L

球蛋白(G) 20~30g/L

A/G值 (1.5~2.5):1

【临床意义】

1. 急性肝损害 一般无明显变化,如白蛋白降低,则提示肝损害严重。

2. 慢性肝病 如慢性肝炎、肝硬化、肝癌等,白蛋白降低,球蛋白增多。当A/G值<1.25时,提示肝功能异常;A/G值<1时,提示有严重的肝病,预后不良。

3. 肝外疾病

(1) 白蛋白减少:见于,①蛋白质丢失过多如肾病综合征;②消耗过多如甲状腺功能亢进症(甲亢)、恶性肿瘤等;③摄入不足如营养不良、慢性胃肠道疾病等。

(2) 球蛋白增多:可见于黑热病、亚急性细菌性心内膜炎、系统性红斑狼疮等。

二、胆红素代谢功能检查

正常血清中有总胆红素(total bilirubin,TBIL)、结合胆红素(conjugated bilirubin,CB)和非结合胆红素(unconjugated bilirubin,UCB)。

【正常参考值】 总胆红素 (3.4~17.1)μmol/L

结合胆红素 (0~6.8)μmol/L

非结合胆红素 (1.7~10.2)μmol/L

【临床意义】

1. 总胆红素、非结合胆红素增多 见于溶血性黄疸。

2. 总胆红素、结合胆红素、非结合胆红素均增多 见于肝细胞性黄疸。

3. 总胆红素、结合胆红素增多 见于阻塞性黄疸。

三、酶学检查

肝脏内有许多作为催化剂的特殊蛋白——酶。当肝病时这些酶便释放出来,通过测定这些酶可作为诊断肝病类型的依据。

(一) 血清丙氨酸氨基转移酶

血清丙氨酸氨基转移酶(alanine transaminase,ALT)又称 GPT(谷丙转氨酶),广泛存在于肝、心、脑、肾、肠等,以肝含量最高,当肝损伤时,即有 ALT 升高。

【正常参考值】 速率法<40U/L(37℃)

【临床意义】

1. 急性肝炎 早期即有 ALT 升高,当>80U/L 可确诊。

2. 慢性肝炎、肝硬化、肝癌等 ALT 可中度升高。

3. 胆道疾病、心肌炎、心肌梗死、脑血管疾病时 有 ALT 轻度升高。

(二) 血清天冬氨酸氨基转移酶

血清天冬氨酸氨基转移酶(aspartate transaminase,AST)又称 GOT(谷草转氨酶),以心肌含量最高,其次是肝、肾等,当肝损伤时,即有 AST 升高。

【正常参考值】 速率法<40U/L(37℃)

【临床意义】

1. 急性心肌梗死 AST 显著升高且速度快,幅度大。

2. 急性肝炎 AST 也升高,但不如 ALT 显著。

3. 慢性肝炎、肝硬化、肝癌、心肌炎、胆道疾病、胸膜炎、皮肌炎、脑血管疾病等 AST 可轻度升高。

(三) 血清碱性磷酸酶

血清碱性磷酸酶(ALP、AKP)在骨、肝、肾及肠含量较高。

【正常参考值】 连续监测法(37℃):成人　40～110U/L
儿童　<250U/L

【临床意义】 ALP 显著升高:见于肝癌、阻塞性黄疸等。骨组织病(骨细胞瘤、骨折恢复期、变形性骨炎等)也升高。

(四) γ-谷氨酰转肽酶(γ-GT)

γ-GT 存在于肾、胰、肝、脾等组织中。

【正常参考值】 连续监测法(37℃):成人<50U/L

【临床意义】 肝癌(原发性或继发性)、阻塞性黄疸时 γ-GT 显著升高,而其他肝病时也轻度升高。

四、病毒性肝炎检查

(一) 甲肝病毒(HAV)

感染 HAV 后,血清中可出现抗 HAV-IgG 和抗 HAV-IgM 抗体。其中抗 HAV-IgM 的特异性高,早期即可出现(发病后 2 周最高),一旦出现即可确诊;抗 HAV-IgG 的出现,提示既往感染 HAV。

(二) 乙肝(HBV)检查

有三种不同的抗原-抗体系统,即两对半:①HBsAg 和抗 HBs;②HBeAg 和抗 HBe;③抗 HBc。它们出现的临床意义如下(表 3-1)。

表 3-1 HBV 五项指标检测结果的临床意义

HBsAg	抗 HBs	HBeAg	抗 HBe	抗 HBc	临床意义
-	-	-	-	-	未感染 HBV
-	-	-	-	+	曾感染 HBV，急性感染恢复期
-	-	-	+	+	乙肝恢复期，弱传染性
-	+	-	-	-	HBV 感染恢复或接种乙肝疫苗后
-	+	-	+	+	急性 HBV 感染恢复期
+	-	-	+	+	急性 HBV 感染趋向恢复
+	-	-	-	+	急性或慢性乙肝，慢性 HBsAg 携带者
+	-	+	-	+	急性或慢性乙肝，传染性强，HBV 复制活跃
+	-	-	-	-	急性 HBV 感染早期，慢性 HBsAg 携带者
+	-	+	-	-	急性 HBV 感染中期
-	+	-	-	-	急性 HBV 感染恢复期或曾有感染史

1. HBsAg(+) 说明乙肝感染期。即：①HBV 潜伏期；②乙肝急性期；③慢性或迁延性 HBV 活动期；④肝炎后肝硬化或原发性肝癌；⑤无症状 HBsAg 长期携带者。

2. 抗 HBs(+) 抗 HBs 是一种保护性抗体，其阳性说明机体有一定免疫力。其意义：①曾患过 HBV；②注射疫苗后，如抗体滴度明显升高，表明免疫效果好；③观察乙肝病程，当抗 HBs 出现，表示疾病处于恢复期，预后好。

3. 抗 HBc-IgM(+) 说明患者正处于感染期，有传染性。

4. HBeAg(+) 乙肝处于活动期，提示 HBV 在体内复制，传染性强。如出现 HBsAg(+)、HBeAg(+)和抗 HBc(+)俗称大三阳，具有高度的传染性，难以转阴；如出现 HBsAg(+)、抗 HBe(+)和抗 HBc(+)俗称小三阳，为急性 HBV 感染者，趋向恢复。

5. 抗 HBe(+) 说明大部分乙肝病毒被清除，复制减少，传染性降低。

第 5 节 肾功能检查

肾功能检查包括血清尿素氮(blood urea nitrogen，BUN)和肌酐(serum creatinine，Scr)检查。

【正常参考值】 BUN：成人 3.2～7.1mmol/L
儿童 1.8～6.5mmol/L
Scr：男性 53～106μmol/L
女性 44～97μmol/L

【临床意义】 血尿素氮和肌酐增高见于：

(1) 器质性肾脏疾病：急性肾小球肾炎、慢性肾小球肾炎、严重肾盂肾炎、肾结核等。

(2) 肾前或肾后因素引起的尿量明显减少或尿闭：如休克、尿路梗阻等。

(3) 体内蛋白质分解过多：上消化道出血、大面积烧伤等。

第 6 节 常用血液生化检查

一、血脂检查

血脂是胆固醇(cholesterol，CHO)、三酰甘油(triglyceride，TG)、磷脂(phospholipid，PL)和游

离脂肪酸(free fatty acid,FFA)的总称。

(一) 血清总胆固醇(TC)测定

【正常参考值】 成人 2.84~5.17mmol/L

儿童 3.1~5.2mmol/L

【临床意义】

(1) 边缘性升高:5.23~5.69mmol/L。

(2) 高胆固醇症:≥5.72mmol/L。

(3) TC升高:见于,①长期高脂饮食者;②胆道梗阻如胆道结石、胰头癌等致胆汁排出减少可致TC增多;③冠心病、动脉粥样硬化症;④其他,如糖尿病、肾病综合征、甲状腺功能减退、脂肪肝等。

(4) TC降低:见于,①重症肝病;②慢性消耗性疾病、营养不良、甲亢等。

(二) 血清三酰甘油(TG)测定

【正常参考值】 男性 0.45~1.81mmol/L

女性 0.40~1.53mmol/L

【临床意义】

(1) 边缘性增高:(1.70~2.26)mmol/L。

(2) 高三酰甘油血症:≥2.26mmol/L。

(3) TG升高:见于,①食入过多脂肪;②肝病后释放过多的脂肪;③遗传性家族性高脂血症;④心脑血管疾病,如冠心病、动脉粥样硬化症、脑血栓等;⑤肥胖症、体力活动减少、酗酒者等;⑥其他,如肾病综合征、甲状腺功能减退、糖尿病、胰腺炎、妊娠及口服避孕药等。

(三) 脂蛋白与载脂蛋白测定

脂质与蛋白质结合成脂蛋白,脂蛋白中的蛋白部分称载脂蛋白(apo)。根据密度不同可分为乳糜微粒(CM)、极低密度脂蛋白(VLDL)、低密度脂蛋白(LDL)和高密度脂蛋白(HDL)四类。脂蛋白及载脂蛋白(apo)主要用于心脑血管疾病、高脂蛋白血症或异常脂蛋白血症的诊断。

1. 低密度脂蛋白(LDL-ch)测定

【正常参考值】 2.1~3.1mmol/L

【临床意义】 低密度脂蛋白是致动脉硬化因子,其增高与冠心病发病呈正相关。肥胖症、肾病综合征、甲状腺功能减退症、阻塞性黄疸等也增高。

2. 高密度脂蛋白(HDL-ch)测定 高密度脂蛋白可除去沉积于血管壁上的胆固醇。因此,高密度脂蛋白是一种保护因子,有抗动脉硬化症的作用。

【正常参考值】 男性 1.14~1.76mmol/L

女性 1.22~1.91mmol/L

【临床意义】 HDL降低可见于脑血管病、糖尿病、肝炎、肝硬化等;高TG血症、肥胖者常常HDL偏低。吸烟者HDL可降低,少量饮酒、长期体力活动又可使HDL升高。

3. 载脂蛋白(apo)测定 载脂蛋白 A_1($apoA_1$)主要分布于乳糜微粒、HDL中。载脂蛋白 B_{100}($apoB_{100}$)是LDL的主要结构蛋白。因此,$apoA_1$ 和 $apoB_{100}$ 可间接反映HDL和LDL的含量。

【正常参考值】 $apoA_1$:男性 0.96~1.76g/L

女性 1.03~2.03g/L

$apoB_{100}$:男性 0.43~1.28g/L

女性 0.42~1.12g/L

$apoA_1/apoB_{100}$:1.9±0.4

【临床意义】 载脂蛋白测定主要用于诊断和预防动脉粥样硬化。$apoA_1$ 代表 HDL 水平，$apoB_{100}$ 代表 LDL 水平。如果 $apoB_{100}$ 增高，则易发生动脉粥样硬化及冠心病。

知识链接 **高脂血症的治疗**

根据电泳，目前将高脂血症分成Ⅰ、Ⅱa、Ⅱb、Ⅲ、Ⅳ、Ⅴ六型，各型的原因、临床表现及治疗原则也不一致。主要的治疗措施是采用饮食疗法，以低脂低糖食物为主，无效时可适当加用一些降脂药物。

高 TC 血症首选 HMG-CoA 还原酶抑制剂，如普伐他汀、辛伐他汀、洛伐他汀等；其次可选用胆酸螯合剂、烟酸或贝丁酸类。

高 TG 血症选用贝丁酸类，如氯贝丁酯、苯扎贝特、非诺贝特等；其次可选用烟酸、多烯脂肪酸（鱼油）。

低 HDL-ch 血症可选用贝丁酸类、阿昔莫司；其次可选 HMG-CoA 还原酶抑制剂、多烯脂肪酸类。

二、血淀粉酶检查

淀粉酶（amylase，AMS）是一种水解淀粉、糊精和糖原的酶，主要来自胰腺和腮腺。

【正常参考值】 AMS 总活性 Somogyi 法：800～1800U/L

染色淀粉法：760～1450U/L

【临床意义】

1. AMS 活性增高

（1）胰腺炎：急性胰腺炎一般于发病 6～12 小时开始增高，12～72 小时达到峰值，3～5 天恢复正常，增高越明显其损伤越严重。灵敏度为 70%～95%，特异性为 33%～34%。

（2）胰腺癌。

（3）非胰腺疾病：腮腺炎、消化性溃疡穿孔、上腹部手术、机械性肠梗阻、胆管梗阻、急性胆囊炎等。

2. AMS 活性降低 多由于胰腺组织严重破坏或肿瘤压迫时间过长。

小 结

重点掌握血液、尿液、粪便三大常规检查的正常参考值及临床意义，熟悉肝功能、肾功能、血生化检查的正常参考值及临床意义，并能根据结果初步分析病情，进行药物咨询服务。

目标检测

一、名词解释

1. 大三阳 2. 蛋白尿 3. 管型尿

二、选择题

【A 型题】

1. 贫血是外周血单位容积中（ ）
   A. RBC 低于正常
   B. PCV 低于正常
   C. RBC、Hb 低于正常
   D. RBC、Hb、PCV 低于正常
   E. 循环血量较正常减少
2. 重度贫血的 Hb 含量为（ ）
   A. <90g/L B. <70g/L
   C. <60g/L D. <50gL
   E. <40g/L
3. 红细胞沉降率加快不出现在（ ）
   A. 结核病 B. 风湿热
   C. 缺铁性贫血 D. 恶性肿瘤
   E. 高胆固醇血症
4. 少尿是指 24 小时尿量少于（ ）
   A. 100ml B. 200ml
   C. 300ml D. 400ml
   E. 800ml
5. 镜下血尿指尿红细胞数（ ）

A. >3 个/Hp　　B. >5 个/Hp
C. >8 个/Hp　　D. >10 个/Hp
E. >20 个/Hp

6. 尿中见大量白细胞及白细胞管型见于(　　)
A. 急性肾小球肾炎　　B. 肾盂肾炎
C. 肾病综合征　　D. 急性膀胱炎
E. 肾肿瘤

7. 患者酗酒后,上腹部剧痛 10 小时。测定哪项对急性胰腺炎有诊断意义(　　)
A. 血尿淀粉酶　　B. 尿酮体
C. 尿糖　　D. 血常规
E. 尿常规

8. 下列哪项反映肝损害最为灵敏(　　)
A. AFP　　B. ALT
C. AST　　D. γ-GT
E. ALP

9. HbsAg(+)、HbeAg(+)说明(　　)
A. 无传染性　　B. 具有免疫力
C. 病情较稳定　　D. 乙肝恢复期
E. 具有传染性

【B 型题】

(第 10、11 题备选答案)
A. 黏液脓血便　　B. 米泔水样便
C. 胨状便　　D. 白陶土样便
E. 柏油样便

10. 细菌性痢疾的大便呈(　　)
11. 阻塞性黄疸,大便性状为(　　)

【X 型题】

12. 血清总胆固醇增见于(　　)
A. 动脉硬化　　B. 糖尿病
C. 肾病综合征　　D. 胆石症
E. 甲状腺功能亢进

13. 临床上称为“小三阳”的乙肝病毒检查结果是指下列哪几项指标为阳性(　　)
A. HBsAg　　B. HBsAb
C. HBeAg　　D. HBeAb
E. HBcAb

(相　霞)

第4章 肿 瘤

学习目标

1. 掌握肿瘤的概念，良、恶性肿瘤的区别，肿瘤的治疗
2. 理解肿瘤的异型性，肿瘤细胞的代谢特点，肿瘤的扩散
3. 了解肿瘤的命名原则及分类

肿瘤(tumor，neoplasm)是一种常见病、多发病。根据肿瘤对机体的危害程度及生物学特性不同，将其分为良性肿瘤和恶性肿瘤。恶性肿瘤又称为癌症(cancer)，它是当前严重影响人类健康、威胁人类生命的主要疾病之一。癌症与心脑血管疾病和意外事故一起，构成当今世界所有国家的三大死亡原因。因此，世界卫生组织和各国政府卫生部门都把攻克癌症列为一项首要任务。

人类发现肿瘤已有3000年以上的历史。不仅人类患肿瘤，动、植物也有肿瘤。直到19世纪应用显微镜后，才建立了目前肿瘤学的框架。20世纪以来，由于自然科学的发展、基础理论研究与新技术的应用，肿瘤学研究有了长足的进步。

据最新数据统计，我国最为常见和危害性严重的肿瘤按照病死率排列为肺癌、肝癌、胃癌、食管癌、结直肠癌、胰腺癌、乳腺癌、白血病、脑癌、淋巴瘤等。肺癌的发病率及病死率居癌症之首。这些肿瘤的病因学、发病学及其防治，均应为我国肿瘤研究的重点。

第1节 肿瘤的概念

肿瘤是机体在各种致瘤因素的作用下，局部组织的某一个细胞在基因水平上失去了对其生长和分化的正常调控，导致克隆性异常增生而形成的新生物。这种新生物常形成局部肿块，因而得名。

知识链接 **肿瘤细胞与正常的细胞的重要区别**

肿瘤细胞来源于正常的细胞，两者之间有两个重要区别：①瘤细胞失去了分化成熟的能力；②瘤细胞失控性增生，即使致瘤因素已不存在时，仍能持续性生长。

机体在生理状态下以及在炎症、损伤修复时的病理状态下也常有组织、细胞的增生。一般来说，这类增生有的属于正常新陈代谢所需的细胞更新；有的是针对一定刺激或损伤的适应性反应，皆为机体生存所需。再者，所增生的组织能分化成熟，并能恢复原来正常组织的结构和功能。而且这类增生是有一定限度的，一旦增生的原因消除后就不再继续增生。但肿瘤性增生却与此不同，两者有着本质上的区别。

根据肿瘤生物学特性及其对机体危害性的不同，一般分为良性和恶性肿瘤两大类。这种分类在肿瘤的诊断、治疗和判断预后上均有十分重要的意义。

第2节 肿瘤的异型性

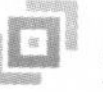

知识链接 **肿瘤的实质与间质**

任何肿瘤的组织成分都可以分为实质和间质两部分：实质是肿瘤细胞的总称，是主要成分；间质由结缔组织和血管、淋巴管组成。

肿瘤组织无论在细胞形态和组织结构上,都与其来源的正常组织有不同程度的差异,这种差异称为异型性(atypia)。肿瘤组织异型性的大小反映了肿瘤组织的成熟程度(即分化程度,在此指肿瘤的实质细胞与其来源的正常细胞和组织在形态和功能上的相似程度)。异型性小者,说明它和正常组织相似,肿瘤组织成熟程度高(分化程度高);异型性大者,表示瘤组织成熟程度低(分化程度低)。区别这种异型性的大小是诊断肿瘤,确定其良、恶性和判断恶性程度高低的主要组织学依据。恶性肿瘤常具有明显的异型性。

第3节 肿瘤细胞的代谢特点

一、核酸代谢

肿瘤组织合成DNA和RNA的聚合酶活性均较正常组织高,而其核酸分解过程明显降低。

二、蛋白质代谢

肿瘤组织的蛋白质合成及分解代谢都增强,但合成代谢超过分解代谢,甚至可夺取正常组织的蛋白质分解产物,合成肿瘤本身所需要的蛋白质,结果可使机体处于严重消耗的恶病质状态。

第4节 肿瘤的扩散

恶性肿瘤在生长过程中,瘤细胞在局部浸润到周围组织,同时还可以转移到身体的其他部位。恶性肿瘤细胞的局部浸润和远处转移就称为癌症的扩散。扩散是恶性肿瘤最重要的特点,并且是威胁患者健康和生命的主要原因。尤其肿瘤远处转移是一个严重的问题,大约半数癌症患者在被确诊时已有转移。

一、直接蔓延

随着肿瘤的长大,瘤细胞在原发部位连续不断地沿着组织间隙、淋巴管、血管或神经束衣浸润,破坏邻近正常组织或器官,称为直接蔓延。如晚期子宫颈癌可蔓延到直肠和膀胱或骨盆壁,晚期肺癌可侵犯胸膜和胸腔,有的甚至达到胸壁。

二、转 移

恶性肿瘤细胞从原发部位侵入局部淋巴管、血管或体腔后,迁徙到他处继续繁殖增生,形成与原发部位相同类型的肿瘤,这一过程称为肿瘤转移(metastasis)(图4-1),所形成的肿瘤即继发瘤或转移瘤。肿瘤转移时有以下几种途径。

1. 淋巴道转移 常见于各种癌,侵入淋巴管的癌细胞随淋巴流首先到达局部淋巴结,继续发展可转移到下一站的其他淋巴结,最后可经胸导管进入血流再继发血道转移。如大部分乳腺癌首先转移到同侧腋窝淋巴结,之后可转移到锁骨下和锁骨上淋巴结,甚至对侧腋窝淋巴结。

2. 血道转移 常见于各种肉瘤、内分泌癌和未分化癌,瘤细胞侵入血管后随血流到达远隔器官继续生长,形成转移瘤。由于静脉管壁较薄,管内压力较低,瘤细胞常经静脉侵入,血道转移的途径与血液流向是一致的,故肺和肝是最常被累及的器官。

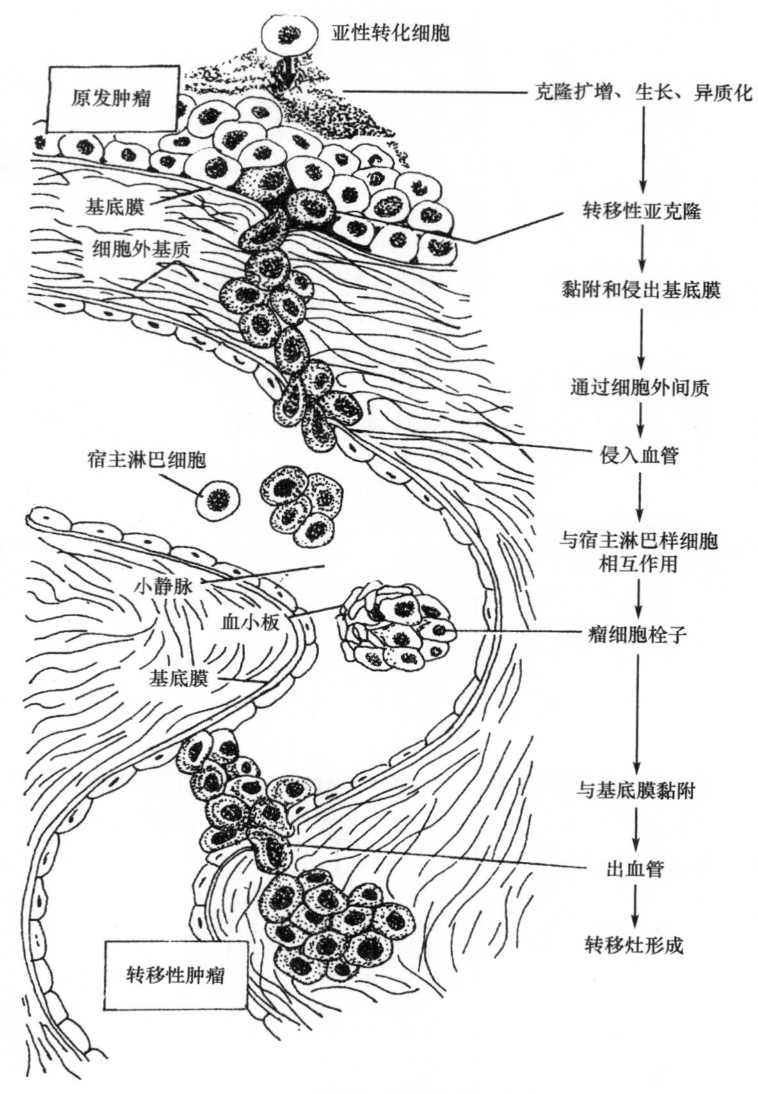

图 4-1　恶性肿瘤浸润和转移机制

3. 种植转移　体腔内器官的肿瘤蔓延至器官表面时，瘤细胞可以脱落并像播种一样，种植在体腔内各器官的表面，形成多数的转移瘤。这种转移的方式称为种植性转移。种植性转移常见于来源于腹腔器官的癌瘤。如胃癌破坏胃壁侵及浆膜后，可种植到大网膜、腹膜、腹腔内器官表面，甚至卵巢等处。

第 5 节　肿瘤对机体的影响

肿瘤因其良恶性、大小和发生的部位不同，对机体的影响也有所不同。

良性肿瘤因其分化较成熟，生长缓慢，停留于局部，不浸润，不转移，故一般对机体的影响相对较小，主要表现为局部压迫和阻塞症状。内分泌腺的良性肿瘤则常因能引起某种激素分泌过多而产生全身性影响。

恶性肿瘤由于分化不成熟，生长较迅速，浸润破坏器官的结构和功能，除可引起与上述良性肿瘤症状外，易并发溃疡、出血、感染、发热和顽固性疼痛。恶性肿瘤的晚期患者，往往发生恶病质(cachexia)，可致患者死亡。恶病质是指机体严重消瘦、乏力、贫血和全身衰竭的状态。

第 6 节　良性肿瘤与恶性肿瘤的区别

良性肿瘤和恶性肿瘤在生物学特点上是明显不同的，对机体的影响也不同。良性肿瘤一般对机体影响小，易于治疗，疗效好；恶性肿瘤危害较大，治疗措施复杂，疗效还不够理想。如果把恶性肿瘤误诊为良性肿瘤，就会延误治疗或治疗不彻底，造成复发、转移。相反，如把良性肿瘤误诊为恶性肿瘤，也必然要进行一些不必要、不恰当的治疗，使患者遭受不应有的痛苦、损害和精神负担。因此，区别良性肿瘤与恶性肿瘤，对于正确的诊断和治疗具有重要的实际意义。现将良性肿瘤与恶性肿瘤的区别列于表 4-1。

表 4-1　良性肿瘤与恶性肿瘤的鉴别

项目	良性肿瘤	恶性肿瘤
组织分化程度	分化好，异型性小，与原有组织的形态相似	分化不好，异型性大，与原有组织的形态差别大
核分裂	无或稀少，不见病理核分裂象	多见，并可见病理核分裂象
生长速度	缓慢	较快
生长方式(图 4-2)	膨胀性和外生性生长，前者常有包膜形成，与周围组织一般分界清楚，故通常可推动	浸润性和外生性生长，前者无包膜，一般与周围组织分界不清楚，通常不能推动，后者伴有浸润性生长
继发改变	很少发生坏死、出血	常发生出血、坏死、溃疡形成等
转移	不转移	常有转移
复发	手术后很少复发	手术等治疗后较多复发
对机体影响	较小，主要为局部压迫或阻塞作用。如发生在重要器官也可引起严重后果	较大，除压迫、阻塞外，还可以破坏原发处和转移处的组织，引起坏死、出血合并感染，甚至造成恶病质

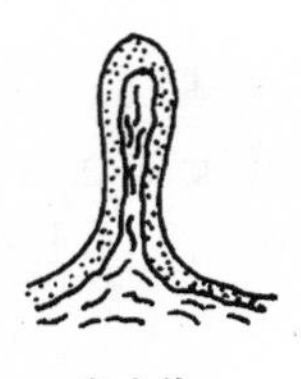
息肉状
(外生性生长)

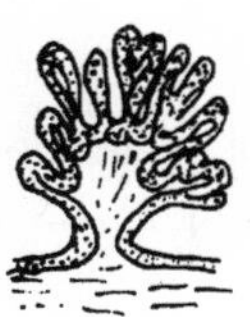
乳头状
(外生性生长)

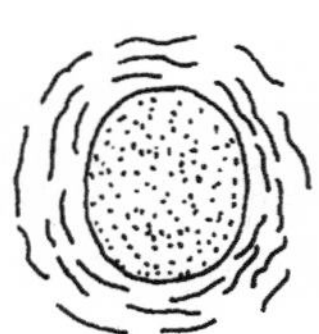
结节状
(膨胀性生长)

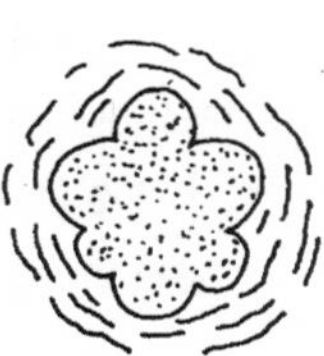
分叶状
(膨胀性生长)

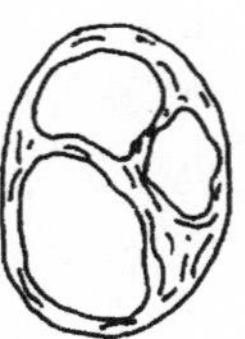
囊状
(膨胀性生长)

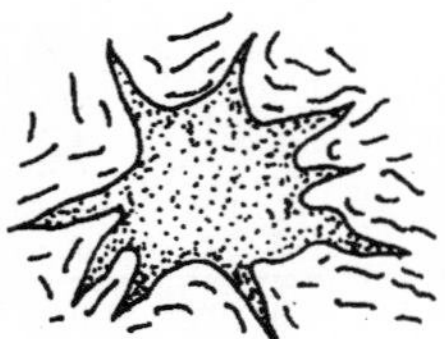
浸润性包块状
(浸润性生长)

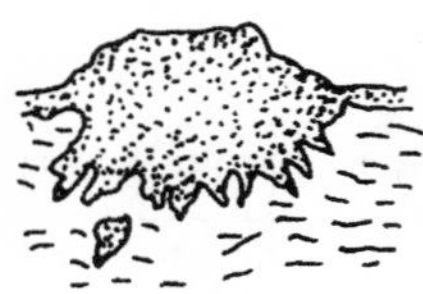
弥漫性肥厚状
(外生伴浸润性生长)

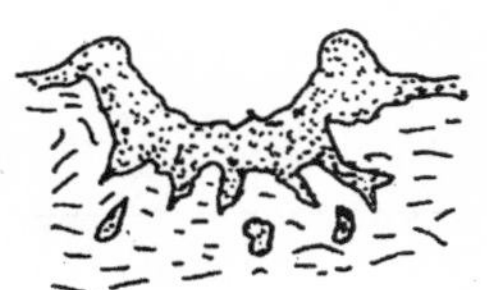
溃疡状伴浸润性生长

图 4-2　肿瘤外形和生长方式模式图

> **知识链接**　　交界性肿瘤
>
> 良恶性肿瘤间有时并无绝对界限，有些肿瘤的组织形态介于两者之间，称为交界性肿瘤。此类肿瘤有恶变倾向，在一定条件下，可逐渐向恶性发展，故临床上应加强随访。

第7节　肿瘤的命名与分类

一、肿瘤的命名原则

人体任何部位、任何组织、任何器官几乎都可发生肿瘤，因此肿瘤的种类繁多，命名也复杂。一般根据其组织发生即组织来源和生物学行为来命名。

（一）良性肿瘤的命名

良性肿瘤在其起源组织名称后加“瘤”字。例如，来源于子宫肌层的良性肿瘤，如子宫肌瘤。有时还结合肿瘤的形态特点命名，如腺瘤呈乳头状生长并有囊腔形成者称为乳头状囊腺瘤。

（二）恶性肿瘤的命名

恶性肿瘤一般亦根据其组织来源来命名。

1. 癌（carcinoma）　来源于上皮组织的恶性肿瘤统称为癌，命名时在其起源组织名称之后加“癌”字，如来源于鳞状上皮的恶性肿瘤称为鳞状细胞癌，来源于腺上皮呈腺样结构的恶性肿瘤称为腺癌。

2. 肉瘤（sarcoma）　来源于间叶组织的恶性肿瘤统称为肉瘤，其命名方式是在起源组织名称之后加“肉瘤”二字。如起源于纤维结缔组织的恶性肿瘤称纤维肉瘤，起源于横纹肌组织的恶性肿瘤称横纹肌肉瘤。

3. 癌肉瘤（carcinosarcoma）　有的肿瘤既有癌的成分，又有肉瘤的成分，则称为癌肉瘤。

（三）肿瘤的特殊命名

有少数恶性肿瘤不按上述原则命名，如有些来源于幼稚组织的恶性肿瘤称为母细胞瘤，如神经母细胞瘤、髓母细胞瘤、肾母细胞瘤等；有些恶性肿瘤成分复杂或由于习惯沿袭，则在肿瘤的名称前加“恶性”，如恶性畸胎瘤、恶性淋巴瘤、恶性黑素瘤等。有些恶性肿瘤冠以人名，如尤文（Ewing）瘤、霍奇金淋巴瘤；或按肿瘤细胞的形态命名，如骨巨细胞瘤、肺燕麦细胞癌。至于白血病、精原细胞癌则是少数采用习惯名称的恶性肿瘤，虽称为“瘤”或“病”，实际上都是恶性肿瘤。

二、肿瘤的分类

肿瘤的分类通常是以其组织发生（即来源于何种组织）为依据，每一类别又分为良性与恶性两大类（表4-2）。

表4-2　肿瘤分类举例

组织来源	良性肿瘤	恶性肿瘤	好发部位
上皮组织			
鳞状上皮	乳头状瘤	鳞状细胞癌	乳头状瘤见于皮肤、鼻、鼻窦、喉等处；鳞癌见于宫颈、皮肤、食管、鼻咽、肺、喉和阴茎等处

续表

组织来源	良性肿瘤	恶性肿瘤	好发部位
基底细胞		基底细胞癌	头面部皮肤
腺上皮	腺瘤	腺瘤(各种类型)	甲状腺、乳腺、胃、肠等
	性囊腺瘤	囊腺癌	卵巢
	多形性腺瘤	恶性多形性腺瘤	涎腺
移行上皮	乳头状瘤	移行上皮癌	膀胱、肾盂
间叶组织			
纤维结缔组织	纤维瘤	纤维肉瘤	四肢
纤维组织细胞	纤维组织细胞瘤	恶性纤维组织细胞瘤	四肢
脂肪组织	脂肪瘤	脂肪肉瘤	皮下组织、腹膜后
平滑肌组织	平滑肌瘤	平滑肌肉瘤	子宫和胃肠
横纹肌组织	横纹肌瘤	横纹肌肉瘤	头颈、四肢
血管和淋巴管组织	血管瘤、淋巴管瘤	血管肉瘤淋巴管肉瘤	皮肤和皮下组织、舌、唇等
骨组织	骨瘤	骨肉瘤	颅骨、长骨
	巨细胞瘤	恶性巨细胞瘤	长骨
软骨组织	软骨瘤	软骨肉瘤	手足短骨、盆骨、肋骨
滑膜组织	滑膜瘤	滑膜肉瘤	膝、踝、肩和肘等关节附近
间皮	间皮瘤	恶性间皮瘤	胸膜、腹膜
淋巴造血组织			
淋巴组织		恶性淋巴瘤	颈部、纵隔、肠系膜和腹膜后淋巴结
造血组织		各种白血病	淋巴造血组织
		多发性骨髓瘤	椎骨、胸骨、肋骨、颅骨和长骨
神经组织			
神经纤维组织	神经纤维瘤	神经纤维肉瘤	皮肤神经、深部神经及内脏神经
神经鞘细胞	神经鞘瘤	恶性神经鞘瘤	头、颈、四肢等处神经
胶质细胞	胶质细胞瘤	恶性胶质细胞瘤	大脑
原始神经细胞		髓母细胞瘤	小脑
脑膜组织	脑膜瘤	恶性脑膜瘤	脑膜
交感神经节	节细胞神经瘤	神经母细胞瘤	前者多见于纵隔和腹膜后,后者多见于肾上腺髓质
其他肿瘤			
黑色素细胞	黑痣	恶性黑素瘤	皮肤、黏膜
胎盘组织	葡萄胎	绒毛膜上皮癌、恶性葡萄胎	子宫
性索	支持细胞、间质细胞瘤	恶性支持细胞、间质细胞瘤	卵巢、睾丸
	颗粒细胞瘤	恶性颗粒细胞瘤	卵巢
生殖细胞		精原细胞瘤	睾丸
		无性细胞瘤	卵巢
		胚胎性癌	睾丸、卵巢
三胚叶组织	畸胎瘤	恶性畸胎瘤	卵巢、睾丸、纵隔和骶尾部

第 8 节　肿瘤病因学

人体肿瘤的发生过程复杂而又漫长，一般将整个变化过程分为启动（initiation）、促进（promotion）和演进（progression）三个阶段。三者各有本身的特点，又互相连续逐渐过渡，有一定程度的重叠，没有截然分明的界限。

各种致癌物质影响肿瘤发生的强弱程度差异很大，就它们在致癌过程中的作用而言，可以分为启动剂和促进剂，完全致癌物和不完全致癌物。

启动剂是指某些化学、物理或生物因子，它们可以直接改变细胞遗传物质 DNA 的成分或结构，一般一次接触即可完成，其作用似无明确的阈剂量，启动剂引起的细胞改变一般是不可逆的。

促进剂本身不能诱发肿瘤，只有在启动剂作用后再以促进剂反复作用，方可促使肿瘤发生。促癌物的种类也很多，如某些激素、药物、佛波醇酯（tetradecanoyl phorbolacetate，TPA）等。有的促癌物只对诱发某种肿瘤起促进作用，而对另一种肿瘤的发生不起作用。例如，糖精可促进膀胱癌的发生，但对诱发肝癌不起促进作用；苯巴比妥促进肝癌的发生，但不影响膀胱癌的发生。

有些致癌物的作用很强，兼具启动和促进两种作用，单独作用即可致癌，称为完全致癌物，如多环芳香烃、芳香胺、亚硝胺、致癌病毒等；另一些物质作用较弱，只能起到启动或促进作用，称为不完全致癌物。

引起肿瘤发生的原因非常复杂，既涉及外界因素如化学致癌物质、电离辐射、病毒等多种多样的环境致癌因素，又与机体细胞的 DNA 改变、遗传特性、免疫功能、激素水平的变化等密切相关。恶性肿瘤是体内外两方面各种因素之间相互作用的最终结果，是多原因、多阶段与多次突变所引起的一大类疾病。

一、外界致癌因素

据流行病学家的估计，70%～80% 人类肿瘤与环境致癌因素直接或间接有关。某种物质对人类是否致癌，往往需要经过长期复杂的研究、分析方能作出明确的鉴定。国际上有些机构长期从事这方面的专门工作，其中最具权威性的当推国际癌症研究组织（IARC）和美国环境保护署（EPA）。它们的评定标准和分类虽有所不同，但所得结果大同小异。按照通常的习惯，将环境致癌因素分为化学、物理和生物因素三大类。

（一）化学致癌因素

环境中的化学致癌物质的种类非常多，它们的化学性质千差万别，引起人体肿瘤的作用机制很复杂。环境中只有少数种类的致癌物质在进入人体后可以直接诱发肿瘤，这种物质称为直接致癌物；而大多数化学致癌物进入人体后，需要经过体内代谢活化或生物转化，成为具有致癌活性的最终致癌物，方可引起肿瘤发生，这种物质称为间接致癌物。化学致癌物进入人体的途径很多，其中主要是通过消化道、呼吸道和皮肤接触，大多与环境污染和职业因素有关。常见的化学致癌物及致癌作用见表 4-3。

表 4-3　常见的化学致癌物及致癌作用

化学致癌物	存在形式	致癌作用
多环芳香烃：（苯丙芘、甲基胆蒽、沥青、煤焦油等）	石油、煤焦油、烟草燃烧的废气、烟雾和烟熏烧烤的鱼肉食品	在肝内经氧化后与核酸结合而致突变，引起肺癌、胃癌
芳香胺类与氨基偶氮染料（联苯胺、硝基联苯、乙萘胺等）	为工业用品和原料	在肝内、泌尿道活化为羟胺致膀胱癌；奶油黄、猩红则引起肝癌

续表

化学致癌物	存在形式	致癌作用
亚硝胺类	食品保存剂和着色剂	在胃内与来自食物的二级胺合成亚硝胺，再经羟化而活化形成烷化碳离子引起食管癌、胃癌、肝癌
烷化剂与酰化剂	抗癌药	粒细胞性白血病
其他致癌物	金属元素镍、铬、镉等非金属元素砷、苯	鼻咽癌、肺癌、肾癌、前列腺癌、皮肤癌、白血病

（二）物理致癌因素

已证实的物理性致癌因素有电离辐射（X 射线、γ 射线、亚原子微粒等）以及紫外线照射。文献中记载 300 多年前捷克斯洛伐克的约希姆斯托和德国的施内伯克两地矿工的肺癌是由于矿石中所含的放射性沥青铀所致，矿井中的放射性氡可引起肺癌；日本广岛、长崎在第二次世界大战时受原子弹爆炸影响的幸存居民，白血病的发病率明显增高；从事放射线工作者长期接触 X 射线而又无必要的防护措施时，可发生手部放射性皮炎以及皮肤癌；动物实验和临床观察均证实，紫外线长期过度照射可引起外露皮肤的鳞状细胞癌、基底细胞癌和恶性黑素瘤。

（三）生物致癌因素

现已知有上百种病毒可引起人或动物的肿瘤，其中 2/3 为 RNA 病毒，1/3 为 DNA 病毒，病毒与人体肿瘤的关系最为重要，研究也最深入。

1. 病毒 逆转录病毒可引发人 T 细胞白血病；乙型肝炎病毒与肝细胞性肝癌密切相关；人乳头瘤病毒与宫颈癌的发生密切相关；Burkitt 淋巴瘤、鼻咽癌的发生可能与 EB 病毒有关。

2. 幽门螺杆菌 引起的慢性胃炎与胃腺癌及胃低度恶性 B 细胞性淋巴瘤的发生有关，对该淋巴瘤患者进行抗生素治疗，可以使部分患者的淋巴瘤消退。

3. 寄生虫感染 日本血吸虫病与结肠癌的发生有关，华支睾吸虫病与胆管细胞性肝癌的发生有关。

二、影响肿瘤发生发展的内在因素

环境因素对机体的影响是普遍存在的，但肿瘤的发生是相对有限的，因此机体的内在因素也起着重要作用，可分为以下几方面。

（一）遗传因素

视网膜母细胞瘤、肾母细胞瘤、结肠多发性腺瘤性息肉病等，有明显的家族史，属常染色体显性遗传的肿瘤；着色性干皮病患者经紫外线照射后易患皮肤癌，毛细血管扩张性共济失调症患者多发生急性白血病和淋巴瘤，这些遗传综合征均累及 DNA 修复基因，属于常染色体隐性遗传的肿瘤；乳腺癌、胃肠道癌、食管癌、肝癌、鼻咽癌、白血病等，有明显的家族史，决定这类肿瘤的遗传因素是多基因的，而环境因素更为重要。

（二）免疫因素

正常细胞发生恶性转化是由于遗传基因的改变引起的。有些异常基因表达的蛋白可以引起免疫系统的反应，从而使机体能消灭这些"非己"的转化细胞。机体的抗肿瘤免疫以细胞免疫为主，其中 $CD8^+$ 的细胞毒性 T 细胞扮演最重要的角色。

（三）种族因素

有些肿瘤的发生有明显的种族差异性。比如，胃癌日本人多见，乳腺癌欧美人多见，中国广东人以鼻咽癌多见;这些差异可能与不同的地理环境、生活习惯、遗传等多种因素的影响有关。

(四)年龄、性别和激素因素

年龄对肿瘤的发生有一定的影响。如白血病、肾母细胞瘤等好发于儿童,骨肉瘤、横纹肌肉瘤好发于青年人,而大部分癌则以老年人多见。胃癌、食管癌、肺癌、大肠癌、肝癌男性较女性多见,而生殖器官、甲状腺、乳腺及胆囊肿瘤女性较男性多见;肿瘤发生的性别差异,可能与体内激素水平不同以及接触致癌物质的机会不同有关。内分泌功能的紊乱与某些肿瘤的发生发展有一定的关系,如雌激素水平过高可能会引起乳腺癌和子宫内膜腺癌。

第9节　肿瘤的治疗

目前用于肿瘤治疗的主要手段有手术治疗、放射治疗、化学治疗、中医中药治疗和免疫治疗,其他有效手段还包括内分泌治疗、热疗、射频消融治疗和生物治疗等。由于现有各种治疗手段各有其最佳适应证,也各有其不足,所以,为了提高治愈率,应将各种有效手段综合合理运用和有序进行。

一、肿瘤的手术治疗

手术治疗是采取手术切除肿瘤的方法达到治疗肿瘤的重要手段,是许多早、中期实体肿瘤最主要的有效治疗方法,约60%实体瘤以手术作为主要治疗手段。但对已有扩散的肿瘤,手术治疗往往只能作为姑息治疗手段。

二、肿瘤的化学治疗

肿瘤化学治疗(化疗)是应用一种或多种化学抗肿瘤药物,通过口服或注射达到治疗肿瘤的方法。不同肿瘤的化疗效果差别很大,如儿童急性淋巴细胞白血病、霍奇金淋巴瘤、睾丸精原细胞癌等,治愈率可达50%以上;而另一些肿瘤通过化疗治愈率低,但可延长生存,如小细胞肺癌、急性粒细胞性白血病,非霍奇金淋巴瘤等;还有一些只能起到姑息作用,即减轻症状和痛苦,如前列腺癌、胃癌、食管癌等。手术前后的合理化疗,有助于提高疗效。化疗药物不良反应较大,主要有恶心、呕吐、脱发、白细胞减少等。

抗肿瘤药物可以分为以下几类。

1. 细胞毒素类　烷化剂类药物的氮芥基团作用于DNA、RNA、蛋白质和酶,引起细胞死亡,如环磷酰胺、氮芥、卡莫司汀(卡氮芥)、洛莫司汀(环己亚硝脲)、白消安(马利兰)等。

2. 抗生素类　如放线菌素D(更生霉素)、多柔比星、丝裂霉素、平阳霉素、博来霉素等。

3. 抗代谢类　此类药物与核酸代谢物相互竞争酶的结合部位,影响与阻断核酸的合成,如氟尿嘧啶、替加氟(呋喃氟尿嘧啶)、甲氨蝶呤、阿糖胞苷等。

4. 生物碱类　长春碱类主要干扰细胞内纺锤体的形成,使细胞停留在有丝分裂中期。其他生物碱类有紫杉醇、羟喜树碱及鬼臼毒素类依托泊苷(vp-16)等。

5. 激素和抗激素类　通过改变内环境进而影响肿瘤生长,有的能增强机体对肿瘤的抵抗力。如他莫昔芬(三苯氧胺)、氟他胺、己烯雌酚、托瑞米芬(法乐通)、黄体酮、丙酸睾酮、甲状腺素、泼尼松等。

6. 其他　不属于以上诸类如羟基脲、门冬酰胺酶、铂类、丙卡巴嗪、达卡巴嗪等。

7. 分子靶向药物　近年出现了一些以肿瘤相关的特异分子作为靶点的药物。它们在化学特性上可以是单克隆抗体和小分子化合物,其作用靶点可以是信号传导、细胞受体和抗血管生成等。单抗类常用的有曲妥珠单抗、西妥昔单抗、贝伐单抗和利妥昔单抗等;小分子化合物有伊马替尼、吉非替尼等。

此外,还可根据化疗药物对细胞增殖周期作用的不同,分为:①细胞周期特异性药物:作用于细胞增殖的全部或大部分周期时相,如氟尿嘧啶等抗代谢药物;②细胞周期非特异性药物:对增殖或非增殖细胞均有作用,如氮芥类或抗生素类;③细胞周期时相特异性药物:药物选择性作用于某一时相,如阿糖胞苷、羟基脲抑制 S 期,长春新碱抑制 M 期。

三、肿瘤的放射治疗

放射治疗(放疗)是利用同位素衰变和加速器产生的射线治疗恶性肿瘤。主要适用于肿瘤全身扩散前、相对局限、对射线敏感的肿瘤,有的肿瘤经过放疗甚至可以治愈或代替手术治疗,如鼻咽癌、食管癌、淋巴瘤等。肿瘤一旦扩散或局部浸润广泛,放疗就达不到治疗效果,且放疗本身也会带来一些近期或远期不良反应。

四、肿瘤的中医中药治疗

中医中药治疗肿瘤的方法多种多样,其中口服汤药为辨证个体化论治的主要部分,其他的还有口服中成药、膏方、静脉使用中药针剂、药膳、针灸等方法。中医治疗的特点体现在肿瘤预防、肿瘤围术期、体质恢复、减轻放化疗不良反应、延长生存期,提高生活质量等多个方面。在肿瘤根治术、放化疗完成以后进行中医治疗对抗肿瘤转移复发具有一定作用。

五、肿瘤的免疫治疗

根据免疫反应的性质,免疫治疗大致可分为以下几种类型。

1. 主动性免疫治疗　利用患者自身的肿瘤组织并经过灭活处理,制成瘤苗再回输给患者以激发毒性 T 细胞来杀伤肿瘤组织;也可以利用卡介苗及小棒状杆菌菌苗等来激活体内巨噬细胞和杀伤细胞从而消灭肿瘤。

2. 被动免疫治疗　给患者输注肿瘤特异性抗体或行抗体与化学药物结合的导向治疗使药物更多地集中于肿瘤部位,从而提高治疗效果。

3. 继承免疫治疗　将有免疫活性的自体或异体的免疫细胞输给患者,提供现成的免疫力以对抗肿瘤。如输入 LAK 细胞及肿瘤浸润细胞等。

4. 细胞因子治疗　一些细胞因子如干扰素、白细胞介素 2 及肿瘤坏死因子等均可对肿瘤细胞起到抑制和杀伤作用,有的还可增强机体的免疫功能来对抗肿瘤。

5. 免疫基因治疗　将细胞因子基因导入肿瘤细胞,从而使肿瘤细胞消退。

从理论上说免疫治疗应该是一种理想的治疗方法,它能消灭肿瘤细胞而不损害正常细胞。但目前免疫治疗的特异性还不强,只能作为一种辅助手段。只有经过其他治疗消除了大部分肿瘤细胞后,对仅留的少量残余肿瘤细胞,免疫治疗才能取得一定效果。对晚期肿瘤患者单纯用免疫治疗往往效果不好。

六、其他疗法

生物、基因、内分泌疗法,多作为辅助应用或尚待发展,临床上多与化疗药物联合应用。此外还有如多弹头射频治疗、全身及局部热疗、激光、冷冻等方法,在治疗肿瘤方面都积累了一定经验,但其应用范围较局限。

小　　结

肿瘤是机体在各种致瘤因素的作用下，局部组织的细胞在基因水平上失去了对其生长的正常调控，导致克隆性异常增生而形成的新生物。

肿瘤异型性是诊断肿瘤，确定其良、恶性的主要组织学依据。肿瘤对机体的影响与其良恶性、大小和发生的部位有关。良性肿瘤通常以局部压迫或阻塞症状为主。恶性肿瘤分化差，生长快，浸润破坏器官的结构和功能，并可发生转移，对机体的影响严重。

引起肿瘤发生的原因非常复杂，主要为外界致癌因素和内在因素。肿瘤治疗的主要手段有手术治疗、放疗、化疗、中医中药治疗和免疫治疗。

目标检测

一、名词解释

1. 肿瘤　2. 肿瘤的异型性　3. 恶病质　4. 癌　5. 肉瘤

二、填空题

1. 根据肿瘤对机体的危害程度及生物学特性，将其分为________、________。
2. ________是确定肿瘤良、恶性的主要组织学依据。
3. 肿瘤的扩散方式有________和________。
4. 外界致癌因素主要有________、__________、__________。

三、选择题

【A 型题】

1. 下列各项中哪项不属于区别良恶性肿瘤的要点(　　)
   A. 肿瘤的组织结构　B. 生长方式
   C. 复发与转移　D. 压迫与阻塞
   E. 生长速度
2. 肿瘤恶性程度的高低取决于(　　)
   A. 肿瘤的生长速度　B. 肿瘤细胞的分化程度
   C. 肿瘤发生的部位　D. 肿瘤患者的临床表现
   E. 肿瘤体积的大小
3. 上皮非典型性增生是指(　　)
   A. 增生的程度比较轻，不够典型
   B. 不会发展为癌
   C. 一定发展为癌
   D. 细胞异型性增生，可以累及全层
   E. 基膜的完整性受到破坏
4. 癌和肉瘤最根本区别是(　　)
   A. 组织来源　B. 外在环境
   C. 内在因素　D. 形成方式
   E. 以上都不对
5. 不属于抗代谢类化疗药物的是(　　)
   A. 氟尿嘧啶　B. 甲氨蝶呤
   C. 阿糖胞苷　D. 环磷酰胺
   E. 以上都不对

【B 型题】

(第 6～10 题备选答案)

A. 多取血道转移　B. 多取淋巴道转移
C. 多取种植性转移　D. 以上三者均可
E. 不发生转移

6. 直肠癌(　　)
7. 绒毛膜上皮癌(　　)
8. 胃癌(　　)
9. 子宫颈原位癌(　　)
10. 肺癌(　　)

【X 型题】

11. 下列哪些肿瘤有明显的遗传倾向(　　)
    A. 视网膜母细胞瘤
    B. 结肠多发性腺瘤性息肉
    C. 神经纤维瘤
    D. 肝细胞癌
    E. 乳腺癌
12. 肿瘤的分级依据是(　　)
    A. 肿瘤体积的大小
    B. 肿瘤的生长速度
    C. 肿瘤细胞的分化程度
    D. 肿瘤是否转移
    E. 肿瘤异型性的大小

四、简答题

1. 试述异型性、分化程度与良恶性肿瘤的关系。
2. 说出良、恶性肿瘤的主要区别。
3. 简述肿瘤的主要治疗手段。

(刘　冉)

第5章　传染科常见疾病

第1节　传染病概述

学习目标

1. 掌握传染病的定义；传染病流行的基本条件
2. 理解传染病的基本特征
3. 了解传染病的分类

一、传染病的概念

传染病是指病原生物感染人体后产生的具有传染性的疾病。病原生物包括病原微生物（如朊毒体、病毒、细菌、立克次体、衣原体、真菌和螺旋体等）和人体寄生虫（如蠕虫和原虫等）。

二、传染病流行的基本条件

（一）传染源

传染源是指病原体已在体内生长繁殖并能将其排出体外的人和动物。传染源主要包括隐性感染者、患者、病原携带者、受感染的动物。

（二）传播途径

病原体离开传染源，感染另一个易感者的途径，称为传播途径。常见的传播途径为：①呼吸道传播（空气、飞沫、尘埃）；②消化道传播（水、食物、餐具）；③血液、体液传播（血液制品、分娩、手术、器官移植、性交、吸毒）；④接触传播（含有病原体的水、土壤、物品）；⑤虫媒传播（蚊子、跳蚤、人虱、恙螨）。

（三）易感人群

对某种传染病缺乏特异性免疫力的人称为易感者。易感者的比例在人群中达到一定水平时，如果遇有传染源和合适的传播途径，传染病的流行则很容易发生。

三、传染病的基本特征

（一）有特异性病原体

每一种传染病都由特异的病原体引起，包括微生物与寄生虫。

（二）有传染性

这是传染病与其他感染性疾病的主要区别。

（三）有流行病学特征

有散发性、流行、大流行和暴发流行之分。

（四）有感染后免疫

人体感染病原体后，无论是显性或隐性感染，都能产生针对病原体及其产物（如毒素）的特异性免疫。

四、传染病分类

(一) 按管理制度分类

甲类:强制管理传染病,如鼠疫、霍乱。

乙类:严格管理传染病,如严重急性呼吸系统综合征(SARS)、艾滋病、病毒性肝炎、脊髓灰质炎、人感染高致病性禽流感、麻疹、流行性出血热、狂犬病、流行性乙型脑炎、登革热、炭疽、细菌性痢疾、阿米巴性痢疾、肺结核、伤寒、副伤寒、流行性脑脊髓膜炎、百日咳、白喉、新生儿破伤风、猩红热、布鲁菌病、淋病、梅毒、钩端螺旋体病、血吸虫病、疟疾。

丙类:监测管理传染病,如流行性感冒、流行性腮腺炎、风疹、急性出血性结膜炎、麻风病、流行性和地方性斑疹伤寒、黑热病、棘球蚴病、丝虫病,霍乱、细菌性和阿米巴性痢疾、伤寒和副伤寒以外的感染性腹泻病、手足口病。

(二) 按传播途径分类

可分为呼吸道传染病、消化道传染病、血液体液传染病、虫媒传染病等。

第 2 节　病毒性肝炎

学习目标

1. 掌握病毒性肝炎的病因、流行病学、临床表现和治疗方法
2. 理解病毒性肝炎的辅助检查及诊断
3. 了解病毒性肝炎的发病机制和预防

 **案例 5-1**

患者,男性,43 岁。日前以"乏力、食欲减退伴右上腹胀痛 5 年、加重 1 年"为主诉前来就诊。腹软,肝肋下 2cm,质软,有压痛及叩击痛。辅助检查:①乙肝病毒标志物:HBsAg(+)、HBeAg(+)、抗 HBc(+)、HBV-DNA(+)。②肝功能:ALT 500U/L。③肝脏超声波检查:肝实质光点增粗。

思考题:

1. 该患者最可能的诊断是什么?
2. 该患者如何治疗?

一、概　　述

病毒性肝炎是由多种肝炎病毒引起的,以肝脏损害为主的一组全身性传染病。按病原学分类,目前已确定的有甲型肝炎(甲肝)、乙型肝炎(乙肝)、丙型肝炎(丙肝)、丁型肝炎(丁肝)、戊型肝炎(戊肝)。

甲肝和戊肝主要经粪-口途径传播,乙肝、丙肝和丁肝主要经血液、体液等途径传播。甲肝和戊肝表现为急性感染;乙肝、丙肝和丁肝大多呈慢性感染,其中部分患者可发展为肝硬化或肝细胞癌。各型病毒性肝炎临床表现相似,以疲乏、食欲减退、厌油、肝大、肝功能异常为主,部分病例出现黄疸。目前对病毒性肝炎尚缺乏特效治疗方法。

二、流 行 病 学

(一) 传染源

甲型肝炎传染源为急性期患者和隐性感染者,以后者更多见。戊型肝炎的传染源与甲肝相

似。乙型肝炎、丙型肝炎、丁型肝炎的传染源是急、慢性患者和无症状病毒携带者。

(二) 传播途径

甲型肝炎可以由水源或食物污染可致暴发流行。乙型肝炎通过输血、注射、手术、药瘾注射、透析、器官移植、性行为、父婴母婴传播、破损的消化道黏膜等途径而传播。丙型肝炎和丁型肝炎的传播途径与乙肝相似。戊型肝炎传播途径与甲肝相似。

(三) 易感人群

凡是未隐性或显性感染过肝炎病毒,也未接种过有关疫苗的人都是易感者。

三、病因与发病机制

(一) 甲型肝炎病毒

甲型肝炎病毒(HAV)经口进入体内后,由肠道进入血流,引起短暂的病毒血症,约 1 周后进入肝细胞并复制,2 周后由胆汁随粪便排出体外。

发病机制:发病早期,由于 HAV 在肝细胞中大量增殖及 $CD^{+}8$ 细胞毒性 T 细胞的杀伤作用共同造成肝细胞损害,使肝细胞变性坏死,肝内炎症反应明显。抗 HAV 是保护性抗体。

(二) 乙型肝炎病毒

1. 乙型肝炎病毒(HBV)的抗原抗体系统

(1) 表面抗原(HBsAg)与表面抗体(抗-HBs):成人感染 HBV 后最早 1 ~ 2 周,最迟 11 ~ 12 周血中首先出现 HBsAg。在慢性患者和无症状携带者中可持续存在多年。HBsAg 还存在于各种体液和分泌物,如唾液、尿液、精液之中。

抗-HBs 出现于 HBsAg 转阴后一段时间,在疾病的恢复期开始出现,在 6 ~ 12 个月内逐步上升至高峰,是一种保护性抗体。

(2) 核心抗原(HBcAg)与核心抗体(抗-HBc):血清中的抗-HBc 出现于 HBsAg 出现后 3 ~ 5 周,当时抗-HBs 尚未出现,HBsAg 已消失,只检出抗-HBc,此阶段称为窗口期(window phase)。IgM 型抗-HBs 只存在于乙型肝炎急性期和慢性肝炎急性发作期,有鉴别诊断意义。低水平 HBV 感染时,血清中可出现单独抗-HBc 阳性。抗-HBc 是非保护性抗体。

(3) e 抗原(HBeAg)与 e 抗体(抗-HBe):HBeAg 一般仅见于 HBsAg 阳性血清,是 HBV 活动性复制和有传染性的重要标记。若抗-HBe 长期阳性,且 HBV-DNA 也同为阳性,说明病程较长,常提示 HBV 的 DNA 已和宿主肝细胞 DNA 发生了整合,预后不良。

(4) HBV DNA:是病毒复制和传染性的直接标志。可用分子杂交和 PCR 方法进行检测。HBV DNA 定量对于判断病毒复制程度,传染性大小,抗病毒药物疗效都有重要意义。

2. 发病机制　急性期,病毒抗原刺激机体的免疫系统进行识别和清除,造成了肝细胞免疫性的损伤。慢性肝炎患者,乙肝病毒的抗原与肝细胞膜结合产生新的抗原即肝细胞膜特异性脂蛋白(LSP),也引起自身免疫反应。另外 HBV 可产生基因突变或氨基酸序列的变异,也是造成慢性病变的因素之一。

(三) 丙型肝炎病毒

丙型肝炎病毒(HCV)是丙型肝炎的病原体。是引起输血后肝炎的主要原因。

发病机制与 HBV 相似。抗 HCV 是非保护性抗体。

(四) 丁型肝炎病毒

丁型肝炎病毒(HDV)是丁型肝炎的病原体,这是一种缺陷 RNA 病毒,必须有 HBV 或其他嗜肝 DNA 病毒的辅助才能在肝细胞内复制。

发病机制:HDV 对肝细胞有直接损害作用,也有宿主免疫性损伤。与 HBV 重叠感染后,使肝损害加重,并易发展为慢性活动性肝炎、肝硬化和重型肝炎。抗 HDV 是非保护性抗体。

(五) 戊型肝炎病毒

戊型肝炎病毒(HEV)是戊型肝炎的病原体。

发病机制:HEV 通过对肝细胞的直接损伤和免疫病理作用,引起肝细胞的炎症或坏死。机体产生的抗 HEV 持续时间短,保护意义不大。

四、潜伏期

甲型肝炎:2～6 周,平均 4 周。

乙型肝炎:1～6 个月,平均 3 个月。

丙型肝炎:2 周至 6 个月,平均 40 天。

丁型肝炎:4～20 周。

戊型肝炎:2～9 周,平均 6 周。

五、临床表现

(一) 急性肝炎

五型肝炎病毒均可引起。甲型、戊型为急性感染,不转为慢性。成年人急性乙肝约 10% 转为慢性,丙肝和丁肝转为慢性的比例更高。

1. 急性黄疸型肝炎 以甲型肝炎和戊型肝炎多见并呈典型的三个阶段。

(1) 黄疸前期:可有发热,体温为 38～39℃,乏力、食欲减退、厌油、肝区不适,尿色加深,肝功能 ALT 增高,平均持续 5～7 天。

(2) 黄疸期:发热消退,尿黄加深,巩膜和皮肤出现黄疸,1～3 周内黄疸达高峰。肝大,质软、边缘锐利,有压痛及叩击痛。部分病例有轻度脾大。部分患者可有皮肤瘙痒、心动徐缓等梗阻性黄疸表现。肝功能检查 ALT 和胆红素升高,尿胆红素阳性,本期持续 2～6 周。

(3) 恢复期:症状逐渐消失,黄疸消退,肝、脾回缩,肝功能逐渐恢复正常。本期持续 2 周至 4 个月,平均 1 个月。孕妇若患戊型肝炎,病情重,病死率高。

2. 急性无黄疸型肝炎 甲型肝炎和戊型肝炎无黄疸型起病较缓慢,除无黄疸外,其他临床表现与黄疸型相似,但症状稍轻,主要表现为全身乏力、食欲下降、恶心、腹胀、肝区痛、肝大、有轻压痛及叩痛等。恢复较快,病程大多在 3 个月内。部分无黄疸型乙型肝炎和丙型肝炎起初无明显症状,易被忽视。实际上,这类无黄疸型发病率远高于黄疸型,它们常转为慢性肝炎。

急性丁型肝炎可与 HBV 感染同时发生或继发于 HBV 感染者中(重叠感染),使其临床表现复杂化,如出现热度增高、黄疸等,少数可发展为重型肝炎,大多会向慢性化发展。

(二) 慢性肝炎

急性肝炎病程超过半年;或原有乙型、丙型、丁型肝炎或 HBsAg 携带史而因同一病原再次出现肝炎症状、体征及肝功能异常者;或发病日期不明确,但根据肝组织病理学或根据症状、体征、化验及 B 超检查综合分析符合慢性肝炎表现者。慢性肝炎仅见于乙型、丙型、丁型肝炎。

1. 慢性迁延性肝炎 反复出现乏力、食欲减退、厌油、尿黄、肝区不适、肝脏有轻压痛。肝功能检查有轻度异常。病情波动持续数年,少数能转为慢性活动性肝炎。

2. 慢性活动性肝炎 上述症状都加重且持续一年以上,机体耐力明显下降,伴肝病面容、肝掌、蜘蛛痣、脾大。肝功能明显异常。

（三）重型肝炎

重型肝炎（肝衰竭）是病毒性肝炎中最严重的一种类型，占全部肝炎中的 0.2%～0.5%，病死率高。所有肝炎病毒均可引起重型肝炎，但甲型、丙型少见。

1. 急性重型肝炎　又称暴发型肝炎，以急性黄疸型肝炎起病，病情发展迅猛，2 周内迅速恶化。肝功能检查出现“胆酶分离”现象，血氨升高，本型病死率高。病程不超过 3 周。

2. 亚急性重症肝炎　又称亚急性肝坏死，临床表现与急性重型肝炎相似。但发展速度稍慢，病程较长，常超过 3 周至数月。容易转化为慢性肝炎或肝硬化。

3. 慢性重型肝炎　临床表现同亚急性重症肝炎，但又有慢性肝炎或肝硬化病史，或慢性 HBV 携带史，或有慢性肝病体征（如肝掌、蜘蛛痣等）、影像学改变（如脾增厚等）及生化检测改变者（如 A/G 值下降或倒置，丙种球蛋白升高）等。

（四）淤胆型肝炎

淤胆型肝炎又称为毛细胆管炎型肝炎，以肝内淤胆为主要表现的一种特殊临床类型。急性淤胆型肝炎起病类似急性黄疸型肝炎，但黄疸持续 3 周以上，甚至数月或更长。以肝内梗阻性黄疸为主，有皮肤瘙痒，大便颜色变浅，肝大。少数会发展为胆汁性肝硬化。肝功能检查血清胆红素明显升高，以结合胆红素为主。

六、辅助检查

（一）病原学检查

1. 甲型肝炎　抗-HAV（IgM）有早期诊断价值，可用免疫电镜检测粪便中甲型肝炎病毒（HAV）颗粒，PCR 检查血及粪便的病毒 HAV-RNA。

2. 乙型肝炎　HBV 抗原抗体系统常见检测结果的临床分析具体见表 3-1。

3. 丙型肝炎　做抗-HCV、HCV-RNA 等检测，免疫组化法检测肝组织 HCV 抗原为较特异的方法。

4. 丁型肝炎　做 HDAg 和抗-HDV 及 HDV-RNA 检测。免疫组化法检测肝组织 HDAg。

5. 戊型肝炎　可检测抗-HEV，免疫电镜法检测粪便或胆汁中 HEV 抗原。免疫荧光法检测肝组织内的 HEV 抗原。

（二）肝功能检查

1. 反映肝细胞损伤的项目　谷氨酸氨基转移酶（ALT）、天冬氨酸氨基转移酶（AST）、碱性磷酸酶（ALP）、γ-谷氨酰转肽酶（γ-GT）等。

2. 反映肝脏分泌和排泄功能的项目　病毒性肝炎、溶血性黄疸等，都可出现总胆红素（TBil）升高。肝炎患者的黄疸一般为肝细胞性黄疸，即结合胆红素与非结合胆红素均升高，而淤胆型肝炎的患者以结合胆红素升高为主。

3. 反映肝脏合成贮备功能的项目　肝脏合成功能下降，使总蛋白（TP）、白蛋白（A）降低，球蛋白（G）升高，A/G 比值下降或倒置；凝血酶原活动度（PTA）降低，低于 40% 是重症肝炎的诊断依据。

（三）反映肝脏肿瘤的血清标志物

甲胎蛋白（AFP）是原发性肝癌的相关抗原。对慢性乙型肝炎、丙型肝炎等患者应重视此项目的检查。

七、诊　断

根据流行病学资料，临床症状和体征，实验室检查各项指标进行综合判断，尤其病原学检查和肝功能情况，对肝炎分型和病情判断有指导性意义。

八、治　　疗

病毒性肝炎目前尚缺乏可靠的特效治疗方法。各型肝炎的治疗原则均以足够的休息、合理的营养为主，辅以适当药物，避免饮酒、过劳和损害肝脏药物。

（一）急性肝炎

急性肝炎尤其是甲肝和戊肝，一般为自限性，多可完全康复。急性期应进行相应的隔离，一般不采用抗病毒治疗，但是急性丙型肝炎容易转为慢性，早期应用抗病毒药可减少转慢率。如早期应用干扰素 300 万 U，皮下注射或肌内注射，隔日 1 次，6 个月为一疗程，可同时加用利巴韦林治疗。或长效干扰素 α-2a（派罗欣），与利巴韦林联合用药至 72 周，对丙型肝炎可以获得较大的治愈率。肝功能正常 1～3 个月后可恢复工作。

（二）慢性肝炎

1. 一般治疗　足够休息，合理饮食，心理治疗等。

2. 药物治疗

（1）适当使用护肝药物：如 B 族维生素、维生素 C、细胞色素 C、葡醛内酯、肌苷、ATP、辅酶 A 等。

（2）干扰素（interferon，IFN）：是一种广谱抗病毒剂，属于结构类似、功能相近的低分子糖蛋白。干扰素有 α、β 和 γ 等类型，其中 α 和 β 具有直接抗病毒作用。

聚乙二醇化干扰素是将干扰素分子和聚乙二醇（PEG）结合，以减慢干扰素吸收和排除的速度。目前有两种聚乙二醇化干扰素制剂，相对分子质量为 1.2×10^4（INFα-2b）和 4.0×10^4（INFα-2a），可每周注射 1 次。

干扰素在抗病毒时可提高人体的免疫力，作用时间长，减少肝硬化和肝癌发生。虽然干扰素具有抗病毒作用，但其具有流感样症状、肌肉疼痛、白细胞及血小板减少、脱发、抑郁等不良反应。

（3）核苷（酸）类药物：其主要作用位点为 HBV 多聚酶，可迅速降低患者的血清病毒水平。拉米夫定（lamivudine）、阿德福韦酯（adefovir）、恩替卡韦（entecavir）和替比夫定（telbivudine）等 4 种核苷（酸）类药物已经在亚太各国获得批准用于治疗慢性感染。

国内有学者观察了拉米夫定联合阿德福韦酯治疗耐拉米夫定慢性乙型肝炎的临床疗效。观察组明显高于对照组，联合治疗未发生严重不良反应，值得临床推广，可以作为治疗拉米夫定耐药慢性乙型肝炎患者的首选方法。

（4）免疫调节剂：胸腺素 α_1 为一个重要免疫调节药物，目前认为可能和增强 T 细胞及 NK 细胞应答功能增强有关，近年来有不少报告采用胸腺素和拉米夫定联合治疗慢性乙肝取得了较好的效果。

（三）重症肝炎

以支持和对症疗法为基础的综合性治疗，促进肝细胞再生，预防和治疗各种并发症。有条件时可采用人工肝支持系统或肝移植。

（四）淤胆型肝炎

早期治疗同急性黄疸型肝炎，黄疸持续不退时，可加用泼尼松口服或静脉滴注地塞米松，2 周后如血清胆红素显著下降则逐步减量。

九、预　　防

(一) 控制传染源

急性患者应隔离治疗至病毒消失。慢性患者和病毒携带者可根据病毒复制指标评估传染性大小。凡现症感染者不能从事食品加工、饮食服务、托幼保育等工作。

(二) 切断传播途径

重点抓好水源保护、食品卫生、粪便管理等对切断甲型和戊型肝炎的传播有重要意义。对乙型和丙型肝炎,重点在于防止通过血液和体液的传播。

(三) 保护易感人群

主动免疫是接种甲肝和乙肝疫苗以获特异性免疫力,被动免疫如注射乙肝免疫球蛋白。

小　　结

病毒性肝炎是由多种肝炎病毒引起的,以肝脏损害为主的一组传染病。甲肝和戊肝经粪-口途径传播,为急性感染,预后良好。乙肝、丙肝和丁肝主要经血液、体液等途径传播。成人乙肝感染率高达为 10% ~ 12% 、丙肝人群感染率是 3. 2% 左右,乙肝、丙肝和丁肝都可发生慢性病变,少数还可发展为肝硬化或肝细胞癌。目前对病毒性肝炎尚缺乏特效治疗方法,干扰素和拉米夫定等抗病毒制剂有一定治疗效果。甲肝和乙肝可通过疫苗预防。

知识链接　　“沉默的杀手”——丙肝

大家都知道乙肝是极易成为慢性肝炎的,可是同学们知道吗,虽然丙型肝炎和乙型肝炎都是主要经过血液、体液传播,并且临床表现相似,都有慢性变的倾向,但因丙型肝炎无症状及无黄疸者较多,使有些患者不易被及时发现,而丙型肝炎向慢性肝炎及肝硬化发展的比例远大于乙型肝炎,未治疗者 70% ~ 80% 会转为慢性、10% ~ 30% 发生肝硬化、5% ~ 10% 发展为原发性肝癌,因而丙肝也有“沉默的杀手”之称。

第 3 节　艾　滋　病

学习目标

1. 掌握艾滋病的病因、流行病学、临床表现和治疗方法
2. 理解艾滋病的辅助检查及诊断
3. 了解艾滋病的发病机制和预防措施

案例 5-2

患者,男性,40 岁。司机,因发热、乏力、消瘦半年前来就诊。患者于半年前无明显诱因出现发热,一般不超过 38℃,伴乏力,大便每天 2 ~ 3 次,稀便,无脓血。半年来体重下降约 8kg,5 年前因阑尾炎化脓穿孔行急诊手术时曾输过血。

体格检查:体温 37. 5℃,脉搏、呼吸、血压正常。略消瘦,右腹股沟、右颈部和左腋窝各触及 1 个 2cm ×2cm 大小淋巴结,活动无压痛。巩膜无黄染,心肺(-),肝肋下 2cm,软,无压痛,脾肋下可触及,移动性浊音(-),肠鸣音 6 ~ 8 次/分。

实验室检查：Hb 100g/L，WBC 3.5×10^9/L，N 70%，L 30%，PLT 78×10^9/L；血清抗 HIV(+)。

思考题：

1. 该患者最可能的诊断是什么？
2. 该患者治疗措施如何？
3. 试制定抗病毒治疗方案。

一、概 述

艾滋病是获得性免疫缺陷综合征（acquired immune deficiency syndrome，AIDS）的简称，是人类因为感染人类免疫缺陷病毒（human immunodeficiency virus，HIV），破坏机体免疫功能，引发的一种慢性致命性综合征。属于乙类传染病。潜伏期长，病死率高，一旦发病，平均存活期 12～18 个月。

二、流行病学

（一）传染源

艾滋病患者和无症状病毒携带者。病毒存在于血液及各种体液（如精液、子宫阴道分泌物、唾液、泪液、乳汁和尿液）中，均具有传染性。

（二）传播途径

1. 性接触 是本病的主要传播途径。

2. 通过血液传播 静脉药瘾者共用针头；输入含病毒的血液和血制品等均可传播。

3. 母婴传播 感染本病毒的孕妇可通过胎盘或分娩过程中及产后哺乳传染给婴儿。

4. 其他途径 职业暴露如医务人员被污染的针头刺伤或破损皮肤受传染；应用病毒携带者的器官移植或人工授精亦可传染。

（三）易感人群

人群普遍易感。高危人群有同性恋者、性乱交者、静脉药瘾者、多次接受输血及使用血制品者等。

（四）流行特征

据联合国艾滋病规划署目前估计，全球范围内约有近 4000 万人为艾滋病感染者，中国约占 70 万以上。截至 2013 年 1 月 31 日，我国报告 HIV 感染者/艾滋病例 389443 例，报告死亡 115 855 例。

三、病因与发病机制

HIV 为一种逆转录病毒。主要感染 $CD4^+$T 淋巴细胞，也能感染单核/巨噬细胞、B 细胞和小神经胶质细胞、骨髓干细胞等。导致 $CD4^+$免疫细胞和其他易感细胞死亡，使机体细胞免疫和体液免疫功能遭到严重破坏，最终发生免疫缺陷。临床上表现为各种机会性感染和继发性肿瘤的发生。

HIV 侵入人体后虽然能刺激机体产生抗 HIV，但中和抗体很少，且作用极弱，是非保护性抗体。

四、临床表现

潜伏期较长，一般经 2～10 年发展为艾滋病。根据艾滋病的发展经过，一般分为四个时期。

(一) Ⅰ期(急性感染期)

约有70%感染者在感染后2～4周出现类似流感样的症状,有喉痛、发热、疲劳、肌肉痛、关节痛、盗汗、腹泻、全身淋巴结肿大、皮肤出现斑丘疹、荨麻疹等。症状将持续2周左右会自然消失。然后进入下一期。

(二) Ⅱ期(无症状期)

患者无临床表现,持续时间可有2～10年。此期的患者称为“艾滋病病毒携带者”或“艾滋病病毒感染者”。

(三) Ⅲ期(持续性全身淋巴结肿大综合征期,PGL)

此期患者主要表现为持续性全身淋巴结肿大,即除腹股沟淋巴结外,至少还有两处或两处以上淋巴结无痛性肿大,常持续3个月以上。患者可伴有虚弱、发热、腹泻、消瘦等诸多艾滋病期的症状。

(四) Ⅳ期(艾滋病期)

此期患者出现5种表现:①体质性疾病,有发热、消瘦、慢性腹泻等PGL的表现,且症状较Ⅲ期严重。除淋巴结肿大外,还有肝脾大;②神经系统症状,有头痛、癫痫、进行性痴呆、下肢瘫痪等;③严重的各种机会性感染,如卡氏肺孢菌、隐球菌、念珠菌、结核杆菌、弓形虫、疱疹病毒、EB病毒等病原体造成的呼吸系统、消化系统、神经系统等方面的感染;④继发性肿瘤,如卡波济肉瘤、非霍奇金淋巴瘤等;⑤免疫缺陷并发的其他疾病,如慢性淋巴性间质性肺炎等。总之,患者最终死于严重的机会性感染或继发性肿瘤。

五、辅助检查

血清HIV抗体Ⅰ期时常为阴性。从Ⅱ期开始,血清HIV抗体阳性,随着病情进展,CD4淋巴细胞逐渐减少,CD4/CD8的值愈来愈小于1.0。HIV核酸检测、逆转录酶测定等都有特异性诊断价值。

六、诊　断

(一) 流行病学资料

是否属高危人群,有无可疑接触史。

(二) 临床资料

有不明原因的发热、乏力、消瘦、长期腹泻;多处淋巴结无痛性肿大;机会性感染;卡波济肉瘤等。

(三) 辅助检查资料

血清HIV抗体阳性、病毒分离阳性、HIV核酸检测及逆转录酶测定阳性等可以确诊。

七、治　疗

目前病毒性疾病尚无特别有效的治疗药物,早期的抗病毒治疗有一定的作用,可减缓免疫功能的衰退。

(一) 抗病毒治疗

抗病毒治疗[高效抗逆转录酶病毒联合疗法(HAART),又称鸡尾酒疗法]是通过三种或三种以上的抗病毒药物联合使用,既可阻止艾滋病病毒复制,又能防止体内产生抗药性的病毒。

临床疗效已得到肯定。

1. 抗病毒药物 有核苷酸类逆转录酶抑制剂、非核苷酸类逆转录酶抑制剂、HIV 蛋白酶抑制剂、HIV 整合酶抑制剂、融合抑制剂等 5 类药物。

(1) 核苷类逆转录酶抑制剂(nucleoside reverse transcriptase inhibitor, NRTI):这类药物与 HIV 逆转录酶(RT)有很高的亲和力,其作用机制就是阻断病毒将 RNA 转录成双链 DNA,提前终止病毒 DNA 的合成,抑制其复制。目前已上市的有齐夫多定(AZT)、扎西他滨(ddC)、去氢肌苷(ddI)、司他夫定(d4T)、阿巴卡韦(ABC)和拉米夫定(3TC)。

(2) 非核苷类逆转录酶抑制剂(non-nucleoside reverse transcriptase inhibitors, NNRTI):作用于 HIV RT 本身,结合到病毒 RT 的活性点,通过抑制 RT,阻止病毒复制到 DNA。目前已上市的有奈韦拉平(NVP)、地拉夫定(DLV)、依法韦伦(EFV)。优点是它们能在体内很好地吸收,半衰期较长,不良反应小;缺点是易产生抗药性,不宜单一治疗。

(3) 蛋白酶抑制剂(protease inhibitors, PI):主要是通过抑制成熟病毒蛋白的形成而发挥作用。近年来相继上市的药物有沙奎那韦(SQV)、利托那韦(RTV)、英地那韦(IDV)等。临床应用表明,此类药物单独使用 4 ~ 12 周体内的病毒会降低 2 ~ 3 个数量级,而与 NRTI 联合使用 60% ~ 95% 的患者体内的病毒会降到血液中检测不出,所以 PI 是联合治疗的主要药物。

(4) 整合酶抑制剂(integrase inhibitor, II)到目前为止已经报道的主要有以下几类:DNA 结合剂、核苷酸类似物及寡核苷酸、硫酸酯化合物、多肽和羟基取代的芳香化合物等。

2. 抗病毒治疗方案

(1) 首选方案(2 NRTI + 1 NNRTI)或(2 NRTI + 1 PI)。若产生耐药性,则使用替代方案。

(2) 替代方案(1 NRTI+1 NNRTI+1 PI)或(3 NRTI+1 PI)。

(二) 免疫治疗

1. 白细胞介素 2(IL-2) 提高机体对 HIV 感染细胞的 MHC 限制的细胞毒性作用。

2. 粒细胞集落刺激因子(G-CSF)及粒细胞-巨噬细胞集落刺激因子(GM-CSF)提高中性粒细胞数量,增加机体抗感染能力。

3. 干扰素 Ⅰ型干扰素(IFN-α、IFN-β)对部分患者可略提高 $CD4^+T$ 细胞,部分卡波济肉瘤患者有瘤体消退;Ⅱ型干扰素(IFN-γ)能提高单核/巨噬细胞活性,对弓形虫等机会性感染有一定效果。

(三) 并发症的治疗

各种机会性感染的治疗是针对相应的病原体,选择有效药物。对发展较快的卡波济肉瘤可用 AZT 与干扰素 α 联合治疗,或用多柔比星、长春新碱、博来霉素等联合化疗。

(四) 支持及对症治疗

包括输血、营养支持、补充维生素(维生素 B_{12}、叶酸)等。

八、预 防

(一) 控制传染源

对患者和无症状病毒携带者,应采取血液体液的隔离措施。健全艾滋病感染的监测系统,加强国境检疫。

(二) 切断传播途径

普及艾滋病防治知识。确保血源安全,杜绝医源性感染。提倡婚检,避免母婴传播。

（三）保护易感人群

艾滋病疫苗正在积极研制中。

小　　结

艾滋病是获得性免疫缺陷综合征（AIDS）的简称，是由 HIV 引起的，主要经性接触和血液体液传播的慢性致命性传染病。HIV 通过破坏 $CD4^{+}T$ 细胞，使机体免疫功能几乎丧失，出现发热、乏力、慢性腹泻、体重减轻、多处淋巴结肿大，最终死于机会感染和肿瘤。目前提倡的“鸡尾酒疗法”（HAART），将三种或三种以上抗病毒药物联合使用，有一定疗效。其疫苗正在研制中。

知识链接　　艾滋病疫苗离我们还有多远？

艾滋病从首例发现到现在还不到 30 年，但它在全球所引起的广泛流行，已使 1000 多万人失去了生命。科学家们根据不同的技术思路，研发了如 HIV 病毒样颗粒化疫苗、多肽疫苗、蛋白亚单位重组疫苗、病毒载体疫苗、细菌载体重组疫苗、DNA 疫苗、灭活疫苗和减毒活疫苗等。

但是，面临的问题很严峻。首先，有效性不理想，病毒不断变异的特性，造成了疫苗成功的最大障碍。其次，安全性必须考虑。目前，由我国自行研制的艾滋病疫苗——复制型痘苗病毒载体，属于活疫苗，能在动物体内引起很强的免疫反应，已正式进入Ⅱ期临床试验。有理由相信，有效而又安全疫苗的问世前景将是乐观的。

第 4 节　肺　结　核

学习目标

1. 掌握肺结核的病因、流行病学、临床表现和治疗方法
2. 理解肺结核的辅助检查及诊断
3. 了解肺结核的发病机制和预防措施

案例 5-3

患者，女性，25 岁。间断低热、乏力、咳嗽 1 个月，前来就诊。体检：体温 37.5℃、脉搏 79 次/分、呼吸 22 次/分、血压 120/70mmHg。右上肺呼吸音粗，未闻及啰音，余未见明显异常。血常规：WBC 8×10^{9}/L；胸片：右上肺絮状阴影，边缘模糊。

思考题：

1. 该患者最可能的诊断是什么？
2. 该患者还要做什么检查帮助确诊？
3. 怎样指导患者正确用药？

一、概　　述

肺结核是由结核杆菌引起的肺部慢性传染性疾病。痰中排菌的患者是传染源，主要经呼吸道传播。有低热、消瘦、乏力等全身症状和咳嗽、咯血等呼吸系统表现。

由于近年来耐多药结核病（MDR-TB）病例的出现，以及 AIDS/HIV 的流行，给结核病的防治带来了新问题。

二、流行病学

（一）传染源

痰中排菌的患者是传染源。排菌量愈多，与他人接触时间愈长，传染性愈大。

(二) 传播途径

呼吸道感染是主要途径,经飞沫传播是最常见的方式,经消化道感染是次要途径。

(三) 易感人群

未受过结核菌自然感染(隐性感染/显性感染)或人工感染(接种卡介苗)者,都为易感者。

三、病因与发病机制

结核菌属于分枝杆菌,生长缓慢,涂片染色具有抗酸性,亦称抗酸杆菌。镜检为细小、稍弯的杆菌,对外界抵抗力较强,在阴湿处能生存5个月以上;但在烈日曝晒2小时,5%~12%来苏儿接触2~12小时,70%乙醇接触2分钟,或煮沸1分钟,均能被杀灭。将痰吐在纸上直接烧掉是最简易的灭菌方法。

结核菌分为人型、牛型及鼠型等种类。前两型(尤以人型,标准菌株H37RV)为人类结核病的主要病原菌。药物对不同代谢状态和不同部位的结核分枝杆菌群的作用将其分为A、B、C、D 4群。①A菌群:快速繁殖,占结核分枝杆菌群的绝大部分。由于细菌数量大,易产生耐药变异菌。②B菌群:处于半静止状态,多位于巨噬细胞内酸性环境中和空洞壁坏死组织中。③C菌群:处于半静止状态。④D菌群:处于休眠状态,不繁殖,数量很少。抗结核药物对不同菌群的作用各异。通常大多数结核药物可以作用于A菌群,异烟肼和利福平具有早期杀菌作用,即在治疗的48小时内迅速的杀菌作用,使菌群数量明显减少,传染性减少或消失,痰菌阴转。B菌群和C菌群由于处于半静止状态,抗结核药物的作用相对较差,抗结核药物对D菌群无作用。

人体初次感染结核菌(初感染),因机体无特异性免疫力,细菌经淋巴管至肺门淋巴结,使淋巴结肿大。此时若机体免疫力过于低下,细菌可通过血循环播散,导致血行播散型肺结核。成年人往往在儿童时期已受过轻度结核菌感染,或已接种卡介苗,机体已有一定的免疫力,若发生感染(再感染),多不引起局部淋巴结肿大,亦不易发生全身播散,而是在局部发生剧烈组织反应,出现渗出、增生、变质等不同病理改变,表现为充血、水肿、炎症细胞浸润;结核结节;干酪样坏死,甚至液化而形成空洞。

四、临床表现

(一) 症状

呼吸道症状有咳嗽、咳痰、咯血,严重者可有胸痛、胸闷或呼吸困难。痰量不多,有空洞时可较多,有时痰中有干酪样物,1/3~1/2肺结核有咯血。大量胸腔积液或纤维空洞型肺结核并发肺源性心脏病(肺心病)时,可有呼吸困难。全身症状常有低热、盗汗、纳差、消瘦、乏力、女性月经不调等。

(二) 体征

病灶小或位置深者多无异常体征,范围大者可见患侧呼吸运动减弱,叩诊浊音,呼吸音减弱或有支气管肺泡呼吸音。大量胸腔积液可有一侧胸中下部叩诊浊音或实音。锁骨上下及肩胛间区的啰音,尤其是湿啰音往往有助于肺结核的诊断。

(三) 临床分型

1. 原发型肺结核 多发生在肺上叶底部、肺中叶和肺下叶上部。多见于儿童初感染。大多症状类似感冒,有低热、轻咳等,数周好转,若免疫力明显低下的儿童可发展为血行播散型肺结核。

2. 血行播散型肺结核 包括急性(急性粟粒型肺结核)、亚急性、慢性血行播散型肺结核。

急性粟粒型肺结核起病急,大多由原发型肺结核发展而来。亚急性或慢性血行播散型肺结核,临床症状不明显,病情发展缓慢,系少量结核菌分批血行播散入肺引起。

3. 继发型肺结核 包括浸润型、纤维空洞及干酪性肺炎等。

(1) 浸润型肺结核:最常见于成年人。原先潜伏在肺内的结核菌有机会重新繁殖,引起渗出和细胞浸润,伴有不同程度的干酪样灶(内源性感染)。

(2) 空洞型肺结核:多见于干酪性物质溶解,经支气管排出后,形成多个虫蚀样空洞。

(3) 结核球:干酪坏死灶被纤维组织包裹,或空洞处支气管阻塞不能引流,洞内干酪物干涸浓缩形成。

(4) 干酪性肺炎:浸润型肺结核伴有大片干酪样坏死时,常呈急性进展,出现高热、呼吸困难等严重的中毒症状,又称为干酪性肺炎。

(5) 纤维空洞型肺结核:大量结核菌进入肺,形成干酪灶,干酪灶坏死,液化咳出而成空洞。

4. 结核性胸膜炎　包括结核性干性胸膜炎、结核性渗出性胸膜炎、结核性脓胸。有发热、胸痛、干咳,随着病情发展,可出现胸闷、心悸、呼吸困难等。

5. 其他肺外结核　按部位及脏器命名,如骨关节结核、结核性脑膜炎、肾结核、肠结核等。

五、辅助检查

(一) 结核菌检查

痰中找到结核菌是确诊肺结核最主要的依据,并依此判断患者具有传染性。结核性胸膜炎的胸腔积液也可作结核杆菌培养。

(二) 影像学检查

肺部 X 线检查可早期发现肺结核,是肺结核分型的依据,也能对病变的部位、范围、性质、发展情况和治疗效果作出判断。胸部 CT 对微小或隐蔽性病变,观察病变范围及病型鉴别等均有帮助。

(三) 结核菌素(PPD)试验

结核菌素(PPD)试验是应用结核菌素来测定机体对结核杆菌是否有细胞免疫能力及引起超敏反应的一种皮肤试验。在前臂屈侧皮内注射 PPD 5IU,48 ~ 72 小时观察,若红肿硬结大于 5mm 为阳性,表示曾有结核感染或接种过卡介苗;红肿硬结大于 15mm 或局部出现水疱为强阳性,一般表示体内有活动性结核病灶;阴性反应一般表示未感染结核杆菌,但感染初期、机体免疫力低下者、使用免疫抑制剂者等可为阴性。PPD 试验对婴幼儿诊断价值高于成人。

(四) 其他检查

1. 血象与红细胞沉降率　血象可有淋巴细胞与单核细胞比例增高。严重病例可有贫血。红细胞沉降率于病灶活动期增快。

2. 免疫学血清学检查　酶联免疫吸附试验(ELISA)查血清特异性结核抗体,特异性可达 95% 以上,敏感性可达 60% ~ 70% 。

2. 纤维支气管镜检查　可观察有无内膜结核、肿瘤、支气管阻塞或狭窄,出血及来源;可取活检、刷检涂片,吸取分泌物或支气管肺灌洗液分别做病理学、细菌学、免疫和生化检查。

六、诊　断

(一) 流行病学资料

询问卡介苗接种史;有无与开放性肺结核患者接触史;既往疾病史等。

(二) 临床资料

是否有相应的症状、体征。

(三) 辅助检查

痰液检查、影像学检查、PPD 试验等有助于诊断,尤其痰液检查是确诊的最特异性方法。

七、治　疗

抗结核化学药物治疗对控制结核病起着决定性作用,合理化疗可使病灶内细菌消灭,疾病痊愈。适当的休息和营养也起辅助作用。

(一) 化疗

WHO 推荐的短程化疗方案,已证实与传统的标准化疗方案疗效相同。但必须具备两个条件,一是短程化疗至少要有三种杀菌剂组成;二是要全程督导。督导的含义为:①政府的承诺;②痰涂片镜检;③看服(药)到口,不服不走,做好记录;④持续免费抗结核药的供应系统;⑤建立登记、报告和评价的监控系统。概括地称为全程督导短程化疗(directly observed treatment, short-course, DOTS)。化疗的原则是早期、联合、适量、规律、全程。

1. 常用治疗药物　抗结核药分为杀菌剂和抑菌剂两大类。杀菌剂有异烟肼、利福平、链霉素、吡嗪酰胺;抑菌剂有乙胺丁醇、对氨基水杨酸钠等。

(1) 异烟肼(isoniazid, INH, H):为治疗结核病的首选药和必选药。目前仍是单一抗结核菌杀菌力最强的药物,它对巨噬细胞内外的结核分枝杆菌均有杀菌作用,肝功能异常者需要慎用。

(2) 利福平(rifampicin, RFP, R):杀菌力仅次于异烟肼,对巨噬细胞内外的结核分枝杆菌均有杀菌作用,代谢产物为橘红色,服用后体液呈现橘红色,如有肝损注意保肝治疗。利福喷汀(rifapentine, RFT)是治疗结核病的高效、长效、低毒、方便的新药。

(3) 吡嗪酰胺(pyrazinamide, PZA):吡嗪酰胺具有独特的杀灭菌作用,主要是杀灭巨噬细胞内酸性环境中的 B 菌群。常见不良反应为高尿酸血症、肝损害。

(4) 链霉素(streptomycin, SM, S):干扰结核菌的酶活性,阻碍蛋白合成,对巨噬细胞外碱性环境中的结核分枝杆菌有杀菌作用。不良反应为耳毒性、前庭功能损害和肾毒性。

(5) 卡那霉素(kanamycin, KM, K):可用于治疗复治结核的后备方案选药。

(6) 乙胺丁醇(ethambutol, EMB, E):与其他抗结核药物联用,可延缓细菌对其他药物产生耐药性。主要不良反应为视神经炎,治疗期间注意测视力及视野。

(7) 其他:目前临床已用于抗结核治疗的氟喹诺酮类药物的有氧氟沙星、左氧氟沙星、环丙沙星、司氟沙星、莫西沙星和加替沙星,其中以莫西沙星的抗结核作用最强。新大环内酯类包括阿奇霉素、克拉霉素、罗红霉素对结核病治疗可能有效,以克拉霉素应用较广泛。

2. 化疗方案举例

(1) 初治涂阳患者:2HRZE/4H_2R_2 即强化期:每日 1 次,共 2 个月。巩固期:每周 2 次用药,共 4 个月。总疗程 6 个月。

(2) 初治涂阴患者:3$H_2R_2Z_2$/2H_2R_2 即强化期 3 个月,巩固期 2 个月。全程均为隔日用药,总疗程 5 个月。

(3) 复治涂阳患者:2HRZE(S)/6H_3R_3 即强化期:每日 1 次,共 2 个月。巩固期:每周 3 次,共 6 个月。总疗程 8 个月。

(4) 耐多药结核病(MDR-TB):选择患者以往从未使用过的药物或药物敏感试验证实敏感的药物;按杀菌药和抑菌药物活性分类原则,选择化疗方案;采取每日用药及短程化疗(DOTS)管理。

(二) 对症治疗

(1) 重症结核在中毒症状较重时可以在联合应用抗结核药同时使用皮质激素。常用泼尼松,每日用量为 15 ~ 20mg,持续 6 ~ 8 周,逐渐减量。

(2) 中等量以上咯血一般应用神经垂体素止血。

(3) 手术治疗。

八、预　　防

(一) 控制传染源

积极治疗患者;做好患者痰液消毒,用具消毒,居室空气紫外线照射消毒工作。

(二) 切断传播途径

勿随地吐痰;保持环境空气清洁和流通。

(三) 保护易感人群

接种卡介苗是预防结核病最有力的措施。

小　　结

肺结核是由结核杆菌引起的肺部慢性传染性疾病。痰中排菌的患者是传染源,主要经呼吸道传播。有低热、消瘦、乏力等全身症状和咳嗽、咯血等呼吸系统表现。肺结核的化疗原则是早期、联合、适量、规律、全程。由 WHO 提倡的全程督导下的短程化疗(DOTS),分强化阶段和巩固阶段,疗效肯定。接种卡介苗是预防结核病最有力的措施。

知识链接　　**为什么结核病又悄悄席卷而来?**

虽然肺结核,几乎和人类的历史一样长久,但随着链霉素以及异烟肼、利福平等药物的相继出现,似乎意味着终结结核病的时代已经到了。然而,在 1990 年肺结核又呈全球性死灰复燃。我国每年结核病患者数就居全球第二位。

究其原因,大致有:①结核杆菌/艾滋病病毒(TB/HIV)双重感染。对那些感染了结核杆菌的艾滋病患者群来讲,因为免疫力缺乏,至少有 50% 的艾滋病患者会死于结核病。②耐多药肺结核病(MDR-TB)的发生。③新的、有效的疫苗还没有问世。卡介苗(BCG)确实对儿童播散性结核有一定的保护效果,但是,其免疫效果在接种 10 年以后逐步减退。现在普遍认为,BCG 对成人结核保护效果不理想。④流动人口的增加。

第 5 节　蛔　虫　病

学习目标

1. 掌握蛔虫病的病因、流行病学、临床表现和治疗方法
2. 理解蛔虫病的辅助检查及诊断
3. 了解蛔虫病的发病机制和预防措施

案例 5-4

患儿,男性,5 岁。间歇性脐周疼痛 1 月余,痛时喜揉按。1 天前大便中曾排出蛔虫 1 条。近来夜寐不安、磨牙。

思考题:

1. 诊断肠蛔虫症的依据有哪些?
2. 该患者如何治疗?

一、概　　述

蛔虫病是由似蚓蛔线虫寄生于人体小肠所引起的肠道传染病。通过误食感染期虫卵而感染,除引起肠蛔虫症外,还可引起胆道蛔虫症、蛔虫性肠梗阻等严重并发症。儿童多见。驱虫治疗效果好。

二、流行病学

蛔虫病是最常见的蠕虫病。农村发病率高于城市。

(一) 传染源

人是蛔虫的唯一终宿主,蛔虫病患者是唯一传染源。

(二) 传播途径

感染期虫卵经口进入人体,含感染期虫卵的土壤、蔬菜、瓜果等是主要媒介。

(三) 易感人群

人群普遍易感。儿童在地上爬行、吸吮手指,故更易感。3～10岁年龄组感染率最高。

三、病因与发病机制

蛔虫是人体最大的寄生线虫,寄生于小肠上段,活体为乳白色或粉红色。宿主体内的成虫数目一般为一至数十条,最多可寄生1000多条。蛔虫的寿命为一年左右。蛔虫幼虫经过肺部时,其蜕皮的代谢产物具有免疫原性,以及幼虫移行产生的直接损伤,发生蛔蚴性肺炎。成虫寄生于空肠与回肠上段,掠夺营养。大量成虫可缠结成团,引起部分性肠梗阻。蛔虫有钻孔习性,引起胆道蛔虫症、胰管蛔虫症及阑尾蛔虫症等。

四、临床表现

(一) 蛔蚴性肺炎

蛔虫幼虫经肺移行可引起发热、乏力、咳嗽、哮喘,严重者咯血。肺部可闻及干啰音,胸片示肺门阴影增粗、肺纹增多与点状、絮状浸润影。病程持续7～10天。

(二) 肠蛔虫病

蛔虫主要寄生于空肠和回肠,大多无症状。少数患者出现间歇性脐周疼痛,有时呈绞痛。儿童感染者出现可有体重下降、贫血等营养不良表现,甚至影响发育。虫体数量多者可引起肠梗阻。

(三) 异位蛔虫病

蛔虫异位寄生,可引起相应的病变和症状。常见的有胆道蛔虫病、胰管蛔虫病及阑尾蛔虫病。胆道蛔虫病是最常见的并发症,有阵发性"钻顶样"剧烈绞痛,伴呕吐,甚至呕吐出蛔虫。

(四) 蛔虫性脑病

幼儿多见。蛔虫的某些分泌物可作用于神经系统,引起头痛、失眠、智力发育障碍,严重时可出现癫痫、脑膜刺激征,甚至昏迷。经驱蛔虫治疗后病情迅速好转。

五、辅助检查

(一) 病原学检查

粪便涂片法或饱和盐水漂浮法,可检出虫卵。

(二) 血常规

蛔蚴性肺炎,外周血中嗜酸粒细胞增多。异位蛔虫病并发感染时外周血白细胞增多。

(三) B 超和逆行胰胆管造影

有助于异位蛔虫病的诊断。

六、诊　　断

有食入感染期虫卵的机会,目前出现乏力、咳嗽或哮喘样发作、间歇性腹痛、体重下降等,粪便检查发现蛔虫卵,或有粪便排出或吐出蛔虫史者,均可明确蛔虫病的诊断。

出现胆绞痛、胆管炎、胰腺炎时应考虑蛔虫异位症的可能。B 超、逆行胰胆管造影帮助诊断。

七、治　　疗

蛔虫病的治疗可分为驱虫治疗和并发症治疗,最根本的是驱虫治疗。

(一) 驱虫治疗

常用的药物有:①甲苯达唑:成人 0.2g,一次顿服;4 岁以下儿童剂量减半。若未驱尽,2 周后可再用第二疗程;②阿苯达唑(肠虫清):成人和 12 岁以上儿童 0.4g 一次顿服,2 ~ 12 岁儿童剂量减半;③左旋咪唑:成人用量为 0.15g,儿童每日每千克体重 2 ~ 3mg,一次服用。

(二) 并发症治疗

1. 胆道蛔虫病　①阿托品、氯丙嗪或哌替啶解痉镇痛;②腹痛缓解后再进行驱虫治疗;③及时采用青霉素、链霉素等抗生素控制胆道感染。

2. 蛔虫性肠梗阻　不完全性肠梗阻者先用内科治疗包括镇静、解痉、止痛及胃肠减压,待腹痛缓解后再进行驱虫。完全性梗阻应手术治疗。

八、预　　防

应采取综合性措施。培养良好的个人卫生习惯,尤其在儿童、托幼机构、学校中开展卫生宣传教育,注意个人卫生,治疗患者和感染者以及加强粪便管理等。

小　　结

蛔虫病是由似蚓蛔线虫寄生于人体小肠所引起的肠道传染病。儿童多见。通过误食感染期虫卵而感染,引起肠蛔虫病,多数患儿无明显症状,少数出现间歇性脐周疼痛。虫体数量多者甚至引起肠梗阻。还可引起胆道蛔虫病等。驱虫治疗效果好。

案例 5-1　分析提示

1. 临床诊断　慢性乙型活动性肝炎。

2. 治疗方法

(1) 一般治疗:充分休息,合理营养,避免烟酒,心理疏导保持心情愉快;

(2) 药物治疗:

1) 抗病毒治疗　①拉米夫定　每日 100mg,顿服,至少 1 年。②长效干扰素(α-2a)180μg,每周 1 次,皮下注射,疗程 6 个月到 1 年。

2) 非特异性护肝药物如维生素 C100mg、复合维生素 B 2 片,一日 3 次。

3) 免疫调节剂如转移因子口服液,每次 10ml,每日 1 ~ 2 次,1 个月为 1 疗程。

案例 5-2　分析提示

1. 最可能的诊断：艾滋病（Ⅲ期）。

2. 治疗措施：①抗 HIV 治疗；②免疫治疗；③并发症的治疗；④支持及对症治疗。

3. 抗病毒治疗方案：采用高效抗逆转录酶病毒联合疗法（2 NRTI + 1 NNRTI）如 AZT + 3TC + EFV，即齐多夫定胶囊 1 次 200mg，每 4 小时 1 次；拉米夫定 150mg，口服，每日 2 次；依法韦仑每次 600mg，每日 1 片。

案例 5-3　分析提示

1. 诊断　右上肺浸润性肺结核。

2. 进一步检查　①痰检找结核杆菌；②PPD 试验；③红细胞沉降率。

3. 正确用药

（1）宣传抗结核化疗的原则——早期、联合、适量、规律、全程。

（2）采用全程督导服药，以确保患者的治疗方案有效落实。

（3）向患者说明药物可能出现的不良反应：如异烟肼可能有末梢神经炎，可用维生素 B_6 预防和治疗。异烟肼早晨空腹服用，维生素 B_6 在中午或晚上服用。如利福平可能会出现肝损害，故应定期检查肝功能。另外应告知患者，服此药期间，尿液、眼泪、汗液等分泌物会成橘红色，乃是药物代谢所致，不必惊慌。

案例 5-4　分析提示

1. 诊断依据　①好发于儿童；②间歇性脐周痛，喜揉按；③大便中排出蛔虫。

2. 治疗　阿苯达唑（肠虫清）0.2g 一次顿服。

目标检测

一、名词解释

1. 传染病　2. 传染源　3. 大三阳　4. 小三阳　5. 慢性活动性肝炎　6. 艾滋病　7. PGL　8. DOTS　9. 结核菌素（PPD）试验　10. 肠蛔虫病

二、填空题

1. 传染源包括________、________、________和________。

2. 传染病的传播途径有________、________、________、________、________等。

3. 传染病按管理制度分为甲、乙、丙三类，分别称为________、________、________。

4. 甲型、戊型肝炎的传染源是________、传播途径主要是________；乙型、丙型、丁型肝炎的传染源是________、________，传播途径有________、________等。

5. 目前通过预防接种可预防肝炎的疫苗是________、________。

6. 艾滋病的高危人群有________、________、________、________等。

7. 艾滋病的临床经过分为________、________、________和________4 个期。

8. 继发性肺结核包括________、________、________、________和________5 种临床表现，成年人最多见的是________。

9. 抗结核治疗的原则是________、________、________、________、________。

10. 蛔虫幼虫寄生在________部，可引起________；成虫寄生在________，可引起________、________等疾病。

三、选择题

【A 型题】

1. 传染病与感染性疾病的主要区别是（　　）
   A. 有病原体　B. 有传染性　C. 有感染后免疫　D. 有发热等症状　E. 有血象增高

2. 病毒性传染病不包括（　　）
   A. 结核病　B. 艾滋病　C. 乙型肝炎　D. 手足口病　E. 流感

3. 属于保护性抗体的是（　　）
   A. 抗 HIV　B. 抗 HBs　C. 抗 HBc　D. 抗 HCV　E. 抗 HDV

4. 乙肝病毒复制的指标为（　　）
   A. HBV DNA（+）
   B. HBeAg（+）

C. 抗-HBcIgM(+)

D. HBV DNA(+)的同时,抗 HBe(+)

E. 以上全是

5. 关于拉米夫定治疗乙型肝炎,下列哪项有错(　　)

A. 为一种逆转录酶抑制剂,具有抑制 HBV 复制的功能

B. 适用于急性乙型肝炎

C. 口服,一天一次

D. 治疗期间可能出现乙肝病毒变异

E. 为非核苷类抗病毒药物

6. 对 HAART 叙述不正确的是(　　)

A. 即高效抗逆转录酶病毒联合疗法

B. 可阻止艾滋病病毒复制

C. 也能防止体内产生抗药性病毒

D. 在其他方法治疗效果不佳时再用此方法

E. 采用三种或三种以上的抗病毒药物联合使用

7. 一线抗结核药不包括(　　)

A. 异烟肼　　B. 利福平

C. 乙胺丁醇　　D. 氨硫脲

E. 吡嗪酰胺

8. 不符合异烟肼特性的是(　　)

A. 是治疗结核病的首选药和必选药

B. 杀菌力最强

C. 易产生耐药性

D. 能抑制结核杆菌细胞壁中分枝菌酸的合成

E. 对其他细菌无作用

9. 下列配对有误的是(　　)

A. 利福平——杀菌剂

B. 乙胺丁醇——抑菌剂

C. 对氨基水杨酸——诱导肝药酶

D. 异烟肼——周围神经炎

E. 链霉素——耳毒、肾毒

10. 以下哪项不是阿苯达唑的特点(　　)

A. 为广谱、高效驱虫剂

B. 口服吸收好,血药浓度高

C. 对肠道外寄生虫也有作用

D. 不良反应较轻

E. 作用机制主要是麻痹虫体,促使虫体排出

【B 型题】

(第 11～15 题备选答案)

下列药属于哪类抗艾滋病药

A. 核苷酸类 HIV 逆转录酶抑制剂(NRTI)

B. 非核苷酸类 HIV 逆转录酶抑制剂(NNRTI)

C. HIV 整合酶抑制剂(PI)

D. HIV 蛋白酶抑制剂(II)

E. 进入抑制剂(ELS)

11. 拉夫米定(　　)

12. 利托那韦(　　)

13. 依法韦仑(　　)

14. 恩夫韦替(　　)

15. 替诺福韦酯(　　)

【X 型题】

16. 蛔虫病的临床表现有(　　)

A. 脐周或上腹呈间歇反复疼痛

B. 儿童常有精神不安、哭闹、失眠、头痛、磨牙

C. 伴有食欲减退、恶心、呕吐、便秘、腹泻

D. 可有过敏症状,反复出现荨麻疹、哮喘、瘙痒、血管神经性水肿

E. 可呕吐出或便出虫体,镜检可见蛔虫卵

17. 抗艾滋病联合治疗的目的包括(　　)

A. 减少 HIV-1 病毒载量和减低血浆 HIV-RNA 水平

B. 增加机体免疫 T 淋巴细胞数量

C. 调整产生耐药性患者的抗病毒治疗

D. 减少药品不良反应的发生

E. 延长患者的生命和提高生活质量

四、简答题

1. 传染病流行的基本条件有哪些?传染病的基本特征是什么?

2. 慢性肝炎的类型及临床表现有哪些?治疗原则是什么?

3. 艾滋病的传播途径、临床表现和治疗方案。

4. 肺结核的治疗原则是什么?化疗药物种类有哪些?短程化疗如何分期?

(於　平)

第 6 章　呼吸系统常见病

呼吸系统(respiratory system)由呼吸道和肺组成,承担机体通气换气功能,兼有嗅觉和发音作用。呼吸道包括鼻、咽、喉、气管和各级支气管,肺由肺泡、肺支气管及肺间质构成。临床上常将鼻、咽、喉称为上呼吸道,气管和各级支气管称为下呼吸道(图 6-1)。

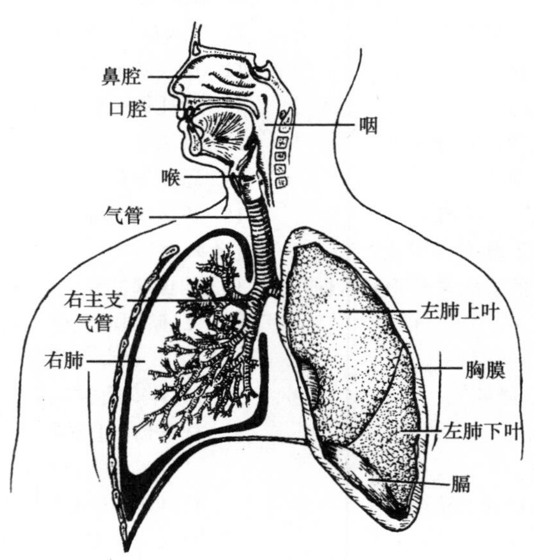

图 6-1　呼吸系统

第 1 节　急性上呼吸道感染

学习目标

1. 掌握急性上呼吸道感染的临床表现及治疗
2. 熟悉急性上呼吸道感染的病因、实验室检查和诊断
3. 了解急性上呼吸道感染的并发症和预防

急性上呼吸道感染(acute upper respir tract infection)是指鼻腔、咽或喉部急性炎症的概称。常见病因为病毒,少数由细菌引起。

案例 6-1

患者,25 岁,因受凉于昨日上午起发热,鼻塞,流清涕,感咽喉不适。体检:体温 38.5℃,咽充血,心肺正常。

思考题:

1. 该患者初步诊断为什么疾病?
2. 该患者可用哪些药物进行治疗?

一、病因与发病机制

急性上呼吸道感染有 70%～80% 由病毒引起。主要有流感病毒(甲、乙、丙型)、副流感病毒、呼吸道合胞病毒、腺病毒、鼻病毒、埃可病毒、柯萨奇病毒、麻疹病毒、风疹病毒等。细菌感染可直接或继病毒感染之后发生,以溶血性链球菌为多见。其感染的主要表现为鼻炎、咽喉炎或腭扁桃体炎。

当有受凉、淋雨、过度疲劳等诱发因素,使全身或呼吸道局部防御功能降低时,原已存在于上呼吸道或从外界侵入的病毒或细菌可迅速繁殖,引起发病,尤其是老、幼、体弱或有慢性呼吸道疾病如鼻旁窦炎、腭扁桃体炎者,更易患病。由于病毒的类型较多,人体对各种病毒感染后产生的免疫力较弱且短暂,并无交叉免疫,同时在健康人群中有病毒携带者,故一个人一年内可有多次发病。

二、临床表现

根据病因不同,临床表现可有不同的类型。

(一) 普通感冒

普通感冒又称急性鼻炎,以鼻咽部卡他症状为主要表现。常见病原体为冠状病毒、鼻病毒、流感病毒、副流感病毒、呼吸道合胞病毒、柯萨奇病毒和埃可病毒等。起病较急,初期有咽干、咽痒或烧灼感,发病同时或数小时后,可有喷嚏、鼻塞、流清水样鼻涕,2～3 天后鼻涕变稠。可伴咽痛,有时由于耳咽管炎使听力减退,也可出现流泪、味觉迟钝、呼吸不畅、声嘶、轻微咳嗽等。一般无发热及全身症状,或仅有低热、不适、轻度畏寒和头痛。检查可见鼻腔黏膜充血、水肿、有分泌物,咽部轻度充血。如无并发症,一般经 5～7 天痊愈。

(二) 病毒性咽炎、喉炎和支气管炎

根据病毒对上、下呼吸道感染的解剖部位不同,临床可表现为咽炎、喉炎和支气管炎。急性病毒性咽炎由鼻病毒、流感病毒、副流感病毒、腺病毒、肠病毒及呼吸道合胞病毒等引起。临床特征为咽部发痒和灼热感,可有吞咽疼痛。咳嗽少见。流感病毒和腺病毒感染时可有发热和乏力。体检咽部明显充血和水肿。颌下淋巴结肿大且触痛。

急性病毒性喉炎多为流感病毒、副流感病毒和腺病毒等引起的。临床特征为声嘶、讲话困难、咳嗽时疼痛,常有发热、咽炎或咳嗽,体检可见喉部水肿、充血,局部淋巴结轻度肿大和触痛。

急性病毒性支气管炎多由冠状病毒、鼻病毒、呼吸道合胞病毒、流感病毒、副流感病毒、腺病毒等引起的。临床表现为咳嗽、无痰或痰呈黏液性,伴有发热和乏力。其他症状常有声嘶、非胸膜性胸骨下疼痛。干性或湿性啰音不常见。

(三) 疱疹性咽峡炎

常由柯萨奇病毒 A 引起,表现为明显咽痛、发热,病程约 1 周。检查可见咽充血,软腭、腭垂、咽及扁桃体表面有灰白色疱疹及浅表溃疡,周围有红晕。多于夏季发作,多见儿童,偶见于成人。

(四) 咽结膜热

主要由腺病毒、柯萨奇病毒等引起。临床表现有发热,畏光、流泪,咽痛,咽及结合膜明显充血。病程 4～6 天,常发生于夏季,可于游泳中传播。儿童多见。

(五) 细菌性咽-扁桃体炎

多由溶血性链球菌引起,其次为流感嗜血杆菌、肺炎球菌、葡萄球菌等引起。起病急,畏寒、发热,明显咽痛,体温可达 39℃以上。检查可见咽部明显充血,扁桃体肿大、充血,表面有黄色点

状渗出物，颌下淋巴结肿大、触痛，肺部无异常体征。

三、实验室检查

（一）血常规

病毒性感染见白细胞计数正常或偏低，淋巴细胞比例升高。细菌感染有白细胞计数与中性粒细胞增多和核左移现象。

（二）病毒和病毒抗原的测定

视需要可用免疫荧光法、酶联免疫吸附检测法、血清学诊断法和病毒分离、鉴定，以判断病毒的类型，区别病毒和细菌感染。做细菌培养判断细菌类型及药物敏感试验。

四、并　发　症

可并发急性鼻窦炎、中耳炎、气管-支气管炎。部分患者可继发风湿病、肾小球肾炎、心肌炎等。

五、诊断和鉴别诊断

根据病史、流行情况、鼻咽部发炎的症状和体征，结合周围血象和胸部 X 线检查可作出临床诊断。进行细菌培养和病毒分离，或病毒血清学检查、免疫荧光法、酶联免疫吸附检测法、血凝抑制试验等，可确定病因诊断。但本病需与过敏性鼻炎、流行性感冒、一些急性传染病（如麻疹、脊髓灰质炎、脑炎）前驱症状相鉴别。

六、治　　疗

（一）对症治疗

休息、多饮水，室内保持空气流通。如有发热、头痛，可选用解热镇痛及减少鼻咽充血和分泌物的抗感冒复合制剂，如对乙酰氨基酚（扑热息痛）、双酚伪麻片等。咽痛可用消炎喉片含服，局部雾化治疗。鼻塞、流鼻涕可用 1% 麻黄素滴鼻。

（二）抗病毒治疗

目前尚无特效抗病毒药物，利巴韦林有较广的抗病毒谱，对流感病毒、副流感病毒及呼吸道合胞病毒有较强的抑制作用。利巴韦林片口服，0.8 ~ 1g/d，分 3 ~ 4 次服用。吗啉胍（ABOB）对流感病毒和呼吸道病毒有一定疗效。阿糖腺苷对腺病毒感染有一定效果。利福平能选择性抑制病毒 RNA 聚合酶，对流感病毒和腺病毒有一定的疗效。

（三）抗菌药物治疗

如有细菌感染，可选用适合的抗生素，如青霉素、红霉素、螺旋霉素、氧氟沙星。单纯的病毒感染一般不用抗生素。

（四）中医治疗

采用中成药或辨证施治，中医对上呼吸道感染有其独到之处。如风寒型可用荆防败毒散，风热型可用银翘散，暑湿型可用藿香正气丸，病毒性流行性的可用板蓝根预防或治疗。

七、预　　防

增强机体自身抗病能力是预防急性上呼吸道感染最好的办法。如坚持有规律的合适的身体锻炼、坚持冷水浴，提高机体预防疾病能力及对寒冷的适应能力。做好防寒工作，避免发病诱因。生活有规律，避免过劳，特别是晚上工作过度。注意呼吸道患者的隔离，防止交叉感染等。

小　　结

急性上呼吸道感染常为病毒或细菌感染所致的鼻腔、咽或喉部的急性炎症，主要表现为鼻塞、流涕、咽喉痛，可伴有发热与咳嗽，可对症及对因治疗，另需注意严重并发症的发生。

第 2 节　慢性支气管炎

学习目标

1. 掌握慢性支气管炎的临床表现及治疗
2. 熟悉慢性支气管炎的病因
3. 了解慢性支气管炎的诊断

慢性支气管炎（chronic bronchitis，简称慢支）是指气管、支气管黏膜及其周围组织的慢性非特异性炎症。临床上以长期咳嗽、咳痰或伴有喘息及反复发作为特征。慢性咳嗽、咳痰或伴有喘息，每年发作持续 3 个月，连续 2 年或以上，并能排除其他慢性心、肺疾患，即可作出诊断。部分患者可发展成阻塞性肺气肿、慢性肺源性心脏病。

案例 6-2

患者，男性，56 岁，于 5 年前开始咳嗽、咳痰反复发作，尤其冬季，可长达数月，3 天前因受凉咳嗽、咳痰加剧，痰为黄色脓痰，伴发热 38.8℃。两肺可闻及散在干、湿啰音。

思考题：

1. 该患者初步诊断为什么疾病？
2. 该患者可选用哪些药物治疗？

一、病因与发病机制

病因尚未完全清楚，一般将病因分为外因和内因两个方面。

（一）外因

1. 吸烟　烟雾中的苯并芘、煤焦油等直接损伤气管和支气管黏膜，使纤毛脱落、杯状细胞增生、黏膜充血及水肿；长期烟雾刺激使黏膜化生，气道净化能力减弱；支气管和肺泡中的吞噬细胞功能减弱，易感染。吸烟时间越长，烟量越大，患病率也越高。

2. 感染因素　感染是慢支发生发展的重要因素，以病毒和细菌感染多见，鼻病毒、流感病毒、腺病毒和呼吸道合胞病毒等为常见致病病毒。肺炎球菌、链球菌、葡萄球菌为常见致病细菌。

3. 理化因素　如过冷空气、粉尘、刺激性气体或烹调油烟吸入等均可引起。大气污染是本病重要诱发病因。

4. 气候　寒冷常为慢支发作的重要原因和诱因。寒冷空气刺激呼吸道，除减弱上呼吸道黏膜的防御功能外，还能通过反射引起支气管平滑肌收缩、黏膜血液循环障碍和分泌物排出困难等，有利于病原体的繁殖。

5. 过敏因素　花粉、粉尘、真菌孢子等均可引起。喘息型支气管炎往往有过敏史。

（二）内因

1. 呼吸道局部防御及免疫功能减低　在正常情况下，下呼吸道始终保持无菌状态。全身或呼吸道局部的防御及免疫功能减弱，可为慢支发病提供内在的条件。年老体弱、受凉、过度疲劳、慢性消耗性疾病患者常因呼吸道的免疫功能减退，免疫球蛋白减少，呼吸道防御功能退化，而较易引起感染。

2. 自主神经功能失调 当呼吸道副交感神经反应增高时，对正常人不起作用的微弱刺激，可引起支气管收缩痉挛、分泌物增多，而产生咳嗽、咳痰、气喘等症状。

综合上述因素，当机体抵抗力减弱时，气道存在不同程度敏感性（易感性）的基础上，有一种或多种外因的存在，长期反复作用，可发展成为慢支。

二、临床表现

（一）症状

慢性支气管炎起病大多隐蔽。部分患者起病之前先有急性上呼吸道感染如急性咽喉炎、感冒、急性支气管炎等病史，且起初多在寒冷季节发病，以后症状即持续，反复发作。

慢性支气管炎的主要临床表现为咳嗽、咳痰、气喘及反复呼吸道感染。

1. 咳嗽 长期、反复、逐渐加重的咳嗽是本病的突出表现。轻者仅在冬春季节发病，尤以清晨起床前后最明显，白天咳嗽较少。夏秋季节，咳嗽减轻或消失。重症患者则四季均咳，冬春加剧，日夜咳嗽，早晚尤为剧烈。

2. 咳痰 一般痰呈白色黏液泡沫状，晨起较多，常因黏稠而不易咳出。在感染或受寒后症状迅速加剧，痰量增多，黏度增加，呈黄色脓性痰或伴有喘息。偶因剧咳而痰中带血。

3. 气喘 由于细支气管黏膜充血水肿、平滑肌痉挛、痰液阻塞及支气管管腔狭窄，可产生气喘（喘息）症状。肺部听诊时有哮鸣音。

4. 反复感染 寒冷季节或气温骤变时，容易发生反复的呼吸道感染。此时患者气喘加重，痰量明显增多且呈脓性，伴有全身乏力、畏寒、发热等。肺部出现湿性啰音。反复的呼吸道感染尤其易使老年患者的病情恶化。

总之，咳、痰、喘为慢支的主要症状，并按其类型、病程及有无并发症，临床可有不同表现。

（二）体征

本病早期多无特殊体征，多数患者可闻及少许湿性或干性啰音。在咳嗽或咳痰后可暂时消失。喘息性慢性支气管炎发作时，两肺可闻及广泛的哮鸣音，喘息缓解后又消失。长期发作的病例可发现有肺气肿的征象。

（三）临床分型、分期

慢性支气管炎目前仍按下列分型和分期。

1. 分型 慢性支气管炎临床上可分为单纯型和喘息型两型。单纯型主要表现为咳嗽、咳痰；喘息型者除有咳嗽、咳痰外尚有喘息，伴有哮鸣音。

2. 分期 按病情进展可分为三期。

（1）急性发作期：指在1周内出现脓性或黏液性痰，痰量明显增加，或伴有发热等，或“咳”、“痰”、“喘”等症状任何一项明显加剧。

（2）慢性迁延期：指有不同程度的“咳”、“痰”、“喘”症状迁延1个月以上者。

（3）临床缓解期：经治疗，症状基本消失或偶有轻微咳嗽，咳少量痰液，保持2个月以上者。

三、实验室和其他检查

（一）X线检查

早期可无异常。病变反复发作，引起支气管管壁增厚，细支气管或肺泡间质炎症细胞浸润或纤维化，可见两肺纹理增粗、紊乱，呈网状或条索状、斑点状阴影。

（二）血液检查

慢支急性发作期或并发肺部感染时，可见白细胞计数或中性粒细胞增多。喘息型者嗜酸粒细胞增多。缓解期多无变化。

（三）痰液检查

涂片或培养可见肺炎球菌、流感嗜血杆菌、甲型链球菌及奈瑟球菌等。涂片中可见大量中性粒细胞、已破坏的杯状细胞，喘息型者常见较多的嗜酸粒细胞。

四、诊断和鉴别诊断

根据咳嗽、咳痰或伴喘息，每年发病持续 3 个月，连续 2 年或以上，并排除其他心、肺疾患（如肺结核、肺尘埃沉着症、哮喘、支气管扩张、肺癌、心脏病、心力衰竭等）时，可作出诊断。如每年发病持续不足 3 个月，而有明确的客观检查依据（如 X 线、呼吸功能等）亦可诊断。

慢性支气管炎须与支气管哮喘、支气管扩张、肺结核、肺癌等疾病相鉴别。

五、治　　疗

首先是预防为主，吸烟是引起慢性支气管炎的重要原因。烟雾对周围人群也会带来危害，应大力宣传吸烟的危害性，教育青少年杜绝吸烟，同时针对慢性支气管炎的发病因素，注意个人卫生，加强体育活动、呼吸锻炼和耐寒锻炼，以增强体质，预防感冒，减少发病。

慢性支气管炎根据临床表现可分为三期：急性发作期、慢性迁延期和临床缓解期，慢性支气管炎的治疗须依据三期的不同表现给予相应的治疗。

（一）发作期及慢性迁延期的治疗

以控制感染、祛痰和镇咳为主，伴发喘息时，加用解痉平喘药物。

1. 控制感染　一般病例可按常见致病菌为用药依据，可选用 SMZ、阿莫西林、氨苄西林、头孢克洛、罗红霉素，亦可选用鱼腥草等。抗菌治疗一般为 7～10 天，反复感染的病例可适当延长，经治疗 3 天后，病情未见好转者，应根据痰细菌培养药物敏感试验的结果，选择抗生素。严重感染时应用抗生素静脉滴注。

2. 祛痰镇咳治疗　可给予氯化胺棕色合剂、溴己新、乙酰半胱氨酸、鲜竹沥等，若痰液黏稠时可使用盐酸氨溴索 30mg，每日 3 次，或羧甲司坦 0.5g，每日 3 次。或用超声雾化吸入，以稀释气道内的分泌物。需要注意的是，慢性支气管炎除刺激性干咳外，不宜单纯采用镇咳药，因痰液不能排出，反而使病情加重。

3. 解痉平喘治疗　常选用的解痉平喘药物如氨茶碱（0.1～0.2g，3 次/日）、沙丁胺醇（2～4mg，2～3 次/日）、特布他林（2.5mg，3 次/日）等，如有可逆性阻塞者应常规应用支气管舒张剂，如溴化异丙托品（爱喘乐）、博利康尼等气雾剂吸入治疗。阵发性咳嗽常伴有不同程度的支气管痉挛，采用支气管舒张剂后可改善症状，有利于痰液的清除。

（二）缓解期的治疗

应以增强体质，提高机体抗病能力和预防复发为主，可以采用气管炎菌苗，可预防慢性反复呼吸道感染。

小　　结

慢性支气管炎是老年人常见呼吸系统疾病，起病缓慢，主要表现为咳、痰、喘、炎反复发作连续2年以上，每年3个月，并能排除其他慢性咳嗽疾病即可诊断。以控制感染、止咳祛痰、平喘治疗为主。

第3节　支气管哮喘

学习目标

1. 掌握支气管哮喘的临床表现及治疗
2. 熟悉支气管哮喘病因、发病机制及诊断
3. 了解支气管哮喘的实验室检查

支气管哮喘（bronchial asthma，简称哮喘），是一种以嗜酸粒细胞、肥大细胞反应为主的气道反应性炎症和气道高反应性为特征的疾病。表现为不同程度的可逆性气道阻塞症状，如反复发作性伴有哮鸣音的呼气性呼吸困难、胸闷或咳嗽，可自行或治疗后缓解。儿童的发病率高于成人，常发生于秋冬及春季。

案例6-3

患者，女性，10岁，于2小时前突然感胸闷、气喘。体检：两肺布满哮鸣音，呼气时间延长。有类似发作3年，每年3～5次，每次经治疗数小时可消失。

问题与思考：

1. 该患者初步诊断为什么疾病？
2. 该患者可选用哪些药物治疗？

一、病　　因

（一）环境因素

接触过敏原如螨、风媒花粉、屋尘、动物皮毛、真菌孢子及某些食物等。

（二）遗传因素

哮喘病血缘亲属患病率明显高于其他人群，为多基因遗传病，与第5、6、11、12、13、14、17、19、21号基因有关。

（三）诱发因素

1. 呼吸道感染。
2. 接触过敏原及吸入冷空气、粉尘、空气污染、烹调气味等理化因素。
3. 气候变化。
4. 精神因素，如情绪激动。
5. 其他，如剧烈运动15分钟以上可诱发，某些药物过敏。

二、发病机制

支气管哮喘的发病机制非常复杂，目前尚未完全明了。临床常根据发病机制的不同分为外源性哮喘和内源性哮喘。

（一）外源性哮喘

外源性哮喘多见于儿童。当患者与过敏原（如花粉、尘螨、真菌孢子等，或食用鱼虾）接触后，过敏原的抗原性传递给相应的浆细胞，产生具有特异性的亲细胞性抗体IgE。IgE的一端附

着于支气管黏膜下的肥大细胞表面，于是患者便处于致敏状态。若患者再次接触过敏原，则IgE的另一端迅速与特异性抗原结合并且在钙离子和三磷酸腺苷的参与下激活各种酶活性，使肥大细胞脱颗粒，释放出许多介质，如组胺、慢反应物质（SRS-A，现被证实它由一组白三烯化合物所组成）、嗜酸粒细胞趋化因子（ECF-A）、中性白细胞趋化因子（NCF-A）和血小板活化因子（PAF）等。组胺可以直接作用于支气管黏膜的受体，使平滑肌痉挛；它也可以刺激迷走神经受体，输送信息于神经中枢，而后通过迷走神经的反射而传递至支气管使其痉挛。上述由过敏原诱发IgE致敏的肥大细胞所释放的化学介质受细胞膜的受体调节。除了肥大细胞以外，嗜碱粒细胞也参与这种调节。环磷腺苷和环磷鸟苷的比值（cAMP/cGMP）若增高，便可抑制致喘介质从肥大细胞或嗜碱粒细胞中生成和释放，并使支气管平滑肌舒张。

（二）内源性哮喘

内源性哮喘多见于成人。一般由呼吸道感染，寒冷的空气、物理、化学刺激，精神紧张等非抗原因素引起，交感、副交感神经功能的异常，使支气管平滑肌收缩、血管扩张、黏膜水肿、腺体分泌亢进，导致哮喘的发作。

三、临床表现

根据有无过敏原和发病年龄的不同，临床上分为外源性哮喘和内源性哮喘。外源性哮喘常在童年、青少年时发病，多有家族过敏史，为Ⅰ型变态反应。内源性哮喘则多无已知过敏原，多在成年发病，无明显季节性，少有过敏史，可能由体内感染引起。

（一）前驱症状

哮喘发作前常有咳嗽、胸闷或连续打喷嚏等先兆症状。

（二）发作期症状和体征

急性发作时出现呼吸困难、哮喘、咳嗽及多痰，呼气困难尤为明显，因而有“呼气性呼吸困难”之称。患者被迫采取坐位，两手前撑，两肩耸起，出冷汗。体检多见胸部饱满，胸廓活动减弱，两肺密布哮鸣音。严重者可出现发绀。

（三）哮喘持续状态

哮喘发作严重，经治疗持续24小时不缓解者称哮喘持续状态。临床表现为呼吸困难加重、张口呼吸、发绀、大汗淋漓、面色苍白、四肢厥冷、脉搏快，可闻及明显哮鸣音。

（四）并发症

支气管哮喘因支气管痉挛、黏膜水肿等，使痰液引流不畅，易致肺部感染或合并慢性支气管炎。痰液栓塞可致肺段不张和肺炎。哮喘剧烈发作可因肺泡破裂发生自发性气胸，气胸偶尔发展成纵隔气肿和皮下气肿。支气管哮喘可以导致哮喘持续状态、肺气肿和因低氧血症使肺小动脉痉挛而产生肺动脉高压，逐渐发展成肺源性心脏病。

四、实验室和其他检查

（一）血液常规检查

发作时可有嗜酸粒细胞增高。如并发感染可有白细胞总数增高，中性粒细胞比例增高。

（二）痰液检查

涂片在显微镜下可见较多的嗜酸粒细胞，夏科-雷登结晶，库施曼螺旋体和透明的哮喘珠。如合并呼吸道细菌感染，可做痰涂片革兰染色、细菌培养。

（三）呼吸功能检查

在哮喘发作时呈现通气障碍，表现为一秒钟用力呼气量明显降低，肺活量减少、残气容积增加、功能残气量和肺总量增加，残气占肺总量百分比增高。

（四）血气分析

可有 PaO_2 降低，由于过度通气使 $PaCO_2$ 下降，pH 上升，表现呼吸性碱中毒。如重症哮喘，气道阻塞加重，可使 CO_2 潴留，$PaCO_2$ 上升，表现呼吸性酸中毒。缺氧明显时可合并代谢性酸中毒。

（五）胸部 X 线检查

可见两肺透亮度增加，呈过度充气状态；在缓解期多无明显异常。如并发呼吸道感染，可见肺纹理增加及炎性浸润阴影。

五、诊　　断

根据有反复发作的哮喘史，发作时带哮鸣音的呼气性呼吸困难，可自行缓解或支气管解痉剂得以缓解等特征，以及典型的急性发作症状和体征，除外可造成气喘或呼吸困难的其他疾病，一般诊断并不困难，但过敏原常不明确。需注意与心源性哮喘、慢性喘息性支气管炎及肺癌等疾病相鉴别。

六、治　　疗

防治原则包括消除病因、控制急性发作、巩固治疗、改善肺功能、防止复发、提高患者的生活质量。根据病情，因人而异，采取综合措施。

（一）消除病因

应避免或消除引起哮喘发作的变应原和其他非特异性刺激，去除各种诱发因素。

（二）控制急性发作

哮喘发作时应兼顾解痉、抗感染、去除气道黏液栓，保持呼吸道通畅，防止继发感染。一般可单用或联用下列药物。

1. 拟肾上腺素药物　β 受体激动药有极强的支气管舒张作用，通过兴奋 β 受体，激活腺苷酸环化酶，增加 cAMP 的合成，提高细胞内 cAMP 的浓度，舒张支气管平滑肌，稳定肥大细胞膜。久用或用量过大，不良反应严重。主张与皮质激素类合用。

麻黄素、肾上腺素、异丙肾上腺素等对 α、β_1 和 β_2 受体有多种效应，目前已逐渐被 β_2 受体激动药所代替。常用的 β_2 受体激动药有沙丁胺醇、特布他林、氯丙那林、奥西那林、丙卡特罗等。这些药物可在数分钟内起效，缓解症状迅速，可持续 3～6 小时；久用可使 β_2 受体敏感性降低，可使气道高反应性加重，可能是近些年来哮喘病死率增加的原因之一。此外少数患者可有头痛、头晕、心悸、手指颤抖等不良反应，停药或坚持一段时间用药后可消失；也有耐药性产生，停药 1～2 周后可恢复敏感性。

2. 茶碱（黄嘌呤）类药物　传统认为茶碱是通过抑制磷酸二酯酶（PDE），减少 cAMP 的水解而起作用。现已证明，试管内抑制 PDE 所需茶碱浓度远远高于有效的血浆茶碱浓度，故难以完全按此机制进行解释。研究表明，茶碱有抗炎作用，能稳定和抑制肥大细胞、嗜酸粒细胞，中性粒细胞和巨噬细胞，能拮抗腺苷引起的支气管痉挛，能刺激肾上腺髓质和肾上腺以外的嗜铬细胞释放儿茶酚胺，能增加健康或疲劳的膈肌对低刺激的收缩力。

茶碱的临床疗效与血药浓度有关,最佳治疗血浆茶碱浓度为 10～20mg/L,但当大于 25mg/L 时即可能产生毒性反应。血浆茶碱的半衰期个体差异很大,心、肝、肾功能不全或合用红霉素、喹诺酮类抗菌药、西咪替丁时可延长茶碱的半衰期,故应监测血浆或唾液茶碱浓度,及时调整茶碱的用量。若不能做血药浓度监测,用药前要了解最近有无应用茶碱类的药物史。氨茶碱临床常用口服量为 0.1g,每日 3 次,多数人达不到有效血浆浓度。0.25g 加于 10% 葡萄糖 20～40ml 静脉缓慢注射,如果过快或浓度过大可造成严重心律失常,甚至死亡。氨茶碱每日总量一般不超过 0.75g 为宜。口服茶碱缓释片或氨茶碱控释片的血浆茶碱半衰期为 12 小时左右,可延长药效时间,每 12 小时服药一片常能维持理想的血药浓度。

3. 抗胆碱类药物　常用药物有阿托品、东莨菪碱、山莨菪碱(654-2)和异丙托溴铵等,可以减少 cGMP 浓度,使生物活性物质释放减少,有利于平滑肌松弛。片剂和雾化剂均可有一定的效果。不良反应有口干、痰黏稠不易咳出,尿潴留和瞳孔散大等。雾化吸入可以减少不良反应,异丙托溴铵吸入一次 20～40μg,每日 3～4 次,起效快,可维持 4～6 小时。偶有口干的不良反应。

4. 钙拮抗剂　地尔硫䓬、维拉帕米、硝苯地平口服或吸入可阻止钙离子进入肥大细胞,以缓解支气管收缩,对运动性哮喘有较好效果。

5. 肾上腺糖皮质激素(简称激素)　哮喘反复发作与气道炎症反应有关,而气道炎症又使气道反应性增高。激素可抑制炎症反应,降低气道反应性和抑制 LAP,抑制磷酸酯酶 A_2,阻止 LTS、PGS、TX 和 PAF 的合成;抑制组胺酸脱羧酶,减少组胺的形成;增加 β 受体和 PGE 受体的数量;减少血浆素原激活剂的释放及弹性蛋白和胶原酶的分泌;抑制支气管腺体中酸性黏多糖的合成;促使小血管收缩,增高其内皮的紧张度,从而减少渗出和炎症细胞的浸润等。

激素治疗哮喘的作用诸多,是目前最有效的药物,但由于长期使用不良反应较多,故不可滥用。一般用于哮喘急性严重发作或持续状态、经常反复发作而不能用其他平喘药物控制而影响生活的患者。如果口服泼尼松,可每天早晨顿服 30～40mg。用药时间超过 5 天以上应逐渐减量然后停药。激素合成剂如二丙酸倍氯米松气雾剂或干粉吸入,每次 50～200μg,每日 3～4 次,可预防复发,巩固疗效。

6. 色甘酸钠　有稳定肥大细胞膜,阻止其脱颗粒和释放介质;降低呼吸道末梢感受器的兴奋性或抑制迷走神经反射弧的传入支;降低气道高反应性。对嗜碱粒细胞膜亦有保护作用。此药每粒胶囊含 20mg,放入一特制喷雾器内吸入,每日 3～4 次。

7. 酮替芬　能抑制肥大细胞、嗜碱粒细胞、中性粒细胞等释放组胺和慢反应物质,对抗组胺,醋甲胆碱、激肽、5-HT、PAF 和慢反应物质的致痉作用,降低气道高反应性,增强 β 受体激动药舒张气道的作用,预防和逆转 β 受体激动药的快速耐受性。在发作期前 2 周服用,每日 2 次,每次 1～2mg,口服 6 周如无效可停用。主要不良反应是嗜睡、倦怠。

(三)缓解期治疗

目的是巩固疗效,防止或减少复发,改善呼吸功能。

1. 脱敏疗法　针对过敏原作脱敏治疗可以减轻或减少哮喘发作,一般用 1∶5000、1∶1000、1∶100 等几种浓度,剂量从低浓度 0.05～0.1ml 开始皮内注射,每周 1～2 次,每周增加 0.1～0.5ml 后,增加一个浓度注射,15 周为一疗程。好发季节前开始,连续数年。但要注意制剂的标准化和可能出现的严重全身过敏反应和哮喘的严重发作。

2. 色甘酸钠、必可酮雾化剂吸入、酮替酚口服　有较强的抗过敏作用,对外源性哮喘有较好的预防作用。其他如阿司咪唑、特非那定、曲尼斯特等均属 H_1 受体拮抗剂,且无中枢镇静作用,可作预防用药。

3. 参加体育锻炼　增强体质,掌握预防本病的卫生知识,稳定情绪等。

小　　结

支气管哮喘是一种以嗜酸粒细胞、肥大细胞反应为主的气道反应性炎症和气道高反应性为特征的疾病。表现为不同程度的可逆性气道阻塞。临床上表现为反复发作性伴有哮鸣音的呼气性呼吸困难、胸闷或咳嗽，可自行或治疗后缓解。应避免诱因，发作时应用解痉平喘药物。

第4节　肺炎球菌肺炎

学习目标

1. 掌握肺炎球菌肺炎临床表现及治疗
2. 熟悉肺炎球菌肺炎的病因和发病机制
3. 了解肺炎球菌肺炎的诊断和预防

肺炎球菌肺炎是由肺炎链球菌所引起的急性肺泡炎症，占社区获得性肺炎的首位。患者有寒战、高热、咳嗽、咳铁锈色痰、胸痛等症状。近年来由于抗菌药物的广泛应用，临床上轻症或不典型病较为多见。

案例 6-4

患者，男性，20岁，因受凉于昨日上午起感畏寒、发热39.0℃，咳嗽，咳铁锈色痰。体检：右下肺语颤增强，叩诊浊音，听诊肺泡呼吸音消失，闻及异常支气管呼吸音。血常规：WBC 14×10^9/L，N 82%。胸部X线报告：右下肺炎。

思考题：

1. 该患者初步诊断为什么疾病？
2. 该患者可选用什么药物治疗？

一、病因与发病机制

肺炎球菌为革兰阳性球菌，常成对（肺炎双球菌）或呈链状排列（肺炎链球菌），菌体外有荚膜，荚膜多糖体具有特异抗原性。这些细菌为上呼吸道正常菌群，只有当免疫力降低时方可致病。肺炎球菌在干燥痰中能存活数月，但阳光直射1小时或加热至52℃ 10分钟即可灭菌，对苯酚等消毒剂亦敏感。

好发于青壮年男性和冬春季节，这与呼吸道病毒感染流行有一定关系。常见诱因有受寒、淋雨、醉酒或全身麻醉手术后、镇静剂过量等。

二、临床表现

（一）症状

起病急骤，寒战、高热，体温可在短时间内上升至39～40℃，多呈稽留热，伴咳嗽、咳痰，典型病例可有铁锈色痰，累及胸膜可出现胸痛。病变广泛者可伴气促和发绀。部分病例有恶心、呕吐、腹胀、腹泻。重症者可有神经精神症状，如烦躁不安、谵妄、休克、昏迷等。

（二）体征

呈急性病容，皮肤潮红、干燥，呼吸困难，病变广泛时可有发绀。早期肺部体征不明显或仅有呼吸音减低。实变期可有典型体征，如患侧呼吸运动减弱，语颤增强，叩诊浊音，听诊呼吸音减低、有湿啰音或病理性支气管呼吸音。累及胸膜时有胸膜摩擦音。

三、诊　断

根据本病好发于冬春两季，起病前多有诱因存在，约半数病例先有上呼吸道病毒感染等前驱表现。突然起病寒战、高热。咳嗽、胸痛、呼吸急促，铁锈色痰，肺实变体征。血白细胞总数增加，中性粒细胞达 0.80 以上，核左移，有中毒颗粒。痰涂片可见大量革兰阳性球菌。胸部 X 线检查显示段或叶性均匀一致的大片状密度增高阴影。诊断并不困难。但需与其他肺炎和肺癌等相鉴别。

四、治　疗

(一) 加强护理和支持疗法

患者应卧床休息，注意足够蛋白质、热量和维生素等的摄入，观察呼吸、心率、血压及尿量，注意可能发生的休克。有明显胸痛，可给少量止痛剂，如可待因 15mg 可予缓解。一般不用退热剂，以免大量出汗、脱水，且干扰热型。鼓励饮水每日 1 ~ 2L，轻症患者不需常规静脉输液，确有失水者可输液，保持尿相对密度在 1.020 以下，血清钠保持在 145mmol/L 以下。由于发热使水分及盐类较多缺失，可适当补水补盐。

(二) 抗菌药物治疗

对肺炎球菌肺炎，青霉素为首选。用药剂量及途径视病情之轻重、有无不良征兆和并发症而定。如患者对青霉素过敏，轻症可用红霉素。重症患者还可改用其他第一代或第二代头孢菌素，如头孢噻吩，每日 2 ~ 6g，分 3 次肌内注射或静脉注射，头孢唑啉每日 2 ~ 4g，分 2 次静脉滴注或肌内注射。

(三) 休克型肺炎的治疗

加强护理，严密监测。补充血容量纠正休克。纠正酸碱失衡。应用血管活性药物。应用足量抗生素。尽早加用糖皮质激素。防治心、肾功能不全及呼吸衰竭。

五、预　防

避免淋雨受寒、疲劳、醉酒等诱发因素。对于老弱体衰和免疫功能减退者，如糖尿病、慢性肺病、慢性肝病、脾切除者，可注射肺炎菌苗。

小　结

肺炎球菌肺炎是由肺炎链球菌所引起的急性肺泡炎症，占社区获得性肺炎的首位。患者有寒战、高热、胸痛、咳嗽和咳铁锈色痰等症状。治疗主要为控制感染(首选青霉素类)及对症处理。

第 5 节　支气管扩张症

学习目标

1. 掌握支气管扩张症的临床表现和治疗
2. 熟悉支气管扩张症病因和发病机制
3. 了解支气管扩张症的诊断

支气管扩张症(bronchiectasis)是气管、支气管黏膜及其周围组织的慢性的化脓性炎症。由于慢性炎症,破坏管壁,最终导致支气管管腔扩张和变形。多于儿童与青年期发病,男性多于女性。先天性者甚为少见。随着人民生活的改善,麻疹、百日咳疫苗的预防接种,以及抗生素的临床应用,已使本病的发病率大为减少。

案例 6-5

患者,男性,14 岁,于 3 年前开始反复出现咳嗽、咳脓痰、有时咯血,每日 30 ~ 40ml。WBC 13×10^9/L, N 80%。

思考题:

1. 该患者初步诊断为什么疾病?
2. 该患者如何确诊?
3. 该患者可选用哪些药物治疗?

一、病因与发病机制

支气管扩张的主要病因为支气管-肺组织的感染和支气管阻塞。感染引起管腔黏膜的充血、水肿,使管腔狭小,分泌物易阻塞管腔,导致引流不畅而加重感染。故两者互相影响,促使支气管扩张的发生和发展。先天生发育缺损及遗传因素引起的支气管扩张较少见。

二、临床表现

(一) 症状

1. 慢性咳嗽、大量脓痰 痰量可达每日数百毫升,体位改变时咳嗽加剧,痰量增多。有厌氧菌混合感染时,痰有恶臭。痰液久置可分层。

2. 反复咯血 半数以上有反复咯血,咯血量不等。少数患者仅表现为反复咯血,而咳嗽、咳痰不明显,称为“干性支气管扩张症”。

3. 全身症状 感染时有发热、头痛、气急、乏力。反复咯血时消瘦、贫血等。

(二) 体征

轻症者体征不明显,有时在病变部位听到固定而持久的湿啰音,咳痰后可减少或暂时消失。重症者可因长期反复感染而有肺气肿体征和杵状指(趾)。

三、诊　　断

根据慢性咳嗽、大量脓痰、反复咯血的临床表现,再结合童年诱发支气管扩张的呼吸道感染病史,一般可作出诊断。继发感染时血白细胞及中性粒细胞增高,红细胞沉降率增快。痰培养有致病菌生长。结核性支气管扩张时痰结核菌可为阳性。胸部 X 线检查。患侧可有肺纹理增粗,紊乱,囊状支气管扩张可见蜂窝状(卷发状)阴影,继发感染时病变区可有斑片状炎性阴影。胸部 CT 检查有助于诊断。

四、治　　疗

(一) 积极控制呼吸道感染

根据药物敏感试验及具体病情选择有效抗菌药物。感染发作期,可选用青霉素肌内注射。严重感染者可用氨苄西林、头孢菌素静脉滴注。厌氧菌感染时选用甲硝唑。全身用药配合局部用药，可提高抗菌效果。

（二）促进痰液引流

体位引流的作用有时较抗生素治疗尤为重要，使病肺处于高位，其引流支气管开口向下可使痰液顺体位引流至气管而咳出。根据病变部位采取不同体位引流，每日 2～4 次，每次 15～30 分钟。体位引流时，间歇做深呼吸后用力咳，同时用手轻拍患部，可提高引流效果。

（三）支持和对症治疗

辅以使用止咳、祛痰剂，注意支持疗法。

（四）手术治疗

反复呼吸道急性感染或（和）大咯血患者，其病变范围不超过二叶肺，尤以局部性病变反复大咯血，经药物治疗不易控制，年龄 40 岁以下，全身情况良好，可根据病变范围作肺段或肺叶切除术。

小　　结

支气管扩张症是气管、支气管黏膜及其周围组织的慢性的化脓性炎症。由于慢性炎症，破坏管壁，最终导致支气管管腔扩张和变形。多于儿童与青年期发病，男性多于女性。临床上以慢性咳嗽、大量脓痰、反复咯血为特征。治疗措施为控制感染、祛痰引流痰液。

第 6 节　慢性肺源性心脏病

学习目标

1. 掌握慢性肺源性心脏病的临床表现和治疗
2. 熟悉慢性肺源性心脏病病因、发病机制和预防
3. 了解慢性肺源性心脏病的诊断和实验室检查

慢性肺源性心脏病（chronic pulmonary heart disease）简称肺心病，是指慢性肺胸疾病或肺血管慢性病变，逐渐引起肺动脉高压，进而造成右心室肥大，最后发生心力衰竭的一类心脏病。是常见病，多发病。患病年龄多在 40 岁以上，随年龄增长而患病率增高。寒冷地区、高原地区、农村患病率高。

案例 6-6

患者，男性，65 岁，嗜烟，于 10 年前开始出现慢性咳嗽、咳痰、气喘，每年冬天加剧，3 年前开始下肢出现水肿。2 天前因受凉症状加剧，端坐呼吸。体检：颈静脉怒张，两肺闻及散在干、湿啰音，心率 106 次/分，下肢轻度凹陷性水肿。

思考题：

1. 该患者初步诊断为什么疾病？
2. 该患者可选用哪些药物治疗？

一、病因与发病机制

按原发病的不同部位，可分为三类。

（一）支气管、肺疾病

以慢支并发阻塞性肺气肿最为多见，占 80%～90%，其次为支气管哮喘、支气管扩张、重症肺

结核、肺尘埃沉着症、慢性弥漫性肺间质纤维化、结节病、过敏性肺泡炎、嗜酸性肉芽肿等。

(二) 胸廓运动障碍性疾病

胸廓运动障碍性疾病较少见,严重的脊椎后凸和侧凸、脊椎结核、类风湿关节炎、胸膜广泛粘连及胸廓形成术后造成的严重胸廓或脊椎畸形,以及神经肌肉疾患如脊髓灰质炎等,可引起胸廓活动受限、肺受压、支气管扭曲或变形,导致肺功能受限,气道引流不畅,肺部反复感染,并发肺气肿,或纤维化、缺氧、肺血管收缩和狭窄,使阻力增加,肺动脉高压,发展成肺心病。

(三) 肺血管疾病

肺血管疾病甚少见。累及肺动脉的过敏性肉芽肿病,广泛或反复发生的多发性肺小动脉栓塞及肺小动脉炎,以及原因不明的原发性肺动脉高压症,均可使肺小动脉狭窄、阻塞,引起肺动脉血管阻力增加、肺动脉高压和右心室负荷加重,发展成肺心病。

引起右心室肥厚、扩大的因素很多,但先决条件是肺的结构和功能的改变,发生反复的气道感染和低氧血症,导致一系列的体液因子和肺血管的变化,使肺血管阻力增加,肺动脉高压形成,致心脏负荷增加、心肌损伤。

二、临床表现

(一) 肺、心功能代偿期(缓解期)

1. 肺部原发病表现 咳嗽、咳痰、气喘、咯血、心悸、乏力等。肺部有干湿啰音,哮鸣音,轻度发绀及杵状指。

2. 肺气肿 桶状胸,心尖搏动弱。两肺语颤减低,叩诊呈过清音,肺下界下移,心脏及肝脏浊音界缩小,心音低而远,呼吸音减弱,呼气延长。

3. 肺动脉高压 肺动脉瓣区第二心音亢进、分裂。

4. 右心室肥大表现 三尖瓣区闻及收缩期杂音,剑突下有明显心脏搏动。

(二) 肺、心功能失代偿期(急性发作期)

1. 呼吸衰竭 低氧血症表现为乏力、头痛、胸闷、心悸、发绀及心率加快等。严重时出现中枢神经系统功能紊乱,表现为烦躁不安、谵妄、抽搐或昏迷。高碳酸血症表现为皮肤温湿多汗,浅表静脉扩张,洪脉,结膜充血水肿,两手扑翼样震颤,头昏、头痛、嗜睡及昏迷。有的患者可有精神错乱、幻觉等神经精神症状。

2. 心力衰竭 心悸、气喘、食欲不振、上腹胀痛、恶心、呕吐、尿少等。发绀、颈静脉怒张、肝大、肝颈静脉回流征阳性,腹水征阳性,下肢水肿。胸骨左下缘及剑突下可闻收缩期吹风样杂音和舒张期奔马律。亦可出现各种心律失常。

3. 多脏器损害 如尿毒症、消化道出血、弥散性血管内凝血、肺性脑病等。

三、实验室检查

(一) X 线检查

除肺、胸基础疾病及急性肺部感染的特征外,尚可有肺动脉高压征、右心室增大征象。

(二) 心电图、超声心动图检查

主要表现有右心室、右心房肥大的改变。右心室流出道内径增宽。

(三) 血气分析

肺心病肺功能失代偿期可出现低氧血症或合并高碳酸血症。

（四）血液检查

红细胞及血红蛋白可升高。全血黏度及血浆黏度可增加；合并感染时，白细胞总数增高、中性粒细胞增加。部分患者可有肾功能或肝功能改变；血清钾、钠、氯、钙、镁均可有变化。除钾以外，其他多低于正常。

四、诊断与鉴别诊断

根据 1977 年我国修订的《慢性肺心病诊断标准》，患者有慢支、肺气肿、其他肺胸疾病或肺血管病变，因而引起肺动脉高压、右心室增大或右心功能不全表现，如颈静脉怒张、肝大压痛、肝颈反流征阳性、下肢水肿及静脉高压等，结合心电图、X 线表现，再参考心电向量图、超声心动图或其他检查，可以作出诊断。但需与冠状动脉粥样硬化性心脏病、风湿性心瓣膜病、原发性心肌病等疾病相鉴别。

五、治　　疗

（一）发作期的治疗

1. 控制呼吸道感染　轻度或中度感染病例可以口服复方新诺明片或红霉素、氟喹诺酮类、阿莫西林等，也可肌内注射青霉素、庆大霉素及其他辅助药治疗。重度感染病例使用抗生素应以早期、足量、联合、静脉给药。

2. 改善通气功能　清除痰液，止咳祛痰，解除支气管痉挛。

3. 氧疗和消除二氧化碳潴留　低流量持续吸氧；应用呼吸兴奋剂；气管切开、气管插管和机械呼吸器治疗；治疗肺性脑病。

4. 心力衰竭　利尿剂以小剂量、间歇、联合、交替、缓慢使用为原则；如氢氯噻嗪 25mg，1 ~ 3 次/日，一般不超过 4 天，尿量多时需加用 10% 氯化钾 10ml，3 次/日，或用保钾利尿药，如氨苯蝶啶 50 ~ 100mg，1 ~ 3 次/日。重度而急需行利尿的患者可用呋塞米 20mg，肌内注射或口服。强心剂选用作用快、排泄快的药物，宜剂量小，因对洋地黄药物耐受性差，易导致中毒；血管扩张剂选用酚妥拉明、硝普钠、硝苯地平、卡托普利等。

5. 心律失常的处理　一般经过治疗后，心律失常可自行消失。如果持续存在需根据心律失常类型选用抗心律失常药物。

6. 纠正酸碱失衡及电解质紊乱。

7. 并发症的处理　消化道出血、休克、肾衰竭、弥散性血管内凝血等。

8. 支持疗法。

（二）缓解期的治疗

1. 肺原发疾病　止咳、祛痰、平喘和抗感染等。

2. 机体抗病能力　体育锻炼；免疫疗法；扶正固本疗法。

3. 肺、心功能　腹式呼吸和缩唇呼气。

4. 引起急性发作的诱发因素　预防感冒；及时治疗呼吸道急性感染；戒烟并避免各种烟雾刺激。

六、预　　防

主要是防治引起本病的支气管、肺和肺血管等疾病。

1. 积极采取各种措施（包括宣传，有效的戒烟等）提倡戒烟。

2. 积极防治原发病的诱发因素，如预防呼吸道感染、避免接触各种过敏原、防止有害气体的吸入和粉尘的吸入等。

3. 开展多种形式的群众性体育活动和卫生宣教，提高人群的卫生知识，增强抗病能力。

小　　结

慢性肺源性心脏病是由慢性肺胸疾病或肺血管慢性病变，逐渐引起肺动脉高压，而引起右心室肥大，最后发生心力衰竭的一类心脏病。主要是防治引起本病的基础性疾病，提倡禁烟和开展体育锻炼。

第7节　慢性呼吸衰竭

学习目标

1. 掌握呼吸衰竭的分类、临床表现和治疗
2. 熟悉呼吸衰竭病因、发病机制
3. 了解呼吸衰竭的诊断和动脉血气分析的临床应用

呼吸衰竭(respiratory failure)简称呼衰，是各种原因引起的肺通气和(或)换气功能严重障碍，以致在静息状态下亦不能维持足够的气体交换，导致缺氧伴或不伴二氧化碳潴留，从而引起一系列生理功能和代谢紊乱的临床综合征。主要临床表现为呼吸困难、发绀、神经精神症状等。常以动脉血气分析作为呼吸衰竭的诊断标准。

案例 6-7

患者，男性，68岁，于13年前患“慢性支气管炎”，一周前症状加重，口唇发绀，端坐呼吸。血气分析：PaO_2 50mmHg、$PaCO_2$ 56mmHg。

思考题：

1. 该患者初步诊断为什么疾病?
2. 该患者如何治疗?

一、分　　类

(一) 按病程分类

分为急性呼吸衰竭和慢性呼吸衰竭。

(二) 按动脉血气分类

Ⅰ型呼吸衰竭：缺氧而无二氧化碳潴留(PaO_2<60mmHg，$PaCO_2$ 降低或正常)。

Ⅱ型呼吸衰竭：缺氧伴二氧化碳潴留(PaO_2<60mmHg，$PaCO_2$>50mmHg)。

二、病因与发病机制

慢性呼吸衰竭最常见的病因是支气管和肺疾病，如COPD、重症肺结核、肺间质纤维化等，此外还有胸廓、神经肌肉病变及肺血管疾病，如胸廓和脊椎畸形、广泛胸膜肥厚等。主要病理生理改变是缺氧和二氧化碳潴留。

三、临床表现

除引起慢性呼衰原发病的症状体征外，主要是缺氧和二氧化碳潴留引起的呼吸衰竭和多脏器功能紊乱的表现。

（一）呼吸困难

呼吸困难是临床最早出现的症状。主要表现在呼吸节律、频率和幅度的改变。并发肺性脑病、二氧化碳麻醉时，则出现呼吸表浅、缓慢甚至呼吸停止。

（二）发绀

发绀是缺氧的典型症状。当动脉血氧饱和度<90% 时，可在口唇、指端、耳垂、口腔黏膜等血流量较大的部位出现发绀。

（三）神经精神症状

缺氧和二氧化碳潴留均可引起精神症状。慢性缺氧多表现为记忆力减退，智力或定向力的障碍。急性严重缺氧可出现精神错乱、躁狂、昏迷、抽搐等症状。

（四）血液循环系统

严重缺氧、酸中毒可引起心律失常、心肌损害、周围循环衰竭、血压下降。

（五）消化系统和泌尿系统

由于缺氧使胃肠道黏膜充血水肿、糜烂渗血，甚至发生应激性溃疡而引起上消化道出血。严重呼衰可出现丙氨酸氨基转移酶、血尿素氮升高等肝、肾功能异常。

四、动脉血气分析的临床应用

血气分析在呼吸衰竭的诊断中是必不可少的检查项目，不仅可以明确呼衰的诊断，还有助于了解呼衰的性质、程度，判断治疗的效果，对氧疗、机械通气各种参数的调节，纠正酸碱失衡和电解质的紊乱均有重要价值。

基本酸碱失衡的类型有 4 种，即呼吸性酸中毒、呼吸性碱中毒、代谢性酸中毒、代谢性碱中毒。当发生代谢性或呼吸性原发酸碱失衡后，机体必然通过体内的调节使另一因素发生继发性改变，来代偿或部分代偿原发性酸碱失衡。不同类型酸碱失衡血气改变见表 6-1。

表 6-1　不同酸碱失衡类型的血气改变

酸碱失衡类型	pH	$PaCO_2$	HCO_3^-	BE
呼吸性酸中毒	↓	↑	（稍↑）	=
呼吸性碱中毒	↑	↓	（稍↓）	=
代谢性酸中毒	↓	=	↓	↓
代谢性碱中毒	↑	=	↑	↑
呼酸并代酸	↓	↑	↓	↓
呼碱并代碱	↑	↓	↑	↑
呼酸并代碱	↑ = ↓	↑	↑	↑
呼碱并代酸	↑ = ↓	↓	↓	↓

注：=，正常范围；↑，高于正常；↓，低于正常。

五、诊　　断

根据患者有慢性肺部疾病史或其他导致呼吸功能障碍的疾病，如 COPD、严重肺结核等，新近有呼吸道感染，以及缺氧、二氧化碳潴留的临床表现，结合动脉血气分析可作出诊断。

六、治　　疗

（一）保持气道通畅

保持气道通畅是纠正呼吸衰竭的重要措施。

1. 清除气道分泌物　鼓励患者咳嗽，对于无力咳嗽和意识障碍应加强呼吸道管理，翻身拍背。

2. 稀释痰液、化痰祛痰　痰液黏稠不易咳出者给予口服化痰祛痰药（如强力痰灵片 1.0g 口服，1 日 3 次或盐酸氨溴索片 15mg 口服，1 日 3 次）或雾化吸入湿化剂。

3. 气道痉挛者　可雾化吸入 β_2 受体激动药或异丙托溴氨，口服氨茶碱（或静脉滴注）、沙丁胺醇、特布他林等。

4. 建立人工气道　经上述处理无效或病情加重者，应采用气管插管或气管切开，并给予机械通气辅助呼吸。

在机械通气治疗过程中应密切观察病情，监测血压、心率，加强护理，随时吸痰，根据血气分析结果随时调整呼吸机治疗参数，防止并发症的发生。

（二）氧疗

吸氧是治疗呼吸衰竭的必要措施。Ⅰ型呼吸衰竭以缺氧为主，不伴有 CO_2 潴留，应吸入较高浓度的氧（大于35%）的氧，使 PaO_2 提高到60mmHg 或 SaO_2 在90%以上。缺氧伴有 CO_2 潴留的Ⅱ型呼吸衰竭，则应持续低浓度吸氧（小于35%）。对于Ⅱ型呼衰患者长期家庭氧疗有利于降低肺动脉压，改善呼吸困难和睡眠，增强活动能力和耐力，提高生活质量，延长患者的生命。

（三）增加通气量、减少 CO_2 潴留

除治疗原发病、积极控制感染、通畅气道等治疗外，增加肺泡通气量是有效排出 CO_2 的关键措施。可根据患者的具体情况，如有明显嗜睡，可给予呼吸兴奋剂（如 5% 葡萄糖液 300ml+尼可刹米 0.375g 3～5 支，静脉滴注，一日 1～2 次）。通过刺激呼吸中枢和外周化学感受器，增加呼吸频率和潮气量以改善通气。

（四）水电解质紊乱和酸碱平衡失调的处理

多种因素均可导致慢性呼衰患者发生水、电解质和酸碱平衡失调。①首先应根据患者的心功能状态酌情补液；②一般未经治疗的慢性呼吸衰竭失代偿的患者，常表现为单纯性呼酸和呼酸合并代谢性酸中毒，此时治疗的关键是改善通气，增加通气量，促进 CO_2 的排出，同时积极治疗代酸的病因，补碱不需太积极：如 pH 过低，可适量补碱，先一次给予 5% 的碳酸氢钠 100～150ml 静脉滴注，使 pH 升至 7.25 左右即可；③如经利尿剂、糖皮质激素等药物治疗，而又未能及时补钾、补氯，则易发生呼酸合并代谢性碱中毒，此时除积极改善通气外，应注意补氯化钾，必要时（血 pH 明显升高）可补盐酸精氨酸（10% 葡萄糖液 500ml+盐酸精氨酸 10～20g），可根据血气分析结果决定是否重复应用。

（五）治疗原发病

呼吸道感染是呼吸衰竭最常见的原因，故病因治疗首先是根据敏感致病菌选用有效的抗菌

药物，积极控制感染。

七、预后和预防

预后决定于慢性呼衰患者原发病的严重程度及肺功能状态。应加强慢性胸肺疾病的防治，阻止肺功能逐渐恶化和呼吸衰竭的发生。已有慢性呼衰的患者应注意预防呼吸道感染。

小　　结

呼吸衰竭是各种原因引起的肺通气和(或)换气功能严重障碍，导致缺氧伴或不伴二氧化碳潴留从而引起一系列生理功能和代谢紊乱的临床综合征，分为Ⅰ型呼吸衰竭和Ⅱ型呼吸衰竭，主要临床表现为呼吸困难、发绀、神经精神症状等。

在去除病因的基础上，保持气道通畅，积极的氧疗可改善患者病情。

案例 6-1 分析提示

1. 患者起病急，有发热，体温 38.5℃，鼻塞，流清涕，咽喉不适，咽充血。符合上呼吸道病毒感染。

2. 患者适宜服用：解热镇痛剂如阿司匹林、对乙酰氨基酚；抗病毒治疗如吗啉胍、阿糖腺苷；中药如板蓝根冲剂、感冒冲剂等。

案例 6-2 分析提示

1. 患者于 5 年前开始咳嗽、咳痰反复发作，尤其冬季，可长达数月，3 天前因受凉咳嗽、咳痰加剧，痰为黄色脓痰，伴发热 T 38.8℃。两肺可闻及散在干、湿性啰音。有慢性咳嗽、咳痰每年 3 个月，连续 2 年以上，符合慢支诊断。3 天来症状加重，发热，咳脓痰，两肺有干、湿性啰音，处于急性发作期。

2. 患者适宜使用：抗菌药物如青霉素氨茶碱、头孢菌素一代或二代、林可霉素、环丙沙星等；止咳化痰药如乙酰半胱氨酸、溴己新；平喘药如氨茶碱等。

案例 6-3 分析提示

1. 患者 10 岁，于 2 小时前突然感胸闷、气喘。体检：两肺布满哮鸣音，呼气时间延长。有类似发作 3 年，每年 3～5 次，每次经治疗数小时可消失，符合支气管哮喘诊断，过敏原不清。

2. 患者宜寻找过敏原，脱离过敏原，控制发作选用：沙丁胺醇、福摩特罗、倍氯米松气雾剂，氨茶碱口服或静脉滴注。平时加强锻炼，进行脱敏治疗，避免接触过敏原。

案例 6-4 分析提示

1. 患者起病急，因受凉于昨日上午起感畏寒、发热 T39.℃，咳嗽，咳铁锈色痰。体检：右下肺语颤增强，叩诊浊音，听诊肺泡呼吸音消失，闻及异常支气管呼吸音。血常规：WBC14×10^9/L，N82%。胸部 X 线报告：右下肺炎。符合肺炎球菌肺炎诊断。

2. 患者适宜选用：控制感染如青霉素、林可霉素、氧氟沙星、头孢唑啉钠等；对症处理如阿司匹林、溴己新等；可适当补液。

案例 6-5 分析提示

1. 患者于 3 年前开始反复出现咳嗽、咳脓痰、有时咯血，每日 30～40ml。WBC 13×10^9/L，N 80%。患者于少年起病，反复呼吸道感染，可初步诊断为：支气管扩张。

2. 可采用 HRCT 或支气管造影确诊。

3. 治疗：控制感染如氨苄西林、阿莫西林、头孢第一代、头孢第二代、喹诺酮类、甲硝唑等；祛痰如乙酰半胱氨酸、溴己新等。

案例 6-6 分析提示

1. 患者老年，嗜烟，有 10 年慢性咳嗽、咳痰、气喘史，每年 3 个月以上，下肢水肿 3 年。体检：颈静脉怒张，两肺闻及散在干、湿性啰音，心率 106 次/分，下肢轻度凹陷性水肿。符合慢支、肺源性心脏病诊断。

2. 治疗：院外感染可用氧氟沙星、阿米卡星、头孢拉定、头孢哌酮等，院内感染可用哌拉西林、头孢曲松、亚胺培南/西拉司丁钠、氨曲南等；吸氧；止咳化痰平喘如乙酰半胱氨酸、溴己新、氨茶碱等；利尿剂如氢氯噻嗪加螺内酯；血管扩张剂卡托普利、硝苯地平等。

案例 6-7 分析提示

1. 患者，男性，68 岁，有“慢性支气管炎”病史 13 年，现口唇发绀，端坐呼吸。血气分析：PaO_2 50mmHg、$PaCO_2$ 56mmHg。符合慢性呼衰Ⅱ型诊断。

2. 患者需积极控制呼吸道感染，院外感染可用氧氟沙星、阿米卡星、头孢拉定、头孢哌酮等，院内感染可用哌拉西林、头孢曲松、亚胺培南/西拉司丁钠、氨曲南等；低浓度持续给氧；止咳化痰平喘如乙酰半胱氨酸、溴己新、氨茶碱等；呼吸兴奋剂如尼可刹米等。

目标检测

一、名词解释

1. 肺性脑病 2. 干性支气管扩张 3. 呼吸衰竭

二、填空题

1. 慢支的四大主症是________、________、________、________。
2. 慢支的诊断标准是__________，__________，__________。
3. 支气管哮喘常见的诱因有________、________、________、________、________。
4. 支气管扩张主要表现有________、________、________。
5. 血气分析诊断Ⅱ型呼衰 PaO_2________、$PaCO_2$________。
6. 肺炎球菌肺炎治疗首选________。
7. 慢性呼衰吸 O_2 应________、浓度________。

三、选择题

【A 型题】

1. 慢性支气管炎急性发作期的主要治疗措施为(　　)
   A. 控制呼吸道感染　B. 给予祛痰药物
   C. 给予止咳药物　D. 应用解痉平喘药
   E. 吸入糖皮质激素
2. 慢性支气管炎急性发作期使用头孢他啶 2 周后，体温曾一度降至正常，症状缓解。后再次出现发热，经检查，口腔黏膜有白色念珠菌感染，此时拟改用(　　)
   A. 红霉素　B. 氯霉素
   C. 青霉素　D. 两性霉素 B
   E. 环丙沙星
3. 对年老体弱、痰量较多且无力咳痰的慢性支气管炎患者，不宜使用的药是(　　)
   A. 氧氟沙星　B. 溴己新
   C. 羧甲司坦　D. 氨溴索
   E. 可待因
4. 治疗肺心病心力衰竭的首要措施是(　　)
   A. 卧床休息、低盐饮食
   B. 使用小剂量强心剂
   C. 使用小剂量作用缓和的利尿剂
   D. 应用血管扩张剂减轻心脏负荷
   E. 积极控制感染和改善呼吸功能
5. 患者，男性，67 岁，肺源性心脏病急性加重期患者。血气分析：pH7.25，$PaCO_2$ 9.3kPa（70mmHg），HCO_3^- 30mmol/L；对其酸碱失衡的治疗措施应为(　　)
   A. 静脉滴注 5% 碳酸氢钠
   B. 静脉滴注盐酸精氨酸
   C. 给予利尿剂
   D. 补充氯化钾
   E. 改善通气功能

（第 6～8 题共用题干）

患者，女性，60 岁，反复咳嗽、咳痰 25 年，心悸、气促、下肢间歇性水肿 3 年，病情加重伴畏寒发热 1 周入院。体检；T 38℃，呼吸急促，口唇发绀，双肺叩诊过清音，中下肺有湿啰音；心率 110 次/分，心律齐，无杂音，双下肢重度水肿。

6. 该病例最适当的诊断应为(　　)
   A. 慢性支气管炎（慢支）
   B. 慢支+肺气肿
   C. 慢支+肺气肿+肺心病

D. 慢性阻塞性肺疾病

E. 慢支+肺气肿+心肌病

7. 为明确诊断首选的检查是(　　)

A. 胸部 X 线检查

B. 心电图检查

C. 动脉血气分析

D. 痰培养及药物敏感试验

E. 血胆固醇和三酰甘油测定

8. 该病例的主要治疗措施应为(　　)

A. 控制感染与改善呼吸功能

B. 祛痰与止咳

C. 解痉与平喘

D. 低浓度持续吸氧

E. 给予利尿剂和强心剂

9. 当支气管哮喘与心源性哮喘一时难以鉴别时,为缓解症状可使用的药(　　)

A. 毛花苷 C　　B. 肾上腺素

C. 氨茶碱　　D. 吗啡

E. 呋塞米

10. 对耐甲氧西林金黄色葡萄球菌(MRSA)引起的肺炎,首选抗生素(　　)

A. 青霉素　　B. 头孢唑林

C. 苯唑西林　　D. 万古霉素

E. 头孢呋辛

【B 型题】

(第 11、12 题备选答案)

A. 口服茶碱控释片

B. 静脉输注甲泼尼松(甲基强的松),雾化吸入 β_2 受体激动药

C. 口服泼尼松(强的松),短期使用(1 周)

D. 吸入异丙肾上腺素

E. 使用麻黄碱(麻黄素)

11. 患者,女性,32 岁,哮喘史 10 年,近年来发作频繁,3 天前因搬家劳累导致重度发作,口服氨茶碱和沙丁胺醇未缓解,有加重趋势(　　)

12. 患者,男性,25 岁,慢性哮喘长期吸入激素,病情有显著改善。近 2 日天气变化后有发作,但症状不重(　　)

(第 13～16 题备选答案)

A. 慢性咳嗽、大量脓痰,反复咯血

B. 咳嗽、咳痰伴喘息 5 年持续 3 个月、连续 2 年以上

C. 劳力性呼吸困难伴咳嗽、咯血

D. 寒战、高热、胸痛、铁锈色痰

E. 午后低热、盗汗、咳嗽、咳痰、痰中带血

下列疾病常见的临床表现为

13. 慢性支气管炎(　　)

14. 肺炎球菌肺炎(　　)

15. 支气管扩张(　　)

16. 肺结核(　　)

【X 型题】

17. 支气管哮喘症状特点是(　　)

A. 哮喘在数分钟内发作,持续数小时或数天,经支气管舒张药治疗或自行缓解

B. 在夜间及凌晨缓解或减轻

C. 发作性呼吸困难或发作性胸闷和咳嗽

D. 有时以咳嗽为唯一症状

E. 严重者被迫采取坐位或呈端坐呼吸

18. 支气管扩张大咯血时,可选用的控制咯血的药物有(　　)

A. 神经垂体素　　B. 多巴胺

C. 酚妥拉明　　D. 奥美拉唑

E. 生长抑素

19. COPD 合并慢性肺心病急性加重期时,以下治疗哪些是正确的(　　)

A. 积极控制感染　　B. 营养支持

C. 吸氧　　D. 保持呼吸道通畅

E. 间断应用利尿剂

(刘　冉)

第7章　循环系统常见病

循环系统包括心脏、血管和调节血液循环的神经体液装置(图7-1)。其主要功能是为全身组织器官运输血液,通过血液将氧、营养物质和激素等供给组织,并将组织代谢废物带走,以保证人体正常新陈代谢的进行。循环系统疾病包括心脏和血管病,合称心血管病,是危害人民健康和社会劳动力的重要疾病。

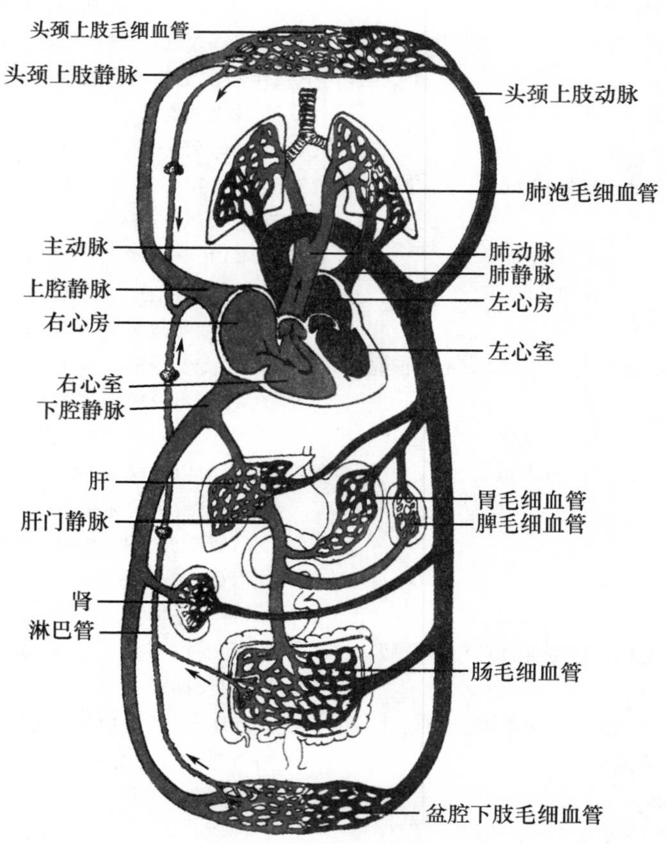

图7-1　血液循环示意图

第1节　动脉粥样硬化

学习目标

掌握动脉粥样硬化的病因

一、概　述

动脉粥样硬化(atherosclerosis)是动脉硬化中最常见而且重要的类型,特点是受累动脉的内膜有类脂质的沉着,复合糖类的积聚,继而纤维组织增生和钙沉着,并有动脉中层的病变。本病主要累及大型及中型的肌弹力型动脉，以主动脉、冠状动脉及脑动脉为多见，常导致管腔闭塞或管壁破裂出血等严重后果，为心肌梗死和脑梗死的主要病因。本病常伴有高血压、高胆固醇血症或糖尿病等。

二、病　因

本病病因未完全明了，目前认为本病是多种因素作用于不同环节所致，这些因素称为易患因素或危险因素。主要有以下几个方面。

1. 高脂血症 血总胆固醇、低密度脂蛋白(LDL)、三酰甘油、极低密度脂蛋白(VLDL)、载脂蛋白B100、脂蛋白(α)增高，高密度脂蛋白(HDL)、载脂蛋白AⅠ和AⅡ降低，均属易患因素。

2. 高血压 冠状动脉粥样硬化患者60%~70%有高血压，高血压患者患冠状动脉粥样硬化者较血压正常人高3~4倍，且无论收缩压或舒张压增高都与本病密切相关。

3. 吸烟 吸烟增加冠状动脉粥样硬化的发病率和病死率达2~6倍，且与每日吸烟支数成正比。

4. 糖尿病 糖尿病患者动脉粥样硬化的发病率较无糖尿病患者高2倍，冠状动脉粥样硬化患者中糖耐量减退者颇常见。

5. 年龄 多见于40岁以上的男性和绝经期后的女性，但青壮年亦可有早期病变。

6. 性别 女性发病率低，但是绝经期之后发病率增加。

另外高热量饮食、肥胖、A型性格、遗传及从事紧迫感的工作等都是本病的发病因素。

第2节　冠状动脉粥样硬化性心脏病

学习目标

1. 掌握病因、发病机制及临床类型；心绞痛、急性心肌梗死的表现、诊断和治疗；心绞痛、急性心肌梗死的区别
2. 理解心绞痛、急性心肌梗死的辅助检查
3. 了解心绞痛、急性心肌梗死概述、预防知识及并发症

冠状动脉粥样硬化性心脏病(coronary atherosclerotic heart disease)，简称冠心病，是指冠状动脉粥样硬化使血管腔狭窄或阻塞，和(或)因冠状动脉功能性改变(痉挛)导致心肌缺血缺氧或坏死而引起的心脏病。

由于冠状动脉病变部位、管腔狭窄程度、受累血管支数，侧支循环形成情况的不同，其临床表现也不同。根据临床表现的特点，可有以下几种类型。

1. 心绞痛 急性暂时性心肌缺血、缺氧引起阵发性胸骨后或心前区疼痛。

2. 心肌梗死 冠状动脉管腔急性闭塞，血流中断，局部心肌缺血坏死。

3. 缺血性心肌病 心脏逐渐扩大，发生心律失常和心力衰竭。

4. 猝死 是指自然发生、出乎意料的突然死亡。

临床患者可具有一个或多个类型的临床表现，也可由一个类型发展到另一个类型。本节主要介绍心绞痛和心肌梗死两个类型。

一、心　绞　痛

心绞痛(angina pactoris)是指急性暂时性心肌缺血、缺氧所引起的综合征，临床特点为阵发性胸骨后或心前区疼痛。

案例 7-1

患者,男性,54 岁,劳累后发作胸痛,心电图示:ST 段下移,T 波低平,双向,倒置。

思考题:

1. 发作时患者需要注意哪些事项?
2. 患者有支气管哮喘病史,是否可以使用普萘洛尔作为平时防止心绞痛的发作用药?

(一) 病因

常见病因为冠状动脉粥样硬化引起大支动脉的管腔狭窄,部分可由于冠状动脉痉挛,其他原因的冠状动脉病变如先天性畸形起源极为少见,冠状动脉栓塞也很少,后者主要引起心肌梗死。

(二) 病理及病理生理

冠状动脉粥样硬化影响心肌的血供。在正常情况下,心肌的需血和冠状动脉的供血,通过神经和体液调节,保持着动态的平衡。当管腔轻度狭窄时,心肌血供未受影响,患者无症状。当血管狭窄较重时,心脏负荷增加到一定程度,冠状动脉供血不能满足心肌的需要而出现心肌缺血、缺氧诱发心绞痛。

心绞痛发作中疼痛的发生机制:可能是心肌无氧代谢中某些产物(如多肽类)刺激心脏内传入神经末梢所致,且常传播到相应脊髓段的皮肤浅表神经,引起疼痛的放射。

(三) 临床表现

1. 症状 疼痛是心绞痛的重要症状,典型的心绞痛发作常有以下特点。

(1) 诱因:常由于体力劳动、情绪激动、饱餐和寒冷所诱发。劳力诱发的心绞痛,休息可使之缓解。

(2) 部位:典型的疼痛部位为胸骨体上段或中段的后方,也可在心前区,疼痛范围大小如手掌,界限不很清楚,疼痛常放射至左肩,沿左肩前内侧直至小指、环指,亦有放射至左肩胛区或上腹部并伴有消化道症状。

(3) 性质:疼痛性质因人而异,多为压迫、发闷和紧缩,有时有濒死感。疼痛程度可轻可重,重者表情焦虑,面色苍白,甚至出汗,迫使患者停止动作,直至症状缓解。

(4) 持续时间及其缓解方式:疼痛常持续 3 ~ 5 分钟,偶尔持续 15 分钟,在休息或舌下含服硝酸甘油后数分钟内疼痛即可缓解。发作可数天或数星期一次,或一天内多次。

2. 体征 不发作时,无特殊表现,发作时,常呈焦虑状态,血压增高,心率增快。

3. 心绞痛临床类型 临床可见以下类型。

(1) 稳定型心绞痛:亦称稳定型劳力性心绞痛,是在冠状动脉固定性严重狭窄的基础上,由于心肌负荷的增加引起心肌急剧、暂时的缺血与缺氧的临床综合征。其特点为阵发性的前胸压榨性疼痛或憋闷感觉,主要位于胸骨后部,可放射至心前区和左上肢尺侧,常发生于劳力负荷增加时,持续数分钟,休息或硝酸酯制剂后消失。本病患者男性多于女性,多数患者年龄在 40 岁以上,劳累、情绪激动、饱食、受寒、急性循环衰竭等为常见的诱因。

(2) 不稳定型心绞痛:除变异型心绞痛具有短暂 ST 段抬高的特异性的心电图变化而仍为临床所保留外,其他如恶化型心绞痛、卧位型心绞痛、静息心绞痛、梗死后心绞痛、混合性心绞痛等,目前已趋向于统称为不稳定型心绞痛。这不仅是基于对不稳定的粥样斑块的深入认识,也表明了这类心绞痛患者临床上的不稳定性,有进展至心肌梗死的高度危险性,必须予以足够的重视。

（四）实验室及其他检查

1. 心电图

（1）常规心电图：部分患者在心绞痛未发作时心电图正常，发作时可有 ST 段压低及 T 波低平或倒置等心内膜下缺血性改变。

（2）心电图连续监测：以便发现心电图 ST-T 波改变及各种心律失常，出现时间可与患者的活动与症状相对照。

（3）心电图运动试验：以运动增加心脏负荷，诱发心肌缺血使其出现缺血症状和心电图改变。

2. 冠状动脉造影　选择性冠状动脉造影是诊断冠状动脉疾病的主要方法之一。能较满意地发现由主动脉粥样硬化引起的狭窄性病变及其确切部位、范围和程度，并能估计狭窄处远端的管腔情况。

知识链接　　冠状动脉造影

冠状动脉造影是诊断冠心病的一种有效方法。是目前能直接观察冠状动脉形态的有创诊断方法，医学界称其为“金标准”。方法是：将导管经大腿股动脉或其他周围动脉插入，送至升主动脉，然后探寻左或右冠状动脉口插入，注入造影剂，使冠状动脉显影。这样能较明确地揭示冠状动脉的解剖畸形及其阻塞性病变的位置、程度与范围。冠状动脉造影在明确冠心病诊断和经皮冠状动脉腔内成形术方面具有重要的临床意义。

（五）诊断与鉴别诊断

根据疼痛的典型发作，含用硝酸甘油可缓解，年龄 40 岁以上并有冠心病易患因素，能除外其他原因所致的心绞痛，即应考虑诊断。另须与急性心肌梗死、心脏神经症相鉴别。

（六）治疗

除冠心病的基本治疗外，治疗重点在改善冠状动脉供血及减轻心肌耗氧，阻止心绞痛的发作及防止其复发。

1. 终止心绞痛发作　应立即停止活动，舌下含化硝酸甘油 0.3～0.6mg，1～2 分钟即能缓解；含化二硝酸异山梨醇 5～10mg，则 5 分钟有效；亦可用硝酸异山梨醇酯口腔喷雾剂数秒即可奏效。不良反应有头昏、面红、心悸、偶有血压下降，因此首次用药，应平卧片刻，必要时吸氧，青光眼患者忌用。

2. 预防发作　常用药物有硝酸酯，β 受体阻滞剂及钙拮抗剂。

（1）硝酸酯制剂：主要作用为扩张静脉减少回心血量，减轻心脏前负荷，心肌耗氧量减少；扩张冠状动脉，改善缺血区心肌血供。常用的有：二硝酸异山梨酯（消心痛）5～20mg，口服，每日 3 次；戊四硝酯 10～20mg，口服，每日 3～4 次。在预计可能诱发心绞痛的活动前半小时，舌下含硝酸甘油 0.3～0.6mg，可预防心绞痛发作。1%～2% 硝酸甘油软膏涂于皮肤上逐渐吸收，适用于夜间发作的心绞痛，临睡前涂药可预防发作。

（2）β 受体阻滞剂：抗心绞痛的作用主要通过减弱心肌的收缩力，减慢心率，从而降低心肌耗氧量，适用于劳力性心绞痛，但不宜用于变异型心绞痛患者，因可诱发自发性心绞痛。常用的有：普萘洛尔，每次 10～40mg 口服，每日 3 次。阿替洛尔，每日剂量 50～200mg，因作用时间长，可分 2 次口服。美托洛尔，50mg，口服每日 2 次。

（3）钙拮抗剂：对冠状动脉的扩张及解痉作用较硝酸甘油强而持久，控制自发性心绞痛最有效。常用的有硝苯地平、维拉帕米和硫氮䓬酮。

（4）冠状动脉扩张剂：吗多明 1～2mg，口服，每日 3 次；卡波罗孟 75～100mg，口服，每日 3

次;普尼拉明 30～60mg 口服,每日 3 次,均有一定疗效。

（5）抗血小板聚集药物:双嘧达莫 25～50mg,口服,每日 3 次,阿司匹林 50～100mg,口服,每日一次,噻氯匹克 250mg,口服,每日 1～2 次。可降低血管病性死亡和发生心肌梗死的危险率。

（6）中医中药:主要用芳香温通、活血化瘀、理气止痛治则。常用的中成药有:苏合香丸或冠心苏合丸一粒口服,复方丹参片 3 片口服,每日 3 次或复方丹参注射液 2ml 肌内注射,每日 1～2 次。

3. 介入治疗 经冠状动脉造影证实冠状动脉狭窄程度在 75% 以上而管腔尚未完全闭塞,长度<15mm 的病变,左心室收缩功能正常,运动试验阳性,病史较短的稳定型或不稳定型心绞痛患者均可进行经皮冠状动脉腔内成形术(PTCA)的治疗。

4. 病因治疗 寻找并治疗诱发和可能加重心绞痛发作的原因和疾病,如高血压、贫血、甲状腺功能亢进等。

5. 外科治疗 经积极内科治疗不能控制的心绞痛可考虑主动脉-冠状动脉旁路(或称搭桥)手术。

二、急性心肌梗死

急性心肌梗死(acute myocardial infarction)是指冠状动脉急性闭塞,血流中断所引起的局部心肌的缺血性坏死,临床表现可有持久的胸骨后疼痛、休克、心律失常和心力衰竭,并有血清心肌酶增高以及心电图的改变。

案例 7-2

患者,男性,56 岁,午饭后 1 小时突感前胸压榨性闷痛,向左肩放射,大量出冷汗,烦躁不安,恐惧感来院就诊:体温 37℃,脉搏 60 次/分,血压 13/9kPa(100/70mmHg),余(－),心电图示 I,aVL 导联 ST 段明显抬高,有深而宽的 Q 波。

思考题:

1. 患者可初步诊断为什么疾病?
2. 患者需如何急救?

(一) 病因与发病机制

冠状动脉粥样硬化造成管腔狭窄和心肌供血不足,而侧支循环尚未建立时,由于下述原因加重心肌缺血即可发生心肌梗死。

1. 冠状动脉完全闭塞 病变血管粥样斑块内或内膜下出血,管腔内血栓形成或动脉持久性痉挛,使管腔发生完全的闭塞。

2. 心排血量骤降 休克、脱水、出血、严重的心律失常或外科手术等引起心排血量骤降,冠状动脉灌流量严重不足。

3. 心肌需氧需血量猛增 重度体力劳动、情绪激动或血压剧升时,左心室负荷剧增,儿茶酚胺分泌增多,心肌需氧需血量增加。

(二) 病理生理及病理

心肌坏死范围大小程度,决定于冠状动脉分支闭塞发生的部位、速度和侧支循环建立的情况。管腔闭塞后 20～30 分钟,心肌即可有少数坏死,1～12 小时,绝大部分心肌呈凝固性坏死,心肌间质充血、水肿、伴有多量炎症细胞浸润。4 天后坏死分界明显,心肌溶解并有肉芽组织形成,坏死组织 1～2 周后开始吸收,并逐渐纤维化,在 6～8 周形成瘢痕而愈合,称为陈旧性心肌梗死。

(三) 临床表现

1. 梗死先兆　多数患者于发病前数日可有前驱症状,如原有心绞痛近日发作频繁,程度加重,持续时间较久,休息或含服硝酸甘油不能缓解,甚至在休息中或睡眠中发作。有或无心绞痛史而突发上腹部剧痛、恶心、呕吐、急性心力衰竭,或严重心律失常者,及时进行心电图检查,可显示 ST 段一时性抬高或降低,T 波高大或明显倒置,此时应警惕患者近期内有发生心肌梗死的可能,如及时处理,或能避免发生。

2. 症状

(1) 疼痛:为此病最突出的症状。发作多无明显诱因,且常发作于安静时,疼痛部位和性质与心绞痛相同,但疼痛程度较重,持续时间久,可长达数小时甚至数天,用硝酸甘油无效。患者常烦躁不安、出汗、恐惧或有濒死感。有些患者疼痛部位在上腹部,且伴有恶心、呕吐、易与胃穿孔、急性胰腺炎等急腹症相混淆,多见于年老患者。

(2) 休克:20% 患者可伴有休克,多在起病后数小时至 1 周内发生。患者面色苍白、烦躁不安、皮肤湿冷,脉搏细弱,血压下降<10. 7/6. 8kPa(80/50 mmHg),甚至昏厥。若患者只有血压降低而无其他表现者称为低血压状态。

(3) 心律失常:75% ~ 95% 患者伴有心律失常,多见于起病 1 ~ 2 周内,而以 24 小时内为最多见,心律失常中以室性心律失常最多,如室性期前收缩,部分患者可出现室性心动过速或心室颤动而猝死。房室传导阻滞、束支传导阻滞也不少见。

(4) 心力衰竭:梗死后心脏收缩力显著减弱且不协调,故在起病最初几天易发生急性左心衰竭。严重者发生急性肺水肿,后期可有右心衰竭,右心室心肌梗死者在开始即可出现右心衰竭。

(5) 全身症状:有发热、心动过速、白细胞增高和红细胞沉降率增快等。此主要由于组织坏死吸收所引起,一般在梗死后 1 ~ 2 天内出现,体温一般在 38℃左右,很少超过 39℃,持续 1 周左右。

3. 体征　心脏浊音界可轻度至中度增大,心率多增快,少数也可减慢。少数病例因心肌梗死累及心外膜而发生心包摩擦音,多见于发病后 1 ~ 2 天,可持续存在数日,心力衰竭者两肺可闻及湿啰音。

(四) 实验室及其他检查

1. 心电图　在面向心肌坏死区的导联上出现宽而深的 Q 波,ST 段呈弓背向上型抬高。在面向损伤区周围心肌缺血区的导联上出现 T 波倒置。

2. 血清酶　肌酸磷酸激酶(CPK)在 6 ~ 8 小时开始升高,24 小时达最高峰。2 ~ 3 日下降至正常。此酶在其他组织细胞中含量不多,所以特异性较强,其异构酶 CPK-MB 更具有特异性敏感性,CPK-MB 的峰值常可反映梗死的范围。此外,天冬氨酸氨基转移酶(SGOT)、乳酸脱氢酶在梗死后也有增高。

(五) 诊断与鉴别诊断

根据典型的临床表现及特征性心电图改变和血清酶的升高,诊断并不困难。另本病应与心绞痛、急性非特异性心包炎、急性肺动脉栓塞疾病、急腹症相鉴别。

(六) 治疗

应加强在住院前的就地抢救工作,治疗的原则是:保护和维持心脏功能,改善心肌血液供应,挽救濒死心肌,缩小心肌梗死范围,处理并发症及防止猝死。

1. 监护和一般治疗

(1) 监护:在急性心肌梗死发病后 24 ~ 48 小时内尤其要密切观察血压、心律、呼吸、神志、疼痛及全身情况,并应进行心电图监测。

(2)休息:卧床休息2周,保持环境安静,减少探视,防止不良刺激,解除思想负担。病情稳定无并发症者,2～3周后可坐起,4～6周后可逐渐下床活动。

(3)吸氧:最初几日间断或持续通过鼻管面罩给氧。

2. 对症处理

(1)解除疼痛:尽早解除疼痛,一般可肌内注射哌替啶50～100mg或皮下注射吗啡5～10mg。罂粟碱亦有镇痛作用,每次0.03～0.06g肌内注射或口服。

(2)控制休克:可通过补充血容量、应用升压药、纠正酸中毒、应用肾上腺皮质激素抗休克。

(3)消除心律失常:静脉注射利多卡因、静脉滴注普鲁卡因胺、静脉注射毛花苷C、同步直流电复律等方法消除各种心律失常。

(4)治疗心力衰竭:除严格休息、镇痛或吸氧外,可先用利尿剂,常有效而安全。

3. 溶血栓治疗 应用溶酶激活剂激活血栓中纤溶酶原转变为纤溶酶而溶解血栓。目前常有的药物有链激酶和尿激酶等。

4. 抗凝疗法 广泛的心肌梗死或梗死范围在扩大,可考虑应用。用肝素50mg静脉滴注每6小时一次,共2日,控制凝血时间(试管法)在20～30分钟内,与此同时口服双香豆素或华法林。

5. 恢复期处理 可长期口服阿司匹林100mg/日,双嘧达莫50mg,每日3次,有抗血小板聚集,预防再梗死作用。

小　　结

心绞痛、急性心肌梗死的主要病因均为冠状动脉粥样硬化。其中心绞痛是因血管痉挛引起心肌暂时缺血导致的胸骨后疼痛,持续时间短,在休息后或舌下含硝酸甘油后数分钟内疼痛即可缓解;急性心肌梗死疼痛发作多无明显诱因,疼痛部位和性质与心绞痛相同,但疼痛程度较重,持续时间久,用硝酸甘油无效。患者常伴有休克、心律失常和心衰。心绞痛及急性心肌梗死恢复期患者都需要长期坚持预防用药。

第3节　原发性高血压

学习目标

1. 掌握高血压的标准、原发性高血压的病因、临床类型及分期;掌握原发性高血压的诊断和治疗
2. 理解原发性高血压的实验室检查、并发症、预后
3. 了解原发性高血压概述及预防知识

案例7-3

患者,男性,66岁,突然发生剧烈头痛,视力模糊,心悸、气促,血压:29.3/18.6kPa(220/140mmHg),心率120次/分。肺底湿啰音。

思考题:

1. 该患者发生了什么情况?
2. 该患者此时抢救的最根本措施是哪项?

高血压(hypertension)是最常见的心血管疾病之一,又与人类死亡的主要疾病如冠心病、脑血管疾病等密切相关,病因不明的高血压者称原发性高血压。收缩压血压≥140mmHg和(或)

舒张压≥90mmHg即为高血压。

一、病　　因

本病病因未完全阐明,目前认为是在一定的遗传基础上由于多种后天因素的作用使正常血压调节机制失调所致,以下因素可能与发病有关。

1. 年龄　发病率有随年龄增长而增高的趋势,40岁以上者发病率高。

2. 食盐　食盐摄入过多,与高血压发病率有关。

3. 体重　肥胖者发病率高。

4. 遗传　大约60%高血压患者有家族史,可能与遗传性肾排钠缺陷有关。

5. 环境与职业　有噪声的工作环境,过度紧张的脑力劳动均易发生高血压,城市中的高血压发病率高于农村。

二、发病机制

心排血量和周围血管阻力是影响体循环动脉压的两大因素,前者决定于心收缩力和循环血容量,后者则受阻力小动脉口径、顺应性、血液黏稠度等的影响,主动脉的管壁顺应性也影响血压的水平。上述各种因素的作用在全身和局部神经、体液因子的调节下不断地消长以维持人体血压的动态平衡、生理性波动以及应激时的反应。血压的急性调节主要通过位于颈动脉窦和主动脉弓的压力感受器实现。血压的慢性调节则主要通过对水平衡作用影响循环血量来实现,其中肾脏对血容量的调节及肾素-血管紧张素-醛固酮系统的调节起主要作用。如上述各种调节机制失代偿,导致全身小动脉阻力增加或血循环容量增加,则出现高血压。

三、临床表现

小动脉病变是原发性高血压最重要的病理改变,高血压早期阶段全身小动脉痉挛,长期反复的痉挛使小动脉内膜因压力负荷增加、缺血缺氧出现玻璃样变,中层则因平滑肌细胞增殖、肥大而增厚,出现血管壁的重构(remoldling),最后管壁纤维化、管腔狭窄呈现出不可逆病变。

按起病缓急和病程进展,可分为缓进型和急进型,以缓进型多见。

(一)缓进型高血压

1. 早期表现　早期多无症状,偶尔体检时发现血压增高,或在精神紧张,情绪激动或劳累后出现头晕、头痛、眼花、耳鸣、失眠、乏力、注意力不集中等症状,可能系高级精神功能失调所致。

2. 脑部表现　头痛、头晕常见。周围小动脉发生暂时性强烈痉挛,导致血压急骤升高可致高血压危象。多由于情绪激动、过度疲劳、气候变化或停用降压药而诱发。

3. 心脏表现　长期血压升高,左心室收缩负荷过度,也是心肌肥厚的原因。心肌肥厚和合并心脏扩张则形成高血压性心脏病。早期,心功能代偿,症状不明显。后期,心功能失代偿,发生心力衰竭。高血压性心脏病的典型改变是左心室壁增厚,可伴有左心室及左心房扩张。

4. 肾脏表现　长期高血压致肾小动脉硬化。肾功能减退时,可引起夜尿,多尿,尿中含蛋白、管型及红细胞。尿浓缩功能低下,酚红排泄及尿素排清障碍。出现氮质血症及尿毒症。

5. 动脉改变　原发性高血压促进主动脉粥样硬化,可进而形成主动脉瘤。下肢动脉粥样硬化,可引起间歇性跛行,并存糖尿病病变严重者可造成肢体坏疽。

6. 眼底改变　眼底改变分四级:早期视网膜动脉痉挛,动脉变细,属眼底改变Ⅰ级;以后发展为视网膜动脉狭窄硬化,动静脉交叉压迫,属Ⅱ级改变;眼底出血或棉絮状渗出属Ⅲ级;视神经乳头水肿为Ⅳ级改变。

（二）急进型高血压

急进型高血压，也称恶性高血压，占原发性高血压的1%，可由缓进型突然转变而来，也可起病即为恶性型。恶性高血压可发生在任何年龄，但以30～40岁为最多见。血压明显升高，舒张压多在17.3kPa(130mmHg)以上，有乏力，口渴、多尿等症状。视力迅速减退，眼底有视网膜出血及渗出，常有双侧视盘水肿。迅速出现蛋白尿、血尿及肾功能不全。也可发生心力衰竭、高血压脑病和高血压危象，病程进展迅速多死于尿毒症。

四、原发性高血压分期

第一期 血压达确诊高血压水平，临床无心、脑、肾损害征象。

第二期 血压达确诊高血压水平，并有下列一项者：①体检、X线、心电图或超声心动图示左心室扩大。②眼底检查，眼底动脉普遍或局部狭窄。③蛋白尿或血浆肌酐浓度轻度增高。

第三期 血压达确诊高血压水平，并有下列一项者：①脑出血或高血压脑病。②心力衰竭。③肾衰竭。④眼底出血或渗出，伴或不伴有视盘水肿。⑤心绞痛，心肌梗死，脑血栓形成。

五、诊断及鉴别诊断

实验室检查可帮助原发性高血压的诊断和分型，了解靶器官的功能状态，尚有利于治疗时正确选择药物。血尿常规、肾功能、尿酸、血脂、血糖、电解质（尤其血钾）、心电图、胸部X线和眼底检查应作为高血压病患者的常规检查。

目前，我国采用的国际上统一的标准，即收缩压≥140mmHg或舒张压≥90mmHg，诊断为高血压。根据血压增高的程度，可以将高血压分为1级、2级、3级（表7-1）。

表7-1 血压的分类和分级

类别	收缩压(mmHg)	舒张压(mmHg)
理想血压	<120	<80
正常血压	<130	<85
1级高血压	140～159	90～99
2级高血压	160～179	100～109
3级高血压	≥180	≥110

注：介于正常血压和高血压之间者为临界高血压。

1. 确定有无高血压 测量血压应在安静情况下进行，一般取坐位，测右上肢血压，必要时应同时测量左上肢及下肢血压。应反复测量数次，直至血压测值相对稳定为准。有时检查者由于精神紧张或情绪激动，可能出现暂时性加压反应，血压升高应连续数日多次测血压，有两次以上血压升高，方可谓高血压。

2. 鉴别高血压的原因 凡遇到高血压患者，应详细询问病史，全面系统检查，以排除继发性高血压。如肾实质病变及肾动脉狭窄引起的肾性高血压；内分泌疾病的嗜铬细胞瘤、原发性醛固酮增多症、皮质醇增多症等。

六、治　疗

原发性高血压的诊断一经确立，即应考虑治疗。原发性高血压属慢性病，因此需要长期耐心而积极的治疗，主要目的是降低动脉血压至正常或尽可能接近正常，以控制并减少与高血压有关的脑、心、肾和周围血管等靶器官损害。

(一) 一般治疗

高血压发病与中枢神经功能紊乱有关,应注意劳逸结合,保证充足睡眠,避免过度精神紧张,防止体力过劳。进行适当的体育锻炼,如散步、体操、太极拳、气功等。血压显著升高,症状多或有并发症的患者,应根据病情和工作性质,适当减轻工作加强休息。饮食宜清淡,少进食盐及胆固醇多的食物,多吃含钾、含镁多的食物。食量以不使体重超重为度,应戒烟、避免过量饮酒。精神紧张睡眠不佳者可选用镇静剂。

(二) 降压药物治疗

1. 血管紧张素转换酶抑制剂(ACE inhibition)　目前应用较多者为巯甲丙脯酸(卡托普利)。作用机制:抑制血管紧张素Ⅰ向血管紧张素Ⅱ转变,抑制缓激肽的分解,减少儿茶酚胺的分泌,扩张血管;也可促进前列环素的合成,扩张血管;抑制醛固酮的合成,由于醛固酮分泌减少,防止了水钠潴留;从而降低血压。不良反应:干咳、低热、皮疹、瘙痒、眩晕、白细胞减少,原有肾功能不全者可加重肾功能不全。另外常用的还有依那普利、雷米普利、赖诺普利及培哚普利。新型推出的血管紧张素Ⅱ抑制剂,降压作用平稳,如氯沙坦(losartan)50～100mg,每日 1 次;缬沙坦(valsartan)80～1600mg,每日 1 次。

2. 钙拮抗剂　由于抑制钙离子通过细胞膜上钙通道的内流,因而称为钙拮抗剂。钙拮抗剂降低血管平滑肌细胞内的游离钙浓度,使血管扩张,血压下降,还具有抑制血小板聚集,增强红细胞在缺氧的情况下的变形能力,对脂代谢无不良影响等优点,常用药物有维拉帕米、硫氮草酮及硝苯地平。

3. 血管扩张剂　直接松弛血管平滑肌,扩张血管,降低血压。常用药物有硝普钠,能直接扩张小动脉和小静脉,既能降低心脏前负荷,也能降低心脏后负荷。既减少回心血量,也增大前向搏出量,作用时间短,需连续静脉滴注。主要用于高血压急症及高血压伴心力衰竭者。不良反应:直立性低血压、嗜睡、乏力、恶心、呕吐、出汗、头痛等。

4. β 受体阻滞剂　该药与儿茶酚胺竞争和 β 受体相结合,降低交感神经张力,提高血管平滑肌对扩血管药物的敏感性。具负性肌力和负性频率作用,使心率减慢,心排血量减少。肾脏内 β 受体阻滞可抑制肾素分泌。阻滞中枢神经 β 受体,产生心动过缓和降压。不良反应:心动过缓、体位性低血压、口干、嗜睡、恶心、呕吐、腹泻等;对糖类、脂代谢有不良影响。此外,美托洛尔、阿替洛尔亦有良好降压作用。

5. α 受体阻滞剂　阻滞肾上腺素、去甲肾上腺素和交感神经对血管的作用,降低外周阻力而降压,常用者有哌唑嗪、酚妥拉明。不良反应有头晕、乏力、水肿。

6. 利尿降压药　氢氯噻嗪是应用最广的口服利尿降压药,对轻、中度高血压有良好降压作用。由于降低血容量,降低血压,使血液黏滞度增加,有诱发脑缺血,痛风,可致血糖升高等的不良反应;保钾利尿剂可引起高血钾,不宜与 ACE 抑制剂联用,肾功能不全者禁用;襻利尿剂在肾功能不全时应用,注意低血钾、低血压。吲达帕胺(indapanmide)2. 5mg,每日 1 次,有利尿和扩血管作用。

(三) 药物治疗原则

1. 个体化　根据不同患者的病理生理特点,病程进展和并发症,而采用不同的药物不同的剂量,除非紧急情况,一般不必急剧降压,尤其老年人,以逐渐降压为宜。无并发症者,可使血压降到 18. 7/12kPa(140/90mmHg)上下,应长期用药,甚至终生治疗,采取最小有效量,长期坚持。

(1) 合并心衰者,适宜选择 ACE 抑制剂、利尿剂。

(2) 老年人收缩期高血压,适宜选择利尿剂、钙拮抗剂。

(3) 合并糖尿病、肾功能不全者适宜选择 ACE 抑制剂。

(4) 合并支气管哮喘、抑郁症、糖尿病、心脏传导阻滞患者不适宜使用 β 受体阻滞剂;痛风患者不适宜使用利尿剂。

(5) 心肌梗死后患者适宜选择无内在拟交感活性的 β 受体阻滞剂或 ACE 抑制剂。

2. 联合用药 联合用药可产生协同作用,抵消不良反应。如血管扩张剂常继发交感神经兴奋,心率加快,心排血量增多,并用 β 受体阻滞剂可对消心率加快。血管扩张剂可继发醛固酮增多、水钠潴留。并用利尿剂,可对消之。

(1) ACEI 与利尿剂。

(2) 钙拮抗剂与 β 受体阻滞剂。

(3) ACEI 与 β 受体阻滞剂。

(4) 利尿剂与 β 受体阻滞剂。

(5) α 受体阻滞剂与 β 受体阻滞剂。

3. 分级治疗 对一般高血压,先用不良反应少的药物,如未取得满意疗效可逐步加用一种或多种作用机制不同的药物。可考虑分级治疗。

(1) 一级:利尿剂、β 受体阻滞剂、钙拮抗剂、血管紧张素转换酶抑制剂,可选用一种药物,一种无效可改用另一种。

(2) 二级:联合用药,两种药物并用,自小量开始,有效为止,若无效转入三级。

(3) 三级:联合用药,三种药物并用。

(4) 四级:三级治疗效果不佳者,可换用胍乙啶或可乐定。

七、预　防

广泛进行有关高血压知识的宣传,注意劳逸结合,适当体育锻炼,饮食清淡、低盐,防止体重超重。组织高血压普查,凡有临界高血压者,工作紧张患者患病率高者,如驾驶员、话务员,应列为高血压普查重点,以便早期发现,早期治疗,以防靶器官损害。

知识链接　**高血压防治知识有待提高**

高血压称为我国国民健康的头号杀手是毫不为过的,我国高血压患者目前总数已达 1 亿 1 千万。但全国大规模抽样调查显示,我国民众对高血压的知晓率、服药率、控制率都很低,存在"有病不愿意服药"、"不难受不服药"、"迷信贵药、新药与洋药"等几大误区。

欧美国家发布的权威报告证明,经过积极的预防和治疗,确能使高血压发病率及并发症下降 50% 以上,这就要求我们药学工作者在日常工作中担负起宣传和指导高血压人群用药的职责。

小　结

高血压是最常见的心血管疾病之一,病因未完全阐明,目前认为是在一定的遗传基础上由于多种后天因素的作用,正常血压调节机制失调所致。病因不明的高血压者称原发性高血压。按起病缓急和病程进展,可分为缓进型和急进型,以缓进型多见。原发性高血压常导致心、脑、肾等重要器官受损而带来严重后果,应该积极治疗。常采取一般治疗和降压药物治疗,药物治疗原则为个体化用药、联合用药及分级治疗。

第4节　心力衰竭

学习目标

1. 掌握心力衰竭的治疗原则及治疗方法
2. 理解心力衰竭的定义、病因及临床表现
3. 了解心力衰竭的诊断

案例 7-4

患者,41岁。20岁时曾患风湿性心脏病二尖瓣狭窄,近4年来活动后胸闷气促,咳白色泡沫状痰,双下肢出现肿胀,近12天来全身水肿,不能平卧,静卧时也出现呼吸困难,食欲下降,少尿,四肢沉重无力,睡眠差,经当地门诊治疗无效而入院。

思考题:

1. 该患者目前发生了什么情况?
2. 该患者应该如何处理?

心力衰竭(heart failure)是各种心脏疾病导致心功能不全的一种综合征,绝大多数情况下指心肌收缩力下降使心排血量不能满足机体代谢的需要,器官、组织血液灌注不足,同时出现肺循环和(或)体循环淤血的表现。

按疾病的急缓又分为急性心力衰竭(acute heart failure)和慢性心力衰竭(chronic heart failure)。

按发病部位和临床表现可分为左心衰竭、右心衰竭及全心衰竭。

一、病　因

(一)病因

1. 心肌收缩力减退　如急性广泛前壁心肌梗死、扩张型心肌病、弥漫性心肌炎等。

2. 心脏压力负荷过重　常见于原发性高血压、主动脉瓣狭窄、肺动脉高压、肥厚性梗阻性心肌病、肺动脉瓣狭窄等。

3. 心脏容量负荷过重　二尖瓣关闭不全、主动脉瓣关闭不全、三尖瓣关闭不全、肺动脉瓣关闭不全、慢性贫血、甲状腺功能亢进等。

4. 心脏舒张能力减低　因心脏舒张受限,使心脏充盈不足,心排血量减少,循环淤血等征象。常见于缩窄性心包炎、心包填塞、限制型心肌病。

5. 心室顺应性减低　如心室肥厚、肥厚性心肌病,心室的顺应性明显减低时,可影响心室的舒张而影响心脏功能。

(二)心力衰竭的诱发因素

1. 感染　可直接损害心肌或间接影响心脏功能,如呼吸道感染、风湿活动等。

2. 过度的体力活动和情绪激动　可增加心脏负荷。

3. 严重心律失常　特别是快速性心律失常如心房颤动、阵发性心动过速等。

4. 贫血、妊娠、分娩、过快的输液、过多摄入钠盐等　可增加心脏负荷。

5. 洋地黄中毒或不恰当的停用洋地黄

6. 其他疾病　如肺栓塞等。

二、临床表现

左心衰竭的临床特点主要是由于左心房或左心室衰竭引起肺淤血、肺水肿；右心衰竭的临床特点是由于右心房或右心室衰竭引起体循环静脉淤血和水钠潴留。在发生左心衰竭后，右心也常相继发生功能损害，最终导致全心衰竭。出现右心衰竭时，左心衰竭症状可有所减轻。

（一）左心衰竭

临床特点主要是由于左心房或左心室衰竭引起肺淤血、肺水肿。

1. 呼吸困难 是左心衰竭最早出现的症状。主要由于急性或慢性肺淤血和肺活量减低所引起。

夜间阵发性呼吸困难是左心衰竭的一种表现，患者已入睡后突然因憋气而惊醒，被迫采取坐位，呼吸深快，重者可有哮鸣音，称心源性哮喘。

2. 咳嗽和咯血 是左心衰竭的常见症状。由于肺泡和支气管黏膜淤血所致，开始常于夜间发生，白色浆液性泡沫状痰为其特点，偶可见痰中带血丝。

3. 组织器官缺氧 可有乏力、疲倦、头晕及心慌等。严重脑缺氧时可出现陈氏呼吸、眩晕、抽搐、嗜睡、意识丧失等。

4. 急性左心衰竭 患者常突发严重呼吸困难，强迫坐位，恐惧表情，烦躁不安、频繁咳嗽，咳粉红色泡沫状痰，面色苍白，发绀，大汗淋漓，四肢湿冷，血压可持续下降直至休克。

（二）右心衰竭

临床特点是由于右心房或右心室衰竭引起体循环静脉淤血和水钠潴留。

1. 消化道症状 是右心衰竭较早的症状。常伴有食欲不振、恶心、呕吐及上腹部胀痛，此多由于胃肠道及肝脏及淤血所引起。长期慢性肝淤血缺氧，可引起肝细胞变性、坏死，可发展为心源性肝硬化，晚期出现肝功能受损及黄疸。

2. 颈静脉怒张 是右心衰竭的主要体征。其出现常较皮下水肿或肝大为早，同时可见舌下、手臂等浅表静脉异常充盈，压迫充血肿大的肝脏时，颈静脉怒张更加明显，此称肝-颈静脉回流征阳性。

3. 重力性水肿 心衰性水肿多先见于下肢，卧床患者常有腰、背及骶部等低垂部位明显，呈凹陷性水肿，重症者可波及全身，下肢水肿多于傍晚出现或加重，休息一夜后可减轻或消失，常伴有夜间尿量的增加。少数患者可有胸腔积液和腹水。

4. 发绀 右心衰竭者多有不同程度的发绀，最早见于指端、口唇和耳郭，较左心衰竭者为明显。

5. 神经系统症状 可有神经过敏、失眠、嗜睡等症状。重者可发生精神错乱，此可能由于脑淤血、缺氧或电解质紊乱等原因引起。

（三）全心衰竭

可同时存在左、右心衰竭的临床表现，也可以左心衰竭或右心衰竭的临床表现为主。

三、诊　　断

（一）慢性充血性心力衰竭的诊断

有心脏病的既往史，有左心衰竭或右心衰竭的症状与体征常不难诊断。X线检查可显示心影扩大；心电图可出现左心室、右心室或左、右心室肥厚的心电图图形。必要时可行血流动力学监测以明确诊断。

(二) 心功能的分级

根据客观的检查手段来评估心脏病变的严重程度,分为 A、B、C、D 四级。

A 级:无心血管疾病的客观依据。

B 级:客观检查示有轻度心血管疾病。

C 级:有中度心血管疾病的客观证据。

D 级:有严重心血管疾病的表现。

四、鉴别诊断

心源性哮喘与支气管哮喘的鉴别,前者多见于老年人,有高血压或慢性心瓣膜病史,发作时必须坐起,重者肺部有干湿性啰音,甚至咳粉红色泡沫状痰;而后者多见于青少年有过敏史,发作时双肺可闻及典型哮鸣音,咳出白色黏痰后呼吸困难常可缓解。另外右心衰竭应与心包积液、缩窄性心包炎等鉴别。

五、治　疗

心力衰竭的治疗原则包括以下几方面。

(一) 去除基本病因和诱因

心力衰竭的病因治疗在心力衰竭的预防中占有重要的地位,若对引起心力衰竭的原发病能积极采取治疗措施,则可明显的改善预后。对心力衰竭诱发因素的治疗,主要是积极控制或去除心内外感染病灶,纠正心律失常、电解质紊乱,避免过度劳累、情绪激动等。

(二) 减轻心脏负荷

注意休息;适当使用镇静剂;控制饮食,包括进餐的种类、数量、次数、热量的控制、钠盐的限制等;合理使用利尿剂;合理使用血管扩张剂。

(三) 增加心脏收缩力,改善心功能

主要使用洋地黄类药物,当出现消化道反应、各种心律失常,或头痛,幻想,谵妄,失眠,黄视等表现时应立即停用洋地黄,并针对不同情况,进行处理。

(四) 积极的治疗各类并发症

如呼吸道感染、电解质紊乱等。

小　　结

心力衰竭是各种心脏病最终的归宿,又是人类各种心脏病死亡的主要原因。要预防、减少和避免心力衰竭的发生,必须尽量避免诱发因素。心力衰竭的临床表现与哪一侧心室或心房受累有密切关系。左心衰竭的临床特点主要是肺淤血、肺水肿;而右心衰竭的临床特点是体循环静脉淤血和水钠潴留。心力衰竭的治疗除病因治疗外,还需限盐、利尿以减轻心脏负荷及使用洋地黄类药物增加心脏收缩力。

第 5 节　心律失常

学习目标

1. 掌握常见心律失常临床意义和治疗方法
2. 熟悉常见心律失常的心电图诊断

心律失常(cardiac arrhythmia)指心脏冲动的频率、节律、起源部位、传导速度或激动次序的异常。按其发生原理,可分为冲动形成异常和冲动传导异常两大类。

一、窦性心动过速

【心电图诊断】 成人窦性心律的频率超过100次/分。

【临床意义】

1. 生理性 饮茶、饮酒、体力活动、情绪激动。

2. 病理性 继发性多见(如发热、甲亢、贫血、心衰等)。

【治疗】 治疗原发病,去除诱因,可用β受体阻滞剂。

二、窦性心动过缓

【心电图诊断】 成人窦性心律的频率低于60次/分,常伴有窦性心律不齐。

【临床意义】 可见于健康人、运动员等。病理性可见于颅内疾患、甲状腺功能减退、药物、窦房结病变等。

【治疗】 无症状者不需特殊治疗,主要治疗原发病,去除诱因。有症状者可用阿托品、麻黄素及异丙肾上腺素,必要时考虑心脏起搏治疗。

三、房性期前收缩

【心电图诊断】 提前出现的P波与窦性P波形态不同,PR间期正常,QRS波群正常,其后有不完全性代偿间歇。

【临床意义】 生理性无需治疗。病理性可见于左、右心房扩大、心肌炎、心肌病、甲亢等。

【治疗】 偶发无症状者不需治疗。明显症状者使用镇静剂、β受体阻滞剂、钙拮抗剂或ⅠC类抗心律失常药物。

四、心房颤动

【心电图诊断】 P波消失,代之小而不规则的心房颤动波(f波),f波频率为350~600次/分;心室率极不规则,心室率通常为100~160次/分,QRS波群形态通常正常。

【临床意义】 发生于器质性心脏病患者、甲亢及肺心病。

【治疗】 治疗原发病,去除病因。胺碘酮、普罗帕酮、弗卡尼、洋地黄为常用药物,如药物不能控制,可以使用电复律。

五、心房扑动

【心电图诊断】 心房活动呈现规律的锯齿状扑动波,其间等电位线消失,频率一般在250~300次/分;心室率规则或不规则,取决于房室传导比例是否衡定;QRS波群与窦性相同。

【临床意义】 阵发性可见于正常人,持续性者见于多种心肺疾病。

【治疗】 原发病治疗;电复律,β受体阻滞剂、钙拮抗剂或洋地黄;射频消融法治疗。

六、阵发性室上性心动过速

【心电图诊断】 ①心率150~250次/分;② QRS形态正常;③P波逆行性,常埋藏于QRS中;④突发突止。

【临床意义】 通常无器质性心脏病。多数是因为存在房室结双径路,折返机制引起,形成心动过速。

【治疗】

1. 终止发作 ①迷走神经刺激法;②腺苷与钙拮抗剂,首选腺苷,其次为维拉帕米,静脉注射;③其他药物,如胺碘酮、洋地黄、β受体阻滞剂等,不作为常规;④ 直流电复律,患者血流动力学不稳定时,首选。

2. 预防复发 首选射频消融,可以根治。

七、室性期前收缩

【心电图诊断】 提前出现QRS,宽大畸形,时限常>0.12秒,T与主波方向相反;配对间期恒定;代偿间歇完全。

【临床意义】 由于心排血量减少临床出现头晕、晕厥。可发生于正常人,亦可发生于各种病理状态。

【治疗】

1. 无器质性心脏病 无需治疗。

2. 急性心肌缺血 仅在出现以下情况时应用抗心律失常药物:频发室性期前收缩;多源性室性期前收缩;成对或连续室性期前收缩。首选药物为利多卡因,如合并窦性心动过速可选用β受体阻滞剂。

3. 慢性心脏病变 β受体阻滞剂和胺碘酮可以有效减少猝死发生率。

八、室性心动过速

【心电图诊断】 ① 3个或以上室性期前收缩连续出现;②QRS波群宽大畸形,ST-T与主波方向相反;③心室率100~250次/分;④房室分离,偶有心房夺获;⑤突发突止。

【临床意义】 最常见的原因是冠心病,特别是心梗患者。

【治疗】

1. 终止室性心动过速发作 如无血流动力学异常,可静注利多卡因或胺碘酮;如血流动力学不稳定,则首选同步直流电复律。

2. 预防复发 治疗原发病,可选择β受体阻滞剂和胺碘酮。

九、房室传导阻滞

【心电图诊断】

1. 一度房室传导阻滞 无症状,每个心房冲动都能传导到心室,但PR间期超过0.20秒。

2. 二度房室传导阻滞 可有心悸、心搏脱落。

Ⅰ型:PR间期进行性延长,直至一个P波不能下传心室;而相邻RR间期进行性缩短,直至一个P波不能下传心室;包含受阻P波在内的RR间期小于正常窦性PP间期的两倍。

Ⅱ型:心房冲动突然传导受阻,而PR间期不变。

3. 三度房室传导阻滞 心房与心室活动各自独立,心房率超过心室率,QRS波群形态随心室起搏点位置而变化。

【临床意义】 部分正常人及运动员可发生一度或二度Ⅰ型房室传导阻滞。病理性可见于缺血性心肌病、病毒性心肌炎、感染性心内膜炎、电解质紊乱和药物中毒等。

【治疗】 一度与二度Ⅰ型一般无需治疗,二度Ⅱ型和三度者,如心室率过于缓慢,则应给予治疗。阿托品、异丙基肾上腺素等药物只能短期使用，且效果不佳，故临时或永久起搏器是首选的治疗。

案例 7-1　分析提示

1. 发作时立刻停止活动，保持良好休息。

2. 因普萘洛尔是非选择性 β 受体阻滞剂，而患者有支气管哮喘病史，$β_2$ 受体在支气管有分布，如使用了普萘洛尔，将有可能诱发支气管哮喘，造成严重后果，故不能使用。

案例 7-2 分析提示

根据患者临床表现，结合年龄偏大和心电图结果，可以诊断为急性心肌梗死。目前急救，应该马上绝对卧床休息，给氧，舌下含服硝酸甘油片，注射吗啡或者哌替啶止痛，迅速建立静脉通路以便抢救，同时进行心电监护，在 24 小时内应用溶栓剂。

案例 7-3 分析提示

根据患者临床表现，结合年龄偏大，有高血压病史，可以确定该患者目前发生了高血压危象。因其血压过高，目前该患者抢救的最根本措施是立即静滴硝普钠降压。

案例 7-4 分析提示

根据患者风心病史及临床表现，初步可以判断该患者已经发生了全心衰竭，心功能四级。目前应该采取以下措施：①减轻心脏负荷，让患者采取半卧位卧床休息；控制饮食、水及钠盐的限制等；合理使用利尿剂；合理使用血管扩张剂。②增加心脏收缩力，改善心功能。可使用洋地黄类药物。

目标检测

一、名词解释

1. 冠心病　2. 心绞痛　3. 急性心肌梗死

二、填空题

1. 左心衰竭主要表现为________，右心衰竭主要表现为________。
2. 原发性高血压主要损伤的靶器官有________、________、________、________。
3. 根据高血压的成因将高血压分为________、________。

三、选择题

【A 型题】

1. 缓解急性心肌梗死剧烈疼痛效果最好的是(　　)
   A. 吗啡　B. 硝苯地平
   C. 硝酸甘油　D. 异山梨酯(消心痛)
   E. 罂粟碱
2. 缓解心绞痛发作时疼痛，下列哪种药物最好(　　)
   A. 硝苯地平　B. 洋地黄
   C. 阿托品　D. 硝酸甘油
   E. 吗啡
3. 心肌梗死后的二级预防，下列哪种药物肯定有效(　　)
   A. 硝酸甘油　B. 氟伐他丁
   C. 硝苯地平　D. 阿司匹林
   E. 胺碘酮
4. 缺血性心脏病最常见的病因是(　　)
   A. 二尖瓣狭窄　B. 原发性心肌病
   C. 严重贫血　D. 冠状动脉粥样硬化
   E. 主动脉瓣关闭不全
5. 心绞痛发作的典型部位是(　　)
   A. 胸骨上中段之后　B. 心尖部
   C. 心前区向颈咽部放射　D. 胸骨下段后
   E. 剑突下
6. 目前诊断心绞痛最常用的无创性检查是(　　)
   A. 胸片　B. 冠状动脉造影
   C. 磁共振　D. 彩色多普勒超声
   E. 心电图
7. 急性心肌梗死最先出现下列哪一症状(　　)
   A. 疼痛　B. 低血压和休克
   C. 心律失常　D. 发热
   E. 呼吸困难
8. 急性心肌梗死与心绞痛主要鉴别点是(　　)
   A. 是否有频发室性期前收缩
   B. 疼痛的部位
   C. 是否伴有红细胞沉降率增快
   D. 是否伴有 ST 段抬高
   E. 肌酸磷酸肌酶同工酶增高

9. β 受体阻滞剂治疗心绞痛的机制，不正确的是（　　）
   A. 减慢心率　　B. 降低血压
   C. 减低心肌收缩力　　D. 扩张冠脉
   E. 降低心肌耗氧量
10. 典型心绞痛患者含化硝酸甘油后疼痛缓解时间多在（　　）
   A. 几秒钟内　　B. 几分钟内
   C. 10～15 分钟　　D. 20 分钟以上
   E. 以上均不是
11. 男，49 岁，发作胸痛，疑为心绞痛，为判定为何型心绞痛，下列哪项检查最为必要（　　）
   A. 心电图　　B. X 线
   C. 平板运动试验　　D. 动态心电图
   E. 心肌酶
12. 下列哪项改变为高血压Ⅱ期（　　）
   A. 高血压脑病　　B. 左心室肥大
   C. 眼底出血，渗出　　D. 端坐呼吸
   E. 血肌肝升高
13. 我国高血压最常见的死亡原因是（　　）
   A. 尿毒症　　B. 心力衰竭
   C. 脑血管意外　　D. 高血压危象
   E. 合并冠心病
14. 治疗高血压长期使用噻嗪类利尿剂可引起（　　）
   A. 低钾、低钠、高镁血症
   B. 低钠、低钙、低尿素血症
   C. 低钠、低钙、高尿素血症
   D. 低钠、高钾、低镁血症
   E. 低钠、低钾、低镁血症
15. 一心衰患者突然感到极度的呼吸困难，被迫坐起，张口呼吸，大汗淋漓，烦躁不安，阵阵咳嗽，咳出大量的粉红色泡沫痰。体查：见明显发绀，心率 120 次/分，两肺均闻及中、小水泡音，考虑该患者最大的可能为（　　）
   A. 支气管哮喘　　B. 急性肺水肿
   C. 呼吸衰竭　　D. 肺部感染
   E. 心律失常

【B 型题】

（第 16～20 题备选答案）
   A. 苯妥英钠和钾盐
   B. 氨茶碱
   C. β 受体阻滞剂
   D. ACEI（血管紧张素转换酶抑制剂）
   E. 钙拮抗剂
16. 高血压患者，伴变异型心绞痛，最佳降压药为（　　）
17. 高血压患者，伴 2 型糖尿病，尿蛋白（++），最佳降压药为（　　）
18. 高血压患者，伴变异型心绞痛，哪类药物不能应用（　　）
19. 心源性哮喘与哮喘难于鉴别时，治疗宜选用（　　）
20. 治疗洋地黄中毒所致的阵发性室性心动过速，最有效的是（　　）

【X 型题】

21. 下列哪项不是左心衰竭的表现（　　）
   A. 呼吸困难　　B. 咳嗽、咳痰
   C. 肺部湿啰音　　D. 水肿
   E. 心尖区舒张期奔马律
22. 下列哪些药可作为降压治疗的起始用药和维持用药（　　）
   A. 利尿药　　B. ACEI
   C. β 受体阻滞药　　D. ARB
   E. 钙拮抗剂

（相　霞）

第 8 章　消化系统常见病

消化系统(alimentary system)由消化管和消化腺两部分组成。消化道是一条起自口腔延续为咽、食管、胃、小肠、大肠、终于肛门的很长的肌性管道,消化管包括口腔、咽、食管、胃、小肠(十二指肠、空肠、回肠)和大肠(盲肠、结肠、直肠),消化腺包括口腔腺、肝、胰、及消化管壁内的小消化腺。在临床上,常把十二指肠以上的消化道称为上消化道,空肠以下的消化管称为下消化道。消化系统除具有消化和吸收功能外,还有内分泌功能和免疫功能(图 8-1)。

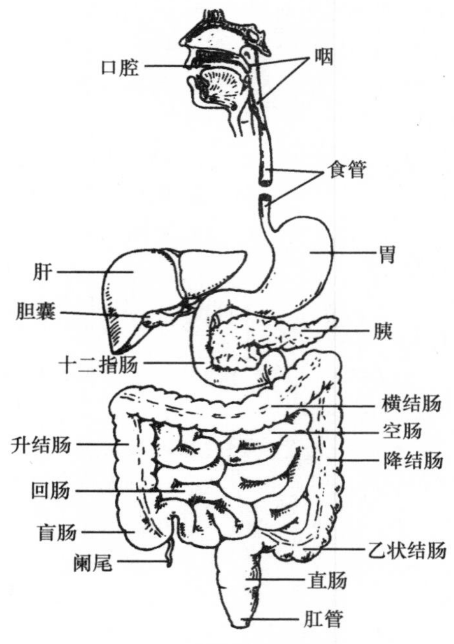

图 8-1　消化系统模式图

第 1 节　慢 性 胃 炎

学习目标

1. 掌握慢性胃炎的病因、临床表现和治疗
2. 理解慢性胃炎的实验室检查和诊断与鉴别诊断
3. 了解慢性胃炎的病理和发病机制

案例 8-1

患者,男性,40 岁,某高校教师。13 年前曾被诊断为“慢性胃炎”。经常胃胀、胃部凉感,饭后加重;疲倦乏力,便秘。多方治疗,长期用药,未见明显效果,胃部胀痛的程度和频率越来越严重。胃镜示:慢性萎缩性胃炎。

思考题:

1. 此患者的诊断是什么?
2. 患者该如何进行治疗?

慢性胃炎(chronic gastritis)系指不同病因引起的各种慢性胃黏膜炎性病变,是一种常见病,也是多发病之一,其发病率在各种胃病中居首位。自纤维内镜广泛应用以来,对本病认识有明显提高。

目前,我国习惯采用通过胃镜肉眼观察和钳取胃黏膜活检,两者相结合为依据的分类方法,此法将慢性胃炎分为浅表性胃炎和萎缩性胃炎两种。萎缩性胃炎又可分为:A 型,抗壁细胞抗体(PCA)常阳性,以胃体病变为主,血清胃泌素增高,可发生恶性贫血;B 型,PCA 常阴性,以胃窦病变为主,血清胃泌素正常。

知识链接　　**慢性胃炎的“三分治,七分养”**

在日常调养中要注意“六要”。

一要合理饮食:食物宜软、容易消化;避免过粗、过腻、过冷、过热、过甜、过咸、过饥和过饱;少吃盐渍、烟熏、不新鲜和刺激性强的食物。

二要细嚼慢咽:这样才能充分发挥牙齿的切磨作用和唾液分解淀粉和滑润食团的作用,从而减轻胃的负担。

三要少食多餐,定时定量:根据患者病情及食欲情况,每餐量不宜多,减少胃酸对病变的刺激,又可供给营养,还可形成良好的条件反射,有利于食物的消化、吸收和炎症的修复、愈合。

四要适当运动:运动可增加胃肠蠕动,有效促进胃排空,使胃肠分泌功能增强,消化力提高。

五要避免暴饮暴食及服用对胃黏膜有刺激的药物:如阿司匹林、保泰松、吲哚美辛和泼尼松等。

六要戒烟忌酒和放松心情:遇事不怒,心情舒畅,对胃炎的康复极有好处。

一、病因与发病机制

慢性胃炎的病因和发病机制尚未完全阐明,可能与下列因素有关。

(一) 急性胃炎的遗患

急性胃炎后,胃黏膜病变持久不愈或反复发作,均可形成慢性胃炎。

(二) 刺激性食物和药物

长期服用对胃黏膜有强烈刺激的饮食及药物,如浓茶、烈酒、辛辣或水杨酸盐类药物,或过度吸烟或食时不充分咀嚼,粗糙食物反复损伤胃黏膜所致。

(三) 十二指肠液的反流

研究发现慢性胃炎患者因幽门括约肌功能失调,常引起胆汁反流,可能是一个重要的致病因素。

(四) 免疫因素

免疫功能的改变在慢性胃炎的发病上已普遍受到重视。萎缩性胃炎,特别是胃体胃炎患者的血液、胃液或在萎缩黏膜内可找到壁细胞抗体;萎缩性胃炎伴恶性贫血患者血液中发现有内因子抗体,说明自身免疫反应可能是某些慢性胃炎的有关病因。

(五) 幽门螺杆菌感染

1983 年发现慢性胃炎患者在胃窦黏液层接近上皮细胞表面有大量幽门螺杆菌存在。

二、病　　理

(一) 浅表性胃炎

炎症限于胃小凹和黏膜固有层的表层。肉眼见黏膜充血、水肿、或伴有渗出物,有时见少量糜烂及出血，主要见于胃窦，也可见于胃体。镜下见：黏膜浅层有中性粒细胞、淋巴细胞和浆细胞浸润，深层的腺体保持完整。

（二）萎缩性胃炎

炎症深入黏膜固有层时影响胃腺体，使之萎缩，称萎缩性胃炎。胃黏膜层变薄，黏膜皱襞平坦或消失，可为弥漫性，也可呈局限性。镜下见胃腺体部分消失，个别者可完全消失，黏膜层和黏膜下层有淋巴细胞和浆细胞浸润。萎缩性胃炎可发生肠腺上皮化生和假性幽门腺化生，在增生的胃小凹和肠化上皮的基础上可发生异型增生（dysplasia）。异型增生是一种不正常黏膜，具有不典型细胞、分化不良和黏膜结构紊乱的特点，认为极可能是癌前病变。

三、临床表现

本病进展缓慢，常反复发作，好发于中年以上患者，并有随年龄增长而发病率增加的趋势。部分患者可无任何症状，多数患者可有不同程度的消化不良症状，体征不明显。各型胃炎其表现不尽相同。

1. 浅表性胃炎 可有慢性不规则的上腹隐痛、腹胀、嗳气等，尤以饮食不当时明显，部分患者可有反酸和上消化道出血。

2. 萎缩性胃炎 不同类型、不同部位其症状亦不相同。胃体胃炎一般消化道症状较少，有时可出现明显厌食、体重减轻、舌炎、舌乳头萎缩，可伴有贫血。胃窦炎胃肠道症状较明显，常表现为持续性上中腹部疼痛，可伴有含胆汁的呕吐物和胸骨后疼痛及烧灼感，有时可有反复小量上消化道出血。

慢性胃炎大多无明显体征，有时可有上腹部轻压痛。

四、实验室及其他检查

（一）胃液分析

测定基础胃液分泌量（BAO）及增大组织胺或五肽胃泌素后测定量大泌酸量（MAO）和高峰泌酸量（PAO）以判断胃泌酸功能，有助于萎缩性胃炎的诊断及指导临床治疗。

（二）血清学检测

慢性萎缩性胃体炎血清胃泌素常中度升高，这是因胃酸缺乏不能抑制G细胞分泌之故。若病变严重，不但胃酸和胃蛋白酶原分泌减少，内因子分泌也减少，维生素B_{12}也下降；血清PCA常呈阳性（75%以上）。慢性胃窦胃炎时血清胃泌素下降，下降程度随G细胞破坏程度而定；血清PCA也有一定的阳性率（30%～40%）。

（三）胃肠X线钡餐检查

用气钡双重造影显示胃黏膜微细结构时，萎缩性胃炎可出现胃黏膜皱襞相对平坦、减少。

（四）胃镜和活组织检查

胃镜和活组织检查是诊断慢性胃炎的主要方法。浅表性胃炎常以胃窦部最为明显，胃黏膜表面黏液增多，有灰白色或黄白色渗出物，病变处黏膜红白相间或花斑状，似麻疹样改变，有时有糜烂。萎缩性胃炎的黏膜多呈苍白或灰白色，亦可呈红白相间，白区凹陷；黏膜皱襞变细或平坦，由于黏膜变薄可透见紫蓝色黏膜下血管；病变可弥漫或主要在胃窦部，如伴有增生性改变者，黏膜表面颗粒状或结节状。

（五）幽门螺杆菌检测

可先置一标本于含酚红的尿素液中作尿素酶试验，阳性者于30～60分钟内试液变成粉红色；另一标本置特殊的培养液中，在微氧环境下培养；再一标本制作成切片，以 HE 或 Warthin-Starry 或 Giemsa 染色，切片上可见在黏膜层中有成堆形态微弯的杆菌，呈鱼贯状排列。

五、诊断与鉴别诊断

慢性胃炎症状无特异性，体征很少，X 线检查一般只有助于排除其他胃部疾病，故确诊要靠胃镜检查及胃黏膜活组织检查。在我国有 50%～80% 患者在胃黏膜中可找到幽门螺杆菌。本病应与胃癌、消化性溃疡、慢性胆道疾病、肝炎、肝癌及胰腺疾病相鉴别。

六、治　　疗

大部分浅表性胃炎可逆转，少部分可转化为萎缩性胃炎。萎缩性胃炎随年龄逐渐加重，但轻症亦可逆转。因此，对慢性胃炎治疗应及早从浅表性胃炎开始，对萎缩性胃炎也应坚持治疗。

（一）消除病因

祛除各种可能致病的因素，如避免进食对胃黏膜有强刺激的食品及药品，戒烟忌酒。注意饮食卫生，防止暴饮暴食。积极治疗口、鼻、咽部的慢性疾患。加强锻炼提高身体素质。

（二）药物治疗

疼痛发作时可用阿托品、溴丙胺太林、颠茄合剂、哌吡氮平等。胃酸增高可用西咪替丁、雷尼替丁、氢氧化铝等。胃酸缺乏或无酸者可给予 1% 稀盐酸或胃蛋白酶合剂，伴有消化不良者可加用胰酶片、多酶片等助消化药。胃黏膜活检发现幽门螺杆菌者加服抗生素，如链霉素、四环素、土霉素、庆大霉素、呋喃唑酮、卡那霉素、新霉素等。猴头菌片含多糖、多肽类物质可以应用，也可用甘珀酸。胆汁反流明显者可用甲氧氯普胺和多潘立酮以增强胃窦部蠕动，减少胆汁反流。考来烯胺、硫糖铝可与胆汁酸结合，减轻症状。缺铁性贫血患者可口服硫酸亚铁或肌内注射右旋糖酐铁。

（三）手术治疗

慢性萎缩性胃炎伴重度异型增生在目前多认为系癌前病变，有人主张应考虑手术治疗。

小　　结

慢性胃炎的常见原因有急性胃炎的遗患、刺激性食物和药物、十二指肠液的反流、免疫因素及幽门螺杆菌感染等。浅表性胃炎可有慢性不规则的上腹隐痛、腹胀、嗳气等；萎缩性胃炎的胃体胃炎一般消化道症状较少，有时可出现明显厌食、体重减轻、舌炎、舌乳头萎缩，可伴有贫血；胃窦炎胃炎症状较明显。治疗时注意消除病因，对症药物治疗，慢性萎缩性胃炎伴重度异型增生应考虑手术治疗。

第 2 节　消化性溃疡

学习目标

1. 掌握消化性溃疡的病因、临床表现、并发症和治疗
2. 理解消化性溃疡的实验室检查和诊断与鉴别诊断
3. 了解消化性溃疡的发病机制、病理和预防

案例 8-2

患者,男性,34 岁,农民,因间断上腹痛 6 年、加重 4 天来诊。患者自 6 年前开始间断出现上腹胀痛,空腹时明显,进食后可自行缓解,有时夜间痛醒,有嗳气和反酸,常因进食不当或生气诱发,每年冬春季节易发病。体格检查:上腹中有压痛。胃镜:十二指肠球部溃疡,幽门螺杆菌(Hp)阳性。

思考题:

1. 该患者如何诊断?
2. 该患者应该如何治疗?

消化性溃疡(pepticulcer),因溃疡的形成和发展与胃液中胃酸和胃蛋白酶的消化作用有关,故由此而得名。它发生在与胃酸接触的部位如胃和十二指肠,也可发生于食管下段,胃空肠吻合口附近及 Meckel 憩室。95%~99% 的消化溃疡发生在胃或十二指肠,故又分别称为胃溃疡或十二指肠溃疡。

胃溃疡和十二指肠溃疡在发病情况、发病机制、临床表现和治疗等方面存在若干不同点,但这些差异是否足以把两者区分为两个独立的疾病,尚有争论。鉴于两者有不少共性,诸如溃疡的形成均由于自身消化,病理基本类似,临床表现、并发症和治疗上亦多雷同,因此一并论述、同时提出各有关特点。

知识链接　　**幽门螺杆菌感染的检查方法**

1. 细菌的直接检查　通过胃镜检查钳取胃黏膜作直接涂片、染色,组织切片染色及细菌培养来检测 HP。其中胃黏膜细菌培养是诊断 HP 最可靠的方法,同时又能进行药物敏感试验,指导临床选用药物。

2. 尿毒酶检查　①胃活检组织尿毒酶试验;②呼吸试验;③胃液尿素或尿素氮测定;④15N-尿素试验。

3. 免疫学检测　补体结合试验、凝集试验、被动血凝测定、免疫印迹技术和酶联合吸附测定(ELISA)等。

4. 聚合酶链反应技术　慢性胃炎患者 HP 的检出率很高,50%~80%。

一、病因与发病机制

消化性溃疡的发病机制较为复杂,迄今尚未完全阐明。概括起来,本病是胃、十二指肠局部黏膜损害(致溃疡)因素和黏膜保护(黏膜屏障)因素之间失去平衡所致,当损害因素增强或保护因素削弱时,就可出现溃疡,这是溃疡发生的基本原理。

目前认为,消化性溃疡是一种多病因疾病。各种与发病有关的因素如胃酸、胃蛋白酶、感染、遗传、体质、环境、饮食、生活习惯、神经精神因素等,通过不同途径或机制,导致上述侵袭作用增强和或防护机制减弱,均可促发溃疡发生。

1. 幽门螺杆菌(H. pylori)　系致消化性溃疡的重要因素之一。在胃及十二指肠溃疡相邻近之黏膜中常可检出幽门螺杆菌。目前虽无此菌形成溃疡的直接证据,但通过临床观察其所致黏膜炎症及抗生素药物治疗有效,说明可能间接参与溃疡的发生。

2. 胃酸-胃蛋白酶的侵袭作用　尤其是胃酸的作用,在溃疡形成中占主要地位。实验及临床证明,持续性胃酸分泌过多,可以引起消化性溃疡。

3. 药物　如阿司匹林、吲哚美辛、利血平、肾上腺皮质激素等,如前所述或通过削弱黏膜屏障,或增加胃酸分泌等各种机制可促进溃疡发生。

4. 其他因素

(1) 遗传:不少调查显示胃溃疡及十二指肠溃疡患者的亲属中,本病发病率高于一般人群。O 型血人群的十二指肠溃疡或幽门区胃溃疡发病率高于其他血型。

(2) 吸烟:在吸烟的人群中,消化性溃疡发病率显著高于不吸烟者,其溃疡愈合过程延缓,复发率显著增高,以上与吸烟量及时间呈正相关性。

(3) 神经精神因素:在病因调查中发现,持续、过度的精神紧张、劳累、情绪激动等神经精神因素常是十二指肠溃疡的发生和复发的重要因素。

二、病　　理

胃溃疡多位于胃小弯侧及幽门前区,有时也可发生在小弯上端或贲门,偶见于大弯,亦可位于幽门管。十二指肠溃疡多位于球部,前壁较后壁常见,偶位于球部以下十二指肠乳头以上,称球后溃疡。

溃疡一般为单发,少数可有 2 个以上,称多发性溃疡;十二指肠前后壁有一对溃疡者,称对吻溃疡;胃和十二指肠同时有溃疡者称为复合性溃疡。典型溃疡呈圆形或椭圆形,边缘整齐,急性活动期充血水肿明显,有炎细胞浸润及肉芽形成。溃疡深度不一,深者可达肌层,溃疡底部洁净,覆有灰白渗出物,溃疡进一步发展,基底部的血管,特别是动脉受侵袭时,可并发出血,甚至大量出血。当溃疡向深层侵袭可穿透浆膜引起穿孔。溃疡愈合过程中(称愈合期),边缘充血,水肿减轻,上皮细胞再生,溃疡逐渐缩小变浅,溃疡完全愈合,一般需 4 ~ 8 周,最短者 2 周左右,最长者 12 周以上。愈合后常留有瘢痕(称瘢痕期)。

三、临床表现

多数消化性溃疡患者具有典型临床表现。症状主要特点是:慢性、周期性、节律性上腹痛,体征不明显。部分患者(10% ~ 15%)平时缺乏典型临床表现。而以大出血、急性穿孔为其首发症状。

(一) 典型症状

慢性、周期性节律性上腹痛是典型消化性溃疡的主要症状。溃疡疼痛的特点如下。

(1) 慢性:除少数发病后就医较早的患者外,多数病程已长达几年、十几年或更长时间。

(2) 周期性:除少数(10% ~ 15%)患者在第一次发作后不再复发,大多数反复发作,病程中出现发作期与缓解期互相交替。发作期可达数周甚至数月,缓解期可长至数月或几年。

(3) 节律性:溃疡疼痛与胃酸刺激有关,临床上疼痛与饮食之间具有典型规律。胃溃疡疼痛多在餐后半小时出现,持续 1 ~ 2 小时,逐渐消失,直至下次进餐后重复上述规律。十二指肠溃疡疼痛多在餐后 2 ~ 3 小时出现,持续至下次进餐,进食或服用制酸剂后完全缓解。腹痛一般在午餐或晚餐前及晚间睡前或半夜出现,称空腹痛或夜间痛。

(4) 疼痛的部位:胃溃疡疼痛多位于剑突下正中或偏左,十二指肠溃疡位于上腹正中或偏右。

(5) 疼痛的性质与程度:溃疡疼痛的程度不一,其性质视患者的痛阈和个体差异而定。可描述为饥饿样不适感、钝痛、嗳气、压迫感、灼痛、剧痛和刺痛等。

(二) 其他胃肠道症状及全身症状

嗳气、反酸、胸骨后烧灼感、流涎、恶心、呕吐、便秘等可单独或伴疼痛出现。

四、并 发 症

(一) 大出血

大出血是消化性溃疡最常见的并发症,溃疡出血是急性上消化道出血的最常见原因。临床表现主要为呕血与黑便。全身症状取决于出血量和出血速度及患者的反应性。

(二) 幽门梗阻

十二指肠球部或幽门溃疡可引起反射性幽门痉挛或溃疡周围组织水肿、炎症等均可导致不同程度的暂时性幽门梗阻。

(三) 穿孔

急性穿孔是消化性溃疡最严重的并发症之一,内科治疗难以奏效,需考虑手术治疗。

(四) 癌变

少数胃溃疡可发生癌变,一般认为发生率很低,不超过 3% 。以下几点应提高警惕:①经积极内科治疗症状不见好转或溃疡迁延不愈者;②无并发症而疼痛节律性消失,对原有治疗有效药物失效;③体重减轻;④粪便隐血试验持续阳性者。

五、实验室检查

(一) X 线钡餐检查

X 线钡餐检查是重要方法之一。溃疡的 X 线征象有直接和间接两种,龛影是溃疡的征象。间接征象多系溃疡周围的炎症、痉挛或瘢痕引起,钡餐检查时可见局部变形、激惹、痉挛性切迹及局部压痛点。

(二) 内镜检查

纤维及电子胃镜、十二指肠镜不仅可清晰、直接观察胃、十二指肠黏膜变化及溃疡大小、形态,还可直视下刷取细胞或钳取组织做病理检查。对消化性溃疡可作出准确诊断及良恶性溃疡的鉴别诊断等。

(三) 胃液分析

胃溃疡患者的胃酸分泌正常或稍低于正常,十二指肠溃疡患者则多增高。

(四) 粪便隐血检查

溃疡活动期,粪便隐血试验阳性,经积极治疗,多在 1 ~ 2 周内阴转。

六、诊断与鉴别诊断

依据本病慢性病程、周期性发作及节律性上腹痛等典型表现,一般可作出初步诊断。消化性溃疡的确定诊断,尤其是症状不典型者,需通过钡餐 X 线或内镜检查才能建立。

但也需要与慢性胃炎、十二指肠炎、胃泌素瘤、胃癌、钩虫病、胃黏膜脱垂症、胆囊炎及胆石症等疾病相鉴别。

七、治 疗

消化性溃疡治疗的目标是消除症状,促进愈合,预防复发及防治并发症。治疗原则需注意整体治疗与局部治疗相结合,发作期治疗与巩固治疗相结合。具体措施如下。

(一) 一般治疗

饮食要定时,进食不宜太快,避免过饱过饥,还应避免粗糙、过冷过热和刺激性大的食物如香料、浓茶、咖啡等。戒酒及戒烟亦为治疗的一部分。禁用能损伤胃黏膜的非甾体抗炎药如阿司匹林、吲哚美辛、保泰松等。精神紧张、情绪波动时可用安定类药物如延胡索乙素、氯氮䓬、地西泮或多塞平等,以稳定情绪,解除焦虑。

(二) 药物治疗

1. 抗酸剂 能结合或中和胃酸,减少氢离子的逆向弥散并降低胃蛋白酶的活性,缓解疼痛,促进溃疡愈合。

常用的抗酸剂有可溶性和不可溶性两类。可溶性抗酸药主要为碳酸氢钠,能迅速中和胃中过剩的胃液,减轻疼痛,但作用时间较短;不溶性抗酸剂有碳酸钙、氧化镁、氢氧化镁、氢氧化铝或凝胶剂、次碳酸铋等。

2. 抗胆碱能药 药物能抑制迷走神经及壁细胞乙酰胆碱受体,从而抑制胃酸分泌,解除平滑肌和血管痉挛,有利于止痛及改善局部营养。抗胆碱能药物甚多,较常用的有:颠茄(浸膏 10~30mg,酊剂 0.5~1.0ml)、阿托品、山莨菪碱、溴丙胺太林等。

3. H_2 受体拮抗剂 消化性溃疡治疗上第一次变革的标志。其能与壁细胞 H_2 受体竞争结合,阻断组胺兴奋壁细胞的泌酸作用,是强有力的胃酸分泌抑制剂。目前常用的有两种:甲氰米胍 800mg qd 或 400mg bid 和雷尼替丁。

4. 质子泵阻滞剂 其作用为抑制壁细胞分泌面的 H^+-K^+-ATP 酶,即质子泵,从而阻断了胃酸的分泌。抑酸作用比 H_2 受体拮抗剂更强且作用持久,常用药物有奥美拉唑 20mg qd 等。

5. 胃泌素受体拮抗剂 丙谷胺是异谷氨酸的衍生物,有抑制胃酸分泌作用,本药分子结构与胃泌素末端相似,故认为其抑制胃酸作用主要是竞争阻断壁细胞的胃泌素受体。

6. 加强保护因素的药物 可形成一层保护膜覆盖溃疡面而促进其愈合。常用的有硫糖铝 1g qid、三钾二枸橼络合铋 120mg qid 和甘珀酸等。

7. 抗菌药物 由于幽门螺杆菌与消化性溃疡的发病可能有关,枸橼酸铋钾所含之铋具有杀灭幽门螺杆菌的作用,也可加服抗菌剂如四环素、链霉素、庆大霉素和呋喃唑酮等。奥美拉唑 40mg/d+克拉霉素 500~1000mg/d+阿莫西林 2000mg/d,是首选的治疗方法。可提高溃疡的治愈率,降低复发率。

(三) 手术治疗

绝大多数消化性溃疡经内科治疗后可以愈合,因此决定手术应取慎重态度。一般手术指征为:经过严格内科治疗不愈的顽固性溃疡,胃溃疡疑是恶变者或有严重并发症内科治疗不能奏效者。

八、预　　防

注意精神情绪调节,锻炼身体,增强体质。养成良好的生活饮食习惯,节制烟酒,避免暴饮暴食及刺激性药物和食物,注意生活规律,劳逸结合,避免各种诱发因素。

小　　结

幽门螺杆菌、胃酸-胃蛋白酶的侵袭作用、某些药物影响、遗传、吸烟和神经精神因素等是引起消化性溃疡的病因。慢性、周期性和节律性上腹痛是典型消化性溃疡的主要症状。胃溃疡疼痛多在餐后半小时出现,持续 1~2 小时,逐渐消失。十二指肠溃疡多为空腹痛或夜间痛,疼痛多在餐后2～3小时出现,持续至下次进餐,进食或服用制酸剂后完全缓解。治疗时应注意是否存在幽门螺杆菌感染,如果有,需要使用抗菌联合疗法,提高疗效。部分疑有恶变可能的患者可采用手术治疗。

第3节 肝 硬 化

学习目标

1. 掌握肝硬化的病因、临床表现和并发症
2. 理解肝硬化的治疗和诊断与鉴别诊断
3. 了解肝硬化的发病机制

案例8-3

患者,男性,43岁,间歇性乏力,纳差2年,呕血黑便4天,昏睡不醒1天入院,呕出咖啡色液体约1800ml,柏油样黑便约700g,既往有乙肝病史。体格检查:体温38.9度,脉搏15次/分,血压75/45mmHg,肝病面容,颈部可见蜘蛛痣,四肢湿冷,心率120次/分,腹壁静脉可见曲张,肝脏未及,脾肋下5cm,腹水征阳性。

思考题:

1. 该患者可能的诊断是什么?
2. 该患者的主要治疗原则是什么?

肝硬化(cirrhosis of liver)是一种常见的由不同病因引起的慢性、进行性、弥漫性病变。常见的病因如病毒性肝炎、慢性乙醇中毒、血吸虫病、心源性疾病、自身免疫性疾病等,其病理特点为广泛的肝细胞变性坏死、纤维组织增生、假小叶形成、肝脏逐渐变形变硬而成为肝硬化。临床上早期可无症状,后期可出现肝功能衰退和门静脉高压的种种表现。

知识链接 **肝硬化患者的饮食调护**

肝硬化患者应以低脂肪、高蛋白、高维生素和易于消化饮食为宜。做到定时、定量、有节制。早期可多吃豆制品、水果、新鲜蔬菜,适当进食糖类、鸡蛋、鱼类、瘦肉;当肝功能显著减退并有肝性脑病先兆时,应对蛋白质摄入适当控制,提倡低盐饮食或忌盐饮食。食盐每日摄入量不超过1.5g,饮水量在2000ml内,严重腹水时,食盐摄入量应控制在500mg以内,水摄入量在1000ml以内。应忌辛辣刺激之品和坚硬生冷食物,不宜进食过热食物以防并发出血。

一、病因与发病机制

引起肝硬化的原因很多,在国内以病毒性肝炎最为常见,在欧美国家则以酒精性肝炎最多见。

1. 病毒性肝炎 甲型和戊型肝炎一般不会引起肝硬化。慢性乙型与丙型、丁型肝炎易发展成肝硬化。急性乙型肝炎病毒感染者有10%～20%发生慢性肝炎,其中又有10%～20%发展为肝硬化。急性丙型肝炎约一半以上患者发展为慢性肝炎,其中10%～30%会发生肝硬化。丁型肝炎病毒依赖乙型肝炎病毒方能发生肝炎,有部分患者发展为肝硬化。

2. 慢性酒精中毒 近年来在我国有增加趋势。其发病机制主要是酒精中间代谢产物乙醛对肝脏的直接损害。长期大量饮酒导致肝细胞损害,发生脂肪变性、坏死、肝脏纤维化,严重者发生肝硬化。导致肝硬化的酒精剂量为:平均每日每千克体重超过1g,长期饮酒10年以上。

3. 寄生虫感染 血吸虫感染可导致血吸虫病,治疗不及时可发生肝硬化。

4. 胆汁淤积 长期慢性胆汁淤积,导致肝细胞炎症及胆小管反应,甚至出现坏死,形成胆汁性肝硬化。

5. 遗传和代谢疾病 由遗传性和代谢性的肝脏病变逐渐发展而成的肝硬化,称为代谢性肝硬化。例如,由铁代谢障碍引起的血色病、先天性铜代谢异常导致的肝豆状核变性。

6. 药物性或化学毒物因素 长期服用某些药物,如双醋酚汀、辛可芬、甲基多巴等可导致药物性肝炎,最后发展为肝硬化。长期接触某些化学毒物,如四氯化碳、砷、磷等可引起中毒性肝炎,发展为肝硬化。

此外,α-抗胰蛋白酶缺乏、糖原贮积病、酪氨酸代谢紊乱、慢性充血性心力衰竭、慢性缩窄性心包炎和各种病因引起的肝静脉阻塞综合征(Budd-Chiari 综合征),以及长期营养不良、营养失调等均可导致肝硬化的发生。

二、临床表现

肝硬化在临床上分为代偿期和失代偿期。

(一) 肝功能代偿期

症状较轻,常缺乏特征性,有乏力、食欲减退、恶心呕吐、消化不良、腹胀、右上腹不适、隐痛等症状。体检常常可见蜘蛛痣、肝掌、肝脾大。症状往往是间歇性的,常因过度劳累或伴发病而诱发,经过适当的休息和治疗可缓解。肝功能检查多在正常范围内或有轻度异常,部分患者可没有任何症状。

(二) 肝功能失代偿期

症状显著,主要为肝功能减退和门脉高压所致的两大类临床表现,并可有全身多系统症状。

1. 肝功能减退的临床表现

(1) 全身症状:主要有乏力、易疲倦、体力减退。少数患者可出现脸部色素沉着。

(2) 消化道症状:食纳减退、腹胀或伴便秘、腹泻或肝区隐痛,劳累后明显。

(3) 出血倾向及贫血:肝硬化患者容易出现牙龈出血,鼻腔出血,皮肤摩擦处有淤点、淤斑、血肿等,女性出现月经量过多或经期延长,或为外伤后出血不易止住等出血倾向。

(4) 内分泌失调:肝硬化时,由于肝功能减退,雌激素的灭活减少及雌激素分泌增加,导致血中雌激素增多,同时也抑制了雄性激素的产生;有些患者肾上腺皮质激素、促性腺激素分泌减少,导致男性患者乳房肿大、阴毛稀少,女性患者月经过少和闭经、不孕等内分泌失调表现。

2. 门脉高压症的临床表现 构成门脉高压症的三个临床表现为脾大、侧支循环的建立和开放、腹水,在临床上均有重要意义。尤其侧支循环的建立和开放对诊断具有特征性价值。

(1) 脾大:一般为中度肿大(是正常的 2 ~ 3 倍),有时为巨脾,并能出现左上腹不适及隐痛、胀满,伴有血白细胞、红细胞及血小板数量减少,称脾功能亢进。

(2) 侧支循环建立与开放:门静脉与体静脉之间有广泛的交通支(图 8-2),在门静脉高压时,为了使淤滞在门静脉系统的血液回流,这些交通支大量开放,经扩张或曲张的静脉与体循环的静脉发生吻合而建立侧支循环。主要有:①食管下段与胃底静脉曲张;②脐周围的上腹部皮下静脉曲张;③上痔静脉与中下痔静脉吻合形成痔核;④其他,如肝至膈的脐旁静脉、脾肾韧带和网膜中的静脉、腰静脉或后腹壁静脉等。

(3) 腹水:是肝硬化门脉高压最突出的临床表现,腹部隆起,感觉腹胀。提示肝病属晚期。

3. 肝脏触诊 肝脏大小硬度与平滑否,与肝内脂肪浸润的多少,肝细胞再生、纤维组织增生和收缩的情况有关。晚期肝脏缩小、坚硬、表面呈结节状。

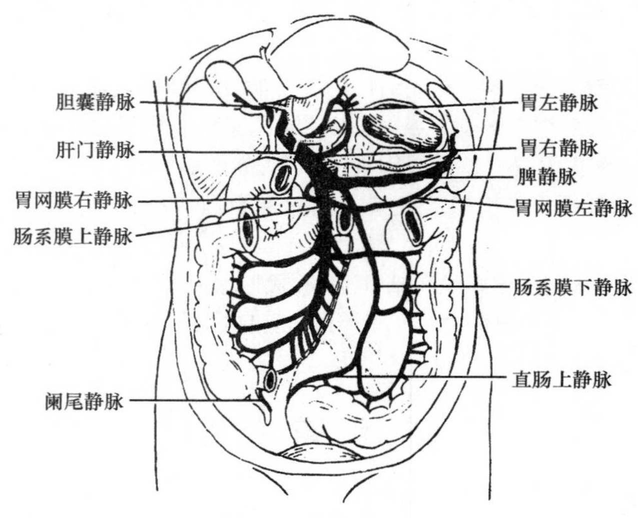

图 8-2 肝门静脉及其属支

三、并 发 症

(一) 肝性脑病

肝性脑病是常见的死亡原因,表现为精神错乱,定向力和理解力减退,嗜睡,终至昏迷。

(二) 上消化道大量出血

上消化道大量出血多是由于食管-胃底静脉曲张破裂,也可因消化性溃疡、门脉高压性胃黏膜病变、出血性胃炎等引起,常表现为呕血与黑便,出血量不多,可仅有黑便;大量出血,则可导致休克并诱发腹水和肝性脑病,甚至休克死亡。

(三) 感染

常见的是原发性腹膜炎,可表现为发热、腹痛与腹壁压痛和反跳痛,血白细胞可有增高,腹水混浊,腹水培养有细菌生长。

(四) 原发性肝癌

在出现短期内病情迅速发展与恶化,进行性肝大,无其他原因可解释的肝区痛,血性腹水,长期发热,甲胎蛋白(AFP)持续性或进行性增高,B 超、CT 等影像学检查发现肝内占位性病变者,应特别警惕肝癌的发生。

(五) 肝肾综合征

肝硬化合并顽固性腹水且未获恰当治疗时可出现肝肾综合征,其特点为少尿或无尿、氮质血症、低血钠与低尿钠。

四、诊断与鉴别诊断

失代偿期肝硬化,根据临床表现和有关检查常可作出诊断。对早期患者应仔细询问过去有无病毒性肝炎、血吸虫病、长期酗酒或营养失调等病史,注意检查肝脾情况,结合肝功能及其他必要的检查,方能确定诊断。肝硬化的主要诊断依据是:病毒性肝炎(乙型及丙型)史、血吸虫病、酗酒及营养失调史。肝脏可稍大,晚期常缩小、质地变硬、表面不平。肝功能减退。门静脉高压的临床表现。肝活检有假小叶形成。

肝硬化诊断时需注意与慢性肝炎、原发性肝癌、肝棘球蚴病、先天性肝囊肿及其并发症相鉴别。

五、治　　疗

目前,肝硬化的治疗以综合治疗为主。肝硬化早期以保养为主,防止病情进一步加重;失代偿期除了保肝、恢复肝功能外,还要积极防治并发症。一般来说,治疗如下。

(一) 合理饮食及营养

肝硬化患者合理饮食及营养,有利于恢复肝细胞功能,稳定病情。优质高蛋白饮食,可以减轻体内蛋白质分解,促进肝脏蛋白质的合成,维持蛋白质代谢平衡。如肝功能显著减退或有肝性脑病先兆时,应严格限制蛋白质食物。足够的糖类供应,既保护肝脏,又增强机体抵抗力,减少蛋白质分解。肝功能减退,脂肪代谢障碍,要求低脂肪饮食,否则易形成脂肪肝。高维生素及微量元素丰富的饮食,可以满足机体需要。

(二) 改善肝功能

肝功能中的氨基转移酶及胆红素异常增高提示肝细胞损害,应按照肝炎的治疗原则给予中西药结合治疗。合理应用维生素 C、B 族维生素、肌苷、水飞蓟宾、甘利欣、茵栀黄、黄芪、丹参、冬虫夏草、灵脂及猪苓多糖等药物。

(三) 抗肝纤维化治疗

近年国内研究,应用黄芪、丹参、促肝细胞生长素等药物治疗肝纤维化和早期肝硬化,取得较好效果。青霉胺疗效不肯定,不良反应多,多不主张应用,秋水仙素 1mg/d 分 2 次服,每周服药 5 天。抗肝纤维化有一定效果。

(四) 积极防治并发症

肝硬化失代偿期并发症较多,可导致严重后果。对于食管胃底静脉曲张、腹水、肝性脑病、感染等并发症,根据患者的具体情况,选择行之有效的方法。

(五) 外科治疗

腹腔-颈静脉引流(Leveen 引流术)是外科治疗血吸虫病性肝纤维化的有效方法之一,通过引流以增加有效血容量、改善肾血流量、补充蛋白质等。门脉高压和脾功能亢进也常用各种分流术和脾切除术的手术治疗。

小　　结

引起肝硬化的原因很多,在国内主要是病毒性肝炎,欧美国家则以酒精性肝炎最多见。临床上分为肝功能代偿期和失代偿期。代偿期症状较轻,常缺乏特征性。失代偿期,症状显著,主要为肝功能减退和门脉高压所致的两类临床表现,并可有全身多系统症状。治疗以综合治疗为主。早期应注意保养,防止病情进一步加重;失代偿期除了保肝、恢复肝功能外,还要积极防治并发症。

第 4 节　胃　　癌

学习目标

1. 掌握胃癌的病因、临床表现和治疗方法
2. 理解胃癌的病理分型和诊断方法

案例 8-4

患者,男性,52 岁,上腹部隐痛不适 3 个月。进食后明显,伴饱胀感,食欲下降。近半月自觉乏力,体重较 3 个月前下降 5kg。近日大便色黑。既往:吸烟 19 年,19 支/天,其兄死于"消化道肿瘤"。体格检查:结膜甲床苍白。剑突下区域深压痛。辅助检查:Hb 96g/L,大便隐血(+)。胃镜:胃癌。

思考题:

1. 此患者的诊断是什么?
2. 此患者应该如何治疗?

胃癌(carcinoma of stomach)是源自胃黏膜上皮的恶性肿瘤,占消化道恶性肿瘤的首位,在人体肿瘤中处于第 3 位,可见胃癌是威胁人类健康的一种常见病。

胃癌的发病年龄符合于癌肿的一般规律,即大多数发生在中年以后,多见于 40 ~ 60 岁之间,平均年龄约为 50 岁,仅 5% 的患者年龄是在 30 岁以下。以性别而论,胃癌在男性较女性为常见,国外男女胃癌的发病比例不到 2 : 1,而我国胃癌男性患者远较女性患者为多,其比例为(3 ~ 4) : 1。

知识链接　　**胃癌术后倾倒综合征**

胃癌术后倾倒综合征发生是由于行胃切除后胃容量变小,食物在胃内存留的时间短,食物不是被充分消化后逐渐地向肠内输送,而是迅速地送到肠内。肠管为了尽快地将这大量食物加以消化吸收,就要大量分泌消化液。特别是作为主食的碳水化合物在肠道内可很快被吸收。由于在短时间内吸收大量的碳水化合物,机体就会出现血糖升高的现象,这是早期倾倒综合征发生的机制,患者表现为食后 30 分钟以内可有出汗、心慌、恶心、麻木、脸面发红、全身倦怠感、肠鸣、腹痛等症状。还有的患者则表现为饭后 2 ~ 3 个小时才出现冷汗、头晕、意识障碍等,这是晚期倾倒综合征的特点。其机制是血糖升高后,机体又会反应性地大量分泌胰岛素,继而又引起血糖值急剧降低的结果。

一、病　　因

胃癌的病因迄今尚未完全阐明。一般认为外界环境和饮食因素与胃癌的发生关系最为密切,人体还有某些利于胃癌发生的条件,也是不容忽视的。

(一) 遗传因素

一个家族中两个以上的成员患有胃癌的情况,这种好发胃癌的倾向提示有遗传因素的可能性。有资料报道胃癌患者的亲属中胃癌的发病率要比对照组高 4 倍。

(二) 地理环境因素

世界各国对胃癌流行病学方面的调查表明,不同地区和种族的胃癌发病率存在明显差异。这些差异可能与遗传和环境因素有关。

(三) 饮食因素

饮食因素对于胃癌发病的影响,已受到各国肿瘤研究工作者的重视。可能的饮食致癌因素为经常食用烟熏、烤炙食品(含苯并芘)或腌渍食品、酸菜(含 N-亚硝基化合物)。近年来的研究又提出了保护因素,如牛奶、动物蛋白、新鲜蔬菜和一些水果等。

(四) 其他疾病因素

1. 胃溃疡　从临床或病理学的研究中可以看到,胃溃疡与胃癌的发生存有一定关系。

2. 慢性胃炎　现已公认萎缩性胃炎是胃癌的一种前期病变,尤与胃息肉或肠腺化生同时存在时可能性更大。

3. 胃息肉　任何胃良性肿瘤都有恶变可能,而上皮性的腺瘤或息肉的恶变机会更多。在直径大于 2cm 的息肉中,癌的发生率增高。

4. 胃黏膜的肠上皮化生　系指胃的固有黏膜上皮转变为小肠上皮细胞的现象,重度的胃黏膜肠腺化生可视为一种癌前期病变。

二、病　　理

(一) 好发部位

胃癌的发病部位以幽门区最为常见,占全部胃癌的 50%～70%,早期向胃小弯蔓延,很少向十二指肠进展;其次为贲门和胃底部,约占 25%;发生在胃体以及全胃广泛浸润者则比较少见。

(二) 肉眼分型

1. 浅表型　属早期胃癌,指癌浸润局限于黏膜或黏膜下层,其中病变仅限于黏膜固有层的又称黏膜内癌(即原位癌)。

2. 肿块型　癌肿生长较慢,常形成菜花样肿块,突向胃腔,表面常有糜烂、溃疡和继发感染,基底较宽。病变较局限,向深层组织浸润和转移较晚,故预后较好。

3. 溃疡型　癌肿中央坏死,形成溃疡,边缘隆起,质硬,基底不平。浸润较广,转移也早,故预后较差。

4. 浸润型　癌细胞主要在胃壁内浸润,不呈现局部肿块。病变可累及胃的一部分或全部,胃壁增厚而僵硬,黏膜无溃疡。如胃壁全层被累及,则形成所谓"皮革样胃",胃腔缩窄。

5. 溃疡癌　为胃溃疡癌变,常先发生于溃疡周围黏膜,同时向四周和深部蔓延。

(三) 早期胃癌

早期胃癌指癌浸润达黏膜层或黏膜下层,而不论有无淋巴结转移,癌病灶在 10mm 内的称小胃癌,在 5mm 内的称微小胃癌。

(四) 组织学分类

可分为以下四类。①腺癌:最多见,癌细胞呈立方形或柱状,排列成腺管,称管状腺癌;有些向腺腔内突直呈乳头状结构,称乳头状腺癌。②黏液腺癌:瘤细胞多呈圆形,分散于黏液基质中,有的胞质内亦有大量黏液,多时呈印戒样细胞,称印戒细胞癌。③低分化癌:癌细胞形状不一,胞质少,核常呈异形性,很少有腺管。④未分化癌:细胞体积小,呈圆形,胞质少,核深染,细胞呈弥漫分布。

(五) 转移途径

1. 淋巴转移　此为最早、最多见的转移途径,最初多局限于胃大弯、胃小弯和胃周围的淋巴结,尔后至远处淋巴结如左上锁骨上淋巴结及腋下淋巴结等。

2. 直接蔓延　病变直接侵及邻近器官,如肝、脾、胰、横结肠等。

3. 血行扩散　癌细胞经门静脉转移至肝,并经肝静脉转移至肺、脑、骨骼等。

4. 腹腔内癌细胞种植　如癌细胞脱落种植于直肠周围及卵巢等。

早期胃癌多无症状或仅有轻微症状。当临床症状明显时,病变已属晚期。因此,要十分警惕胃癌的早期症状,以免延误诊治。

三、临床表现

(一) 早期表现

上腹不适是胃癌中最常见的初发症状,约 80% 患者有此表现,与消化不良相似。如发生腹痛，一般都较轻，且无规律性，进食后不能缓解。这些症状往往不被患者所重视，就医时也易被误认为胃炎或溃疡病。故中年患者如有下列情况，应给予进一步检查，以免漏诊：①既往无胃病史，但近期出现原因不明的上腹不适或疼痛，经治疗无效；②既往有胃溃疡病史，近期上腹痛的规律改变，且程度日趋加重。如症状有所缓解，但短期内又有发作者，也应考虑胃癌的可能性，及时行进一步检查。

近50%的胃癌患者都有明显食欲减退或食欲不振的症状，部分患者是因进食过多会引起腹胀或腹痛而自行限制进食的。原因不明的厌食和消瘦，很可能就是早期胃癌的初期症状，需要引起重视。

早期胃癌患者一般无明显的阳性体征。大多数患者除全身情况较弱外，仅在上腹部出现深压痛。

（二）中晚期表现

当胃癌发展扩大，尤其在浸润穿透浆膜而侵犯胰腺时，可出现持续性剧烈疼痛，并向腰背部放射。癌肿毒素的吸收，可使患者日益消瘦、乏力、贫血，最后表现为恶病质。

癌肿长大后，可出现梗阻症状，贲门或胃底癌引起下咽困难，胃窦癌引起幽门梗阻症状，腹部还可扪及肿块。癌肿表面形成溃疡时，则出现呕血和黑便。

四、实验室及其他检查

（一）血液检查

常有不同程度的贫血，红细胞沉降率增快。

（二）粪便隐血检查

多持续阳性。

（三）胃液检查

胃液可混有血液或呈咖啡色样沉渣。胃酸缺乏。乳酸浓度多增高。

（四）X线钡餐检查

X线钡餐检查为重要的诊断方法之一，气钡双重造影和多角度摄影可提高其阳性率。

（五）纤维胃镜检查

纤维胃镜检查是早期诊断的有效方法，活检结合细胞学检查可提高胃癌的诊断率。

五、诊　　断

若要早期发现微小胃癌和小胃癌，要建立普查制度。胃透视、内镜检查和活检是胃癌诊断的三个主要手段。

普查可取40岁以上高危人群为主要对象，方法为口服钡剂和发泡剂后进行胃的气钡双重造影，每人摄缩影片6～9张。

现用的纤维胃镜检查已几无盲区，诊断进展癌并无困难。在诊断早期癌时，应注意早期凹陷型癌需与愈合中的良性溃疡鉴别；在早期表面平坦型癌，黏膜仅有色泽改变，胃小凹和小沟消失，极易漏诊，必要时可借撒布靛胭脂进行对比染色以显示早期癌灶。

活检的目的在于从病理组织学上确定有无癌的存在，一般经内镜检查同时进行，准确而恰当的取材是提高诊断率的关键。溃疡型的标本取自溃疡边缘壁内侧，不要取坏死组织；隆起型的标本取自隆起处外侧面，凹陷型在中央取材。

在采取活检遇有困难的病例，可在纤维胃镜的直视下，用细胞诊断刷摩擦病灶采取细胞。也可采用洗涤法采取胃脱落细胞，进行检查。

六、治　　疗

胃癌治疗效果取决于是否能早期诊断，内科治疗只能减轻症状和支持治疗的作用。

（一）手术治疗

手术切除仍是目前根治早期胃癌的唯一方案，对早期胃体、窦部癌施行远端根治性胃次全切除，对胃底部癌则施行近端胃次全切除或全胃切除。

（二）化学疗法

由于收治病例均属晚期，胃癌手术治愈率只有 20%～40%，为了提高手术的疗效，可采用根治手术和化疗的综合疗法。对姑息性切除病例，术后更需较长期的化学疗法；对不能手术的晚期病例，化疗更是主要的治疗手段。除静脉给药外，目前临床上已在开展腹腔内化疗药物灌注方法，后者可使腹腔脏器内药物浓度较静脉中为高。

临床上决定化疗方案时，首先要考虑肿瘤的病理组织类型、部位、病期等因素。胃癌多属腺癌，常多选用 5-氟尿嘧啶（5-FU）600mg/m^2，静滴，第 1、2、5、6 周、丝裂霉素（MMC）10mg/m^2，静滴，第 1 周、阿霉素（ADM）30mg/m^2，静滴，第 1、5 周、司莫司汀（Me-CCNU）125mg/m^2，1 次/日，口服。如属早期胃癌而无淋巴结转移，并经彻底手术切除者，可不加化疗；晚期胃癌采用化疗为主，或系手术后辅助化疗，一般需持续 1/2～2 年，在术后 3～4 周开始。目前胃癌的化疗多采用联合方案，有效率达 40%，其中以 FAM 案的疗效最好（5-FU+ADM+MMC），总量以 5-FU 10g-MMC40mg 为一个疗程；ADM 的总共剂量不得超过 550mg，有心衰史者禁用，肝功能障碍者 ADM 用量减半。在用药期间应测肝肾功能、心电图和白细胞计数，如白细胞计数低于 3.0×10^9/L 和血小板计数低于 7 万者，应暂停用药。

（三）放射疗法

应用加速器进行治疗，有一定疗效。

（四）免疫疗法

用癌细胞制成的瘤苗及免疫增强剂，使患者对癌的特异性免疫能力提高，可用胃癌特异性转移因子、干扰素等。

（五）激光微波治疗

可经胃镜用氩激光及 Nd-YAG 激光或微波对胃癌进行治疗，有一定疗效。

（六）中医中药

以活血化淤、散结软坚、扶正为主，适用于化疗、放疗期或间歇期，减少化疗、放疗的不良反应及巩固疗效。

小　　结

胃癌主要与遗传、地理环境、饮食等因素有关。早期胃癌无明显阳性体征。大多仅在上腹部出现深压痛；中晚期胃癌尤其在浸润穿透浆膜而侵犯胰腺时，可出现持续性剧烈疼痛，并向腰背部放射。胃癌的治疗效果取决于是否能早期诊断，内科治疗只能减轻症状和支持治疗的作用。手术切除仍是目前根治早期胃癌的唯一方案。为了提高手术的疗效，可采用根治手术和化疗的综合疗法。此外还有放射疗法、免疫疗法、激光微波治疗和中医中药治疗等。

第 5 节　原发性肝癌

学习目标

1. 掌握原发性肝癌的定义、病因、临床表现、并发症和治疗
2. 理解原发性肝癌的发病机制和诊断
3. 了解原发性肝癌的病理类型

案例 8-5

患者,男性,42 岁,工人,右上腹疼半年,加重伴上腹部包块 1 个月。既往有乙型肝炎病史多年。

体格检查:巩膜轻度黄染。右上腹饱满,压痛。肝脏肿大肋下 5cm,边缘钝,质韧,有触痛。肝区叩痛。辅助检查:Hb 89g/L,AFP 880ng/ml,CEA 24mg/ml。B 超:肝右叶实质性占位性病变。

思考题:

1. 此患者的诊断是什么?
2. 此患者应该如何治疗?

原发性肝癌(primary carcinoma of the liver)是发生于肝细胞或肝内胆管细胞的恶性肿瘤。为我国常见恶性肿瘤之一。病死率在恶性肿瘤中居第 3 位,仅次于胃癌和食管癌。

知识链接

有关 AFP

“AFP”(alpha fetoprotein)的中文全称是“甲种胎儿球蛋白”,简称“甲胎蛋白”。其是人体在胚胎时期血液中含有的一种特殊蛋白,系肝细胞内粗面内网核糖颗粒所合成,胎儿出生后,血清 AFP 浓度下降,几个月至 1 年内降至正常,正常成人肝细胞失去合成 AFP 的能力,因此血清中含量极微(一般 $<20\mu g/L$),除肝细胞癌可显著升高外,妊娠、胚胎癌如睾丸癌、卵巢癌和极少数胃、胰、胆管、结肠直肠癌也可升高,但其绝对值不如肝细胞癌高。所以甲型胎儿蛋白是检测肝癌的肿瘤标记。慢性肝炎、肝硬化可有 AFP 的分子变异体,亦可有一过性升高。因此血清 AFP 检测结果必须结合临床症状与超声检查才有诊断意义。

一、病因与发病机制

(一) 病毒性肝炎与肝癌

乙型(HBV)、丙型(HCV)与丁型(HDV)病毒性肝炎与肝癌有关。尽管 HBV 与肝癌的关系已研究多年,目前仍仅是一些线索提示其与肝癌关系密切。

(二) 黄曲霉素毒素

自从 60 年代发现黄曲霉毒素以来,已一再在动物实验中证实黄曲霉毒素可诱发肝癌,但黄曲霉毒素与人类肝癌的关系主要来自流行病学的相关证据。我国资料提示肝癌高发于潮湿地带,尤其是食用玉米、花生多的地区。值得重视的是不少资料提示黄曲霉毒素与 HBV 有协同作用。

(三) 乙醇与肝癌

在西方国家,饮酒是慢性肝病病因中最主要因素,虽无研究表明乙醇与肝癌有直接关系,但乙醇确是肝癌易致因素。

(四) 饮水污染与肝癌

我国通过大量流行病学调查已一再发现饮水污染与肝癌的发生密切相关。在肝癌高发区,

如江苏省启东县和海门县、上海的南汇县、广西的扶绥县等均提示饮用宅沟水、塘水者其肝癌病死率明显高于饮用井水者，尤其饮用深井水者肝癌病死率最低。至于水中的致癌物质，目前尚未完全清楚。

二、病　　理

（一）大体分型

1. 巨块型　较多见，呈单独巨块或由多数结节融合而成的巨块，质硬，呈膨胀性生长，易液化、坏死及出血，故常出现肝破裂、腹腔内出血等并发症。

2. 结节型　最多见，有大小和数目不等的癌结节，结节多位于肝右叶，与周围肝组织的分界不如巨块型清楚，常伴有肝硬化。

3. 弥漫型　最少见，有米粒至黄豆大的癌结节散布全肝，肝大不显著，甚至反可缩小，患者往往因肝衰竭而死亡。

（二）组织分型

1. 肝细胞型　最为多见，癌细胞由肝细胞发展而来，呈多角形排列成巢状或索状，在巢或索间有丰富的血窦，而无间质成分。癌细胞核大、核仁明显、胞质丰富，有向血窦内生长的趋势。

2. 胆管细胞型　较少见，癌细胞由胆管上皮细胞发展而来，呈立方或柱状、排列成腺样，纤维组织较多，血窦较少。

3. 混合型　较少见，具有肝细胞和胆管细胞癌两种结构，或呈过渡形态，既不完全像肝细胞型，又不完全像胆管细胞型。

（三）浸润和转移

1. 肝内转移　肝癌最早在肝内转移，很容易侵犯门静脉及分支并形成瘤栓，脱落后在肝内引起多发性转移灶。如门静脉干支有瘤栓阻塞，可引起或加重原有门静脉高压。

2. 肝外转移

（1）血行转移：以肺转移率最高，因肝静脉中瘤栓延至下腔静脉，经右心到达肺动脉，在肺内形成转移灶。血行转移尚可引起胸、肾上腺、肾及骨等部位的转移。

（2）淋巴转移：局部转移至肝门淋巴结最为常见，也可转移至胰、脾、主动脉旁及锁骨上淋巴结。

（3）种植转移：少见，偶可种植在腹膜、横膈、胸腔等处。引起血性腹水、胸腔积液。女性可在卵巢形成较大的癌块。

三、临床表现

原发性肝癌早期缺乏典型症状，如不治疗，从症状出现到死亡，仅有半年的时间。如采用甲胎蛋白（AFP）与B超普查，可检出早期无症状和体征的病例，并可在症状出现前平均8个月作出诊断。为早期手术切除“小肝癌”和术后长期存活，提供了可能。

（一）症状

肝癌起病隐匿，早期多无症状，中晚期方才出现症状。

（1）腹痛：多在右上腹，也可在左上腹或下腹，为持续性钝痛。

（2）消瘦乏力，且呈进行性加重。

（3）上腹部发现包块。

（4）消化道症状：食欲减退、恶心、呕吐、腹胀、腹泻或便秘。

(5) 黄疸:可因胆管受压、阻塞引起梗阻性黄疸,也可因肿瘤大量破坏肝细胞而致肝细胞性黄疸。

(6) 发热:多为不明原因的低中度发热,有时可有高热。

(7) 肿瘤临近膈肌时,部分患者可有右肩痛。

(8) 转移灶及并发症症状。

(二) 体征

肝大,质硬,表面凸凹不平。部分患者(约有20%)在肝脏上方可听到肝动脉杂音。腹水、脾大、腹壁静脉曲张、慢性肝病体征等。

(三) 某些全身性综合征

某些全身性综合征是癌组织产生某些内分泌激素物质所引起,如低血糖症、红细胞增多症、类白血病反应和高钙血症等。

四、并　发　症

(一) 上消化道出血

因肝癌常伴有肝硬化、门静脉高压,而门静脉、肝静脉癌栓进一步加重门脉高压,故常引起食管中下段或胃底静脉曲张破裂出血。若肝细胞癌侵犯胆管可导致胆道出血,亦表现为呕血和黑便。

(二) 肝性脑病

肝性脑病约占死亡原因的1/3,常为肝癌终末期的表现。消化道出血、大量利尿剂、电解质紊乱及继发感染等常可诱发肝性脑病。

(三) 肝癌结节破裂出血

10%左右的肝癌患者因癌结节破裂致死,为肝癌最紧急而严重的并发症。癌结节破裂可局限于肝包膜下,有急骤疼痛,肝脏迅速增大,在局部可触及软包块,若破溃入腹腔则引起急性腹痛和腹膜刺激征。少量出血表现为血性腹水,大量出血则可导致休克甚至迅速死亡。

(四) 继发感染

原发性肝癌患者因长期消耗及卧床,抵抗力减弱,尤其在化疗或放疗之后白细胞降低时易并发各种感染:如肺炎、肠道感染、真菌感染和败血症等。

五、诊　　断

一旦肝癌出现了典型症状与体征,诊断并不困难,但往往已非早期。早期诊断是原发性肝癌获得早期治疗的前提,所以,凡是中年以上,特别是有肝病史患者,发现有肝癌早期非特异的临床表现,如上腹不适、腹痛、乏力、食欲不振和进行性肝大者应考虑肝癌的可能,要作详细的与肝癌临床有关的定性,定位等检查和观察。

(一) 甲胎蛋白测定

甲胎蛋白测定是用免疫方法测定产生的胚胎性抗原,为目前诊断肝细胞癌特异性最高的方法之一,对诊断肝细胞肝癌具有相对专一性。在排除肝炎、妊娠和生殖腺胚胎瘤的基础上,AFP检查诊断肝细胞癌的标准为:①AFP大于500μg/L持续4周;②AFP由低浓度逐渐升高不降;③AFP在200μg/L以上水平持续8周。

（二）血液酶学检查

肝癌患者血清中 γ-谷氨酰转肽酶、碱性磷酸酶和乳酸脱氢酶的同工酶等可高于正常，但由于缺乏特异性，多作为辅助诊断。

（三）超声检查

应用 B 型超声波检查，可显示肿瘤的大小、形态，所在部位以及肝静脉或门静脉内有无癌栓等，其诊断符合率可达 84%，能发现直径 2cm 或 2cm 以上的病变，是目前较好有定位价值的非侵入性检查方法。

（四）放射性核素肝扫描

应用金-198（^{198}Au），锝-99m（^{99m}Tc），碘-131（^{131}I），铟-113m（^{113m}In）等进行肝扫描，常可见肝大，失去正常的形态，占位病变处常为放射性稀疏或放射性缺损区，对肝癌诊断的阳性符合率为 85%～90%。

（五）CT 检查

CT 检查分辨率高，可检出直径 1.0cm 左右的早期肝癌，应用增强扫描有助于与血管瘤鉴别。对于肝癌的诊断符合率高达 90%。

（六）选择性腹腔动脉或肝动脉造影检查

对血管丰富的癌肿，有时可显示直径为 0.5～1cm 的占位病变，其诊断正确率高达 90%。可确定病变的部位、大小和分布，特别是对小肝癌的定位诊断是目前各种检查方法中最优者。

（七）X 线检查

腹部透视或平片可见肝脏阴影扩大。肝右叶的癌肿常可见右侧膈肌升高，活动受限或呈局限性隆起；位于肝左叶或巨大的肝癌，X 线钡餐检查可见胃和横结肠被推压现象。

肝穿刺行针吸细胞学检查有确定诊断意义，目前多采用在 B 型超声引导下行细针穿刺，有助于提高阳性率，但有导致出血、肿瘤破裂和针道转移等危险，对经过各种检查仍不能确定诊断，但又高度怀疑或已定性诊断为肝癌的患者，必要时应做剖腹探查。

与原发性肝癌需要鉴别的疾病有肝硬化、继发性肝癌、肝脓肿、肝棘球蚴病。此外，还须与肝脏邻近器官，如右肾、结肠肝曲、胃和胰腺等处的肿瘤相鉴别。

六、治　疗

（一）治疗原则

早期发现、早期诊断及早期治疗并根据不同病情发展阶段进行综合治疗，是提高疗效的关键；早期施行手术切除仍是最有效的治疗方法。对无法手术的中、晚期肝癌，可根据病情采用中医中药治疗、化疗、冷冻治疗和肝动脉栓塞化疗等。

（二）手术疗法

主要适应于直径小于 5cm 的“小肝癌”以及估计病变局限于一叶或半肝，无严重肝硬化，临床上无明显黄疸、腹水或远处转移，肝功能尚能代偿，全身情况及心、肺、肾功能正常者可进行手术探查或施行肝切除术。肝切除术式的选择应根据患者的全身情况、肝硬化程度、肿瘤大小和部位以及肝脏代偿功能等而定。癌肿局限于一个肝叶内，可作肝叶切除；已累及一叶或刚及邻近叶者，可伴半肝切除；如已累及半肝，但没有肝硬化者，可考虑作三叶切除。位于肝边缘区的肝癌，亦可根据肝硬化程度选用部分切除或局部切除。肝切除手术中一般至少要保留正常肝组织的 30% 或硬化肝组织的 50%，否则不易代偿。对伴有肝硬化的小肝癌，采用距肿瘤 2cm 以外切肝的根治性局部肝切除术，同样可获得满意的效果。

肝切除术后应注意预防处理继发性出血、胆瘘、腹腔内脓肿、脓胸、腹水和肝性脑病等并发症。

对于不能切除的肝癌，可根据具体情况，采用-196℃液氮冷冻固化。肝动脉内栓塞化疗，都有一定疗效。肝动脉栓塞化疗，可使肿瘤缩小，部分患者可因此而获得二期手术切除的机会。采用经股动脉插管超选择性肝动脉造影定位，行肝动脉栓塞化疗，具有可以反复多次施行的特点。

（三）中医中药疗法

中药治疗适用于所有的肝癌患者，包括与手术、化疗，放疗相结合，也可用于术后复发或晚期，肝功能代偿不良的患者。如中药羟喜树碱、斑蝥素，多依据病情辨证施治攻补兼施的方法。补法主要包括调理脾胃、养阴柔肝、补益气血等方药。攻法主要为活血化淤、软坚散结、清热解毒等方法。

（四）化学疗法

全身化疗主要配合肝癌手术切除后，经探查已不能切除者和弥漫型肝癌等使用。在有黄疸、腹水、肝功能代偿不全和全身衰竭时，一般不宜应用。化疗根据癌灶大小及患者情况，用小剂量长疗程或中剂量间歇疗法，选用两种或两种以上药物化疗，效果较好。临床常选用的药物如5-氟尿嘧啶，250mg 溶于5% 葡萄糖溶液，每日 1 次；或 500mg，每周 2～3 次，静脉滴注，疗程总量 8～10g，亦可口服，用量为每日 5mg 1kg 体重，分 4 次服。丝裂霉素，每次 4～6mg，每周 2 次，静脉滴注或注射，疗程总量 40～60mg，常与 5-氟尿嘧啶合并使用，另外，还有喜树碱、多柔比星等药物。

（五）放射治疗

对一般情况较好，肝功能无严重损害，无黄疸、腹水，无脾功能亢进和食管静脉曲张，癌块较局限，尚无远处转移而无法切除的患者，可采用放疗为主的综合治疗。临床应用深部 X 线，钴^{60}外照射治疗。

小　　结

原发性肝癌是发生于肝细胞或肝内胆管细胞的恶性肿瘤。其与病毒性肝炎关系密切。此外黄曲霉素毒素、乙醇和饮水污染都与肝癌的发生有关。肝癌起病隐匿，早期多无症状，中晚期方才出现典型症状。早期发现、早期诊断及早期治疗并根据不同病情发展阶段进行综合治疗，是提高疗效的关键；早期施行手术切除仍是最有效的治疗方法。

案例 8-1 分析提示

1. 根据患者临床表现和胃镜检查，可诊断为慢性萎缩性胃炎。
2. 治疗方法除消除病因外，主要使用药物对症治疗。如胃镜示有重度不典型增生，需采取手术治疗。

案例 8-2 分析提示

1. 根据患者空腹痛、反酸、嗳气及上腹中压痛等临床表现，结合胃镜结果，可诊断为十二指肠球部溃疡。
2. 治疗除一般治疗外，使用抗溃疡病药物治疗，Hp 阳性，采用奥美拉唑 40mg/d+克拉霉素 500～1000mg/d+阿莫西林 2000mg/d 联合疗法，另需定期复查，预防并发症的发生。

案例 8-3 分析提示

1. 根据患者临床表现，诊断如下：

肝硬化失代偿期

慢性乙型肝炎

上消化道出血：食管胃底静脉曲张破裂出血

肝性脑病

贫血

2. 治疗原则：合理饮食及营养、改善肝功能、抗肝纤维化治疗、积极防治并发症和外科治疗。

案例 8-4 分析提示

1. 根据患者临床表现，结合病史，胃镜检查结果，可诊断为胃癌。
2. 治疗应施开腹探查术，胃癌根治术加辅助化疗。

案例 8-5 分析提示

1. 根据患者临床表现和病史，结合 AFP 和 B 超结果，可诊断为原发性肝癌。
2. 治疗应选择手术治疗。

目标检测

一、名词解释

1. 异型增生　2. 萎缩性胃炎　3. AFP

二、填空题

1. 慢性胃炎分为________、________；萎缩性胃炎分为________、________。
2. 肝硬化的并发症有________、________、________、________、________。
3. 原发性肝癌是指________________________________。

三、选择题

【A 型题】

1. 目前认为，慢性胃炎最主要的病因是(　　)
   A. 幽门螺杆菌　B. 空肠弯曲菌
   C. 十二指肠液反流　D. 非甾体抗炎药物
   E. 食物不洁
2. 患者，女性，48 岁，间歇上腹隐痛，饱胀不适 6 年，体查无异常。胃镜检查胃窦黏膜稍苍白，变薄，可透见黏膜下紫蓝色血管网。最可能的诊断为(　　)
   A. 慢性浅表性胃炎　B. 慢性萎缩性胃炎
   C. 胃溃疡　D. 早期胃癌
   E. 贫血
3. 奥美拉唑的作用机制是(　　)
   A. 阻断 H_2 受体　B. 阻断 M 受体
   C. 阻断质子泵　D. 阻断胃泌素受体
   E. 阻断多巴胺受体
4. 被称为"质子泵抑制剂"的药物是(　　)
   A. 法莫替丁　B. 哌唑嗪
   C. 奥美拉唑　D. 硝苯地平
   E. 雷尼替丁
5. 下列药物中抑酸作用最强的药物是(　　)
   A. 西咪替丁　B. 哌仑西平
   C. 丙谷胺　D. 奥美拉唑
   E. 碳酸氢钠
6. 能迅速中和胃中过剩的胃液，减轻疼痛，但作用时间较短的药物是(　　)
   A. 雷尼替丁　B. 碳酸氢钠
   C. 普鲁卡因　D. 庆大霉素
   E. 氧化镁
7. 消化性溃疡治疗上第一次变革的标志是(　　)
   A. 抗酸药物　B. 抗胆碱能药物
   C. H_2 受体拮抗剂　D. 质子泵抑制剂
   E. 抗幽门螺杆菌治疗
8. 下面哪种药物本身对幽门螺杆菌有抑制作用(　　)
   A. 法莫替丁　B. 雷尼替丁
   C. 米索前列醇　D. 硫糖铝
   E. 奥美拉唑
9. 如果幽门螺杆菌阳性，首选的治疗方案是(　　)
   A. 奥美拉唑+克拉霉素+阿莫西林
   B. 奥美拉唑+克拉霉素+庆大霉素
   C. 奥美拉唑+庆大霉素+甲硝唑
   D. 铋剂+庆大霉素+甲硝唑
   E. 铋剂+克拉霉素+阿莫西林

10. 患者，女性，36岁，体检发现右肝后叶3cm×5cm肝癌，一般状况良好。首选的治疗措施是( )
    A. 以手术为主的综合治疗
    B. 化疗
    C. 肝动脉插管介入治疗
    D. 生物和免疫治疗
    E. 中医中药治疗
11. 下列哪项不是肝硬化门脉高压症的特征( )
    A. 腹壁静脉曲张　B. 腹水
    C. 食管静脉曲张　D. 脾大
    E. 肝病面容
12. 下列哪一项是诊断消化性溃疡的可靠依据( )
    A. 内镜检查
    B. X线气钡双重胃肠造影
    C. 幽门螺杆菌检测
    D. 血清胃泌素和胃液分析测定
    E. 上腹部周期性和节律性疼痛的病史
13. 患者，女性，50岁，既往无胃病史，近半年来，出现上腹痛，食欲减退，体重下降，一般状态较好，内镜发现胃角溃疡，约1.0cm×0.8cm，病理诊断为早期胃癌。首选的治疗方法是( )
    A. 内镜下切除　B. 手术治疗
    C. 介入动脉化疗　D. 内镜下局部化疗
    E. 免疫治疗

【B型题】

(第14~17题备选答案)

A. 硫糖铝　B. 阿托品
C. 枸橼酸铋钾　D. 法莫替丁
E. 米索前列醇

引起下述不良反应最常见的药物分别是

14. 便秘( )
15. 腹泻( )
16. 大便发黑( )
17. 口干( )
    A. 多为上腹正中或偏右节律性空腹疼痛
    B. 多为剑突下正中或偏左节律性餐后疼痛
    C. 上腹疼痛多在餐后发生，呕吐多见
    D. 上腹部持续性剧烈疼痛，放射至背部
    E. 右上腹节律性疼痛，夜间痛和背部痛多见且突出

(第18~22题备选答案)

18. 十二指肠球部溃疡( )
19. 幽门管溃疡( )
20. 胃溃疡( )
21. 球后溃疡( )
22. 穿透性溃疡( )

【X型题】

23. 以下哪些符合恶性溃疡的诊断条件( )
    A. 恶性溃疡好发在胃体小弯侧
    B. 大多数2~2.5cm
    C. X线造影时显示龛影突出于胃腔外
    D. 溃疡周围皱襞增粗和中断
    E. 在胃镜下显示溃疡不规则，周围隆起，底部污秽
24. 下列有关肝细胞癌的描述哪些是正确的( )
    A. 常经血道转移
    B. 常与周围肝组织分界明显
    C. 可呈腺管样结构
    D. 可成团块状结构
    E. 不会转移至胸腔、腹膜等处

四、问答题

1. 慢性胃炎的临床表现有哪些？
2. 消化性溃疡的治疗药物有哪些？
3. 肝硬化的临床表现是什么？治疗方法是什么？
4. 胃癌的病理改变和治疗方法有哪些？
5. 原发性肝癌的诊断依据有哪些？治疗方法有哪些？

(刘　冉)

第 9 章　泌尿系统常见病

泌尿系统由肾、输尿管、膀胱及尿道组成。其主要功能为生成和排泄尿液。肾脏对维持机体内环境的稳定起着重要的作用,如排泄机体的代谢产物,维持水、电解质和酸碱的平衡并分泌多种激素(图 9-1)。泌尿系统疾病与其他系统的疾病密切相关,本系统的疾病可引起其他器官的病变,而其他系统的疾病也可引起肾损害,因此泌尿系统疾病及功能紊乱对人体影响很大。本章主要介绍肾小球肾炎、尿路感染和肾衰竭。

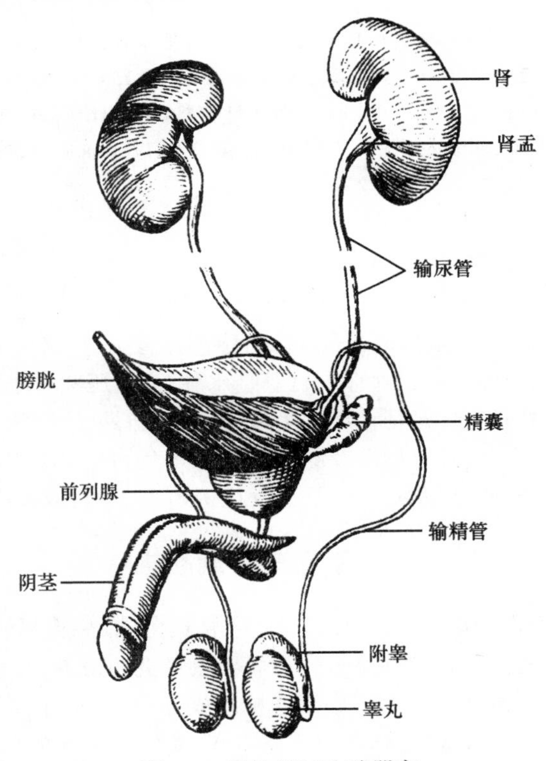

图 9-1　男性泌尿生殖器官

第 1 节　肾小球疾病概述

肾小球疾病是一组病因、发病机制、临床及病理表现不尽相同,但病变主要侵犯双侧肾小球的疾病,可分为原发性、继发性及遗传性。多数原发性肾小球疾病和继发性肾小球疾病都是免疫介导性炎症疾病,由免疫引起炎症导致肾小球损害。原发性肾小球肾炎(primary glomerulonephritis)最多见,多数病因不清,需除外继发性和遗传性肾小球疾病后才能诊断。

原发性肾小球肾炎临床分型可分为:①急性肾小球肾炎;②急进性肾小球肾炎;③慢性肾小球肾炎;④肾病综合征;⑤隐匿型肾小球肾炎(又称无症状性血尿或蛋白尿)。病理类型可分为:①轻微肾小球病变;②局灶性节段性病变;③弥漫性肾小球肾炎;④未分类的肾小球肾炎。肾小球疾病的临床与病理类型之间存在着一定的联系,但并无肯定的对应关系。实际上,一种病理类型可呈多种临床表现,而一种临床表现又可来自多种病理类型;因此,病理分型必须依靠肾活体组织检查才能确诊。

第2节 急性肾小球肾炎

学习目标

1. 掌握急性肾小球肾炎的临床表现和治疗原则
2. 理解急性肾小球肾炎的诊断
3. 了解急性肾小球肾炎的病因和发病机制

案例 9-1

患儿,女性,8 岁。因眼睑水肿、尿少 4 天入院。2 周前因受凉后,出现发热、咽痛、双侧扁桃体化脓,随后进行抗生素输液治疗,2 周后出现上述症状。体格检查:血压 130/90mmHg,眼睑水肿,双下肢水肿。实验室检查:尿常规示,红细胞(+),尿蛋白(++),红细胞管型 0~2/HPF;24 小时尿量 300ml;肾功能检查:尿素氮 11.5mmol/L(正常值<9mmol/L),肌酐 198μmol/L(<178μmol/L),均高于正常。B 超检查示双肾对称增大。

思考题:

1. 患儿可初步诊断为什么疾病?
2. 该患儿应该怎样治疗?

急性肾小球肾炎(acute glomerulonephritis)常简称急性肾炎,广义上是指一组病因及发病机制不一,但临床上表现为急性起病,以血尿、蛋白尿、水肿、高血压和肾小球滤过率下降为特点的肾小球疾病,也常称为急性肾炎综合征。绝大多数为链球菌感染后所致,其他如葡萄球菌、肺炎链球菌、伤寒杆菌、科萨奇病毒、流感病毒及腮腺炎病毒等均可引起急性肾炎,但较少见。多发生于儿童,年龄以 3~8 岁多见,2 岁以下罕见,男女比例约为 2∶1,成人亦可发病。

一、病因与发病机制

本病常发生于β-溶血性链球菌 A 组 12 型等“致肾炎菌株”感染后,常为上呼吸道感染(多见于扁桃体炎)或皮肤感染(多为脓疱疮)。感染后导致肾炎的机制,一般认为是机体对链球菌的某些抗原成分(如胞壁的 M 蛋白或胞质中某些抗原成分)产生抗体,形成循环免疫复合物,随血流到达肾脏,并沉积于肾小球基膜,继而激活补体,造成肾小球局部免疫病理损伤而致病。也有人认为链球菌中的某些阳离子抗原,先植入于肾小球基膜,通过原位免疫复合物方式致病。急性肾炎既可以通过循环免疫复合物沉积致病,又可以通过原位免疫复合物形成致病。肾小球内的免疫复合物导致补体激活、中性粒细胞及单核细胞浸润,导致肾脏病变。

二、病理变化

肾小球毛细血管的免疫性炎症导致内皮细胞和系膜细胞增生,使毛细血管腔狭窄、甚至闭塞;肾小球滤过率下降,出现少尿、无尿;由于对水和各种溶质的排泄减少,发生钠水潴留,出现水肿和高血压。免疫性炎症损害肾小球的滤过膜,出现血尿、蛋白尿和管型尿。

三、临床表现

本病在临床上表现轻重悬殊,轻者可为“亚临床型”,即除实验室检查异常外,并无具体临床表现;重者并发高血压脑病、严重循环充血和急性肾衰竭。本病有自愈倾向,常在数日内临床痊愈。

（一）前驱感染和间歇期

前驱病常为链球菌所致的上呼吸道感染，如急性化脓性扁桃体炎、咽峡炎、淋巴结炎、猩红热等。或是皮肤感染，包括脓疱病、疖肿等。由前驱感染至发病有无症状间歇期，为 1～3 周。

（二）典型病例的临床表现

急性起病，表现为水肿、血尿、高血压及程度不等的肾功能受损。

1. 尿的改变　起病时几乎都有血尿，多为镜下血尿，约半数患儿有肉眼血尿，酸性尿呈烟灰或棕红色，中性或碱性尿呈鲜红或洗肉水样。常伴程度不等的蛋白尿，一般为轻至中度。尿量减少，甚至出现少尿或无尿。

2. 水肿　是最常见的症状，是因肾小球滤过率降低、水钠潴留引起。典型表现为晨起眼睑肿，一般不重；重者波及全身，少数可伴胸腔积液和腹水。急性肾炎的水肿大多数压之不可凹陷。

3. 高血压　见于 30%～80% 的病例，系因水钠潴留、血容量扩大所致，一般为轻或中度增高，大多随利尿消肿后血压降至正常。

（三）临床并发症

急性期的并发症主要有严重的循环充血状态即心力衰竭、高血压脑病和急性肾衰竭。随着近年防治工作的加强其发生率及病死率已明显下降。

四、实验室检查

（一）尿常规

尿沉渣镜检均有红细胞增多，尿蛋白通常为+～++，还可见肾小管上皮细胞、白细胞、透明或颗粒管型。

（二）血常规

因血容量扩大，血液稀释所致，红细胞计数及血红蛋白可稍低。白细胞计数可正常或增高，此与原发感染病灶是否继续存在有关。红细胞沉降率多数轻度增快。

（三）肾功能检查

肾小球滤过率（GFR）呈不同程度下降，明显少尿时，血中尿素氮、肌酐含量增高。

（四）细胞学和血清学检查

急性肾炎发病后自咽部或皮肤感染灶培养出 β-溶血性链球菌的阳性率为 30% 左右，早期接受青霉素治疗者更不易检出。链球菌感染后可产生相应抗体，患者血清抗链球菌溶血素“O”滴度增高，可证实前驱的链球菌感染。

（五）血补体测定

绝大多数病例起病 2 周内血总补体及血清 C_3 明显下降，6～8 周后恢复正常，此规律性变化为本病的典型表现。

（六）其他检查

急性期可测得循环免疫复合物及冷球蛋白。某些典型病例与其他疾病鉴别困难时，如病后 3 个月仍持续有高血压、持续低补体血症或肾功能损害者，可做肾活体组织检查。

五、诊　　断

典型急性肾炎不难诊断，根据链球菌感染后，经 1～3 周无症状间歇期，出现水肿、高血压、血尿、蛋白尿，甚至少尿及氮质血症，血清补体 C_3 的动态变化即可明确诊断。

个别患者有以急性充血性心力衰竭或高血压脑病为起初症状，或病初只有水肿及高血压伴轻微或无尿常规改变，对不典型病例应详细询问病史，系统查体并结合实验室检查综合分析，才能避免误诊。

六、治　　疗

主要为休息和对症治疗，防治急性期并发症、保护肾功能，以利其自然恢复。不宜使用激素及细胞毒药物。

（一）一般治疗

急性期应卧床休息，通常需 2 ~ 3 周，待肉眼血尿消失、血压恢复、水肿减退即可逐步增加室内活动量。急性期宜限制盐、水、蛋白质的摄入，对有水肿、血压高者用无盐或低盐（每日 3g 以下）饮食，水肿较重伴有尿少者限水，对有氮质血症者限制蛋白质的摄入。

（二）感染灶的治疗

对仍有咽部、皮肤感染灶者应给予青霉素或其他敏感药物治疗 7 ~ 10 天。反复发作的慢性扁桃体炎，待病情稳定后应考虑作扁桃体摘除，术前、术后 2 周需注射青霉素。

（三）利尿剂的应用

急性肾炎时主要病理生理变化为水钠潴留、细胞外液量扩大，故利尿剂的应用不仅达到利尿消肿作用，且有助于防治并发症。凡经控制水、盐而仍尿少、水肿、血压高者均应给予利尿剂。常用噻嗪类利尿剂，必要时才予以襻利尿剂如呋塞米。一般不用保钾性和渗透性利尿剂。

（四）降压药的应用

凡经休息、限水盐、利尿而血压仍高者应给予降压药：首选钙通道阻滞剂如硝苯地平（心痛定），可配合 β 受体阻滞剂如阿替洛尔。无少尿和血钾不高者可使用血管紧张素转换酶抑制剂，如卡托普利。

（五）急性期并发症的治疗

1. 急性循环充血的治疗　重点应在纠正水钠潴留、恢复血容量，而不是应用加强心肌收缩力的洋地黄类药物。除应用利尿剂外，必要时加用酚妥拉明或硝普钠以减轻心脏前后负荷，经上述治疗仍未能控制者可行腹膜透析或血液滤过。

2. 高血压脑病的治疗　发生高血压脑病需紧急降压者可选用下列静脉用药：硝普钠静脉点滴。本药作用迅速，滴注后数 10 秒钟即见效，但维持时间短，停用后 3 ~ 5 分钟作用消失，应注意点滴速度、需新鲜配制、输液瓶应黑纸包裹避光。对持续抽搐者可应用地西泮，总量不超过 20mg，静脉注射，或采用其他止痉药。利尿剂有协助降压的效果，本症常伴脑水肿，宜采用速效有力的利尿剂。

（六）透析治疗

少数发生急性肾衰竭且有透析指征时，应及时予以透析治疗帮助患者渡过急性期。本病具有自愈倾向，肾功能多可逐渐恢复正常，故一般不需要长期维持透析。

（七）中医药治疗

中医认为急性肾炎是由风邪、湿热、疮毒内侵所致，影响肺、脾、肾三经的气化功能，故急性期以祛邪为主，治以清热利湿。

七、预　　后

本型肾炎多数预后良好，尤其以儿童链球菌感染后的肾炎预后更好，80%~90% 在数周或数月内痊愈；不到 1% 症状无改善，转化为急性肾衰竭；6%~18% 病例转化为慢性肾炎。成人患者预后较差，15%~50% 转为慢性。

第 3 节　慢性肾小球肾炎

学习目标

1. 掌握慢性肾小球肾炎的临床表现和治疗原则
2. 理解慢性肾小球肾炎的诊断
3. 了解慢性肾小球肾炎的病因和发病机制

案例 9-2

患者，女性，53 岁。因间断性眼睑水肿 4 年，血压持续性升高 3 年，多尿、夜尿 3 个月，尿量明显较少 5 天入院。自述 8 岁时曾患“肾炎”，经住院治疗痊愈。体格检查：血压 190/140mmHg。实验室检查：血红蛋白 70g/L；血肌酐 435mmol/L。入院后经抢救治疗，于第 7 天出现嗜睡及心包摩擦音，第 9 天出现昏迷，第 10 天死亡。

思考题：

试分析患者的死因是什么。

慢性肾小球肾炎（chronic glomerulonephritis）简称慢性肾炎，是指以血尿、蛋白尿、水肿、高血压为基本表现，病变进展缓慢，可有不同程度的肾功能减退的一组肾小球疾病。最终病情逐渐发展，可在患病数年至数十年后进入慢性肾衰竭。

一、病因与发病机制

仅少数的患者有较明确的急性肾炎史。大部分患者找不到明确的病因，目前认为慢性肾炎的发病是机体对致病原引起的免疫反应在肾脏造成非特异性炎症性损害。导致慢性肾炎病情起伏，迁延不愈的原因尚不清楚，它可能与感染长期存在或反复发生，导致机体内长期有抗原存在而引起持续性的免疫损害，以及患者本身存在某些免疫功能缺陷有关。

二、病 理 变 化

不同病因引起肾小球反复损伤最终引起部分肾小球玻璃样变性、硬化和纤维化，肾小管萎缩或消失，间质纤维化使肾小球相互靠拢。病变轻的肾单位出现代偿性改变，肾小球体积增大，肾小管扩张，腔内可出现各种管型。肉眼观察可见肾脏体积小而质硬，称固缩肾，是由于大量肾单位萎缩，间质结缔组织增生的结果。

三、临 床 表 现

慢性肾炎可发生于任何年龄，但以中青年多见，男性较多。大部分起病隐匿，临床表现多种多样，可有不同程度的肾功能减退，病情时轻时重，主要表现如下。

（一）一般表现

患者常诉乏力、疲倦、腰部酸痛、食欲不振等。

（二）水肿

程度轻重不一，轻者仅有晨起眼睑和面部水肿，重者有全身普遍性水肿，还可出现腹水、胸腔积液等。水肿虽然是慢性肾炎的主要临床表现，但水肿程度与肾脏病变的严重程度不成正比，不应作为判断病情的主要指标。

（三）高血压

多呈持续性增高，舒张压上升较显著，其血压常在 160～180/110～120mmHg 以上，常伴有头痛、眩晕、鼻出血及视力减退等。高血压持续存在也可引起动脉硬化、左心室肥厚并发心力衰竭，甚至出现脑出血等严重病变。

（四）尿的改变

尿的改变是慢性肾炎必有的表现。可出现多尿、夜尿和低相对密度尿，主要是由于大量肾单位结构破坏，功能丧失所致。血液流经残留肾单位时速度加快，肾小球滤过率增加，但肾小管重吸收功能有限，尿浓缩功能降低。血尿、蛋白尿、管形尿则较轻。

（五）贫血

与肾脏分泌促红细胞生成素减少，网织红细胞的分化、成熟、释放减少有关。

四、实验室检查

（一）尿常规

尿相对密度偏低，多在 1.020 以下，疾病晚期常固定在 1.010。尿蛋白微量至+++不等，尿中常有红细胞及管型（颗粒管型、透明管型）。急性发作期有明显血尿或肉眼血尿。

（二）血液检查

常有轻、中度正色素性贫血，红细胞、血红蛋白降低，红细胞沉降率增快，一般血清电解质无明显异常。

（三）肾功能检查

肾小球滤过率、内生肌酐清除率降低，血尿素氮及血肌酐升高。

（四）其他检查

肾 B 超显示肾脏大小正常或缩小，可有双肾皮质回声增强。

五、诊　　断

凡尿化验异常（蛋白尿、管型尿及血尿），水肿，高血压病史长达 1 年以上，伴或无肾功能损害均应考虑此病，注意排除遗传性肾病及继发性肾病的可能，临床上可诊断为慢性肾炎。

六、治　　疗

慢性肾炎的治疗应以防止或延缓肾功能进行性恶化、改善或缓解临床症状及防治严重合并症为主要目的，一般采用以下综合治疗措施。

（一）一般治疗

对有水肿、大量蛋白尿、血尿、高血压或肾功能不全者都应休息，避免剧烈活动。水肿和高血压明显者应给予低盐饮食；对血浆蛋白低且无氮质血症者，需予以高蛋白饮食；有氮质血症者，应给予低蛋白饮食。在治疗中应避免加重肾脏损害的因素（如感染、劳累、妊娠、肾毒性药物等）。

(二) 利尿

水肿较明显者可利尿消肿，常用氢氯噻嗪，在利尿的同时又有降压作用，其他如氨苯蝶啶、螺内酯、呋塞米、依他尼酸等均可选用。

(三) 高血压的处理

高血压对慢性肾炎的病情及预后影响极大，及时适当控制高血压是十分重要的环节。高血压患者应限盐(<3g/d)。对钠水潴留的容量依赖性高血压患者可选用噻嗪类利尿剂，如氢氯噻嗪。对肾素依赖性高血压则首选血管紧张素转化酶(ACE)抑制剂，如卡托普利；或血管紧张素Ⅱ受体阻滞剂，如氯沙坦；其次还可选用β受体阻滞剂，如普萘洛尔；还常用钙通道阻滞剂，如硝苯地平及血管扩张剂，如肼屈嗪。顽固性高血压可选用不同类型降压药物联合应用。

近年研究表明，ACE抑制剂具有降低血压，减少尿蛋白和延缓肾功能恶化的肾脏保护作用，但肾功能不全患者应用时要防治高血钾，血肌酐大于350μmol/L的非透析治疗患者则不宜再应用。

(四) 应用抗血小板药

大剂量双嘧达莫、小剂量阿司匹林有抗血小板聚集作用，以往有报道长期服用能延缓肾功能衰退。

(五) 中医中药治疗

可选用下列中草药或方剂治疗，如金钱草、板蓝根、败酱草、蒲公英、当归、丹参、桃仁、红花等，具有清热解毒、消肿利尿、活血化瘀等功效。

七、预　　后

慢性肾炎病情发展快慢与病因、病理类型、机体的反应性及医疗监护等条件有关。慢性肾炎可因医疗监护不当，反复急性发作，经2～3年即进入肾衰竭期，有些患者病情比较稳定，历经20～30年后才发展成肾衰竭。

第4节　肾病综合征

学习目标

1. 掌握肾病综合征的诊断标准和激素治疗方案
2. 理解肾病综合征的病理生理
3. 了解肾病综合征的常见病因

案例9-3

患者，男性，50岁。反复水肿、少尿3年。患者3年前无明显诱因开始出现水肿、少尿，就诊于当地医院，予以利尿消肿，糖皮质激素等治疗，但病情反复，水肿时轻时重。体检：双眼睑轻度水肿，双下肢踝关节处指压凹陷性水肿。实验室检查：尿常规，尿蛋白(+++)，白细胞2～4/HPF。红细胞沉降率98mm/h，血总蛋白39 g/L，血胆固醇11.55mmol/L，尿素氮13.56mmol/L。

思考题：

1. 患者的初步诊断是什么？依据有哪些？
2. 当地医院的治疗方案正确吗？

肾病综合征(nephrotic syndrome)是由多种病因引起的以大量蛋白尿、低蛋白血症、水肿、高脂血症为其临床特点的一组综合征。可分为原发性与继发性两大类。

一、病因及病理

可由多种不同病理类型的肾小球病所引起(表9-1)。

表9-1　肾病综合征的分类和常见病因

分类	儿童	青少年	中老年
原发性	微小病变型肾病	系膜增生性肾炎 系膜毛细血管性肾炎 局灶性节段性肾小球硬化	膜性肾病
继发性	过敏性紫癜肾炎 乙肝相关性肾炎 先天性肾病综合征	系统性红斑狼疮肾炎 过敏性紫癜肾炎 乙肝相关性肾炎	糖尿病肾病 肾淀粉样变性 骨髓瘤性肾病 淋巴瘤或实体肿瘤性肾病

二、病理生理

正常肾小球滤过膜由内皮细胞、基膜、脏层上皮细胞足突所组成,其中内皮细胞之间间隙较大,血浆中的物质一般除有形成分以及纤维蛋白原外,均能通过。基膜较致密,其中有大小不等的两种孔径存在。上皮细胞足突紧接基膜外层疏松层,在足突表面有一由糖蛋白组成的薄膜,中有空隙,其中大小可容小分子蛋白如运铁蛋白、溶菌酶等透过。正常情况下滤过的小分子蛋白在肾近曲小管被吸收,白蛋白亦有少量从大孔中漏出。上述结构组成对蛋白过滤起屏障作用。

(一)大量蛋白尿

当肾小球的滤过膜作用受损时,对血浆蛋白的通透性增加,致使原尿中蛋白含量增多,当远超过近曲小管的重吸收量时,形成大量蛋白尿。尿蛋白量>3.5g/d,这是诊断本病最主要的条件。

(二)血浆蛋白降低

大量蛋白从尿中漏出,是造成血浆蛋白降低的重要原因;同时原尿中部分白蛋白在近曲小管上皮细胞被分解,肝脏合成白蛋白的不足,患者胃肠道黏膜水肿导致饮食减退、蛋白质摄入不足、吸收不良或丢失,都是加重低蛋白血症的原因。一般血浆白蛋白<30g/L,多数为15~26g/L。

(三)水肿

血浆蛋白降低,尤其白蛋白的降低,引起血浆胶体渗透压降低,促使血管中液体向组织间隙渗出,是造成水肿的重要原因。另外组织水肿及有效血容量下降,还可通过肾素-血管紧张素系统,引起继发性醛固酮分泌和抗利尿激素增多,从而使肾小管重吸收钠水增加。

(四)高脂血症

其发生与肝脏合成脂蛋白增加,及脂蛋白分解和外周利用减弱所致,主要表现为高胆固醇、高三酰甘油血症、血清中极低密度脂蛋白和低密度脂蛋白浓度增加。

三、并　发　症

(一) 感染

感染为常见的并发症,与血浆蛋白低下、免疫功能紊乱及糖皮质激素治疗有关。常见的感染部位为呼吸道、泌尿道、皮肤等。在大剂量糖皮质激素使用下,如并发感染,感染的症状可被掩盖,必须加以注意。

(二) 血栓形成

血栓较易发生,由于血液浓缩(有效循环血量减少)及高脂血症造成血液黏稠度增高;肝代偿性合成蛋白增加,引起机体凝血、抗凝和纤溶系统失衡;糖皮质激素使用下,血液易发生高凝状态,也有利于血栓形成。以肾静脉血栓最为常见。

(三) 急性肾衰竭

肾病综合征患者可由于有效循环血量不足而致肾血流量下降,诱发肾前性氮质血症;少数病例可出现急性肾衰竭。

(四) 蛋白质及脂肪代谢紊乱

长期低蛋白血症可导致营养不良、小儿生长发育迟缓;免疫球蛋白减少导致机体免疫低下、易感染;内分泌结合蛋白不足可诱发内分泌紊乱;高脂血症可增加血液黏稠度等。

四、诊　　断

肾病综合征的诊断可依据:①尿蛋白超过3.5g/d;②血浆白蛋白少于30g/L;③水肿;④血脂升高。其中①②两项为诊断所必需。诊断包括三个方面:①确诊肾病综合征;②确认病因;③判断有无并发症。

五、治　　疗

(一) 一般治疗

严重水肿及低蛋白血症者应卧床休息,低盐(2~3g/d)饮食,控制入水量;并给予高蛋白饮食,成人每日60~80g。

(二) 利尿消肿

主要的利尿剂有以下几类:噻嗪类利尿剂,如氢氯噻嗪,长期服用应防止低钾、低钠血症;襻利尿剂,如呋塞米(速尿)需谨防低钠及低钾、低氯性碱中毒;保钾利尿剂,如氨苯蝶啶,长期服用需谨防高钾血症,对肾功能不全患者应慎用;渗透性利尿剂,低分子右旋糖酐配合呋塞米,常可获得良好效果。

(三) 糖皮质激素

可能是通过抑制炎症反应,抑制免疫反应,抑制醛固酮和抗利尿激素分泌,影响肾小球的通透性等作用而发挥利尿、消除尿蛋白的疗效。治疗方案一般为:起始足量、缓慢减药及长期维持服用半年至一年或更长。长期应用激素的患者易出现感染、尿糖、骨质疏松等不良反应,极少数病例还可能发生股骨头坏死,需加强监测,及时处理。

(四) 细胞毒药物

此类药物不良反应较大,一般只在糖皮质激素无效时应用。常用药物有环磷酰胺、氮芥、硫唑嘌呤等。主要不良反应为骨髓抑制及中毒性肝损害等。

(五) 中医药治疗

主张与激素及细胞毒药物联合应用。可给予健脾温肾的方剂(如真武汤)治疗;雷公藤总苷有降蛋白的作用,可配合激素应用,不良反应较大,用时要小心监护。

(六) 并发症治疗

一旦发生感染,应及时选用对致病菌敏感、强效且无肾毒性的抗生素积极治疗,有明确感染灶者应尽快去除。当血浆白蛋白浓度低于20 g/L时,提示高凝状态,即应开始预防性抗凝治疗,可给予肝素皮下注射。急性肾衰竭可予以血液透析治疗。高脂血症时选用降脂药物,如洛伐他汀、普伐他汀。

六、预　　后

肾病综合征预后的个体差异很大。微小病变型和轻度系膜增生性肾小球肾炎预后好,临床症状长期得不到控制者预后不良,存在并发症者预后差。

小　　结

肾小球肾炎是原发于肾小球的由抗原抗体反应引起免疫复合物沉积从而导致肾小球损伤的变态反应性炎症。急性肾小球肾炎主要是β型溶血性链球菌A组等"致肾炎菌株"感染后引起的,慢性肾小球肾炎大部分病因不清,主要的临床表现为尿的改变、水肿和高血压,治疗原则以对症支持为主;肾病综合征的诊断依据为①尿蛋白超过3.5g/d;②血浆白蛋白少于30g/L;③水肿;④血脂升高;除对症治疗外,可用糖皮质激素治疗。

第5节　尿路感染

学习目标

1. 掌握尿路感染的主要病因、感染途径和治疗方法
2. 理解尿路感染的临床表现和诊断

案例9-4

患者,女性,38岁。发热、腰痛、尿频、尿急、尿痛4天。体检:左侧肾区有叩击痛。实验室检查:尿中见白细胞管型。经抗菌药物治疗后痊愈。

思考题:

1. 患者的初步诊断是什么?
2. 如何选择有效的抗菌药物进行治疗?

尿路感染(urinary tract infection)是指病原体在机体内尿路中生长繁殖,侵犯尿路黏膜或组织而引起的尿路炎症。根据感染发生的部位不同,尿路感染分为上尿路感染(主要是肾盂肾炎)和下尿路感染(主要是膀胱炎、尿道炎)。很多微生物侵入尿路均可引起尿路感染,但本节所述的是由细菌感染引起的。尿路感染是常见的泌尿系疾病,多见于女性,其发病率为男性的9~10倍,发病率约占人口的2%。

一、病　　因

最常见的致病菌是肠道革兰阴性杆菌。其中以大肠埃希菌最常见，占尿路感染的 70% 以上，其他依次是变形杆菌、克雷伯杆菌、产气杆菌、粪链球菌、铜绿假单胞菌和葡萄球菌等。致病菌常为一种，极少数为两种以上细菌混合感染，厌氧菌感染罕见。

二、发病机制

(一) 感染途径

绝大多数尿路感染是由上行感染引起的，即细菌沿尿道上行至膀胱、输尿管直至肾脏引起感染。由于女性尿道口靠近肛门，且尿道短而宽，常被粪便污染，故易致病。细菌从身体内的感染灶侵入血流，到达肾脏引起肾盂肾炎，称为血行感染，较为少见，多为金黄色葡萄球菌败血症所致(图 9-2)。

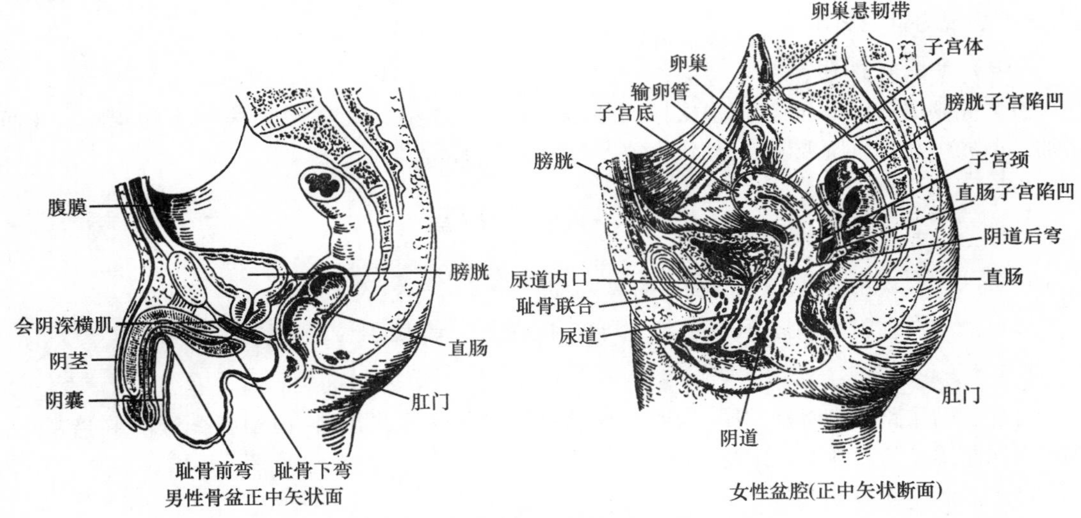

图 9-2　女性易获尿路感染的解剖示意图

(二) 易感因素

在各种易患因素的影响下，尿路抵抗力会削弱，容易发生尿路感染：①尿路梗阻是诱发尿路感染的重要原因，由于结石、肿瘤、尿道狭窄、前列腺增生等原因，出现尿流不畅，细菌不易由膀胱排出而大量繁殖，易发生感染。②尿路畸形或功能缺陷，如肾脏发育不全、多囊肾或膀胱输尿管反流等，都易发生感染。③医疗器械的使用，导尿和行泌尿道器械检查，会损伤尿道黏膜，还可将尿道口的细菌直接带入膀胱。④尿道内或尿道口周围有炎症病灶，如妇科炎症、细菌性前列腺炎等均可引起尿路感染。⑤机体免疫力下降，如长期卧床的严重慢性病、长期使用免疫抑制剂、糖尿病等，易发生尿路感染。

三、临床表现

(一) 膀胱炎、尿道炎

起病急骤，常于劳累、受凉、长期憋尿、性生活后发病。一般无明显的全身感染症状，主要表现为尿频、尿急、尿痛及耻骨弓上不适等,常伴有白细胞尿,偶有血尿。

(二) 急性肾盂肾炎

发病急,有寒战、高热、头痛、恶心、呕吐、白细胞增高等全身感染症状,尿路刺激征表现为尿频、尿急、尿痛,还可有腰部疼痛,肋脊点常有明显压痛或叩击痛,一般无高血压和氮质血症。致病菌多为大肠埃希菌。肾浓缩功能可下降,但治疗后可恢复正常。尿液检查,重者尿液外观浑浊,可见脓尿或血尿。

(三) 慢性肾盂肾炎

多数为急性肾盂肾炎未彻底治疗反复发作所致。若病史超过半年以上,检查中发现下述之一即可诊断为慢性肾盂肾炎:①在静脉肾盂造影中见到肾盂肾炎变形、狭窄;②肾外形凸凹不平,两肾大小不等;③肾小管功能有持续性损害。

症状较急性期轻,有时可表现为无症状性菌尿。半数以上患者有急性肾盂肾炎既往史,但比急性轻微。肾损害进展时,可有肾小管功能损害,如浓缩功能减退表现为低渗、低相对密度尿,夜尿增多及肾小管性酸中毒等。发展至晚期,可出现肾小球功能损害,氮质血症直至尿毒症,还可表现为肾性高血压。

(四) 无症状性菌尿

患者无泌尿道感染症状,但多次尿细菌培养阳性。成年女性多见,其发生率随年龄增长而增加。菌尿可来自膀胱或肾脏,其致病菌多为大肠埃希菌。

四、实验室检查

(一) 尿常规检查

尿沉渣内白细胞增加显著,尿红细胞可增加,尿蛋白常为阴性或微量。

(二) 尿白细胞

有症状的尿路感染常有脓尿(白细胞尿),取清洁尿标本尿沉渣:白细胞≥5 个/高倍视野,脓尿对尿路感染的诊断有一定帮助。

(三) 尿细菌学检查

尿路感染诊断的确立,主要依靠尿细菌学检查。取清洁中段尿、导尿或膀胱穿刺尿作检查。①尿细菌定量培养,尿含菌量$\geq 10^5$/ml,为有意义的细菌尿,常为尿路感染;$10^4 \sim 10^5$/ml 者为可疑阳性,需复查;$<10^4$/ml,则可能是污染。②尿涂片镜检细菌,是快速诊断的方法,如平均每个视野≥1 个细菌,即为有意义的细菌尿。可迅速获得结果,按致病菌情况选用恰当的抗菌药物。

(四) 其他实验室检查

急性期白细胞可升高,重者出现中性粒细胞核左移,慢性期可出现贫血。慢性肾盂肾炎肾衰竭时尿相对密度低而固定,还可出现电解质紊乱,晚期出现肾衰竭各种表现。X 线检查包括腹部平片、肾盂造影及终末期膀胱造影等,对于了解肾脏大小、形态、肾盂肾盏变化以及有无结石、梗阻和膀胱输尿管反流有重要意义。B 超检查肾大小、形态以及有无结石、囊肿、肾盂积水等更准确。

五、诊　　断

尿路感染的诊断不能单纯依靠临床症状和体征,而要依靠实验室检查,诊断还应明确致病菌、感染部位、肾功能状态等,凡是有真性细菌尿者才能诊断为尿路感染。真性细菌尿是指:①膀胱穿刺尿培养,有细菌生长;②清洁中段尿定量培养≥10^5/ml,如无临床症状,连续两次培养得到同一菌株,菌落数≥10^5/ml,且为同一菌种,才能确定。

六、治　　疗

治疗的原则是除去诱因,采用合理的抗菌药物消灭致病菌,辅以全身支持疗法。

(一)一般治疗

患者应注意休息,多饮水,以保证体液平衡并排出足够的尿量,每日尿量应在1500ml以上,必要时静脉输液补充入量。诊断明确后,对高热、头痛、腰痛、便秘等症状给予对症处理,如解热镇痛、通便缓泻等。

(二)抗菌药物的应用

抗菌药物的种类很多,各有其特点,故在应用时应扬长避短。轻症患者可采用口服给药,重症患者应静脉滴注。

1. 磺胺类　主要优点是在尿中的浓度高,耐药性小,不良反应轻,能抑制阴道前庭和尿道口周围的细菌,因而减少了尿路感染再发的机会。常用的有磺胺甲基异噁唑(SMZ)、磺胺异噁唑(SIZ)等。

2. β-内酰胺类　包括青霉素类如氨苄西林、羧苄西林、阿莫西林等,本组药物对革兰阳性和阴性细菌都有杀菌作用,且肾毒性低,使用时需注意过敏反应。头孢菌素类是高效抗生素,其特点有:抗菌谱广,药物不良反应少,不良反应较低,引起的过敏反应较少,使用安全,如头孢曲松钠、头孢哌酮钠等。

3. 氨基苷类　如庆大霉素、妥布霉素、阿米卡星等,也是治疗尿路感染常用药物,此类药物对第8对脑神经和肾脏有毒性,临床上一般不用作轻度感染的首选药。

4. 喹诺酮类　抗菌谱广,尤其对革兰阴性杆菌有强大的杀菌作用,口服吸收良好,不良反应少,如氧氟沙星、环丙沙星等。

急性膀胱炎给予3~7天的短程治疗;也可以使用抗菌药物单次大剂量治疗。急性肾盂肾炎轻型的患者尽可能单一用药,口服抗菌药物2周;较严重的患者采用肌内注射或静脉给予药物治疗,一般采用两种药物联合应用;重症肾盂肾炎已有肾功能不全患者,应避免使用肾毒性药物,如氨基苷类。慢性肾盂肾炎首要是寻找并去除导致发病的易患因素;常用两种药物联合治疗,必要时可中西医结合治疗;疗程应适当延长。

完成抗菌药物疗程后,细菌尿转阴,在停止抗菌药物1周和1个月时再复查1次,如没有细菌尿,或虽有细菌尿,但仅为重新感染,则可认为原先的尿路感染已治愈。

七、预　　防

多饮水,勤排尿;养成良好的卫生习惯,注意阴部的清洁;尽量避免使用尿路器械,如必要留置导尿管,必须严格执行有关护理规定;积极治疗糖尿病、慢性肾脏疾病、高血压等多种慢性疾病,也是预防尿路感染的重要环节。

小　　结

尿路感染是指病原体在机体内尿路中生长繁殖,侵犯尿路黏膜或组织而引起的尿路炎症。多由尿路阻塞导致细菌的上行感染引起,常见的致病菌为大肠埃希菌,女性患者多见。上尿路感染主要是肾盂肾炎,分为急性和慢性,主要症状有全身症状、局部表现和尿的改变;下尿路感染常见的是膀胱炎,主要症状是膀胱刺激征和尿的改变。治疗为一般治疗和针对革兰阴性菌的抗菌药物治疗。

第6节 肾 衰 竭

学习目标

1. 掌握急、慢性肾衰竭的临床表现和治疗方法
2. 理解急、慢性肾衰竭的临床分期和诊断
3. 了解急、慢性肾衰竭的病因和发生机制

一、急性肾衰竭

急性肾衰竭(acute renal failure)是指由各种原因引起肾功能在数小时至数天内迅速减退,血尿素氮(BUN)和肌酐(Cr)持续升高的临床综合征。急性肾衰竭按病因分为肾前性、肾后性和肾实质性三类。临床上急性肾衰竭以急性肾小管坏死最为常见,本节重点叙述之。

案例 9-5

患者,女性,35 岁。自服10余斤重鲤鱼鱼胆1枚,恶心、呕吐、腹痛、腹泻,伴腰痛5日,少尿4天,黄疸2日入院。体格检查:皮肤、巩膜黄染,颜面水肿,心、肺无异常发现,腹软,肝肋下2cm,压触痛,肋脊点压痛、叩击痛。实验室检查:尿蛋白阳性,镜检可见红细胞及颗粒管型,血肌酐470μmol/L,CO_2结合力23mmol/L,血钾6.8mmol/L。

思考题:

1. 该例患者可诊断为什么?
2. 在该患者治疗中应该及时采用什么方法?

(一)病因与发病机制

引起急性肾小管坏死的主要原因是肾缺血和肾中毒。前者以各种原因(大出血、严重脱水、休克等)导致心排血量急剧减少,有效循环血量不足,使肾缺血。后者包括外源性毒素(生物毒素、化学毒素、抗菌药物、造影剂等)和内源性毒物(血红蛋白、肌红蛋白等)。

肾血流量下降,引发肾内血流重新分配,肾皮质血管收缩,血流量减少,肾小球滤过率降低;肾小管上皮细胞缺氧导致变性、坏死、脱落,管型形成,管腔阻塞;肾小管坏死,滤过液漏至肾小管周围,引起间质水肿,使肾小管受压,加重管腔阻塞,导致急性肾衰竭,出现少尿或无尿。由中毒引起急性肾小管坏死,除毒素直接损害肾小管细胞外,大多也有缺血因素参与。

(二)临床表现

急性肾衰竭绝大多数为少尿型。24 小时尿量少于400ml,称为少尿,少于100ml,称为无尿。患者在少尿的同时迅速出现氮质血症及水、电解质紊乱。少部分24 小时尿量可在500ml以上,称之为非少尿型急性肾衰竭,患者除氮质血症明显外,水潴留、高血钾、酸中毒等相对较轻,且持续时间较短,病情较轻,预后也相对较好。典型急性肾衰竭病程可分为三个阶段。

1. 少尿期 一般持续5~7天,有时可达10~14天甚至3~4周。主要表现如下。

(1)尿量减少:每日尿量骤然降至400ml以下。非少尿型尿量虽不少,但血肌酐持续升高。

(2)系统症状:由于蛋白质终末代谢产物不能经肾排出,血中尿素氮、肌酐在短时间内迅速升高,很快进入尿毒症期。尿毒症症状较慢性肾衰竭更为明显,出现厌食、恶心、呕吐、气促、端坐呼吸、头痛、烦躁、意识模糊、皮肤瘙痒、贫血以及出血倾向等症状,严重者出现黄疸、消化道出

血、昏迷、抽搐、急性呼吸窘迫综合征等。

(3) 生化及电解质异常:除血肌酐、尿素氮上升外,酸中毒、高钾血症最为常见。酸中毒主要因为肾脏排酸能力减低,体内高分解代谢致酸性产物明显增多。高钾血症是由于肾排出钾过少,酸中毒使钾从细胞内转移至细胞外,因此在起病后1~2天内即出现高血钾。3天无尿,血钾可迅速高达危险水平,若不及时纠正,可出现心律失常、心跳骤停而死亡,是急性肾衰竭少尿期死亡的主要原因之一。低钠血症主要由水潴留过多引起稀释性低钠,常伴低氯血症,出现头晕、痛性肌痉挛、眼睑下垂等症状。高磷低钙血症也可见。

2. 多尿期 受损的肾小管上皮细胞修复和再生时,尿量可逐渐增多,当24小时尿量增加到400ml以上时,即为多尿期的开始,此期常历时1~3周。此时肾小球滤过功能亦开始恢复,积聚在体内的大量代谢产物排出起渗透利尿作用,而肾小管重吸收功能尚未完全正常,致使尿量增多每日可达3000~5000ml或以上,尿相对密度偏低。多尿早期血尿素氮、肌酐仍可继续上升,但一般为期不长。当进入多尿后期,血尿素氮、肌酐下降时,病情好转,尿毒症症状逐渐减轻。由于尿量过多,可出现脱水、血压下降、低钾血症等表现。此期患者肾功能仍很差,免疫力低下,极易并发感染。

3. 恢复期 尿量正常或正常偏多,尿相对密度有所提高,内生肌酐清除率常偏低,肾功能基本恢复正常。患者普遍有不同程度的营养不良、体质虚弱、贫血,明显消瘦,需待数月才能恢复正常。

(三) 诊断

一旦发现患者尿量突然明显减少,肾功能急剧恶化(血肌酐每日升高≥442μmol/L)时,即应考虑急性肾衰竭的可能,特别是有心力衰竭、失水失钠、感染、休克或应用对肾脏有毒性的药物等情况时,更应高度警惕。再根据患者的病史与体征、尿液检查和影像学检查等进行确诊。

(四) 治疗

在积极预防和治疗基础病因的同时,根据不同病期采取相应的治疗措施。

1. 少尿期的治疗

(1) 营养:采用低蛋白、高热量、富含维生素饮食,若不能进食可用鼻饲或静脉补充营养。

(2) 严格控制入水量:按照"量入为出"的原则补充入液量。

(3)防治高血钾:禁止摄入含钾食物或药物,不输库存血。若血钾过高,应紧急处理,经静脉输给葡萄糖酸钙、碳酸氢钠、高渗葡萄糖加胰岛素等,可降低血钾。若经上述处理无效,则需进行透析治疗。

(4) 纠正酸中毒:若代谢性酸中毒程度严重,可选用5%碳酸氢钠或11.2%乳酸钠予以纠正。

(5) 防治低血钙:出现症状者予以静脉输注10%葡萄糖酸钙,以防抽搐,并可对抗高钾对心肌的损害。

(6) 防治感染:加强护理,积极预防感染的发生。一旦发生感染,应选用对肾脏无毒性的药物治疗。首选青霉素,对青霉素过敏者改用第二代或第三代头孢菌素、喹诺酮类、红霉素、林可霉素等。

(7) 透析疗法:是一种部分替代失去的肾脏功能,以缓解症状,维持生命的治疗方法。透析疗法能清除血液中的某些代谢产物、有毒物质、多余的水分,纠正电解质紊乱和酸碱平衡失调。常用的透析疗法有血液透析、腹膜透析、结肠透析三种,可根据具体情况选用。其适应证为:①血尿素氮高于21.4mmol/L或血肌酐高于442μmol/L;②血钾高于6.5mmol/L;③出现肺水肿等水中毒现象;④酸中毒经补碱不能纠正;⑤无尿2天以上或少尿4天以上。

2. 多尿期的治疗 多尿早期氮质血症仍见加重，且易继发感染。治疗重点仍是注意水、电解质紊乱和酸碱平衡失调，积极控制感染，加强营养，纠正低蛋白血症，以利于肾小管细胞的修复和再生。补液量应尽量减少，并尽可能经胃肠道补充，以利于排出体内潴留的过剩液体。

3. 恢复期的治疗 注意加强营养，增强体质，尽量避免一切对肾脏有害的因素，定期随访肾功能。

（五）预后

急性肾小管坏死是临床重危病，其预后与原发病性质、患者年龄、原有慢性疾病、肾功能损害程度、早期诊断和并发症等因素有关。目前，随着透析疗法的不断改进和早期透析的广泛开展，直接死于肾衰竭本身的病例显著减少，而主要死于原发病和并发症，尤其是多器官功能衰竭。

二、慢性肾衰竭

案例 9-6

患者，女性，30 岁，患慢性肾小球肾炎 8 年。近年来，尿量增多，夜间尤甚。本次因妊娠反应严重，呕吐频繁，进食困难，贫血而急诊入院。入院检查，血红蛋白 65g/L，血清 K^+ 3.6mmol/L，内生肌酐消除率为 12ml/min，血肌酐 350μmol/L。

思考题：

1. 试分析该患者有无肾衰竭。
2. 该患者钾代谢是否紊乱？判断依据是什么？

慢性肾衰竭（chronic renal failure）是指各种慢性肾脏疾病发展到后期，肾实质广泛损害，肾脏不能维持其基本功能，出现以代谢产物潴留，水、电解质紊乱，酸碱平衡失调为主要表现的临床综合征。据统计，每 1 万人口中，每年约有 1 人发生慢性肾衰竭。

按照肾小球滤过功能降低的进程，可将慢性肾衰竭分为四个阶段。

1. 肾功能不全代偿期 内生肌酐清除率（Ccr）降低，但在 50ml/min 以上，肾脏代偿功能强大，血肌酐在 178μmol/L 以下，血尿素氮在 9mmol/L 以下。除原发病表现外，无肾衰竭症状。

2. 肾功能不全失代偿期 当 Ccr 降至 25～50 ml/min 时，肾难以代偿，以致含氮代谢产物潴留，血肌酐达 178μmol/L 以上，血尿素氮在 9mmol/L 以上，出现轻度胃肠道症状和贫血，又称氮质血症期。

3. 肾衰竭期 当 Ccr 降至 10～25 ml/min 时，进入肾衰竭严重阶段，血肌酐在 221～442μmol/L 以上，血尿素氮在 17.9～21.4mmol/L，出现较明显的临床表现和轻度血生化异常，又称为尿毒症早期。

4. 尿毒症期 血肌酐>442μmol/L，血尿素氮>21.4mmol/L。常出现各种尿毒症症状，如明显贫血，严重恶心、呕吐以及各种神经系统并发症，甚至昏迷，明显水盐代谢和酸碱平衡紊乱。当 Ccr<10ml/min，血肌酐>707μmol/L 时称终末期，也称尿毒症晚期。

（一）病因与发病机制

慢性肾衰竭为各种慢性肾脏疾病持续发展的共同转归，常见的病因有：①原发性肾脏疾病：如慢性肾小球肾炎、慢性肾盂肾炎、肾结核及多囊肾等；②继发于全身疾病的肾脏病变：如糖尿病肾病、系统性红斑狼疮性肾炎、高血压肾病等；③尿路梗阻性肾病：如尿路结石、前列腺增生等所致的肾病。以上病因中，以慢性肾小球肾炎最为常见。

慢性肾衰竭进行性恶化的机制尚未完全明确。慢性肾衰竭若再遇加重肾负荷或肾损伤的因素,可使肾功能迅速恶化,进入尿毒症期。诱发因素有:感染、有效循环血容量减少(如大出血、休克、心力衰竭、严重呕吐等)、严重高血压或血压骤降、应用肾毒性药物、其他因素(如高蛋白饮食、劳累、创伤等)。

(二) 临床表现

慢性肾衰竭的早期,往往无临床症状,病情发展到残余肾单位不能适应机体最低要求时,症状才会逐渐表现出来。

1. 水、电解质紊乱和酸碱平衡失调

(1) 水、钠平衡失调:慢性肾衰竭时,因肾脏浓缩尿液的功能减退而致夜尿、多尿,加上呕吐、腹泻等,而不注意补液,则易引起脱水,发生直立性低血压并加速肾功能恶化。肾脏调节钠、水的能力很差,若摄入过量的钠和水,或补液过多过快,可引起钠、水潴留,表现为水肿、高血压、心力衰竭等。水肿时由于水过多,出现稀释性低钠血症,亦可因长期低盐饮食、呕吐、腹泻和利尿作用造成低钠血症;出现疲乏无力、表情淡漠、厌食、严重时呕吐、低血压甚至昏迷。患者对钠的排泄不能随钠的增加而增加,体内钠过多时,引起体重增加、水肿等。

(2) 钾平衡失调:慢性肾衰竭少尿、无尿时钾排出减少,若摄入钾过多、酸中毒、使用保钾利尿剂或输库存血,极易发生高钾血症,出现嗜睡、软弱无力、心动过缓。血钾过高可出现严重心律失常,有时可突然出现心跳骤停。

(3) 钙、磷平衡失调:尿磷排出减少,出现高血磷和低血钙,同时肾脏生成 $1,25(OH)_2D_3$ 减少,使钙从肠道吸收减少,血钙进一步下降,易发生低钙性抽搐。当残存肾单位减少时,排磷随之减少,血磷会升高。

(4) 酸中毒:几乎尿毒症患者都有不同程度的代谢性酸中毒,主要因为肾排泄功能减退导致酸性代谢产物潴留以及肾小管排泌氢离子和生成氨的能力下降,重吸收碳酸氢盐减少引起。酸中毒表现为深长呼吸、食欲不振、恶心、呕吐、疲乏无力,严重者出现心力衰竭、血压下降,可因呼吸中枢和血管运动中枢麻痹而死亡。

2. 各系统症状

(1) 消化系统症状:食欲不振是慢性肾衰竭最早和最常见的症状。尿毒症时多有恶心、呕吐,口腔有氨臭气味,患者常因厌食而体重下降。消化道出血也很常见,多是由于胃黏膜糜烂所致。

(2) 心血管系统表现:以高血压最为常见,与钠水潴留及肾素-血管紧张素分泌增多有关,其次为左心室扩大、心力衰竭、心律失常。尿毒症期可发生心包炎,称尿毒症性心包炎,是病情危重的征兆。

(3) 呼吸系统表现:酸中毒呼吸深而长。尿毒症毒素可引起尿毒症性支气管炎、肺炎、胸膜炎,甚至出现胸腔积液,表现为咳嗽、胸闷、胸痛和呼吸困难等症状。

(4) 血液系统表现:以贫血最多见,主要原因是肾脏分泌红细胞生成素减少,血液中存在抑制红细胞生成的物质及铁的摄入减少。常有出血倾向,如鼻出血、牙龈出血、皮肤瘀斑、月经过多等,可能是由于尿毒症毒素致血小板功能异常和酸中毒致毛细血管脆性增加引起。

(5) 精神、神经系统表现:早期多有乏力、失眠、记忆力下降、注意力不集中,以后出现表情淡漠、嗜睡。尿毒症时常有精神异常,可出现谵妄、抽搐和昏迷。周围神经病变常在慢性肾衰竭晚期出现,表现为肢体麻木,有烧灼感,痛、触觉减退,肌无力。

(6) 皮肤症状:尿素通过汗腺排出,在皮肤上凝成尿素霜,或因继发性甲状旁腺功能亢进,钙盐沉积于皮肤刺激局部产生皮肤瘙痒,有时难以忍受,称之为尿毒症性皮炎。尿毒症患者面部肤色较深并萎黄,有轻度水肿,称之为尿毒症面容。

(7) 肾性骨营养不良症:是指尿毒症时骨骼改变的总称,包括纤维性骨炎、肾性骨软化症、骨质疏松症及慢性骨硬化症。可出现自发性骨折,少数患者出现骨酸痛、行走不便等症状。

(8) 内分泌失调:患者内分泌功能紊乱,如血浆肾素升高,1,25(OH)$_2D_3$ 降低、红细胞生成素减少等。性腺功能常减退,女性雌激素水平降低,出现月经失调、闭经、不孕;男性睾酮水平下降,发生阳痿、性欲缺乏。

(9) 代谢失调:①体温过低:由于基础代谢率下降,患者体温常过低,有些可低至 35.5℃,在估计患者发热程度时,应予注意;②糖、脂肪代谢异常:常有糖耐量降低和血脂升高,长期高脂血症使动脉粥样硬化进展迅速。

(10) 并发感染:尿毒症毒素、酸中毒、白细胞功能异常及营养不良使患者免疫力低下,极易并发感染,以呼吸道、泌尿道感染最常见,皮肤感染次之。感染可使肾功能急剧恶化,常为主要死因之一。

(三) 辅助检查

1. 血常规检查 血红蛋白量常低于 80g/L,红细胞计数减少,白细胞数在感染和严重酸中毒时升高。

2. 尿常规检查 早期尿相对密度低,大多在 1.018 以下,晚期尿相对密度固定在 1.010 ~ 1.018。尿蛋白一般为+ ~ +++,晚期因肾小球绝大部分已毁损,尿蛋白反而减少,甚至阴性。尿沉渣可见颗粒管型和蜡样管型。

3. 血生化检查 血钙常低于 2.0mmol/L,血磷多高于 1.7mmol/L,pH 多低于 7.35,CO_2 结合力常在 18mmol/L 以下。血钾、钠、镁的浓度随病情而定。

4. 肾功能检查 肾小球滤过率下降,血尿素氮、肌酐升高,是判断肾衰竭程度的重要指标。

(四) 治疗

慢性肾衰竭的治疗涉及面广,且病程不同,治疗措施也不相同。尿毒症晚期只能依靠透析疗法或肾移植来维持生命,因此慢性肾衰竭早期的积极治疗极为重要。其基本治疗原则为积极治疗原发疾病,去除诱因,调整饮食,纠正水、电解质紊乱和酸碱平衡失调,延缓肾衰竭发展,解除或减轻尿毒症症状。

1. 治疗病因及诱因 积极治疗引起慢性肾衰竭的原发病及控制使其加重的诱因,常可使肾功能获得改善,从而延缓慢性肾衰竭的发展。

2. 减轻氮质血症

(1) 饮食治疗:采用低蛋白、低磷、高热量、富含维生素饮食。减少蛋白质摄入能降低血尿素氮水平,且有利于降低血磷和减轻酸中毒,故应尽早给予优质低蛋白饮食,每日每千克体重给予 0.6g 蛋白质,并根据肾小球滤过率作适当调整。高热量减少体内蛋白质库的消耗,故应保证足够热量的供给。食物应富含 B 族维生素、维生素 C 和叶酸,禁食含磷高的动物内脏。

(2) 必需氨基酸疗法:由于长期严格限制蛋白的摄入,易发生营养不良。低蛋白饮食加必需氨基酸疗法或加必需氨基酸及其 α-酮酸混合制剂疗法,可使患者长期维持较好营养状态,并降低血中尿素氮,减慢肾衰竭发展过程。必需氨基酸有口服和静脉滴注剂,能口服者以口服为佳。

(3) 胃肠吸附疗法:常用包醛氧化淀粉口服,可从肠腔吸附氨和氮质并随粪便排出,从而降低血尿素氮。

3. 纠正水、电解质紊乱和酸碱平衡失调

(1) 钠、水平衡失调:钠、水的摄入应根据尿量、有无水肿、高血压情况而定。①对失水者应注意补充液体量,但不宜过多过快。脱水时,常伴有低钠血症,因此不宜过严限制钠盐摄入,每天可给食盐 4 ~ 6g;②有严重高血压、少尿、水肿、心力衰竭者,应严格限制钠、水摄入,每日宜为前日尿量再加水500ml;③严重水肿伴心力衰竭一般治疗无效时,应及时用透析疗法。

(2) 高钾血症:无尿时可引起高钾血症,重度酸中毒、发热、钾摄入过多以及药物(螺内酯、ACE抑制剂、含钾药物)等均可加重高钾血症。应首先去除高血钾的原因和限制从饮食中摄入钾,如果血清钾>6.5mmol/L,出现心电图高钾表现,必须紧急处理(见急性肾衰竭)。

(3) 代谢性酸中毒:如酸中毒不严重,可口服碳酸氢钠,当二氧化碳结合力低于13.5mmol/L,尤其伴有昏迷或深大呼吸时,应静脉补碱。

(4) 钙、磷平衡失调:除限制含磷食物外,进餐时口服碳酸钙可防治血磷升高;血钙过低可口服葡萄糖酸钙,或用10%葡萄糖酸钙静脉注射;血磷正常,血钙低并伴有继发性甲状旁腺功能亢进明显者,给予骨化三醇治疗。

4. 对症治疗

(1) 消化道症状:恶心、呕吐明显者可用多潘立酮口服;上消化道出血者,给予去甲肾上腺素加冷等渗盐水分次口服,或用奥美拉唑口服或静脉注射。

(2) 高血压:控制高血压包括:限制钠盐摄入;使用利尿剂,减少血容量,利尿剂常选用呋塞米;应用降压药物,首选血管紧张素转化酶抑制剂。

(3) 贫血和出血倾向:贫血应补充铁剂和叶酸,重度贫血可少量多次输新鲜血,或应用红细胞生成素,如用重组人红细胞生成素,有明显疗效。皮肤黏膜出血除用止血药外,严重者可输血小板。

(4) 心力衰竭:重点应清除钠水潴留,可使用较大剂量呋塞米,必要时做透析治疗。洋地黄宜选用快作用制剂,如毒毛花苷K,剂量小,以免引起积蓄中毒。

(5) 感染:合并感染时应及时使用有效抗生素,抗生素的选择和使用原则与一般感染相同,但应避免使用对肾脏有毒害的药物,如氨基糖苷类抗生素及多黏菌素、磺胺类药物等。

5. 透析疗法　慢性肾衰竭当血肌酐>707μmol/L,且开始出现尿毒症症状时,便应透析治疗。透析方法可根据具体情况进行选择。坚持合理的透析治疗,常能缓解尿毒症症状,延长患者寿命。

6. 肾移植　将同种异体的健康肾脏移植给尿毒症患者是一种理想的治疗方法。主要适用于终末期尿毒症,年龄在50岁以下,其他主要器官无严重病变,亦无对使用激素和免疫抑制剂有禁忌的患者。

小　　结

肾衰竭可分为急性和慢性。急性肾衰竭主要原因是肾缺血和肾中毒,典型病例病程可分为三期,即少尿、多尿和恢复期。慢性肾衰竭主要原因是慢性肾小球肾炎,临床表现为两大综合征,水、电解质紊乱、酸碱平衡失调和各系统症状。治疗原则除对症支持外,部分严重病例还需透析治疗或其他治疗。

案例9-1分析提示

1. 初步诊断为急性肾小球肾炎。2. 主要为休息和对症治疗,防治急性期并发症、保护肾功能,不宜使用激素及细胞毒药物。

案例9-2分析提示

慢性肾小球肾炎发展至肾衰竭终末期。

案例9-3分析提示

1. 诊断为肾病综合征,依据:水肿、低蛋白血症、高脂血症、大量蛋白尿。

2. 当地医院的治疗方案正确。

案例 9-4 分析提示

1. 诊断为急性肾盂肾炎，还要通过尿培养确诊。
2. 选用对革兰阴性菌敏感，且肾毒性小的抗菌药物。

案例 9-5 分析提示

1. 诊断为急性肾衰竭。
2. 患者在少尿期应严格控制入水量、防治感染、维持水电解质和酸碱平衡，必要时透析疗法。

案例 9-6 分析提示

1. 诊断为慢性肾衰竭。
2. 该患者发生钾代谢紊乱(缺钾)：粗看该患者似乎没有钾代谢紊乱，因为血清[K^+] 3.6mmol/L，在正常值范围内。但是，患者进食困难导致钾的摄入减少，频繁呕吐又导致钾的丢失过多，碱中毒又可加重低钾血症的发生。因此，血钾浓度降低不明显。

目标检测

一、名词解释

1. 急性肾小球肾炎 2. 肾病综合征 3. 尿路感染 4. 慢性肾衰竭

二、填空题

1. 原发性肾小球肾炎的临床类型有________、________、________、________、________。
2. 急性肾小球肾炎典型病例的主要临床表现为________、________、________、________。
3. 肾病综合征的诊断要点是________、________、________、________。
4. 尿路感染最常见的病因是________，主要的感染途径有________和________。
5. 急性肾衰竭的主要原因是________，典型病例病程可分为三期________、________、________。
6. 慢性肾衰竭最常见的原因是________________________。
7. 慢性肾衰竭患者容易出现________血钙，____________血磷，代谢性________中毒。

三、选择题

【A 型题】

1. 急性肾小球肾炎患者出现水肿时，首要选用哪类利尿剂( )
   A. 呋塞米 B. 依他尼酸
   C. 布美他尼 D. 噻嗪类
   E. 螺内酯
2. 急性肾小球肾炎患者血压高，尿蛋白++，血肌酐含量 325mm/L，首选哪类降压药物( )
   A. 血管紧张素转换酶抑制剂
   B. 钙通道阻滞剂
   C. β受体阻滞剂
   D. α受体阻滞剂
   E. 血管紧张素Ⅱ受体阻滞剂
3. 急性肾小球肾炎患者出现高血压脑病，首选哪类药物降压( )
   A. 卡托普利 B. 硝苯地平
   C. 硝普钠 D. 哌唑嗪
   E. 普萘洛尔
4. 具有降低血压，减少尿蛋白，延缓肾功能恶化的肾脏保护作用的药物是( )
   A. 血管紧张素Ⅱ受体阻滞剂
   B. 钙通道阻滞剂
   C. β受体阻滞剂
   D. α受体阻滞剂
   E. 血管紧张素转换酶抑制剂
5. 以下肾病综合征患者长期应用糖皮质激素治疗的不良反应，除外( )
   A. 感染 B. 抑制免疫反应
   C. 骨质疏松 D. 股骨头坏死
   E. 糖尿
6. 肾病综合征患者糖皮质激素治疗方案哪项错误( )
   A. 起始足量 B. 缓慢减药
   C. 长期维持 D. 迅速减药
   E. 隔日疗法
7. 尿路感染时的抗菌药物治疗哪类不宜选用( )
   A. 磺胺类 B. 氨基苷类
   C. 四环素类 D. 喹诺酮类
   E. 头孢菌素类
8. 哪项表现对诊断尿路感染最有意义( )

A. 尿培养细菌计数≥10^5/ml

B. 尿频、尿急、尿痛

C. 畏寒、发热

D. 外周血白细胞增高

E. 清洁中段尿白细胞≥5 个/高倍视野

9. 肾衰竭患者血钾增高，下列哪项处理错误(　　)

A. 输入库存血

B. 碳酸氢钠静脉滴注

C. 静脉注射高渗葡萄糖加胰岛素

D. 透析治疗

E. 葡萄糖酸钙静脉缓脉注射

10. 急性肾衰竭患者透析治疗其适应证除外(　　)

A. 血尿素氮高于 21.4mmol/L

B. 血钾高于 6.5mmol/L

C. 酸中毒经补碱不能纠正

D. 出现肺水肿等水中毒现象

E. 多尿

【B 型题】

（第 11～14 题备选答案）

A. 噻嗪类利尿剂

B. 血管紧张素转化酶(ACE)抑制剂

C. 硝普钠

D. 降压药物联合应用

11. 对肾素依赖性高血压则首选(　　)

12. 对钠水潴留的容量依耐性高血压患者可选用(　　)

13. 顽固性高血压可选用(　　)

14. 高血压脑病可选用(　　)

【X 型题】

15. 急性肾炎水肿的特点是(　　)

A. 非凹性　　B. 可凹性

C. 从眼睑开始　　D. 从下肢开始

E. 从腹部开始

16. 慢性肾盂肾炎治疗原则是(　　)

A. 根据尿培养和药物敏感试验

B. 两种药物联合应用

C. 首要是寻找并去除导致发病的易患因素

D. 一种药物长期使用

E. 疗程要比急性肾盂肾炎延长

四、简答题

1. 简述急性肾小球肾炎的临床表现及治疗原则。
2. 说出肾病综合征的诊断依据。
3. 说出尿路感染常用抗菌药物的种类。
4. 简述慢性肾衰竭的治疗原则。

（彭　兰）

第10章　血液系统常见病

第1节　概　　述

血液系统由血液和造血器官组成。血液由血浆及悬浮在其中的血细胞(红细胞、白细胞及血小板)组成。出生后主要的造血器官包括骨髓、胸腺、脾和淋巴结。骨髓是产生血细胞的组织,含有造血干细胞和各种祖细胞。

血液系统疾病是指原发于造血系统的疾病,或影响造血系统伴发血液异常改变,以贫血、出血、感染为特征的疾病。

按国际疾病法(ICD)命名血液系统疾病,将血液病分为红细胞疾病、白细胞疾病和出血性疾病三大类。

1. 红细胞疾病　缺铁性贫血、营养性巨幼细胞性贫血、6-磷酸葡萄糖脱氢酶缺乏性溶血性贫血、自身免疫溶血性贫血、地中海贫血、再生障碍性贫血、阵发性睡眠血红蛋白尿、失血性贫血、红细胞增多症。

2. 白细胞疾病　白细胞减少症、骨髓增生异常综合征、白血病、恶性淋巴瘤、传染性单核细胞增多症、传染性淋巴细胞增多症、嗜酸细胞增多症、多发性骨髓瘤、恶性组织细胞病、脾功能亢进症、骨髓纤维化。

3. 出血性疾病　过敏性紫癜、原发性血小板减少性紫癜、原发性血小板增多症、血友病、遗传性血小板无力症、弥散性血管内凝血。

第2节　贫血概论

学习目标

1. 掌握贫血的临床表现和治疗
2. 理解贫血的诊断和分类

一、概　　述

贫血(anemia)是指人体外周血中单位容积内血红蛋白浓度(Hb)、红细胞计数(RBC)和血细胞比容(HCT)低于相同年龄、性别和地区的正常标准值。在我国海平面地区,成年男性Hb低于120g/L,RBC低于4.5×10^{12}/L,HCT低于0.42,成年女性(非妊娠)Hb低于110g/L,RBC低于4.0×10^{12}/L,HCT低于0.37,孕妇Hb低于100g/L就可诊断为贫血。其中以Hb浓度降低最为重要。

血红蛋白浓度(Hb)、红细胞计数(RBC)和血细胞比容(HCT)的正常范围存在着地区与个体间差别。例如高原的居民正常值较高;急性失血的早期,红细胞与血浆同时成比例减少,因此血红蛋白值相对正常,出血停止数小时后,血浆容量增加,血液被稀释,血红蛋白才下降;肺气肿患者红细胞增多;高血容量时,由于血浆容量增加,血红蛋白浓度相对减低,红细胞的绝对量并未改变。因此在临床工作中确定有无贫血,除了上述数字外,还应结合患者的具体情况综合考虑。

贫血是临床最常见的症状之一,然而它不是一种独立疾病,而是一种基础的或有时是较复杂疾病的重要临床表现，一旦发现贫血，必须查明其发生原因。

根据国内调查资料表明正常成人血液内红细胞、血红蛋白及血细胞比容的正常范围如表10-1。

表 10-1　正常成人血液内红细胞、血红蛋白及血细胞比容的正常范围

	红细胞($\times10^{12}$/L)	血红蛋白(g/L)	血细胞比容
男	4.0～5.5	120～160	0.4～0.5
女	3.5～5.0	110～150	0.37～0.45
新生儿	6.0～7.0	170～200	

根据血红蛋白降低程度的不同，临床上将贫血分为下列 4 级(表 10-2)。

表 10-2　贫血的临床分级

分级	血红蛋白(g/L)	临床表现
轻度	>90	症状轻微
中度	60～90	活动后感到心慌、气短
重度	30～59	静息状态下感到心慌、气短
极重度	<30	常并发贫血性心脏病

二、贫 血 分 类

通常是根据红细胞形态或引起贫血的原因进行分类。

(一) 根据红细胞形态特点分类

1. 大细胞性贫血　红细胞 MCV>100fl，MCHC=0.32～0.35(32%～35%)。此类贫血大多为正常色素型，如叶酸或维生素 B_{12} 缺乏引起的巨幼细胞性贫血和网织红细胞大量增生的溶血性贫血。

2. 正细胞正色素性贫血　红细胞 MCV=80～100fl，MCHC=0.32～0.35(32%～35%)。此类贫血见于再生障碍性贫血、多数溶血性贫血、急性失血性贫血及慢性系统性疾病(慢性炎症、尿毒症、肝病、结缔组织病、恶性肿瘤、内分泌病等)伴发的贫血等。

3. 小细胞低色素性贫血　红细胞 MCV<80fl，MCHC<0.32(32%)。此类贫血见于缺铁性贫血、珠蛋白生成障碍性贫血、铁粒幼细胞性贫血等。

(二) 根据贫血的病因分类

1. 红细胞生成减少性贫血　如再生障碍性贫血、骨髓增生异常性贫血、慢性肾衰竭伴发的贫血、巨幼细胞性贫血、缺铁性贫血等。

2. 红细胞破坏过多性贫血　膜缺陷导致的遗传性球形红细胞增多症、酶缺乏导致的贫血、珠蛋白生成障碍性贫血、阵发性睡眠性血红蛋白尿、由于化学或物理因素引起的溶血性贫血、微生物感染引起的溶血性贫血、抗体介导的获得性溶血性贫血。

3. 急慢性失血性贫血　根据失血的病因分为出凝血性疾病(如血友病、特发性血小板减少性紫癜等)和非出凝血性疾病(外伤、消化性溃疡、肿瘤等)。

三、临 床 表 现

贫血症状的有无或轻重，取决于贫血的程度、贫血发生的速度、循环血量有无改变、患者的年龄以及心血管系统的代偿能力等。贫血发生缓慢，机体能逐渐适应，即使贫血较重，尚可维持生理功能；反之，如短期内发生贫血，即使贫血程度不重，也可出现明显症状。年老体弱或心、肺功能减退者，症状较明显。

贫血的一般症状、体征如下。

1. 软弱无力、疲乏、困倦 是贫血最常见和最早出现的症状。

2. 皮肤、黏膜苍白 是贫血时主要的体征。一般认为睑结膜、口腔黏膜及甲床的颜色比较可靠。

3. 心血管系统 心悸为最突出的症状之一，有心动过速，在心尖或肺动脉瓣区可听到柔和的收缩期杂音，称为贫血性杂音（hemic murmur），严重贫血可听到舒张期杂音，或原有冠心病者，可引起心绞痛、心脏扩大、心力衰竭。在贫血得到纠正后这些症状和体征均会消失。

4. 呼吸系统 多见于中度以上的贫血患者，多表现为呼吸加快，以及不同程度的呼吸困难，大都是由于呼吸中枢低氧或高碳酸血症所致。

5. 中枢神经系统 头晕、头痛、耳鸣、眼花、注意力不集中、嗜睡等均为常见症状。严重贫血患者或发生急骤者可出现晕厥，老年患者甚至有神志模糊及精神异常的表现。维生素 B_{12} 缺乏者可有肢体麻木、感觉障碍。

6. 消化系统 食欲减退、腹胀、恶心、便秘等为常见的症状。舌乳头萎缩见于营养型贫血；黄疸及脾大见于溶血性贫血。

7. 生殖系统 女性患者中常有月经失调，如月经过多。可有性欲减退。

8. 泌尿系统 贫血严重者有轻度蛋白尿及尿浓缩功能减低，表现为夜尿增多。

9. 其他 皮肤干燥，毛发干枯，创口愈合较慢。眼底苍白及视网膜偶见出血。贫血严重时由于体表循环不良而致皮肤散热能力减退，可有低热。

四、诊　　断

贫血用血红蛋白测定即可确诊，但要了解贫血的程度、类型及查明贫血的原因。贫血的病因最为重要，只有查明原因，才能合理和有效地治疗贫血。

五、治　　疗

（一）病因治疗

消除贫血的病因是治疗贫血的首要原则。

（二）药物治疗

常用治疗贫血的药物有以下几种。

1. 铁剂 常用的亚铁制剂（富马酸亚铁、葡萄糖酸亚铁、硫酸亚铁等）仅对缺铁性贫血有效，对非缺铁性贫血长期应用是有害的。

2. 维生素 B_{12} 及叶酸 适用于治疗巨幼细胞性贫血。

3. 维生素 B_6 用于铁粒幼细胞性贫血。

4. 糖皮质激素 用于治疗自身免疫性溶血性贫血；也可用于再生障碍性贫血或阵发性睡眠性血红蛋白尿的发作期，尤其是有出血倾向时。

5. 雄激素 常用的药物是司坦唑醇，用于再生障碍性贫血等。

6. 红细胞生成素 可纠正肾性贫血，常与血液透析同时应用。

（三）输血

为迅速减轻缺氧症状有时需要输血，如需大量输血，为了减轻心血管系统的负荷过重和减少输血反应,可输注浓缩红细胞。

(四) 脾切除

脾是破坏红细胞的重要器官,与抗体的产生也有关。遗传性球形细胞增多症、脾功能亢进引起的贫血,在脾切除后,红细胞的生存时间延长,贫血能迅速得到纠正。

(五) 骨髓移植

主要用于急性再生障碍性贫血的早期未经输血或极少输过血的患者,如果移植成功,可能获得治愈。

第 3 节　缺铁性贫血

学习目标

1. 掌握缺铁性贫血临床表现、实验室检查及治疗
2. 理解缺铁性贫血的诊断
3. 了解铁的代谢

案例 10-1

患者,女性,26 岁,因面色苍白、头晕、乏力 1 年余,加重伴心慌 1 个月来诊。体格检查呈贫血貌,检测 Hb 60g/L,RBC 3.0×10^{12}/L,MCV 70fl,MCHC 29%,WBC 6.9×10^{9}/L,血清铁 50g/dl,总铁结合力 450μg/dl。

思考题:

1. 患者可初步诊断为什么疾病?
2. 患者需要用哪种药物或方法治疗比较合适?

一、概　　述

缺铁性贫血(iron deficiency anemia,IDA)是人体储存铁缺乏导致血红蛋白合成量减少而形成的一种贫血,以小细胞低色素性贫血为典型表现。缺铁性贫血是机体铁缺乏症(iron deficiency,ID)的最终表现。铁是人体必需的微量元素,是合成血红蛋白的主要原料,还参加体内的一些生物化学过程,故当缺铁时,出现贫血症状的同时还会有一些非贫血的症状。缺铁性贫血是最常见的贫血,多见于育龄妇女和儿童。

二、铁的代谢

人体铁大致分为两部分,其中 65% 为血红蛋白铁,30% 以铁蛋白或含铁血黄素的形式贮存于肝、脾、骨髓等单核巨噬细胞系统中,供应血红蛋白的合成,其余 5% 为组织铁,存在于肌红蛋白、细胞色素和细胞内多种酶中。

人体的铁主要来自食物,在胃及十二指肠内转变成游离的二价铁后方能被吸收。维生素 C 和许多还原剂使三价铁还原成二价铁,使铁易被吸收。十二指肠及小肠上部对铁的吸收率最高。当体内铁的贮存消失时、红细胞生成加速时以及某些病理状态如血色病、肝硬化等,铁的吸收量增多。铁的吸收和排泄保持平衡状态。铁排泄的途径主要是通过肠黏膜和皮肤脱落的细胞。

三、病因与发病机制

(一) 铁的需要量增加而摄入不足

在生长快速的婴幼儿和儿童、月经过多、妊娠期或哺乳期的妇女,铁的需要量增多,如果饮食中缺少铁则易致缺铁性贫血。

(二) 铁的吸收不良

因铁的吸收障碍而发生缺铁性贫血者比较少见。如萎缩性胃炎、胃及十二指肠术后由于食物迅速进入空肠,故食物中的铁没有经十二指肠被吸收,可发生缺铁性贫血;抗酸药及 H_2 受体拮抗剂等可抑制铁的吸收。

(三) 失血

失血尤其是慢性失血,是缺铁性贫血最多见、最重要的原因。消化道出血如溃疡病、癌、钩虫病、食管静脉曲张出血、痔出血等。也常见于妇女月经过多。

四、临 床 表 现

临床表现有:①原发病的临床表现;②贫血引起的症状;③由于缺铁导致酶活力降低使组织与器官内细胞代谢障碍而引起的症状。对前两者不再赘述。

(一) 上皮组织损害引起的症状

细胞内含铁酶减少,是上皮变化的主要原因。出现口角炎与舌炎。萎缩性胃炎与胃酸缺乏。皮肤与指甲变化:皮肤干燥、角化和萎缩、毛发易折与脱落;指甲不光整、扁平甲、反甲或灰甲等。

(二) 神经系统症状

神经系统症状表现为神经痛(以头痛为主),感觉异常,严重者可有颅内压增高和视盘水肿。5%~50% 患者有精神、行为方面的异常,如注意力不集中、易激动、精神迟滞和异食癖等。

(三) 脾大

脾大原因与红细胞寿命缩短有关。

五、实验室检查

(一) 血常规

早期或轻度缺铁可以没有贫血或仅有轻度贫血。晚期或严重缺铁有典型的小细胞低色素型贫血。

(二) 骨髓检查

骨髓增生活跃,红细胞系统增生明显活跃。骨髓铁染色可见骨髓含铁血黄素阴性(正常为+~++),铁粒幼细胞阴性或减少。

(三) 血清铁蛋白

铁蛋白是体内储存铁的一种形式,血清铁蛋白也可以起到运铁的作用,故血清铁蛋白的测定是估计骨髓铁储存状态的一种敏感的方法,缺铁性贫血时小于 12μg/L。

(四) 血清铁

缺铁性贫血时血清铁常低于 8.95μmol/L(50μg/dl),总铁结合力增高,高于 64.44μmol/L

(360μg/dl),血清铁饱和度减少,低于 15% 。

(五) 红细胞游离原卟啉(FEP)

FEP 的增高表示血黄素的合成有障碍。正常为 0.29～0.65μmol/L(16～36μg/dl),缺铁性贫血时增高。

六、诊断及鉴别诊断

根据病史、症状、小细胞低色素性贫血、骨髓红系统增生活跃、细胞外铁消失、细胞内铁减少或消失、血清铁蛋白减少、血清铁降低、总铁结合力增高、铁饱和度下降等,缺铁性贫血诊断不难。但确诊后必须查明缺铁原因,并需与慢性感染所致的贫血、地中海贫血、铁粒幼细胞性贫血等疾病相鉴别。

七、治　　疗

治疗缺铁性贫血的原则是:①病因治疗尽可能除去引起缺铁和贫血的原因;②补充足够量的铁以供机体合成血红蛋白。

(一) 病因治疗

病因治疗对纠正贫血的效果,速度及防止其复发均有重要意义,因此必须重视,否则,贫血的治疗可能完全无效或疗效不明显。

(二) 铁剂治疗

有口服及注射两类铁剂,以口服制剂为首选。

1. 口服铁剂　最常用的制剂为硫酸亚铁,成人剂量为每日三次,每次 0.2～0.3g(每 0.1g $FeSO_4 \cdot 7H_2O$ 含铁 20mg)。富马酸亚铁(元素铁 66mg)每次 1～2 片,每日 3 次,进餐时或饭后服,可以减少胃肠道刺激,如仍有不适,可先将剂量减半,至不发生反应时逐渐增加剂量。服药时忌茶,以免铁被鞣酸沉淀而影响吸收。维生素 C、盐酸能促进食物中铁的吸收。

服药后各种贫血症状、体征逐渐减轻以至消失,血象完全恢复正常需要 2 个月时间。血红蛋白恢复完全正常后,仍需用小剂量铁剂继续治疗 3～6 个月,以补足体内的铁储存量。

2. 注射铁剂　在下列情况下考虑应用铁剂注射:①肠道对铁的吸收不良,如胃切除或胃肠吻合术后、慢性腹泻等;②胃肠道疾病可因口服铁剂后症状加重者,例如消化性溃疡、溃疡性结肠炎、节段性结肠炎、胃切除术后胃肠功能紊乱及妊娠时持续呕吐等;③口服铁剂经减量而仍有严重胃肠道反应者。常用注射铁剂是右旋糖酐铁。约 5% 患者注射铁剂后可发生局部疼痛和皮肤色素脱失以及引流区淋巴结疼痛等。

八、预后及预防

单纯营养不足者,易恢复正常。继发于其他疾病者,取决于原发病能否根治。

重视婴幼儿、青少年和妇女的营养保健。对婴幼儿应及早添加富含铁的食品,如蛋类、肝等;对青少年应纠正偏食,定期查、治寄生虫感染;对孕妇、哺乳期妇女可补充铁剂。

小　　结

缺铁性贫血是贫血中最常见的类型,临床特点为起病缓慢,早期常无症状,当缺铁进一步加重时才出现贫血表现。临床上除有一般贫血、缺氧的贫血表现外,常引起黏膜损害,精神、神经异常，毛发指甲改变等缺铁的特异性表现。缺铁性贫血治疗原则是防治病因和补充铁剂，病因治疗是彻底治愈本病的关键，积极预防缺铁的有关原因，可以预防本病的发生。

第4节　巨幼细胞性贫血

学习目标

1. 掌握巨幼细胞性贫血的病因、发病机制、临床表现和治疗
2. 理解巨幼细胞性贫血的诊断
3. 了解巨幼细胞性贫血实验室检查

案例 10-2

患者，男性，67岁，6年前因患胃癌行胃大部切除术，近半年来面色苍白、头晕、乏力、心悸、四肢发麻，舌面呈“牛肉样舌”。血常规：RBC 2.49×10^{12}/L，Hb 101g/L，MCV 124fl，MCHC 33%。

思考题：

1. 患者可初步诊断为什么疾病？
2. 患者需要用哪种药物或方法治疗比较合适？

一、概　　述

巨幼细胞性贫血（nutritional megaloblastic anemia）是由于叶酸、维生素 B_{12} 缺乏或其他原因引起 DNA 合成障碍所致的一类贫血，共同特点是外周血呈大细胞性贫血，骨髓中出现巨幼红细胞。

二、病因与发病机制

（一）叶酸缺乏

1. 摄入不足　冬末春初蔬菜少的季节较多见，营养不良、偏食、食物烹煮过度或腌制食物是叶酸缺乏的主要原因。

2. 吸收不良　小肠（尤其是空肠）的炎症，肿瘤及手术切除后，乳糜泻、热带口炎性腹泻等。

3. 需要增加　如妊娠（叶酸需要量增加5～10倍）、哺乳、婴幼儿或慢性溶血性贫血、恶性肿瘤、骨髓增生性疾病等也是主要原因之一。

4. 利用障碍　应用影响叶酸代谢或吸收的药物如甲氨蝶呤、乙胺嘧啶、氨苯蝶啶、腺嘌呤等。

（二）维生素 B_{12} 缺乏

1. 缺乏内因子　如胃切除术后（全胃切除5～6年后发巨幼细胞性贫血，胃次全切除后1%典型巨幼细胞性贫血，5%中间型巨幼细胞性贫血）。

2. 吸收不足　如广泛回肠切除术后、节段性小肠炎、乳糜泻、热带口炎性腹泻等。

3. 药物诱发　对氨基水杨酸、二甲双胍、秋水仙素等药物可影响钴胺代谢，引起可逆性维生素 B_{12} 缺乏。

4. 小肠疾患　如短二叶裂头绦虫病、外科手术后的盲襻综合征等。

叶酸及维生素 B_{12} 都是 DNA 合成过程中的重要辅酶，如果叶酸及维生素 B_{12} 缺乏会导致细胞核中的 DNA 合成速度减慢，胞质内的 RNA 仍继续成熟，RNA 与 DNA 的比例失调，造成细胞核

浆发育不平衡，细胞体积大而核发育较幼稚。

三、临床表现

一般起病缓慢，叶酸缺乏与维生素 B_{12} 缺乏共同的表现为巨幼细胞性贫血和消化道症状，而维生素 B_{12} 缺乏尤其是恶性贫血患者可出现神经系统症状。

(一) 血液系统症状

乏力、疲倦、心悸、气促、头晕、眼花、耳鸣等一般性贫血的症状。20% 的患者(多为重症者)伴有全血细胞的减少，出现反复的感染及出血。部分患者可出现轻度黄疸。

(二) 消化系统症状

厌食、消化不良、食后腹胀、腹泻、呕吐、便秘、舌炎、舌痛、舌乳头萎缩、舌面光滑(镜面舌)、舌质绛红如瘦牛肉样(牛肉舌)等。

(三) 神经系统的表现和精神症状

典型的表现为足与手指感觉异常，针刺感、麻木、伴有大体感觉障碍，最早的体征是第二趾位置感丧失，音叉震动感消失。进一步发展为痉挛性共济失调，因脊髓侧索和后索退行性变性改变所引起称为亚急性联合变性。站立和行路不稳、腱反射尤其膝腱及跟腱反射亢进、锥体束征阳性。除周围神经和脊髓外，叶酸缺乏者有易怒、妄想等精神症状；维生素 B_{12} 缺乏者可有抑郁，失眠，味觉，嗅觉降低，记忆力下降，视觉异常，妄想的精神分裂症。

四、实验室检查

(一) 血常规

贫血为大细胞性贫血，MCV>100fl，血片中红细胞大小不匀，异形均很明显，而以椭圆形的大红细胞较多。

(二) 骨髓检查

骨髓细胞特别是红系增生显著，粒红比率降低，红系细胞呈明显的巨幼细胞特点：细胞体积增大，核染色质呈细颗粒状，疏松分散。

(三) 胃液分析

胃液分泌量减少，游离盐酸大多缺乏或显著减少，注射组胺后少数叶酸缺乏患者可有少量游离盐酸出现，恶性贫血患者的胃游离盐酸常永远消失。

(四) 生化检查

血清非结合胆红素常偏高或轻度超出正常范围，尿胆原增高。血清乳酸脱氢酶、血清铁和血清铁蛋白增高。血清结合珠蛋白、尿酸和碱性磷酸酶均减低。血清叶酸低于 6.81nmol/L (3ng/ml)，血清维生素 B_{12} 低于 74pmol/L(100pg/ml)。

五、诊断及鉴别诊断

巨幼细胞性贫血诊断的主要依据是：①消化道症状；②典型的血象改变包括 MCV>95fl，卵圆形大红细胞增多，明显的大小不匀和异形，中性粒细胞分叶过多；③骨髓中出现较多典型的巨幼红细胞等。巨幼细胞性贫血的诊断成立后必须进一步明确是叶酸缺乏还是维生素 B_{12} 缺乏，根据病史，体征、某些实验室检查及试验治疗的结果加以综合分析。

试验治疗在缺乏特异检查的条件时，可以进行试验治疗，以判断是叶酸缺乏还是维生素 B_{12} 缺乏。服用叶酸每天0.2mg或维生素 B_{12} 每天1μg肌内注射，治疗10天。观察治疗反应，如网织红细胞计数和血红蛋白量增加，巨幼红细胞消失，则为阳性反应，提示为叶酸或维生素 B_{12} 缺乏。因为生理剂量的叶酸只对叶酸缺乏的患者有效，对维生素 B_{12} 缺乏的患者则无作用。同样，生理剂量的维生素 B_{12} 亦只对维生素 B_{12} 缺乏的患者有作用。

巨幼细胞性贫血应与白血病、骨髓增生异常综合征、慢性再障、溶血性贫血和遗传性乳清酸尿等疾病相鉴别。

六、治　疗

(一) 病因治疗

去除或纠正致病原因。

(二) 一般治疗

严重贫血时可少量输血。严重巨幼红细胞性贫血的患者开始治疗阶段，血钾会有下降，要及时给予补充。增加营养。

(三) 叶酸缺乏

叶酸5mg口服，每日3次，也可用甲酰四氢叶酸3～6mg，每日一次肌内注射，一般于用药开始后的第5～10天(8天)网织红细胞计数明显上升，2周后又降至正常，血红蛋白每2周上升20～30g/L(2～3g/dl)，至1～2月血象和骨髓象完全恢复正常。

大剂量叶酸对维生素 B_{12} 缺乏的贫血和胃肠道症状亦部分有效，但不能减轻神经系统症状，甚至可使之加重而造成严重的后果，如一时分不清叶酸缺乏或维生素 B_{12} 缺乏，可两者同时并用。

叶酸缺乏的患者常伴有蛋白质、其他维生素或铁质缺乏，应注意补充。

(四) 维生素 B_{12} 缺乏

用维生素 B_{12} 治疗，开始时每日肌内注射100μg，2周后改为每周2次，连续给药4周或待血象恢复正常后每月注射1次，作为维持治疗。恶性贫血及全胃切除术后的患者需长期或终身接受维持治疗。在治疗后第4～10天，网织红细胞增高。血红蛋白1～2个月达正常。如果血象恢复开始很明显，但以后恢复缓慢，应考虑合并缺铁性贫血，应补充铁剂。肌内注射维生素 B_{12} 偶有过敏反应，甚至休克，要注意观察并及时处理。

七、预后及预防

多数患者预后良好；原发病不同，疗程不一。

加强营养知识教育及改善营养状况，鼓励多吃含维生素 B_{12} 及叶酸较多的食物，避免偏食，改进烹调习惯，婴儿应合理喂养，孕妇加强营养。

小　　结

巨幼细胞性贫血是由于血细胞DNA合成障碍所致的一种贫血。叶酸或维生素 B_{12} 缺乏是引起巨幼红细胞性贫血的最常见原因，缺乏时造成细胞核发育障碍，故是一种全身性疾病。临床表现除贫血外，皮肤黏膜等增殖较快的细胞亦可受累。维生素 B_{12} 缺乏可出现神经系统症状。治疗时，补充相应叶酸和(或)维生素 B_{12}，吸收不良者应寻找并去除病因。

第 5 节　再生障碍性贫血

学习目标

1. 掌握再生障碍性贫血的临床表现和治疗措施
2. 理解再生障碍性贫血的病因、发病机制、诊断

案例 10-3

患者，女性，25 岁。某橡胶厂工人。乏力、头晕、心悸、皮肤黏膜出血 1 周，血常规结果如下：

	测定值	正常参考值		测定值	正常参考值
RBC	$2.7\times10^{12}/L$	$(4.5\sim5.5)\times10^{12}/L$	MXD%	0.10	0.1～0.20
HB	80g/L	(110～150)g/L	NEUT%	0.20	0.4～0.6
WBC	$1.2\times10^{9}/L$	$(4\sim10)\times10^{9}/L$	PLT	$18\times10^{9}/L$	$(100\sim300)\times10^{9}/L$
LYM%	0.7	0.2～0.4			

思考题：

1. 患者可初步诊断为什么疾病？
2. 患者需要用哪种药物或方法治疗比较合适？

一、概　　述

再生障碍性贫血（aplastic anemia，AA）简称再障，是由多种原因引起的骨髓造血干细胞缺陷、造血微环境损伤以及免疫机制改变，导致骨髓造血功能衰竭，出现以全血细胞减少为主要表现的疾病。临床表现为较严重的贫血、出血和感染。根据起病缓急、病情轻重、骨髓损伤程度和转归等，将再障分为急性和慢性两型。

二、病　　因

再障的病因分先天性和后天获得性两种，先天性再障占 2.5%，多在 10 岁内发病。后天获得性再障，原因不明者，称为原发性再障，占 70.3%；能查明原因者称为继发性再障，占 16.9%。近年来继发性再障有明显上升趋势。致病原因有以下几种。

（一）药物因素

常见药物有氯霉素、解热镇痛药及含此类药物的制剂，如磺胺类药、四环素、抗癌药（包括抗白血病药）、三硝基甲苯、异烟肼、驱虫药、杀虫药、农药、无机砷、甲巯咪唑、甲基硫脲嘧啶等。

（二）电离辐射

电离辐射如 X 线、γ 射线或中子、镭及放射性核素，均能影响更新的细胞组织，破坏 DNA 和蛋白质。

（三）生物因素

病毒性肝炎后继发再障，多在肝炎后 2 个月内发病，病情严重，病死率高。有人认为肝炎引起再障的机制，是由于肝炎病毒对骨髓造血干细胞直接毒害作用的结果。此外，细菌感染，如分枝杆菌感染，可引起全血细胞减少及再障。

（四）其他因素

再障可发生于妊娠时，分娩后贫血减轻或缓解。近年发现有少数再障患者的红细胞对补体敏感，也有少数阵发睡眠性血红蛋白尿患者逐渐演变成典型的再障。

三、发病机制

尚未完全明了，根据近年来的研究，再障的发生主要是骨髓造血微环境的改变和干细胞受损。近年有的试验证明正常的多能干细胞可在再障患者的骨髓中繁殖，说明再障的原因并非单独由于骨髓微环境损害所致，可能与宿主干细胞的受损也有关系。最近发现再障的原因尚有免疫因素。

四、临床表现

再障的主要临床表现为贫血、出血、发热和感染。由于病情进展的快慢、严重性以及病变广泛程度不同，临床表现也各不相同。

（一）急性型再障

急性型再障约半数起病急骤，多见于儿童和青壮年，常以感染和出血为早期突出表现，少数以发热发病。出血严重，除皮肤、黏膜出血外，常有内脏出血，如呕吐、便血、尿血、子宫出血、眼底出血及颅内出血，发热及感染严重，体温常在39℃以上，除呼吸道和口腔感染外，也可有肺炎、蜂窝织炎、皮肤化脓性感染及败血症等。感染是本病死亡的原因之一。出血和感染互相影响，使病情日趋恶化，大约在起病1年内死亡。

临床检查发现，临床体征表现为贫血面容，睑结膜及甲床苍白，无淋巴结及脾肿大，无黄疸。

（二）慢性型再障

慢性型再障发病率成人多于儿童，起病缓慢，常以贫血为主，首先出现的症状是面色苍白、疲乏、心悸、气急、头晕、头痛等。以发热、出血发病者少见。常见的出血有皮肤黏膜出血和齿龈出血，女性可有程度不同的子宫出血，很少有内脏出血，感染少见。病程较长，可生存多年。

临床检查发现，慢性型再障的临床体征表现为贫血面容，睑结膜及甲床苍白，肝脾可有轻度肿大。久病患者心尖区常有收缩期吹风样杂音。

再生障碍性贫血并发症除出现感染、内脏出血外，还可发生贫血性心脏病。

五、实验室检查

（一）血常规

全血细胞减少为最主要的特点，但红细胞、粒细胞和血小板的减少程度不等，且不一定同时出现。贫血属正细胞正色素性，网织红细胞大多低于正常。白细胞减少，中性粒细胞减少，淋巴细胞增高，但绝对数在重病例也是减少的，单核细胞也减少。血小板减少，故有出血时间延长、血块退缩不良，束臂试验阳性。

（二）骨髓检查

急性病例的骨髓穿刺物中骨髓小粒很少，脂肪滴明显增多，镜下多部位骨髓增生重度减低，有核细胞显著减少，主要是粒及红系细胞减少，巨核细胞减少或消失。淋巴细胞比例增多，非造血细胞如浆细胞、组织细胞和组织嗜碱粒细胞增多。

在慢性病例如抽取到灶性增生部位的骨髓，可呈骨髓增生活跃，红系和粒系细胞减少不一定很明显，甚至可以增多，但巨核细胞仍减少，一般慢性病例应该多部位骨髓穿刺，同时作骨髓活组织检查。

（三）骨髓活检

骨髓活检病理切片上造血组织显著减少，代替以脂肪组织，其间有淋巴细胞、浆细胞和组织细胞分布在疏松的间质中。

六、诊　　断

本病诊断主要根据临床表现如进行性贫血、出血及易感染和发热，脾不大，实验室检查：全血细胞减少，网织红细胞绝对值减少，骨髓示增生低下，骨髓小粒非造血细胞增多，并能排除引起血液或骨髓改变的其他疾病，可作出诊断。诊断明确后应寻找可能的发病因素。

1987 年 6 月中华血液学会第四届再生障碍性贫血学术会议修订的再生障碍性贫血的诊断标准如下。

1. 全血细胞减少，网织红细胞绝对值减少。
2. 一般无脾肿大。
3. 骨髓检查显示至少一部分增生减低或重度减低（如增生活跃，须有巨核细胞减少，骨髓小粒成分中应见非造血细胞增多，有条件者应行骨髓活检）。
4. 能除外其他引起全血细胞减少的疾病，如阵发性睡眠性红血蛋白尿、骨髓增生异常综合征中的难治性贫血、急性造血功能停滞、骨髓纤维化、急性白血病、恶性组织细胞病等。
5. 一般抗贫血药物治疗无效。

七、治　　疗

（一）脱离与病因的接触

在周围环境中凡有可能引起骨髓损害的物质均应除去或避免接触。禁用一切对骨髓有抑制作用的药物。

（二）支持疗法

支持疗法包括防治出血和感染等多种措施和必要的输血。注意个人卫生，特别是皮肤和口腔卫生。血象过低时，应采取保护隔离。如感染性发热，应取可疑感染部位的分泌物或尿、大便、血液等做细菌培养和药物敏感试验，并用广谱抗生素治疗；待细菌培养和药物敏感试验有结果后再换用敏感窄谱的抗生素。长期广谱抗生素治疗后可诱发真菌感染和肠道菌群失调，真菌感染者可用两性霉素 B 治疗。输血是一个重要治疗措施，但不应滥用，输血的主要适应证是血红蛋白低于 60g/L 且患者对贫血耐受较差时。

（三）采用改善骨髓造血功能的药物

目前应用最多的是雄激素。雄性激素作用原理为：①可使促红细胞生成素产生增多，促使正铁血红蛋白合成；②直接促使干细胞从 G_0 期进入 G_1 期，提高祖细胞对红细胞生成素的反应。对较轻的慢性病例疗效较好，但对重型病例无效。雄激素类药物种类很多，多选用口服剂型，如司坦唑醇和十一酸睾酮等。司坦唑醇 2mg 或十一酸睾酮 40mg，口服，每日 3 次，一般需要 6 个月才能判断疗效。丙酸睾酮，成人剂量为 50～100mg，肌内注射，每日一次，至少用药 4 个月，缓解病例中血红蛋白恢复较好，白细胞次之，血小板常不能接近正常。一种雄激素无效时，可换用另一种，或联合应用。雄激素的主要不良反应是雄性化作用和肝功能损害，如须毛增多、女性闭经、肝损害、水肿等，疗程和剂量应视药物的效果和不良反应进行调整。

（四）免疫抑制剂

抗淋巴细胞球蛋白或猪-抗胸腺细胞球蛋白（ATG），是目前治疗重型再障的主要药物。可单用，也可与其他免疫抑制剂同时使用。猪-抗胸腺细胞球蛋白（ATG），15mg/kg/d，加地塞米松5mg，静脉缓滴，或应用泼尼松每日1mg/kg，口服，共5天，骨髓部分或完全恢复可达40%～60%。ATG的不良反应有血清病、红斑、发热、寒战、关节痛、浆膜炎、血小板减少等。

（五）脾切除

一般地说，脾切除后不能改善骨髓的造血功能，但当红细胞破坏过多为贫血重要因素时，脾切除后，贫血常可减轻，从而减少输血次数。要慎重选择病例，凡属骨髓增生程度尚好，有溶血成分（输血间隔突然缩短），用激素治疗暂时有效或经长期治疗未获好转者，可选用脾切除疗法。

（六）造血细胞因子

主要用于重型再障，用于免疫抑制剂同时或以后，有促进血象恢复的作用，是必不可少的支持治疗。包括粒系集落刺激因子及红细胞生成素、粒-单系集落刺激因子等。

（七）骨髓移植

骨髓移植用于治疗重型再障患者，适用于起病后不久，未经输血，尚未发生感染，年龄在40岁以下患者。有合适的供髓者，预处理用环磷酰胺，不行全身照射，以免发生间质性肺炎和白内障。用MTX和Cyclosporine预防移植抗宿主病（GVHD）。

八、预后及预防

如治疗得当，非重型再障（NSAA）患者多数可缓解甚至治愈，仅少数进展为重型再障Ⅱ型（SAA-Ⅱ型）。SAA发病急、病情重、治疗费用高，以往病死率极高（>90%），近年来，随着治疗方法的改进，SAA的预后明显改善，但仍约1/3的患者死于感染和出血。

加强劳动和生活环境保护，避免将身体暴露于各种射线之中，避免接触有毒化学物质，尽量少用、不用可能损伤骨髓的药物，防御化学战争及核爆炸。

小　　结

再生障碍性贫血是一种有多种病因所引起的骨髓造血干细胞减少和（或）异常，导致全血细胞减少的综合征，主要临床表现为贫血、出血、发热和感染。再障应尽量争取早期治疗，尤其是骨髓尚未完全衰竭时进行治疗为好。

第6节　白血病概述

学习目标

了解白血病的病因、发病机制及分类

一、概　　述

白血病（leukemia）是一类造血干细胞的克隆性恶性疾病。其克隆中的白血病细胞失去进一步分化成熟的能力而停滞在细胞发育的不同阶段。在骨髓和其他造血组织中白血病细胞大量增生聚集，并浸润其他器官和组织，而正常造血功能受到抑制。特征为一种或几种血细胞成分的自发性、进行性异常增殖，具有质和量改变的异常白细胞（白血病细胞），临床以贫血、出血、发热、白血病细胞浸润为主要表现。

白血病具有与其他恶性肿瘤的共同特点。

(1) 白血病细胞和恶性肿瘤细胞一样，可以无限制地增生。

(2) 白血病细胞可像其他恶性肿瘤细胞一样，侵犯人体的各种脏器，影响脏器功能，导致全身衰竭而死亡。

(3) 白血病可以表现为局部浸润，如肿瘤一样形成肿块。如皮肤浸润结节及儿童常见的眼窝部绿色瘤等。故一般人常将白血病称为"血癌"。但在病理学上，只能称之为"血肉瘤"。

白血病约占癌症总发病率的 5%，成人癌症的 2%，儿童癌症的 30% 以上。我国白血病患者为 3～4 人/10 万人，男性多于女性。各地区的发病情况不一。急性白血病中以急性粒细胞白血病最多见，急性淋巴细胞白血病次之，且多在 20 岁以下的青少年和儿童。慢性粒细胞白血病多见于成年人，慢性淋巴细胞白血病则多见于老年人。

二、病因与发病机制

人类白血病的确切病因至今未明。许多因素被认为和白血病的发病有关。病毒可能是主要的因素。此外，尚有遗传因素、放射、化学毒物或药物等因素。

某些染色体的异常与白血病的发生有直接关系，染色体的断裂和易位可使癌基因的位置发生移动和被激活，染色体内基因结构的改变可直接引起细胞发生突变，免疫功能的降低则有利于白血病的发病。

(一) 病毒

早已证实 C 型 RNA 肿瘤病毒或称逆转录病毒是哺乳类动物如小鼠、猫、牛、绵羊和灵长类动物自发性白血病的病因。这种病毒能通过内生的逆转录酶按照 RNA 顺序合成 DNA 的复制品，即前病毒，当其插入宿主的染色体 DNA 中后可诱发恶变。人类白血病的病毒病因研究已有数十年历史，但至今只有成人 T 细胞白血病肯定是由病毒引起的。

(二) 遗传因素

遗传因素和某些白血病发病有关。白血病患者中有白血病家族史者占 8.1%，而对照组仅 0.5%。单卵孪生子，如果一个人发生白血病，另一个人的发病率达 1/5，比双卵孪生子者高 12 倍。近亲结婚人群急性淋巴细胞白血病的发病率比正常人群高 30 倍。白血病和 HLA 抗原型存在某种联系，如急性淋巴细胞白血病常伴 HLA-A_2 和 A_9 等。

(三) 放射因素

电离辐射有致白血病作用，其作用与放射剂量大小及辐射部位有关。一次较大剂量（1～9Gy）或多次小剂量均有致白血病作用。

(四) 化学因素

苯的致白血病作用比较肯定。如早年制鞋工人（接触含苯胶水）的发病率高于正常人群的 3～20 倍。苯致急性白血病以急性粒细胞白血病和红白血病为主。抗肿瘤药中的烷化剂和细胞毒药物可致继发性白血病也较肯定，多数继发性白血病是发生在原有淋巴系统恶性肿瘤或易产生免疫缺陷的恶性肿瘤经长期烷化剂治疗后，乳腺癌、卵巢癌和肺癌化疗后也易发生继发性白血病。氯霉素、保泰松也可能有致白血病的作用。化学物质所致的白血病，多为急非淋白血病。

白血病是一种造血干细胞的恶性克隆性疾病，即由一种干细胞发生恶性变引起的疾病，白血病细胞增殖失控，分化成熟能力丧失。应用流式细胞仪测得急性白血病 S+G_2M 期细胞所占比例较正常低，说明其增殖活力低于正常细胞，也就是白血病细胞增殖周期（65～85小时）比正常细胞增殖周期（24～32小时）为长，但由于其增殖与分化过程失衡，致使白血病细胞在骨髓中大量聚积，骨髓压力增加，窦样隙屏障可能被破裂，使各阶段不成熟的细胞进入血液。进入血液的白血病细胞留在血液中的时间也较正常细胞长，急性粒细胞白血病细胞在血中的半存留期为24小时，而正常粒细胞仅为6～7小时，白血病细胞离开血管进入组织也不像正常成熟细胞那样在短期内死亡，而是保持着继续分裂的能力，形成脏器内白血病细胞浸润，引起器官及组织受累的各种相应症状和体征。

三、分　类

（一）按自然病程及细胞的成熟度分类

1. 急性白血病　起病急、病情重、自然病程一般在6个月以内。骨髓及外周血中主要为异常的原始细胞和早期幼稚细胞。

2. 慢性白血病　起病缓、发展慢，病程一般1年以上，骨髓和外周血以较成熟的细胞占多数。

（二）按细胞类型分类

可分为淋巴细胞型、粒细胞型、单核细胞型及一些少见类型，如红白血病、巨核细胞型、浆细胞型、嗜酸细胞型、嗜碱细胞型白血病等。

（三）按外周白细胞的多少分类

1. 白细胞增多性　外周血中白细胞明显增多，并有较多幼稚细胞出现。

2. 白细胞不增多性　外周血中白细胞不增多或甚至低于正常。血片中没有或较难找到幼稚细胞。

小　结

白血病是一类源于造血系统的恶性肿瘤，在儿童及青少年的恶性肿瘤中居首位。在我国急性白血病比慢性白血病多见。目前，对白血病患者进行骨髓移植，已成为治愈白血病最有希望的手段。

第7节　急性白血病

学习目标

1. 掌握急性白血病的临床表现和治疗
2. 了解急性白血病的诊断及预后

案例10-4

患者，男性，36岁，咽痛3周，发热伴出血倾向1周。检查：Hb 90g/L，WBC 2.8×10^9/L，分类：原始粒12%，早幼粒28%，中幼8%，分叶8%，淋巴40%，单核4%，血小板30×10^9/L，骨髓增生明显-极度活跃，早幼粒91%，红系1.5%，全片见一个巨核细胞，过氧化酶染色强阳性。

思考题：

1. 患者可初步诊断为什么疾病？
2. 该患者的诊断依据是什么？

一、概　　述

急性白血病(Acute leukemia)是造血干细胞的克隆性恶性疾病。发病时骨髓中异常的原始细胞(白血病细胞)大量增殖并浸润各种器官、组织,而正常造血功能受到抑制。由一种或多种造血干细胞及祖细胞恶变,失去正常的增殖、分化及成熟能力,无控制的持续增殖,逐步取代骨髓并经血液浸润至全身组织及器官。主要表现为肝脾和淋巴结肿大、贫血、出血及继发感染。

二、分　　类

急性白血病可分为急性淋巴细胞白血病(急淋 ALL)及急性非淋巴细胞白血病(急非淋 ANLL)两大类。

急性非淋巴细胞白血病分为:①急性髓细胞白血病未分化型(M_0);②急性粒细胞白血病未分化型(M_1);③急性粒细胞白血病部分分化型(M_2);④急性早幼粒细胞白血病(M_3);⑤急性粒-单核细胞白血病(M_4);⑥急性单核细胞白血病(M_5);⑦红白血病(M_6);⑧急性巨核细胞白血病(M_7)。

急性淋巴细胞白血病分为 L_1、L_2、L_3 三型。

三、临床表现

各型急性白血病的临床表现主要包括正常骨髓造血功能受抑制的表现(如贫血、感染、出血等)以及白血病细胞增殖浸润的表现(如淋巴结、肝脾肿大等)两大方面。

(一) 骨髓造血功能障碍表现

1. 贫血　是首起表现,但轻重不等,随病情的发展而加重。表现为面部苍白、无力等。

2. 出血　以出血为早期表现者约 40%,以 M_3 型最多见,其出血的原因主要是因为血小板减少及功能异常。出血可发生在全身各部,以皮肤瘀点、瘀斑、牙龈出血、鼻衄为常见。其次为胃肠道、泌尿道、子宫出血等,严重者有便血、尿血、咯血及颅内出血,其中颅内出血是引起死亡的其主要原因,但颅内出血罕见。

3. 发热　半数的患者以发热为早期表现。大多数因继发感染引起,一般热度较高,常>39℃,伴有发冷、寒战、出汗、心动过速等中毒症状。感染可发生在各个部位,以口腔炎、牙龈炎、咽峡炎最常见,严重时可致败血症。病原菌有化脓性细菌、铜绿假单胞杆菌、大肠埃希菌、变形杆菌、表皮葡萄球菌等。此外,病毒、真菌以及原虫(如肺孢子虫)也可见。

(二) 白血病细胞增殖浸润的表现

1. 肝、脾、淋巴结肿大　急性白血病可有轻度肝脾大,与白血病细胞浸润、新陈代谢增高有关。淋巴结肿大以急淋为多见。

2. 骨及关节表现　骨关节疼痛为常见的症状,胸骨压痛对白血病诊断有一定价值。急性粒细胞白血病还可在眼眶、肋骨及其他扁平骨的骨面形成肿瘤,称为粒细胞肉瘤(绿色瘤)。

3. 其他浸润体征　牙龈可因白血病细胞浸润而增生,多见于急单或急粒-单细胞白血病。皮肤浸润可出现丘疹或斑块。泪腺、唾液腺受浸润可出现无痛性肿大,称为 Mikuliz 综合征。男性睾丸受累可呈弥漫性肿大,成为白血病复发的原因之一。

4. 中枢神经系统白血病　主要发生在缓解期。表现有①脑膜受浸润:可影响脑脊液的循环,造成颅内压增高,出现头痛、恶心、呕吐、视力模糊、视盘水肿、展神经麻痹等症状。②脑神经麻痹:主要为神经根被浸润,特别是通过脑神经孔处的第 3 对和第 7 对颅神经受累引起面瘫。③

脊髓受白血病细胞浸润：以进行性截瘫为主要特征。④血管内皮受浸润以及白血病细胞淤滞：发生继发性出血，临床表现同脑血管意外。中枢神经系统白血病以急淋多见，急非淋中以 M_4 和 M_5 多见。

四、实验室检查

（一）血常规

大多数患者白细胞数增多，疾病晚期增多更显著。最高者可超过 $100\times10^9/L$，也有不少患者的白细胞计数在正常水平或减少，低者可达 $1\times10^9/L$，分类可见原始或幼稚细胞一般占 30%～90%。血红蛋白、血小板进行性减少。

（二）骨髓检查

骨髓穿刺检查是诊断急性白血病的重要方法，骨髓涂片有核细胞大多数是增生明显活跃或极度活跃，也有少数为增生活跃或增生减低。增生的核细胞主要是原始细胞和早期幼稚细胞，白血病细胞（原始粒细胞Ⅰ型+Ⅱ型、原单+幼单或原淋+幼淋）>30% 可诊断为急性白血病。

白血病细胞的形态一般与正常原始及幼稚细胞不同，细胞大小相差较大，胞质少，胞核大，形态不规则，常有扭折、分叶、切迹或双核等。核染色质粗糙、核仁明显、数目多、核分裂象多见。核浆发育不平衡，胞核发育往往落后于胞质。胞质内易见空泡，胞质出现 Auer 小体是急性非淋白血病诊断的重要标记之一。骨髓中其他系列细胞减少，巨核细胞增生显著减少或缺如（除 M_7 外），红系细胞增生明显抑制（除 M_6 外）。

（三）细胞化学染色

白血病的原始细胞有时形态学难以区分，可借助细胞化学作出鉴别（表 10-3）。

表 10-3　常见急性白血病类型鉴别

细胞化学染色	急粒	急淋	急单
过氧化酶（POX）	+++	−	±
苏丹黑（SBB）	+++	−	±
非特异脂酶（NSE）	±	−	+++（被 NaF 抑制）
特异性脂酶（AS-DCE）	++	−	−
糖原（PAS）反应	±	+++	±

有条件应做免疫学、细胞遗传学及基因分型等检查。

五、诊断及鉴别诊断

1. 根据急性白血病的临床表现、血象及骨髓象的改变，大部分病例可作出正确诊断。

2. 根据细胞形态、细胞化学或免疫学、染色体等技术，对急性白血病作出分型诊断。对少数难以识别者，须采用单克隆抗体或电镜检查进行综合分析。

3. 中枢神经系统白血病诊断

（1）有白血病细胞浸润和颅内压升高的症状和体征。

（2）脑脊液改变：①压力>0.02kPa（200mmH_2O）或滴速>60 滴/分；②白细胞>$0.01\times10^9/L$；③涂片见到白血病细胞；④蛋白>450mg/L。

（3）排除其他原因造成中枢神经系统或脑脊液的类似改变。

另外，还须与白细胞减少型白血病如再生障碍性贫血、骨髓增生异常综合征（MDS）、粒细胞缺乏症相鉴别。骨髓检查有助确诊。

六、治　　疗

（一）治疗原则

消灭白血病细胞群体和控制白血病细胞的大量增生，解除因白血病细胞浸润而引起的各种临床表现。

（二）支持治疗

1. 注意休息　高热、严重贫血或有明显出血时，应卧床休息。进食高热量、高蛋白易消化食物，维持水、电解质平衡，必要时静脉补充营养。

2. 感染的防治　严重的感染是主要的死亡原因，因此防治感染甚为重要。病区中应设置"无菌"病室或区域，以便将中性粒细胞计数低或进行化疗的人隔离。注意口腔、鼻咽部、肛门周围皮肤卫生，防止黏膜溃疡、糜烂、出血，一旦出现要及时对症处理。食物和食具应先灭菌。口服不吸收的抗生素如庆大霉素、黏菌素和抗真菌药如制霉菌素、万古霉素等以杀灭或减少肠道的细菌和真菌。

3. 纠正贫血　严重贫血者可酌情输注浓集红细胞或新鲜全血；自身免疫性贫血可用肾上腺皮质激素，丙酸睾酮或蛋白同化激素等治疗，积极争取白血病缓解是纠正贫血最有效的方法。

4. 控制出血　对白血病采取化疗，使该病得到缓解是纠正出血最有效的方法。但化疗缓解前易发生血小板减少而出血，可口服卡巴克洛预防。有严重的出血时可用肾上腺皮质激素，输全血或血小板。急性白血病（尤其是早粒），易并发 DIC，一经确诊要迅速用肝素治疗。必要时可输注新鲜血或血浆。

5. 高尿酸血症的防治　对白细胞计数很高的患者在进行化疗时，可因大量白血病细胞被破坏、分解，使血尿酸增高，形成尿酸结石梗阻尿道，所以要特别注意尿量，并查尿沉渣和测定尿酸浓度，鼓励患者多饮水，每小时尿量>150ml 并碱化尿液。化疗同时应给予别嘌醇，每次 100mg，每日 3 次，以抑制尿酸的合成。

（三）化学治疗

化疗是治疗急性白血病的主要手段，可分为缓解诱导和维持治疗两个阶段。缓解诱导是大剂量多种药物联用的强烈化疗，以求迅速大量杀伤白血病细胞，控制病情，达到完全缓解，为以后的治疗打好基础。完全缓解是指症状、体征、血象、骨髓象基本恢复正常。具体方案见表 10-4。

表 10-4　急性白血病化疗方案

方案名称	剂量（mg）	用法	完全缓解率
急淋			
VP VCR	1～2	第 1 日，每周 1 次，静脉注射	儿童 88%
P	40～60	每日分次口服	成人 50%
VDPVCR	1～2	第 1 日，每周 1 次，静脉注射	儿童 89%～100%
DNR	30～40	第 1～3 日，静脉注射	成人 50%～88%
P	40～60	每日分次口服	
DVLP DNR	45	第 1～3 日，第 15～17 日	成人 80% 以上
VCR	1～2	每周第 1 日静脉注射。共 4 周	

续表

方案名称	剂量(mg)	用法	完全缓解率
L-AsP	5000～10000(u)	第19～28日,共10次	
P	40～60	每日分次口服,第1～14日,第15日	
		起减10mg,第21日起再减10mg至28日停用	
VLP VCR	1～2	第1日,每周1次,静脉注射	72%
L-ASP	5000～10000(u)	每日1次,共10日,静脉注射	
P	40～60	每日分次口服	
急非淋			
DA DNR	30～40	第1～3日,静脉注射	35%～85%
Ara-C	150	第1～7日,每日1次,静脉注射,每	
		一疗程为7日,间隔1～2周	
HA H	4～6	第1～7日,每日1次,静脉注射	60%左右
Ara-C	150	第1～7日,静脉注射	
HVAP H	4～6	第1～7日,每日1次,静脉注射	
VCR	2	第1日,静脉注射	
Ara-C	150	第1～7日,静脉注射	
P	40～60	每日分次口服	

(四) 诱导分化治疗

体外研究表明,其些化学物质或小剂量化疗药物有诱导白细胞从原始阶段向成熟阶段分化,从而使白血病缓解,如维A酸、佛波醇脂(TPA)、杀鱼菌素、二甲基亚砜、丁酸、放线菌素D、6-巯基嘌呤、阿糖胞苷、三尖杉碱、阿克拉霉素、柔红霉素等。其中以维A酸治疗急性早幼粒细胞白血病较为成功,其优点为无骨髓抑制,不诱发DIC,80～100mg/d,分2～3次口服。

(五) 骨髓移植(BMT)

骨髓移植对ANLL疗效较好。①同基因骨髓移植,供者为同卵孪生子。②同种异基因骨髓移植,供者为患者的兄弟姐妹。③自体骨髓移植,不需选择供者,易推广。自体骨髓移植(ABMT)指对化疗缓解的患者,再经过数个疗程的巩固治疗,使宿主体内白血病细胞减少到最低水平,然后收集患者自身骨髓,冷冰保存,与同种异体BMT一样,给患者以大剂量化疗和全身放疗(TBI),彻底消灭体内残存白血病细胞,然后移植其预先冻存的自身骨髓。如对骨髓进行净化处理,去掉其中的白血病细胞,则疗效提高,白血病复发率降低。

(六) 免疫治疗

经长时间的巩固强化治疗,但体内仍残留一定数量的白血病细胞,不能达到彻底消灭的目的,依靠人体的免疫可消灭残留的白血病细胞。近年来,免疫治疗已逐渐被临床应用,常用的药物有白介素、干扰素、肿瘤坏死因子、LAK细胞、单克隆抗体等。

(七) 造血因子

具有促进造血细胞增殖的作用。粒细胞集落刺激因子(G-CSF)和粒单集落刺激因子(GM-CSF)与化疗同时应用或化疗后应用,可以减轻化疗所致粒细胞缺乏,缩短粒细胞恢复时间,提高患者对化疗的耐受性。其剂量rhG/GM-CSF 5～15μg/(kg·d)。

(八) 中枢神经系统白血病的防治

中枢神经系统白血病和脑膜白血病的治疗首选药物为 MTX,做鞘内注射,但多数预后不佳,因此要强调预防治疗。通常在急性淋巴细胞白血病缓解后开始预防性鞘内注射 MTX 每次 10mg,每周 2 次,共 3 周。若患者已确诊为中枢神经系统白血病,则用 MTX 每次 10～15mg 缓慢鞘内注射,每周 2 次,直至脑脊液检查细胞数及生化检查恢复正常,然后改用每次 5～10mg,鞘内注射,每 6～8 周一次,随全身化疗结束而停止。主要不良反应为急性化脓性脑膜炎,患者有发热、头痛及脑膜刺激征,因此用药同时应加地塞米松 5～10mg,可减轻反应。若 MTX 疗效欠佳,可改用阿糖胞苷 30～50mg/m^2 鞘内注射,每周 2 次。同时可以考虑头颅部放射线照射和脊髓照射,但伴有骨髓抑制等不良反应。

七、预　　后

未作特殊治疗的急性白血病,中数生存期为 3.3 个月。近年来由于治疗的进步,预后大为改观。儿童急淋完全缓解率达 97%～100%,5 年无病生存率为 50%～75%。成人急淋完全缓解率 80% 左右,5 年无病生存率为 50%。急非淋完全缓解率为 70%～85%,5 年无病生存率为 35%～50%,部分患者获得治愈。然而对白血病预后的估计十分困难,一般影响预后的因素主要为白血病的生物学特性的差别,如细胞类型、细胞数量、细胞遗传学及免疫学的不同。其次与患者的年龄、体质状况等有关。

小　　结

急性白血病发病时骨髓中异常的原始细胞及幼稚细胞(白血病细胞)大量增殖并广泛浸润肝、脾、淋巴结等各种脏器,抑制正常造血功能。临床主要表现为贫血、出血、感染和浸润等。目前主要的治疗措施有支持治疗、化疗和骨髓移植等。

第 8 节　慢性粒细胞性白血病

学习目标

1. 理解慢性粒细胞性白血病的临床表现和治疗
2. 了解慢性粒细胞性白血病的诊断及预后

 **案例 10-5**

患者,男性,47 岁,乏力、低热、脾增大至脐水平以下 6 个月余。血常规:RBC 3.7×10^{12}/L,HGB 100g/L,WBC 130×10^9/L,PLT 100×10^9/L,用自动血细胞分析仪不能进行白细胞计数和分类,故改用人工镜检分类:中性粒细胞 90%,以中性中幼、晚幼和杆状核粒细胞居多,嗜酸粒细胞 3%,嗜碱粒细胞 5%,淋巴细胞 2%。

思考题:

1. 患者可初步诊断为什么疾病?
2. 该患者的诊断依据是什么?

一、概　　述

慢性粒细胞性白血病(chronic myelogenous leukemia,CML)简称慢粒,是发生于造血干细胞水平上的克隆性疾病。细胞呈恶性增生，以细胞成熟障碍为特征，临床为一慢性过程，大量白血病细胞浸润引起脾脏明显肿大以及新陈代谢增高等表现。发病年龄以 30～40 岁居多，20 岁以下者罕见。男性多见。

二、临床表现

（一）起病缓慢

早期可以没有任何症状，最早出现的自觉症状是乏力、低热、多汗或盗汗、体重减轻等代谢亢进表现。

（二）脾大

脾大为慢性粒细胞白血病的显著特征，有时可达脐下，甚至抵达盆腔，质坚实，无压痛，如有脾梗死或脾周围炎，可发生剧烈疼痛，呼吸时加重，可出现摩擦感、摩擦音。因巨脾可引起腹胀、腹部下坠感。肝脏可轻度肿大。

（三）其他体征

其他体征如皮肤及黏膜中度苍白。浅表淋巴结多不肿大。胸骨下部常有轻至中度压痛。晚期可出现皮肤和黏膜瘀点。眼底可出现静脉充血。眼眶、头颅以及乳房和其他软组织可出现无痛性肿块（绿色瘤）。

三、实验室检查

（一）血常规

白细胞计数明显增高，常超过 20×10^9/L，晚期增高明显，可达 100×10^9/L 以上。粒细胞显著增多，可见各阶段粒细胞，以中性中幼、晚幼和杆状核粒细胞居多，原始细胞一般为 1%～3%，嗜酸及嗜碱粒细胞亦增多。早期血红蛋白及红细胞轻度减少，血小板正常或增加，晚期红细胞和血小板减少。在血常规方面须与类白血病反应相鉴别。

（二）骨髓检查

骨髓细胞增生明显活跃或极度活跃，以粒细胞为主，粒红比例高达（10～50）∶1，分类计数与血常规相近似。晚期行骨髓活检可有纤维组织增多。

（三）染色体检查

Ph 染色体见于 90% 以上慢粒患者。Ph 染色体被认为是慢粒多能干细胞的肿瘤性标志，少数慢粒患者 Ph 染色体为阴性，根据有无 Ph 染色体可将慢粒分为 Ph 阳性和 Ph 阴性两大类，前者预后优于后者。

（四）生化检查

血清及尿中尿酸浓度增高，主要是化疗后大量白细胞破坏所致。血清维生素 B_{12} 浓度及维生素 B_{12} 结合力显著增高为本病特点之一，增高的幅度与白细胞增多程度成正比。增高的原因是大量正常的和白血病性粒细胞产生了过多运输维生素 B_{12} 的转钴蛋白 I。

四、诊断及鉴别诊断

典型病例依据临床表现，血象及骨髓象特点可作出正确诊断，但有时尚须与类白血病反应或其他骨髓增生性疾病相鉴别。

五、治疗措施

(一) 化学治疗

有效的药物有 BUS(白消安)、HU(羟基脲)、CTX、CLB、6-MP(6-巯基嘌呤)、MMC(丝裂霉素)。其中以 HU 为首选药物,其次为 BUS。

HU 开始剂量为每日 3g,分两次口服。用后 2 ~ 3 天白细胞数迅速下降,停药后又很快回升。当降至 20×10^9/L 左右时,将剂量减至一半;降至 10×10^9/L 时,将剂量再减少。维持剂量为每日 0.5 ~ 1.0g。需经常检查血象,以便调节药物剂量。此药优点是作用快、不良反应少、耐受性好、与烷化剂无交叉耐药性。为当前首选的化疗药物和基础治疗药物。

BUS 目前临床已很少应用。用法为 2mg 每日 3 次,一直用至白细胞降至 14×10^9/L 以下停用或间歇给药。一般规律是用药 1 ~ 2 周自觉症状好转,4 ~ 6 周明显好转。当白细胞减至 10×10^9/L 时,减量至 1 ~ 2mg/d,一直维持 2 ~ 3 个月。停药后,如白细胞波动在$(10 \sim 50)\times10^9$/L 间,可考虑小剂量维持 1 年以上。白细胞减少到$(5 \sim 10)\times10^9$/L,血小板在 100×10^9/L 以下,或者有慢粒急变倾向才应停药。BUS 不良反应主要是骨髓抑制,特别是血小板减少。个别患者虽用药量不大也会出现全血细胞减少,恢复较慢。长期服用可引起肺纤维化,皮肤色素沉着。类似慢性肾上腺皮质功能减退的症状,精液缺乏或停经。

(二) 放射治疗

用深部 X 线对全身和局部的肝脾区以及浸润部位照射。脾区照射开始剂量为 50cGy,以后每日或隔日 100 ~ 200cGy。白细胞降至 20×10^9/L 时停止。对化疗效果不佳或复发的可以用放疗,据报道,其疗效不低于 BUS。核素 ^{32}P 治疗,仅用于对 BUS 及脾区放疗效果不佳者。^{32}P 剂量是根据白细胞增多程度而定,若白细胞总数 $>50\times10^9$/L,^{32}P 的开始剂量为 1 ~ 2.5mCi,静脉注射。2 周后再用 1 ~ 1.5mCi,以后每隔 2 周给同样剂量 1 次,待白细胞降至 20×10^9/L 时停用。在缓解期间,每 1 ~ 3 个月观察 1 次,当白细胞 $>25\times10^9$/L 时,可再给 1 ~ 1.5mCi。

(三) 脾切除术

脾可能是慢粒急变的首发部位,切除脾可延缓急变和延长患者存活期。切除脾的手术指征:①确诊为慢粒者;②对化疗反应良好;③65 岁以下且无大手术禁忌证者。慢粒急变是手术的禁忌证。

(四) 骨髓移植

年龄在 45 ~ 50 岁、处于慢性期的患者,以亲兄弟姐妹 HLA 相同的异基因骨髓作移植。移植成功者,一般能获得长期的生存或治愈。

(五) 其他治疗

化疗前如果白细胞数在 500×10^9/L 以上,可先用血细胞分离机作白细胞除去术,以迅速降低白细胞数,避免白细胞过多阻塞微血管而引起的脑血管意外。化疗开始时,特别是用 HU 治疗时,宜同时加用别嘌醇 0.1g,每日 3 次,以防止细胞破坏过多过速而引起尿酸肾症。

(六) 慢粒急变的治疗

慢粒急变的治疗比急性白血病的治疗更困难,完全缓解仅 10.7%。骨髓中原粒细胞 >30%,对诊断慢粒急性变有意义。目前慢粒急变的治疗方案如下:Ara-c(环阿糖胞苷)100mg/m^2/d,第 1 ~ 14 天;ADM(阿霉素)30mg/m^2/d,第 1 ~ 3 天;VCR 2mg,第 1 天;上述药物相继静脉输注。PDN 40mg/m^2/d,分次口服,第 1 ~ 7 天。

六、预　　后

无论化疗或放疗，初次治疗的效果都非常显著，症状、体征可完全消失，血象、骨髓象恢复正常或接近正常，在发生急变之前，体力的恢复和一般健康情况往往都很好。但是生命的延长不多，多数生存时间为3～4年，约15%可生存至5年或更长。Ph染色体阴性的患者预后特别差。急变一旦发生后，大多于几周至几月内死亡。

小　　结

慢性粒细胞性白血病是一种发生在早期多能造血干细胞上的恶性骨髓增生性疾病。病情进展慢，早期常无自觉症状，患者可因健康检查或因其他疾病就医时发现血象异常或脾大而被确诊。CML一旦急性变，治疗将很难奏效，因此应着重于慢性期的治疗。

案例10-1分析提示

1. 患者血红蛋白、血清铁低于正常值，总铁结合力高于正常值，结合临床表现，可以诊断为缺铁性贫血。

2. 可以通过调整饮食、口服补铁剂来纠正贫血。

案例10-2分析提示

1. 红细胞计数(RBC)和血红蛋白(Hb)减低，即可诊为贫血。参考MCV及MCHC检测结果可考虑为大细胞性贫血。结合病史，该患者胃大部切除5年，导致维生素B_{12}及叶酸缺乏。可诊断为营养性巨幼细胞性贫血。“牛肉舌”是巨幼细胞性贫血的典型特征性表现。

2. 营养性巨幼细胞性贫血可补充维生素B_{12}和叶酸。

案例10-3分析提示

1. 该患者为年青女性，有长时间接触苯史。化验结果显示该患者白细胞(WBC)、红细胞(RBC)及血小板(PLT)均明显减少，血红蛋白(HB)也明显降低。结合以上病史诊断急性再生障碍性贫血，并与苯吸入中毒直接相关，系发病的直接原因。

2. 急性再生障碍性贫血治疗困难，严重者病死率较高，预后不良，故在有害工作环境中应特别注意个人防护，企业应提供良好的环境保护设施。

案例10-4分析提示

1. 可以诊断为急性早幼粒细胞性白血病。

2. 患者发病急，有贫血、发热、出血；查体皮肤散在出血点和瘀斑，胸骨有压痛；血化验呈全血细胞减少，白细胞分类见幼稚粒细胞，以早幼粒细胞为主；骨髓检查支持急性早幼粒细胞白血病的诊断。

案例10-5分析提示

1. 可初步诊为慢性粒细胞性白血病。

2. 依据如下：该患者的血样不能用自动血细胞分析仪进行计数和分类，是因为白细胞体积过大，不能通过仪器检测，故改用人工镜检完成。RBC及Hb减少，说明有贫血存在，WBC(白细胞总数)明显增高，达到正常时的十几倍，分类中性粒细胞占90%，且出现了中、晚幼细胞，再结合临床症状及体征，可初步诊为慢性粒细胞性白血病，应进一步做骨髓穿刺确诊。特别值得注意的一点是，难以治愈的贫血患者，其血样不能用自动血细胞分析仪器进行计数分类时，不可随意放弃检查，应改人工镜检及骨髓穿刺进一步确诊，以免导致漏诊或误诊。

目标检测

一、名词解释

1. 贫血　2. 缺铁性贫血　3. AA　4. 白血病

二、填空题

1. 依据贫血的严重度将贫血划分为________、________、________、________。
2. 引起缺铁性贫血的病因包括________、________、________。
3. 有利于口服铁剂吸收的维生素是________。
4. 白血病的主要临床表现主要有________、________、________和________。
5. 慢性粒细胞白血病的化疗首选药物是________。

三、选择题

【A 型题】

1. 根据国内标准，血红蛋白测定值下列哪项可诊断为贫血(　　)
   A. 成年男生低于 130g/L
   B. 成年女性低于 110g/L
   C. 妊娠期低于 105g/L
   D. 哺乳期低于 115g/L
   E. 以上均错
2. 根据病因及发病机制贫血可分为(　　)
   A. 红细胞生成减少、造血功能不良两类
   B. 红细胞生成减少、造血功能不良及红细胞破坏过多三类
   C. 红细胞生成减少、红细胞破坏过多及失血三类
   D. 红细胞生成减少、溶血、失血、再障及缺铁等五类
   E. 红细胞生成减少、红细胞破坏过多两类
3. 正常人消化道内铁吸收效率最高的部位是(　　)
   A. 胃
   B. 十二指肠及空肠上部
   C. 空肠
   D. 回肠
   E. 盲肠
4. 缺铁性贫血的改变顺序是(　　)
   A. 低血清铁-骨髓储存铁减少-贫血
   B. 骨髓储存铁减少-低血清铁-贫血
   C. 骨髓储存铁减少-贫血-低血清铁
   D. 贫血-骨髓储存铁减少-低血清铁
   E. 贫血-低血清铁-骨髓储存铁减少
5. 血清铁减低，总铁结合力增高及转运铁蛋白饱和度减低见于(　　)
   A. 地中海贫血　B. 感染性贫血
   C. 缺铁性贫血　D. 再生障碍性贫血
   E. 巨幼细胞性贫血
6. 缺铁性贫血属于以下哪种类型(　　)
   A. 大细胞性贫血
   B. 正细胞性贫血
   C. 小细胞低色素性贫血
   D. 增生不良性贫血
   E. 以上全错
7. 下列除哪项外能抑制铁的吸收(　　)
   A. 咖啡　B. 蛋类
   C. 茶　D. 牛奶
   E. 维生素 C
8. 下列哪项不符合再生障碍性贫血的临床表现(　　)
   A. 发热、出血倾向
   B. 骨髓增生低下
   C. 偶见局灶巨核细胞增多
   D. 无淋巴结肿大
   E. 颅内出血
9. 急性白血病发生贫血的最主要因素是(　　)
   A. 骨髓造血受白血病细胞干扰
   B. 脾大，破坏红细胞过多
   C. 化疗后胃肠功能紊乱，营养缺乏
   D. 严重皮肤黏膜及内脏出血
   E. 化疗
10. 急性白血病出血的主要原因是(　　)
    A. DIC　B. 血小板减少
    C. 纤维蛋白溶解　D. AT-Ⅲ减少
    E. 凝血因子缺乏
11. 患者，男性，28 岁，病史 2 周，贫血伴周身出血点，浅表淋巴结不肿大，胸骨压痛(+)，肝脏轻度肿大，外周血白细胞 $25\times10^9/L$，可见幼稚细胞，血小板 $50\times10^9/L$，血红蛋白 40g/L，该患者最可能诊断为(　　)
    A. 败血症　B. 再生障碍性贫血
    C. 过敏性紫癜　D. 急性白血病
    E. 缺铁性贫血
12. 慢性粒细胞白血病最突出的特征是(　　)
    A. 粒细胞显著增多，脾明显肿大
    B. 乏力、低热、多汗

C. 腹胀、食后饱胀
D. 肝大
E. 血尿酸增高

13. 巨幼细胞性贫血特有的表现是( )
A. 红细胞减少 B. 疲乏无力
C. 食欲不振 D. 心率增快
E. 神经精神症状

14. 治疗慢性再障的首选药物是( )
A. 糖皮质激素 B. 雄激素
C. 雌激素 D. 白消安
E. 环磷酰胺

15. 口服铁剂最常见的不良反应是( )
A. 过敏反应 B. 胃肠道反应
C. 铁中毒 D. 肝脏损坏
E. 激发感染

【B 型题】

(第 16～19 题备选答案)
A. 硫酸亚铁 B. 叶酸、维生素 B_{12}
C. 羟基脲 D. 丁酸氮芥
E. 雄激素

16. 治疗再生障碍性贫血首选( )
17. 治疗缺铁性贫血首选( )
18. 治疗巨幼细胞性贫血首选( )
19. 慢性粒细胞白血病首选 ( )

(第 20～23 题备选答案)
A. 大细胞正常色素性贫血
B. 大细胞低色素性贫血
C. 正细胞正色素性贫血
D. 小细胞低色素性贫血
E. 小细胞正色素性贫血

20. 再生障碍性贫血为( )
21. 缺铁性贫血为( )
22. 急性失血性贫血为( )
23. 叶酸或维生素 B_{12} 缺乏引起的巨幼细胞性贫血( )

【X 型题】

24. 缺铁性贫血发病的常见因素是 ( )
A. 食物加热、煮沸过度
B. 铁的吸收障碍
C. 铁损失过多
D. 需铁量增加而摄入不足
E. 月经过多

25. 血液病根据血细胞数量和质量及凝血机制障碍分为( )
A. 红细胞疾病 B. 白细胞疾病
C. 出血性疾病 D. 急性白血病
E. 血友病

26. 引起再生障碍性贫血的常见药物有( )
A. 抗生素如青霉素
B. 解热镇痛药如保泰松
C. 抗惊厥药如苯妥英钠
D. 抗精神病药如氯丙嗪
E. 抗癌药如中氮芥类

四、简答题

1. 贫血如何进行药物治疗？缺铁性贫血患者应如何治疗？
2. 引起叶酸缺乏的原因有哪些？引起维生素 B_{12} 缺乏的原因有哪些？
3. 再生障碍性贫血的治疗原则是什么？怎样诊断再生障碍性贫血？
4. 急性白血病的血常规检查结果如何？急性白血病和慢性粒细胞白血病的治疗方法有哪些？

(张峰琴)

第11章　内分泌系统常见病

人体的内分泌系统与神经系统、免疫系统相互配合协调，共同担负机体的代谢、生长发育、运动、生殖、衰老和病态等生命现象。内分泌腺除了垂体、甲状腺、甲状旁腺、肾上腺、性腺和胰岛等外，还包括分布在下丘脑、心血管、胃肠道、肾等处的内分泌组织和细胞（图11-1）。它们分泌的活性物质称激素，作用于相应的靶细胞发挥生物作用。在多种病因作用下，机体可出现内分泌功能亢进或减退。

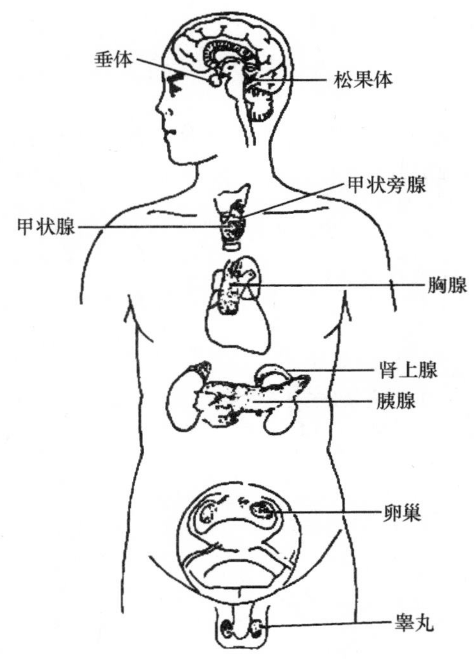

图11-1　内分泌系统腺体

第1节　糖　尿　病

学习目标

1. 掌握糖尿病的病因、发病机制和临床类型，掌握糖尿病的诊断和治疗
2. 理解糖尿病的实验室检查、并发症、预后
3. 了解糖尿病概述及预防知识

案例11-1

患者，男性，46岁，银行职员，口干、多尿、多饮半年余。体格检查：脉搏80次/分，呼吸20次/分，血压130/70mmHg，体型肥胖。检测尿糖(++)，空腹血糖8.0mm/L，餐后2小时血糖11.9mm/L。

思考题：

1. 患者可初步诊断为什么疾病？
2. 患者用哪些方法和(或)药物治疗比较合适？

一、概　　述

糖尿病(diabetes mellitus,DM)是一组以慢性血糖增高为特征的内分泌-代谢疾病。由于胰岛素分泌不足和(或)靶细胞对胰岛素的敏感性降低,引起血糖过高,碳水化合物、蛋白质、脂肪代谢异常。临床上可出现多尿、多饮、多食、消瘦等表现,久病可引起多系统损害,发生眼、肾、心血管、神经等脏器组织慢性并发症,病情严重或应激时易发生糖尿病酮症酸中毒(diabetic ketoacidosis,DKA)等急性并发症。

糖尿病是常见病、多发病,其患病率正迅速增加,目前已成为发达国家继心血管疾病和肿瘤之后的第三大非传染病,是严重威胁人类健康的世界性公共卫生问题。本病严重影响患者的生活质量,可导致患者病残或死亡,因此应积极防治。

二、糖尿病分型

目前,我国采用的是1999年美国糖尿病协会(ADA)提出的分类标准,该标准建议将糖尿病分为1型糖尿病、2型糖尿病、其他特殊类型和妊娠期糖尿病四大类型(表11-1)。

表11-1　糖尿病的病因学分类(1999)

(一)1型糖尿病(β细胞破坏,通常导致胰岛素绝对缺乏)
1. 免疫介导性
2. 特发性
(二)2型糖尿病(从以胰岛素抵抗为主伴胰岛素分泌不足到以胰岛素分泌不足为主伴胰岛素抵抗)
(三)其他特殊类型糖尿病
1. β细胞功能遗传性缺陷
2. 胰岛素作用遗传性缺陷
3. 胰腺外分泌疾病
4. 内分泌疾病
5. 药物或化学品所致糖尿病
6. 感染
7. 不常见的免疫介导糖尿病
8. 其他
(四)妊娠期糖尿病

(一)1型糖尿病(T1DM)

T1DM是由于β细胞受到破坏引起的胰岛素绝对缺乏。β细胞损害主要由自身免疫反应引起,但也包括部分原因不明者。β细胞破坏的程度和速度存在很大个体差异,起病急缓不一,可发生在任何年龄。一般在青少年起病者发病急,症状明显,易获诊断,所以认为此型多发于青少年。而成年人发病者β细胞破坏速度慢,发病较缓慢,症状隐匿,易被误诊为2型糖尿病。该型最终需用胰岛素治疗以控制代谢紊乱和维持生命。

(二)2型糖尿病(T2DM)

T2DM约占糖尿病群体的95%,其病因主要是由于存在胰岛素释放和作用的缺陷,可以从以胰岛素抵抗为主伴胰岛素分泌不足发展到以胰岛素分泌不足为主伴胰岛素抵抗。任何年龄均可发病,但多见于成人,尤其 40 岁以后。多起病隐匿,可以没有明显症状而多年未获诊断,不少患者在发现时就已经存在并发症。该型早期不需胰岛素治疗的阶段较长,但随着病情进展,相当一部分患者需用胰岛素控制血糖或维持生命。

(三) 其他特殊类型糖尿病

其他特殊类型糖尿病共有 8 个类型(表 11-1)。

(四) 妊娠期糖尿病(GDM)

在妊娠过程中初次发现的糖尿病或糖耐量受损。不包括妊娠前已知的糖尿病患者。

三、病因与发病机制

糖尿病的病因和发病机制较复杂,尚未完全明了。不同类型糖尿病的病因不尽相同,即使在同一类型中也存在着异质性。总的来说,遗传因素及环境因素共同参与其发病过程。

(一) 1 型糖尿病

1 型糖尿病的病因是 β 细胞受到破坏引起的胰岛素绝对缺乏。绝大多数患者有自身免疫参与,称免疫介导 1 型糖尿病。少数患者找不到自身免疫反应的证据,称为特发性 1 型糖尿病。

(二) 2 型糖尿病

有明显的遗传基础,且与环境因素密切相关。

1. 遗传因素 多年来通过一系列对家族聚集发病情况、孪生子发病情况的研究,一致认为 T2DM 有较强的遗传倾向。例如,同卵孪生中一个患糖尿病,另一个发病概率为 95%。T2DM 属于复杂的多基因遗传病。

2. 环境因素 摄食过多、中心性肥胖、体力活动减少、生活方式改变、化学毒物、人口老龄化等也与糖尿病发病有关。

T2DM 的发病机制与胰岛素抵抗(insulin resistance,IR)和胰岛素相对缺乏有关。IR 是指体内周围组织对胰岛素的敏感性降低,组织对胰岛素不敏感,外周组织如肌肉、脂肪对胰岛素促进葡萄糖摄取的作用发生了抵抗。

四、临床表现

(一) 代谢紊乱综合征

糖尿病患者由于胰岛素绝对或相对不足或胰岛素抵抗,机体不能充分利用摄取的葡萄糖,出现以血糖升高为主的一系列代谢紊乱。典型临床表现描述为“三多一少”,即多尿、多饮、多食和体重减轻。T1DM 患者多起病急,病情重,症状明显。T2DM 患者多起病缓,病情较轻,相当一部分患者症状不明显,常因各种并发症或伴发病就诊,或健康检查发现高血糖。

1. 多尿 由于血糖升高,形成渗透性利尿而引起多尿。

2. 多饮 多尿致水分丢失过多,细胞内脱水,刺激口渴中枢而多饮。

3. 多食 机体丢失大量葡萄糖,为维持机体活动,常通过多食补偿。

4. 消瘦 外周组织利用葡萄糖障碍,脂肪分解增多,蛋白质代谢呈负平衡,机体逐渐消瘦、乏力、体重减轻。儿童可表现生长发育受阻。

(二) 并发症

1. 急性并发症

(1) 糖尿病酮症酸中毒、高渗性非酮症糖尿病昏迷:部分患者以此为首发表现。

（2）感染：合并疖、痈、足癣、体癣、尿路感染、肺结核等。

2. 慢性并发症 糖尿病的慢性并发症可遍及全身各重要器官，多数患者因心血管或脑血管动脉粥样硬化死亡。

（1）大血管病变：大、中动脉粥样硬化发生、发展加速，主要累及主动脉、冠状动脉、脑动脉、肾动脉和肢体外周动脉等，引起冠心病、缺血或出血性脑血管病、肾动脉硬化和肢体动脉硬化等。下肢动脉严重供血不足可导致肢体坏疽。

（2）微血管病变：主要累及肾、视网膜、心肌、神经组织，尤以糖尿病肾病和视网膜病变为主要。糖尿病肾病常见于病史 10 年以上的患者，表现为蛋白尿、水肿、高血压、肾衰竭等，是 T1DM 的常见死因。在 T2DM，其严重性仅次于心、脑血管病。糖尿病视网膜病变是患者失明的主要原因之一，严格控制糖尿病可延缓其发生发展。

（3）神经病变：临床最常见周围神经病变，肢端感觉异常如麻木、刺痛、灼热等呈对称性手套袜套样分布。运动神经受累后可见肌力减弱、肌肉萎缩甚至瘫痪。自主神经受累也较常见，并可较早出现，影响胃肠、心血管、泌尿生殖系统功能。

（4）糖尿病足：与下肢远端神经异常和不同程度周围血管病变相关的足部溃疡、感染和（或）深层组织破坏。严重者需截肢。

（5）眼的其他病变：除视网膜病变外，还可见白内障、青光眼、黄斑病、屈光改变及虹膜睫状体病变等。

五、实验室及其他检查

（一）尿糖测定

尿糖阳性是发现糖尿病的重要线索，但不能用于确诊糖尿病。

（二）血糖测定

血糖升高是诊断糖尿病的主要依据。空腹静脉血糖正常浓度为 3.9～6.0mmol/L（70～108mg/dl）。

（三）葡萄糖耐量试验

血糖高于正常范围而又达不到诊断标准者，须进行口服葡萄糖耐量试验（OGTT）。清晨一次口服无水葡萄糖 75g（儿童按每千克体重 1.75g，总量不超过 75g），2 小时后再测血糖。

（四）糖化蛋白测定

糖化蛋白测定包括糖化血红蛋白及糖化白蛋白等，是病情控制情况的监测指标。前者反映糖尿病患者近 8～12 周内血糖总水平，后者反映患者近 2～3 周内血糖总水平。

（五）血浆胰岛素和 C 肽测定

用以评价胰岛 β 细胞功能。T1DM 患者血浆胰岛素和 C 肽减少或不能测得，T2DM 可偏低、正常或高于正常。

（六）其他

关于代谢紊乱方面还应进行血脂、血浆尿素氮、肌酐、尿酸、乳酸、β_2 微球蛋白、血液流变学等测定。

六、诊　　断

根据病史、各种慢性并发症及实验室检查，诊断并不困难。

(一) 诊断标准

我国现采用 1999 年美国糖尿病协会提出的诊断标准(表 11-2)。

表 11-2　糖尿病诊断标准

1. 糖尿病症状+随机血浆葡萄糖水平≥11.1mmol/L(200mg/dl)(典型的糖尿病症状包括多尿、多饮及不能解释的体重下降。“随机”是指一天中的任何时间,与进餐无关。)
或
2. 空腹血浆葡萄糖水平≥7.0mmol/L(126mg/dl)(空腹指至少 8 小时没有热量摄入)
或
3. OGTT 中,2 小时血浆葡萄糖水平≥11.1mmol/L(200mg/dl)

如果能除外急性代谢紊乱引起的血糖显著升高,符合上述任何一条标准,并在另一天重复检测确认,诊断即可成立。

(二) 鉴别诊断

需排除其他原因所致的尿糖阳性(如肾糖阈降低、急性应激状态等)、药物对血糖的影响(如糖皮质激素、噻嗪类利尿剂、口服避孕药、阿司匹林、三环类抗抑郁药等可使血糖升高)以及继发性糖尿病(如肢端肥大症、库欣综合征、嗜铬细胞瘤等)。

七、治　　疗

由于糖尿病的病因和发病机制未完全明了,缺乏针对病因的治疗。治疗目标为纠正代谢紊乱,消除症状、防止或延缓并发症的发生,降低病死率,提高患者生活质量。现代糖尿病治疗的 5 个要点为糖尿病教育、饮食控制、运动疗法、血糖监测、药物治疗。具体措施以饮食控制和运动疗法为基础,根据病情选择药物治疗。

(一) 糖尿病教育

糖尿病教育是基本治疗措施之一,被公认为是其他治疗成败的关键。良好的教育可使患者认识到糖尿病需终身控制,并调动其主观能动性,配合治疗并持之以恒。应让患者了解糖尿病的基础知识,学会饮食和运动控制,学会测尿糖或使用便携式血糖计,学会胰岛素注射技术及使用降血糖药物的注意事项。

(二) 饮食治疗

所有糖尿病患者均需控制饮食,并长期严格执行,此为另一项重要的基础治疗措施。

1. 总热量　根据患者的理想体重[查表或简易计算,理想体重(kg)= 身高(cm)-105]和工作性质,计算每日所需总热量。不同工作状态下,成人每日所需总热量(每日每千克理想体重)分别为:休息者 105 ~ 125kJ(25 ~ 30kcal),轻体力劳动者 125 ~ 146kJ(30 ~ 35kcal),中度体力劳动者 146 ~ 167kJ(35 ~ 40kcal),重体力劳动者 167kJ(40kcal)以上。儿童、孕妇、乳母、营养不良者、低体重者和伴消耗性疾病者酌增,肥胖者酌减,使患者体重逐渐达到理想体重±5% 左右。

2. 饮食成分　碳水化合物占总热量的 50% ~ 60%,蛋白质摄入一般不超过总热量的 15%,脂肪约占总热量的 30%。

3. 合理分配　确定每日摄取热量和食物成分后,将热量换算为食物重量。每克碳水化合物、蛋白质产热均为 16.7kJ(4kcal),每克脂肪产热 37.7kJ(9kcal)。换算为食物后制订食谱,三餐分别按 1/5、2/5、2/5 分配,或四餐分配为 1/7、2/7、2/7、2/7。提倡食用粗粮、富含纤维素食物,限制饮酒。

（三）体育锻炼

应进行有规律的合适运动。根据年龄、性别、病情及有无并发症等不同条件，循序渐进并长期坚持。

（四）血糖监测

监测血糖可由医院或患者在家中进行。患者自我监测血糖是近10多年来糖尿病患者管理方法的主要进展之一，为糖尿病患者和保健人员提供了一种动态数据。使用便携式血糖计可以经常并便捷地观察患者血糖水平，便于及时调整药物。糖尿病的控制情况可参见表11-3。

表11-3　糖尿病血糖控制目标

项目	理想	尚可	差
血浆葡萄糖(mmol/L)空腹	4.4～6.1	≤7.0	>7.0
血浆葡萄糖(mmol/L)非空腹	4.4～8.0	≤10.0	>10.0

（五）口服药物治疗

1. 促胰岛素分泌剂

（1）磺脲类(sulfonylureas，SUs)：SUs是临床上应用较广泛的口服降血糖。

作用机制：SUs能促进内源性胰岛素分泌，在机体存留相当数量有功能的胰岛β细胞(≥30%)时发挥作用，并可能改善T2DM患者的胰岛素抵抗。

适应证：无急性并发症的T2DM。

禁忌证：T1DM、有严重并发症的T2DM、儿童、孕妇、哺乳期妇女、大手术围术期、过敏或有重度不良反应等。

常用制剂及用法：参见表11-4。SUs治疗宜从小剂量开始，餐前1/2小时服用。根据尿糖和血糖每数日调整剂量一次，直至病情达到良好控制。可联合使用双胍类、α葡萄糖苷酶抑制剂、胰岛素，通常不联合使用其他SUs制剂。

表11-4　常用磺脲类制剂和用法

名称		每片剂量(mg)	每日剂量(mg/d)	日服次数	作用时间(h)
第一代	甲磺丁脲	500	500～3000	2～3	6～8
	氯磺丙脲	100	50～100	1～2	36～60
第二代	格列本脲	2.5～5	2.5～15	1～2	16～24
	格列吡嗪	5	2.5～20	1～3	3～7
	格列齐特	80	40～320	1～2	12～24
	格列波脲	25	12.5～75	1～2	8～10
	格列喹酮	30	15～120	2～3	4～8
第三代	格列苯脲	1	1～6	1	12～24

不良反应：①低血糖反应：最常见而重要，常发生于老年患者(60岁以上)、肝肾功能不全或营养不良者，与药物剂量过大、饮食不当、使用长效制剂或联合使用了增强SUs降血糖作用的药物等有关。②体重增加：可能与刺激胰岛素分泌增多有关。③皮肤过敏反应：皮疹、皮肤瘙痒等。④消化系统：上腹不适、食欲减退等，重者发生胆汁郁积性黄疸和肝功能损害，应停药。⑤可能对心血管系统带来不利影响，但有待于临床试验进一步证实。

(2) 格列奈类:为非磺脲类的促胰岛素分泌剂,降血糖作用快而短,主要用于降低餐后高血糖。于餐前或进餐时立即服用,不进餐不服药。我国有两种制剂:

1) 瑞格列奈:初治从每次 0.5mg 开始,每日 3 次,按血糖情况可渐增至每次 4mg,最大剂量每日不超过 16mg。

2) 那格列奈:从每次 120mg 开始,每日剂量 360mg。

按病情需要,格列奈类药物可与 SUs 以外的其他药物联合应用。

2. 双胍类(biguanides) 作用机制:促进外周组织(肌肉、脂肪等)对葡萄糖的摄取利用;抑制糖原异生和糖原分解;延缓葡萄糖在胃肠道的吸收;与磺脲类和胰岛素有协同作用。双胍类对血糖正常者无降糖作用。

适应证:T2DM,尤其伴肥胖者。许多国家和国际组织制定的糖尿病指南中推荐二甲双胍作为超重和肥胖的 T2DM 患者控制高血糖的一线用药。不单独用于 T1DM,T1DM 患者在使用胰岛素基础上可以合用。

禁忌证:糖尿病并发酮症酸中毒或高渗性昏迷,各种应激状态、肝、肾功能不全等。老年患者慎用,孕妇、哺乳期妇女、儿童也不宜使用。

常用制剂及用法:①二甲双胍,通常 0.5 ~ 1.5g/d,分 2 ~ 3 次服用,最大剂量不超过 2g/d。②苯乙双胍(俗称降糖灵),50 ~ 150mg/d,分 2 ~ 3 次服用,不良反应较大,在许多国家和地区已被淘汰。

不良反应:①胃肠道反应:为主要不良反应,如口干、口苦、金属味、食欲下降、恶心、呕吐腹泻等,采用餐中或饭后服药,或从小剂量开始,然后逐渐增量可减轻不良反应。不少患者坚持服用一段时间后该反应可减轻或消失。②乳酸性酸中毒:此为严重不良反应,以苯乙双胍发生率高,而二甲双胍较少发生。③皮肤过敏反应:少数发生皮疹等。

3. α 葡萄糖苷酶抑制剂(AGI) AGI 竞争性抑制小肠黏膜刷状缘的 α 葡萄糖苷酶,使碳水化合物在肠道吸收延缓,从而降低餐后高血糖。尤其适用于以碳水化合物为主要食物和表现为餐后高血糖为主的患者。可与多种药物联合使用。单独用药不会发生低血糖,但如联用其他药物而发生低血糖时,应直接使用葡萄糖纠正。不良反应多为胃肠道反应,如腹胀、腹泻、便秘等,服用一段时间后可减轻。胃肠功能紊乱、孕妇、哺乳期妇女和儿童不宜使用。AGI 有两种制剂:阿卡波糖(acarbose),每次 50 ~ 100mg,每日 3 次;伏格列波糖(voglibose),每次 0.2mg,每日 3 次。AGI 应在进食第一口食物后服用。

4. 胰岛素增敏剂 系噻唑烷二酮(thiazolidinedione,TZD)类,可提高细胞对胰岛素作用的敏感性,减轻胰岛素抵抗。可单独或联合其他口服药物治疗 T2DM 患者,但不适于 T1DM、孕妇、哺乳期妇女和儿童及心、肝功能不全者。主要不良反应有体重增加、水肿和充血性心力衰竭。目前有两种制剂:①罗格列酮(rosiglitazone):用量为 4 ~ 8mg/d,每日 1 次或分 2 次口服;②吡格列酮(pioglitazone):用量为 15 ~ 30mg/d,每日 1 次口服。

5. 肠促胰素 肠促胰素含意为胃肠道在营养物刺激下分泌一些激素,可促进葡萄糖刺激下的胰岛素分泌,主要有两种,即葡萄糖依赖的促胰岛素分泌多肽(简称 GIP)和胰升糖素样多肽 1(glucagon-1ike peptide 1,GLP-1)。GIP 由胃和小肠的 K 细胞分泌,GLP-1 由小肠远端的 L 细胞分泌,目前临床上主要聚焦 GLP-1。研究发现 GLP-1 的作用有:①刺激胰岛 β 细胞葡萄糖介导的胰岛素分泌;②抑制胰升糖素分泌;③促进脂肪、肌肉组织摄取葡萄糖;④抑制食欲及摄食。因而可开发用于治疗 2 型糖尿病。由于 GLP-1 在体内迅速被二肽基肽酶Ⅳ(DPP-Ⅳ)降解而失去生物活性,故开发了长作用的 GLP-1 类似物或 DPP-Ⅳ抑制剂。长作用 GLP-1 类似物有利拉鲁肽(liraglutide)等,每日皮下注射一次可达到降糖效果。DPP-Ⅳ抑制剂已有西格列汀(sitagliptin)和维格列汀(vildagliptin)等,不久将在我国上市。

(六) 胰岛素治疗

1. 适应证

(1) T1DM。

(2) T2DM 患者经饮食疗法及口服降糖药物未获良好控制者。

(3) 糖尿病酮症酸中毒、高渗性昏迷、乳酸性酸中毒伴高血糖者。

(4) 糖尿病并发心、脑、肾、视网膜等脏器严重损害者。

(5) 伴重症感染、围手术期、创伤、分娩等。

(6) 全胰腺切除的继发性糖尿病。

(7) 糖尿病合并妊娠或妊娠期糖尿病患者经过饮食控制血糖仍不能控制。

(8) 新诊断糖尿病患者,若代谢紊乱症状明显、严重高血糖时,无论哪一种类型糖尿病,均应使用胰岛素,控制高血糖后,再视具体情况调整方案。

2. 胰岛素类型 胰岛素按作用时间可分成不同类型,各种胰岛素制剂特点见表 11-5。

表 11-5 各种胰岛素制剂的特点

作用类别	制剂	皮下注射作用时间(h)		
		起效	高峰	持续
短效	普通胰岛素(regular insulin,RI)	0.5	2~4	6~8
中效	低精蛋白锌胰岛素混悬液(NPH) 慢胰岛素锌混悬液(lente insulin)	1~3	6~12	18~26
长效	精蛋白锌胰岛素混悬液(PZI) 特慢胰岛素锌混悬液(ultralente insulin)	3~8	14~24	28~36

注:作用时间仅供参考。

短效胰岛素主要控制 1 餐饭后高血糖;中效胰岛素主要控制 2 餐饭后高血糖,以第 2 餐饭为主;长效胰岛素无明显作用高峰,主要提供基础水平胰岛素。普通(正规)胰岛素是唯一可经静脉注射的胰岛素,可用于抢救糖尿病酮症酸中毒等。

胰岛素可从猪、牛等动物的胰腺中提取,但因易出现过敏反应和注射部位脂肪萎缩等不良反应,现已很少应用。在 20 世纪 70 年代末 80 年代初,人们利用半生物合成技术以及重组 DNA 技术合成了人胰岛素。但随着临床实践的增加,人们越来越多地发现人胰岛素在临床使用过程中存在着一些局限性。为了改善人胰岛素的不足,从 20 世纪 90 年代中期人们开始了对人胰岛素类似物的研究,通过对人胰岛素的氨基酸序列及结构进行局部修饰,合成了人胰岛素类似物,并得到了广泛应用。目前全球范围内使用的胰岛素类似物有以下三种。

(1) 速效人胰岛素类似物:也称超短效人胰岛素类似物。同短效胰岛素相比,起效快,可餐前即刻注射;高峰时间提前,持续时间短,不易出现下一餐前低血糖,降糖效果更佳。使用更方便,患者依从性更好。目前应用于临床的主要有 2 种:赖脯胰岛素(优泌乐);门冬胰岛素(诺和锐)。

(2) 超长效人胰岛素类似物:吸收稳定,恒速释放入血,作用时间长,重复性好,药效学与胰岛素泵相似,可提供稳定的胰岛素浓度,不仅能有效控制空腹血糖,且较少引起血糖波动及夜间低血糖,因而是较理想的基础胰岛素剂型。目前已经研制成功的有两种:甘精胰岛素(来得时);地特胰岛素(诺和平)。

(3) 预混人胰岛素类似物(双时相人胰岛素类似物):其中的速效胰岛素能提供更快、更高的餐时胰岛素分泌峰,与餐后血糖峰的同步性大大改善,有效降低餐后血糖的漂移;而精蛋白结合胰岛素成分则可提供基础胰岛素的补充,有效降低空腹血糖。目前赖脯胰岛素和门冬胰岛素均有不同比例的预混制剂。如双时相门冬胰岛素(诺和锐 30R)含有 30% 的可溶性门冬胰岛素和 70% 精蛋白结晶门冬胰岛素，是首个在中国上市的预混人胰岛素类似物，具有快慢结合的特点，能更好地模拟人生理性的胰岛素分泌。

知识链接

胰岛素的历史

糖尿病中医属消渴症范畴，在胰岛素未发现前，属疑难杂症。胰岛素于1921 年由加拿大人 F. G. 班廷和 C. H. 贝斯特首先发现。1955 年英国 F. 桑格小组测定了牛胰岛素的全部氨基酸序列。1965 年，中国科学家人工合成了具有全部生物活力的结晶牛胰岛素，现在使用遗传工程技术由微生物大量生产人的胰岛素，并已用于临床。后又通过对人胰岛素的氨基酸序列及结构进行局部修饰，合成了人胰岛素类似物，也得到了广泛应用。

3. 使用原则和方法　胰岛素治疗应在综合治疗基础上进行。使用剂量必须个体化，差异非常悬殊，每 3 ~ 5 天调整一次。开始时宜用普通胰岛素以便探索剂量，三次餐前注射。在肾糖阈较稳定的患者可以用餐前尿糖阳性程度估计胰岛素剂量，每“+”约用 4U 胰岛素，以后按疗效进行调整。为了防止餐后高血糖，一般每餐前 15 ~ 45 分钟皮下注射。如果患者胰岛功能很差，不能维持基础性胰岛素分泌，则应加用长效胰岛素或晚 10 ~ 12 时再增加一次胰岛素注射，以保持黎明时血糖维持在正常范围。

在糖尿病的治疗中有两种现象必须了解。①黎明现象：即夜间血糖控制良好，仅在黎明前一段短时间无任何诱因血糖升高，可能由于清晨皮质醇、生长激素等胰岛素拮抗素激素分泌增多所致；②Somogyi 效应：即在夜间曾有低血糖而未被察觉，但导致体内胰岛素拮抗素激素分泌增加，继而发生低血糖后的反跳性高血糖。夜间多次（于 0、2、4、6、8 时）测定血糖，有助于鉴别早晨高血糖的原因。

胰岛素还可通过胰岛素泵给予，可由计算机控制，模拟胰岛素的持续基础分泌和进餐时的脉冲式释放。

4. 不良反应

（1）低血糖反应：与剂量过大或进餐不及时有关，多发生于 T1DM 患者。

（2）过敏反应：目前已非常少见，主要以皮疹和红斑等皮肤改变为主，出现全身荨麻疹甚至过敏性休克罕见。

（3）脂肪营养不良：多次胰岛素注射后，注射部位出现脂肪萎缩或增生，停止该部位注射后可逐渐恢复。治疗中应经常更换注射部位。

（4）其他：胰岛素治疗初期可出现水肿，与钠潴留有关，可自行缓解；部分患者出现屈光不正，可自行调整恢复。

（七）胰腺移植和胰岛移植

移植对象大多为 T1DM 患者，供胰来源主要是胎儿胰腺、尸体胰腺和自体胰腺组织。移植后可去除对胰岛素的依赖，但目前移植效果有待提高。

八、预后及预防

早期开始有效治疗，预后良好，死亡原因主要为心血管、脑和肾并发症，恶性肿瘤的发生率也较普通人群为高，60 岁以后发现的患者预后较差。

平日以天然食物和粗加工食物为主，提倡不吸烟、少饮酒，少摄盐。适当进行体力活动，防止肥胖。定期进行健康检查，及时发现和早期干预是争取良好预后的先决条件。

小　　结

糖尿病是以血糖升高为特点的内分泌代谢性疾病，存在胰岛素分泌绝对、相对不足或胰岛素抵抗。其发病与自身免疫、遗传和环境因素有关。糖尿病分为4类:T1DM、T2DM、其他特殊类型和妊娠期糖尿病,以T2DM最常见。临床主要表现为多尿、多饮、多食、体重下降和急慢性并发症。诊断标准为:有糖尿病"三多一少"症状伴任意时间血浆葡萄糖水平≥11.1mmol/L或空腹血浆葡萄糖水平≥7.0mmol/L或OGTT中2小时血浆葡萄糖水平≥11.1mmol/L,可在二次核实后诊断糖尿病。糖尿病治疗的5个要点为:糖尿病教育、饮食控制、运动疗法、血糖监测、药物治疗。

第2节　甲状腺功能亢进症

学习目标

1. 掌握甲状腺功能亢进症的诊断和治疗
2. 理解甲状腺功能亢进症的临床类型和实验室检查
3. 了解甲状腺功能亢进症的病因和并发症

案例11-2

患者,女性,28岁。近3个月来怕热、多汗,偶有胸闷、心悸、失眠,脾气急躁,易饥多食却日渐消瘦,大便2~3次/天,遂来院就诊。体格检查:身高166cm,体重55kg,脉搏102次/分,血压135/65mmHg。甲状腺Ⅱ度弥漫性肿大,两侧对称,手指轻微震颤。实验室检查:FT_3 11.2pmol/L(参考值2.1~5.4pmol/L),FT_4 30.6pmol/L(参考值9~23.9 pmol/L),TSH 0.01mU/L(参考值0.3~4.8 mU/L)。

思考题:

1. 患者可初步诊断为什么疾病?
2. 患者采用哪种治疗方法比较合适?

甲状腺功能亢进症(hyperthyroidism)简称甲亢,是指甲状腺腺体本身产生甲状腺激素过多而引起的一组临床表现。主要为多食、消瘦、畏热、心悸、眼球突出、甲状腺肿大等。其病因多样,如弥漫性毒性甲状腺肿(Graves 病)、多结节性毒性甲状腺肿和甲状腺自主高功能腺瘤(Plummer 病)等,本节主要讨论Graves病。

Graves病(以下简称GD)是引起甲状腺功能亢进最主要的病因,占甲亢的80%左右。好发于中青年女性,男女发病比例为1∶(4~6)。

知识链接　　**甲状腺相关疾病**

甲状腺激素的主要作用是调节基础代谢,促进骨骼和神经系统生长发育。当甲状腺激素分泌过剩时,表现为基础代谢增高。甲状腺激素分泌不足时,成人可造成黏液性水肿、皮肤增厚、毛发脱落和性功能减退等症状;儿童因影响了骨骼和神经系统发育,表现为身材矮小、智力低下,称为呆小病。甲状腺激素合成需要从食物中摄取碘,缺碘使甲状腺激素合成不足,引起甲状腺代偿性增生,称为单纯性甲状腺肿。

一、病因与发病机制

本病病因尚未完全明确,目前公认和自身免疫有关,有显著的遗传倾向。GD患者的血清中存在针对甲状腺细胞TSH受体的特异性自身抗体,称为TSH受体抗体(TSH receptor antibodies, TRAb)。TRAb有两种类型,即TSH受体刺激性抗体(TSHR stimulation antibody, TSAb)和TSH受体刺激阻断性抗体(TSHR stimulation-blocking antibody, TSBAb)。其中,TSAb与TSH受体结合,可导致甲状腺细胞增生和甲状腺激素合成、分泌增加。所以,TSAb是GD的致病性抗体。95%

未经治疗的 GD 患者 TSAb 阳性。

二、临床表现

（一）甲状腺激素分泌过多综合征

1. 高代谢综合征　甲状腺激素分泌增多，使交感神经兴奋，新陈代谢加快，患者出现怕热多汗、皮温增高、皮肤潮湿，可有低热、多食善饥、体重减轻、疲乏无力等。

2. 心血管系统　心悸、心动过速，第一心音亢进；收缩压增高，舒张压降低，脉压增大；可有心律失常如期前收缩、心房颤动；并发心力衰竭等。

3. 精神、神经系统　可表现为急躁易怒、精神紧张、多言善动、失眠不安、注意力不集中等，严重者见忧郁、狂躁。双手臂前平举伸展时有手指细震颤。腱反射亢进。

4. 消化系统　多数患者食欲亢进，但体重显著下降。由于胃肠蠕动加快出现排便次数增多，内含较多未消化食物。部分患者可有肝肿大、肝功能损害。

5. 肌肉骨骼系统　可出现甲亢性周期性瘫痪，甲亢病情控制后自愈。少数患者发生甲亢性肌病等。

6. 其他　周围血中白细胞总数下降，淋巴细胞和单核细胞比例增多，有时伴发血小板减少性紫癜。女性月经减少或闭经、不孕，男性可阳痿、乳腺发育。

（二）甲状腺肿大

甲状腺呈弥漫性、对称性肿大，质地不等，表面光滑，在腺体上下极可触及震颤并闻及血管杂音。

（三）眼征

眼征可分两类，一类为单纯性突眼，也称良性突眼，系交感神经兴奋性增高所致，眼征有：①突眼度轻不超过 18mm；②上睑挛缩，眼裂增大；③瞬目减少，双眼眼炯炯有神；④向上看时前额皮肤不能皱起；⑤双眼下视时，上睑不随眼球下垂；⑥两眼看近物时眼球向内侧聚合不良。另一类为浸润性突眼，也称恶性突眼，由眶后组织的自身免疫炎症所致，突眼度超过 18mm，患者畏光、流泪、胀痛、复视、视力减退、眼内异物感；眼球肌麻痹而视野缩小斜视，眼球活动度减小，甚而固定；眼睑闭合不全，可发生角膜溃疡甚至失明。

三、特殊的临床表现和类型

（一）甲状腺危象

甲状腺危象（thyroid crisis）也称甲亢危象，是甲状腺毒症急性加重的一个综合征，系本病严重表现，可危及生命，主要诱因为精神刺激、感染、手术前准备不充分等。患者原有的症状加剧，伴高热、大汗、腹痛、腹泻、恶心、呕吐、心动过速（140 次/分以上），甚而谵妄、昏迷。死亡原因多为休克、心力衰竭及水、电解质代谢紊乱。甲亢危象的诊断主要靠临床表现综合判断。临床高度疑似本症及有危象前兆者应按甲亢危象处理。甲亢危象的病死率在 20% 以上。

（二）淡漠型甲亢

淡漠型甲亢（apathetic hyperthyroidism）多见于老年患者。起病隐袭，高代谢综合征、眼征和甲状腺肿均不明显。主要表现为明显消瘦、心悸、乏力、震颤、头晕、昏厥、神经质或神志淡漠、腹泻、厌食。可伴有心房颤动和肌病等，70% 患者无甲状腺肿大。临床中患者常因明显消瘦而被误诊为恶性肿瘤，因心房颤动被误诊为冠心病，所以老年人不明原因的突然消瘦、新发生心房颤动时应考虑本病。

(三) 胫前黏液性水肿

胫前黏液性水肿约5%的GD患者伴发本症,白种人中多见。多发生在胫骨前下1/3部位,也见于足背、踝关节、肩部、手背或手术瘢痕处,偶见于面部,皮损大多为对称性。早期皮肤增厚、变粗,有广泛大小不等的棕红色或红褐色或暗紫色突起不平的斑块或结节,边界清楚,直径5~30mm不等,连片时更大,皮损周围的表皮稍发亮,薄而紧张,病变表面及周围可有毳毛增生、变粗、毛囊角化,可伴感觉过敏或减退,或伴痒感;后期皮肤粗厚,如橘皮或树皮样,皮损融合,有深沟,覆以灰色或黑色疣状物,下肢粗大似象皮腿。

四、实验室及其他检查

1. 血清总甲状腺素(TT_4)、血清总三碘甲状腺原氨酸(TT_3)均升高。

2. 血清游离甲状腺素(FT_4)、血清游离三碘甲状腺原氨酸(FT_3)均升高。因其与甲状腺激素的生物学效应密切相关,所以临床已逐渐替代TT_4和TT_3,成为诊断甲亢的首选指标。

3. 血清促甲状腺激素(TSH)水平降低。根据下丘脑-垂体-甲状腺轴的反馈调节机制,TSH是反映甲状腺功能的最敏感指标。

4. 免疫检查 TRAb是鉴别甲亢病因、诊断GD的指标之一。新诊断的GD患者75%~96% TRAb阳性。另外也可测TSAb,与TRAb相比,TSAb反映了这种抗体不仅与TSH受体结合,而且这种抗体产生了对甲状腺细胞的刺激功能。85%~100%的GD新诊断患者TSAb阳性。

5. 甲状腺摄^{131}I率 总摄取量增加,摄取高峰值提前。该法已被激素测定试验代替。

6. 其他影像学检查 甲状腺超声、甲状腺扫描、眼部CT和MRI等可根据临床需要选用。

五、诊　　断

本病的诊断主要依靠临床表现和实验室检查。

(一) 甲亢的诊断

具备以下三项:①高代谢综合征;②甲状腺弥漫性肿大;③血清TT4、FT_4增高、TSH减低,即可确立诊断。应注意早期轻症、小儿、老年表现可不典型。

(二) GD的诊断

以下标准中:①甲亢诊断确立;②甲状腺弥漫性肿大(触诊和B超证实),少数病例可以无甲状腺肿大;③眼球突出和其他浸润性眼征;④胫前黏液性水肿;⑤TRAb、TSAb、TPOAb、TgAb阳性。①②项为诊断必备条件,③④⑤项为诊断辅助条件。TPOAb、TgAb虽然不是本病致病性抗体,但是可以交叉存在,提示本病的自身免疫病因。

在鉴别诊断方面应注意下面几种疾病。

1. 单纯性甲状腺肿 甲状腺肿大,但无甲亢症状,各种甲状腺功能检查均属正常范围。

2. 神经症 精神神经综合征与甲亢相似,但无甲亢的高代谢综合征,食欲不亢进,甲状腺功能检查正常。

3. 其他原因所致甲亢 如垂体性甲亢、自身免疫性甲状腺炎、异原性TSH甲亢等,均可通过相应的特殊检查加以鉴别。

4. 其他 消瘦、低热须与结核、恶性肿瘤等鉴别;腹泻须与慢性结肠炎等鉴别;心律失常须与风湿性心脏病、心肌炎及冠心病等鉴别;单侧突眼须与眼眶内肿瘤鉴别。

六、治　　疗

临床上主要采取三种疗法:抗甲状腺药物(antithyroid drugs,ATD)、放射性^{131}I和手术治疗。

(一) 抗甲状腺药物(ATD)治疗

ATD 治疗是甲亢的基础治疗方法,常用药物为硫脲类中的丙硫氧嘧啶,咪唑类中的甲巯咪唑。其药理作用在于阻抑甲状腺内的过氧化物酶系统,抑制碘离子转化为新生态碘或活性碘,从而妨碍碘与酪氨酸的结合,阻抑甲状腺素的合成。丙硫氧嘧啶还可抑制外周组织中的 T_4 转化为 T_3。本类药物口服容易吸收。

1. 适应证 ①病情较轻,甲状腺轻至中度肿大患者;②20 岁以下青少年及儿童;③妊娠妇女;④高龄患者或伴发其他严重疾病不适宜手术者;⑤甲状腺次全切除术后复发,又不适宜放射^{131}碘治疗者;⑥手术治疗前准备或辅助放射性^{131}碘治疗;⑦浸润性突眼。

2. 禁忌证 ①有严重不良反应者;②ATD 治疗两个疗程复发者;③哺乳妇女;④周围血白细胞持续少于 $3.0\times10^9/L$ 者。

3. 疗法及剂量 分三阶段治疗。

(1) 初治阶段:丙硫氧嘧啶 300～450mg/日,或甲巯咪唑 30～40mg/日,分 2～3 次口服,直至症状缓解,此阶段需 6～8 周。

(2) 减量阶段:每 2～4 周减量一次,每次丙硫氧嘧啶减 50～100mg/d,甲巯咪唑 5～10mg/d,逐渐减至维持量,此阶段约持续 3～4 个月。

(3) 维持阶段:丙硫氧嘧啶 50～100mg/d,或甲巯咪唑 5～15mg/d,维持治疗 1～1.5 年。

4. 停药指标 主要依据临床症状和体征。目前认为 ATD 维持治疗 18～24 个月可以停药。下述指标预示甲亢可能治愈:①甲状腺肿明显缩小;②TSAb(或 TRAb)转为阴性。

5. 复发 单纯 ATD 治疗复发率较高,为 50%～60%,平均多在停药后 1 年内发生,故停药后应定期复查。

6. 不良反应 约 10% 患者会发生粒细胞减少,需定期监测外周血白细胞,低于 $3.0\times10^9/L$ 时应停药。部分患者出现皮疹。罕见胆汁淤积性黄疸、关节痛、中毒性肝炎、血管神经性水肿等,一旦发生,立刻停药。

(二) 放射性^{131}碘治疗

甲状腺有高度浓聚^{131}碘能力,^{131}碘衰变时放出 β 射线,可使部分甲状腺组织细胞遭到破坏,从而减少甲状腺激素的产生。^{131}碘在甲状腺内停留的有效半衰期平均为 3～4 天。β 射线在组织内的射程仅为 2mm,故其电离作用仅限于甲状腺局部而不影响邻近组织。

1. 适应证 ①年龄在 25 岁以上;②对抗甲状腺药物过敏者,或患者不能坚持长期服药者;③同时患有其他疾病如肝、心、肾等疾病不宜手术治疗者,或术后复发者;④功能自主性甲状腺腺瘤。

2. 禁忌证 ①年龄 20 岁以下;②妊娠、哺乳期妇女;③伴严重心、肝、肾衰竭或活动性肺结核;④外周血白细胞低于 $3.0\times10^9/L$;⑤甲状腺危象;⑥重度浸润性突眼。

3. 并发症 ①放射性甲状腺炎,治疗后 1～2 周内可出现;②远期并发症为甲状腺功能减退;③个别可诱发甲状腺危象,加重浸润性突眼。

(三) 手术治疗

甲状腺次全切除是治疗甲亢的有效方法之一,多数患者可得以根治,且可使自身免疫反应减弱,复发率较低。

1. 适应证 ①ATD 治疗效果不好、不能坚持服药或停药后复发者;②甲状腺肿大明显产生压迫症状的;③胸骨后甲状腺肿;④结节性甲状腺肿伴甲亢。

2. 禁忌证 ①重度浸润性突眼;②合并严重心、肝、肾疾病不能耐受手术者;③早期妊娠(前 3 个月)或晚期妊娠(第 6 个月后)。

3. 术前准备 术前必须用抗甲状腺药物控制甲亢，使其心率<80次/分，血清 T_3、T_4 及基础代谢率基本正常。手术前2周开始加服复方碘溶液，每日三次，每次3～5滴，现多用复方碘溶液加普萘洛尔做术前准备，术中出血少，术后不易发生危象。普萘洛尔剂量为10～20mg，每8小时一次口服。

4. 并发症 术后并发症主要有伤口出血、感染、甲状腺危象、喉返神经损伤、甲状旁腺损伤、甲状腺功能低下(10%～15%)与突眼恶化等。

(四) 甲状腺危象的治疗

本症应着重于预防，尤其是手术前的准备与发生感染后的预防措施，一般预防效果较好。一旦发生，即应紧急处理。

(1) 治疗诱因。

(2) 抑制甲状腺激素合成：首选丙硫氧嘧啶(PTU)600mg口服或经胃管注入，以后给予250mg每6小时口服，待症状缓解后减至一般治疗剂量。

(3) 抑制甲状腺激素释放：服PTU 1小时后再加用复方碘口服溶液5滴、每8小时一次，或碘化钠1.0g加入10%葡萄糖盐水溶液中静滴24小时，以后视病情逐渐减量，一般使用3～7日。如果对碘剂过敏，可改用碳酸锂0.5～1.5g/d，分3次口服，连用数日。

(4) 普萘洛尔20～40mg、每6～8小时口服一次，或1mg稀释后静脉缓慢注射。

(5) 氢化可的松50～100mg加入5%～10%葡萄糖溶液静脉滴注，每6～8小时一次。

(6) 在上述常规治疗效果不满意时，可选用腹膜透析、血液透析或血浆置换等措施迅速降低血浆甲状腺激素浓度。

(7) 降温：高热者予物理降温，避免用乙酰水杨酸类药物。

(8) 其他支持治疗。

小　　结

甲亢是甲状腺分泌激素增多所致的一组临床综合征。Graves病是甲亢中最常见的类型，中青年女性多发，病因和自身免疫有关，有显著的遗传倾向。临床表现高代谢综合征、甲状腺肿大和眼征等。患者血清游离甲状腺素(FT_4)、游离三碘甲状腺原氨酸(FT_3)均升高，TSH水平降低。诊断主要依据临床表现和实验室检查。临床上主要采取三种疗法：抗甲状腺药物治疗、放射性^{131}I治疗和手术治疗。

第3节　骨质疏松症

学习目标

1. 掌握骨质疏松症的病因、发病机制和治疗
2. 理解骨质疏松症的临床表现和诊断依据
3. 了解骨质疏松症的预防知识

案例11-3

患者，女性，62岁。诉10年前开始有轻度腰部酸痛，渐至双下肢并足底持续疼痛，每因劳累或着凉加重。近月来腰部酸痛加剧，彻夜不眠，双下肢酸胀麻木，无活动受限。实验室检查：血钙2.1mmol/L。影像学检查：X线摄片第2～4、4～5腰椎体前缘舌唇样骨质增生。

思考题：

1. 患者可初步诊断为什么疾病？
2. 患者采用哪种治疗方法比较合适？

一、概　　述

骨质疏松症（osteoporosis，OP）是一种代谢性骨病，以骨量低下和骨组织微结构破坏为特征，表现为骨质脆性增加和易于骨折。OP 分为原发性和继发性。继发性者病因明确，是由疾病或药物引起的骨量丢失，如内分泌、代谢性、结缔组织疾病、血液病、营养因素（维生素 C、维生素 D 缺乏，钙、蛋白质缺乏，微量元素缺乏等）、药物因素（糖皮质激素、肝素、甲氨蝶呤、环孢素、苯妥英钠、含铝抗酸药等）等引起的骨质疏松。原发性者又分为Ⅰ型、Ⅱ型两个亚型，Ⅰ型即绝经后骨质疏松症，发生于绝经后妇女，多数患者骨转换率增高；Ⅱ型即老年性骨质疏松症，多见于 70 岁以上的老年人。本节主要介绍原发性骨质疏松症。

二、病因与发病机制

原发性骨质疏松症的病因和发病机制尚未明确。凡可增加骨吸收的因素，均易造成 OP 的发生。此外，青春发育期是人体骨量增加最快的时期，约在 30 岁左右达到峰值骨量（peak bone mass，PBM）。PBM 越高，发生 OP 的可能性越小或发生时间越晚，故使 PBM 降低的因素也与 OP 发生有关。

（一）增加骨吸收的因素

1. 妊娠和哺乳　妊娠期胎儿所需的钙、磷等完全由母体供给，婴儿也自母乳获得矿物质。如此期矿物质摄入不足或吸收障碍，须动用骨盐维持血钙水平，则可促进骨质疏松的发生。

2. 雌激素缺乏　雌激素缺乏使破骨细胞功能增强，加速骨丢失，此为绝经后骨质疏松症的主要病因。

3. 活性维生素 D[1,25(OH)$_2$D$_3$]缺乏和甲状旁腺素（PTH）增高　由于高龄和肾功能减退等原因致肠钙吸收和［1,25（OH）$_2$D$_3$］生成减少，PTH 呈代偿性分泌增多，导致骨转换率加速和骨丢失。

4. 细胞因子影响　如白细胞介素（IL）-1、IL-6、肿瘤坏死因子（TNF）等，为促破骨细胞生成因子，而成骨生长肽（OGP）、和转化生长因子 β（TGF-β）等，则为抗破骨细胞生成因子。

（二）影响 PBM 的因素

1. 遗传因素　研究发现，多种基因的表达水平可影响 PBM，遗传因素决定了 70%～80% 的 PBM。

2. 钙的摄入量不足　钙是骨矿物质中最重要的成分。骨骼生长发育期以及钙需要量增加时（如妊娠、哺乳期），钙摄入不足将会影响 PBM。

3. 其他因素　体力活动刺激骨形成，有助于提高 PBM，故缺少活动者易发生 OP。长期卧床和失重者（如宇航员）也易发生 OP。此外，吸烟、酗酒、高蛋白高盐饮食、过多饮用咖啡、维生素 D 缺乏、日晒不足等也是 OP 的易发因素。

三、临床表现

（一）骨痛和肌无力

轻者无症状，仅在 X 线摄片或测量骨密度时被发现。较重患者常诉腰背疼痛、乏力或全身骨痛。骨痛通常为弥漫性，无固定部位，检查不能发现压痛区（点）。乏力常于劳累或活动后加重，负重能力下降或不能负重。

（二）身材短缩和驼背

椎体短缩或压缩性骨折，可使身材短缩 3～6cm。严重者伴驼背。

（三）骨折

骨折是骨质疏松症最常见和最严重的并发症，常因轻微活动或创伤如负重、挤压、摔倒等诱发。脊柱、髋部、前臂等部位多发。脊柱压缩性骨折多见于绝经后骨质疏松症患者，髋部骨折多见于老年性骨质疏松症患者。四肢或髋部骨折时肢体活动明显受限，局部疼痛加重，有畸形或骨折阳性体征。骨折后如患者因疼痛、活动受限等长期卧床则加重骨丢失，甚至可因并发感染或慢性衰竭而死亡。生存者常有活动受限，自理能力下降或丧失。

（四）其他

下肢肌肉痉挛，指（趾）甲变软、变脆和易裂。

四、诊　　断

（一）诊断线索

①绝经后或双侧卵巢切除后女性；②不明原因的慢性腰背疼痛；③身材变矮或脊椎畸形；④脆性骨折史或脆性骨折家族史；⑤存在多种 OP 危险因素，如高龄、吸烟、制动、低体重、长期卧床、服用糖皮质激素等。

（二）病史和体格检查

病史和体格检查可提示本病，但确诊有赖于 X 线照片或骨密度测定。必须排除各种继发性可能后，原发性骨质疏松症的诊断方可成立。在临床，有时原发与继发骨质疏松症同时或先后存在，多数老年人可能两者并存。

原发性骨质疏松症的分型，绝经后骨质疏松症早期（5 年）多为高转换型，老年性者多为低转换型。两者的主要特点见表 11-6。

表 11-6　绝经后骨质疏松症与老年性骨质疏松症的特点

	绝经后骨质疏松症	老年性骨质疏松症		绝经后骨质疏松症	老年性骨质疏松症
发病年龄	55～70 岁	75～90 岁	骨折部位	椎体多见	椎体、髋部
性别比（男：女）	1：20	1：2	甲状旁腺素	降低	增高
骨量丢失	松质骨+++	松质骨++	$1,25(OH)_2D_3$	继发性减少	原发性减少
	皮质骨+	皮质骨++	主要因素	绝经+++	绝经++
骨丢失速率	早期加速	较缓慢		年龄+	年龄+++

五、治　　疗

按我国的骨质疏松症诊疗指南确定治疗方案。强调综合治疗、早期治疗和个体化治疗，以达到减轻患者症状、改善预后、降低骨折发生率的目的。

（一）一般治疗

1. 运动　可增加和保持骨量，减少骨折的发生。运动类型和运动量根据患者情况而定。

2. 钙剂　适当补充钙剂适于所有类型骨质疏松症，每日钙元素摄入量 800～1200mg，可通过饮食和服用碳酸钙、葡萄糖酸钙、枸橼酸钙等补充。

3. 维生素 D　成人每日摄取 200U 维生素 D 即可满足基本生理需要。骨质疏松患者，在补充钙剂同时，可补充维生素 D 400 ~ 800U/d，或骨化三醇[1,25(OH)$_2$D$_3$，钙三醇]或阿法骨化醇 0.25μg /d。也可口服维生素 D 碳酸钙合剂，每日 1 ~ 2 片。

4. 其他　提倡低钠、高钾、高钙和高非饱和脂肪酸饮食，戒烟酒，少饮咖啡，停用致骨质疏松的药物等。

（二）对症治疗

1. 疼痛　给予适量非甾体抗炎药，如阿司匹林 0.3 ~ 0.6g/次，每日不超过 3 次；吲哚美辛 25mg/次，每日 3 次；桂美辛 150mg/次，每日 3 次。或塞来昔布（celecoxib），每次 100 ~ 200mg，每日 1 次。顽固性疼痛可短期应用降钙素制剂。

2. 骨畸形　局部固定或应用其他矫形措施防止畸形加剧。

3. 骨折　固定、复位或手术治疗，及早开始康复治疗，努力恢复运动功能。

（三）特殊治疗

1. 性激素补充治疗

（1）雌激素补充治疗

适应证：雌激素补充治疗用于：①绝经后骨质疏松症的预防和治疗；②围绝经期伴或不伴骨量减少者；③卵巢早衰或卵巢切除者。

禁忌证：不宜使用于：①子宫内膜癌、乳腺癌患者；②子宫内膜异位者；③阴道出血原因不明者；④肝功能不全者；⑤系统性红斑狼疮者；⑥活动性血栓栓塞性疾病者。

制剂与用量：主要制剂有①微粒化 17-β-雌二醇，或戊酸雌二醇 1 ~ 2mg/d；②炔雌醇 10 ~ 20μg /d；③替勃龙 1.25 ~ 2.5mg/d；④尼尔雌醇 1 ~ 2mg/w；⑤雌二醇皮贴剂 0.05 ~ 0.1mg/d。

用药监测：①定期检查乳腺、子宫内膜；②定期监测骨矿密度；③定期监测血浆雌激素水平；④治疗期间阴道出血应减量或停药。

用药注意事项：①严格掌握适应证和禁忌证；②治疗剂量个体化；③定期监测各项指标，观察不良反应；④雌激素补充治疗至少应用数年，突然停药易复发；⑤联合应用钙剂、维生素 D、孕激素、雄激素等，优于单一用药，综合效果好且用量小；⑥各种给药途径优劣并存，合理选择口服、经皮给药、鼻喷剂等。

（2）雄激素补充治疗：可增加骨量、减少骨折发病率，用于男性骨质疏松症的治疗。苯丙酸诺龙或司坦唑醇可选择使用。不良反应有肝损害、水钠潴留等。

2. 选择性雌激素受体调节剂　如他莫昔芬、雷洛昔芬等，主要适用于无围绝经期症状、无血栓栓塞性疾病的绝经后骨质疏松症。

3. 降钙素

适应证：为骨吸收抑制剂，适用于：①高转换型骨质疏松症患者；②骨质疏松症伴明显疼痛者，止痛效果好；③变形性骨炎；④高钙血症者。

禁忌证：①过敏者禁用；②因可通过胎盘，孕妇禁用；③有皮疹、支气管哮喘者慎用。

制剂与剂量：①鲑鱼降钙素，系人工合成，皮下或肌内注射 50 ~ 100U/d，有效后减为每周 2 ~ 3 次，每次 50 ~ 100U。②鳗鱼降钙素，半人工合成，肌内注射每次 20U，每周 2 次，或根据病情酌情增减。

不良反应：部分患者出现注射后面部、手部潮红，寒战，偶见腹泻、呕吐、尿频等。

用药注意事项：①降钙素为多肽类物质，对过敏反应者应慎用；②用前需补充钙剂和维生素 D；③肌内注射应避开神经走向，交替变换注射部位。

4. 二膦酸盐

适应证:二膦酸盐抑制破骨细胞生成和骨吸收,适用于:①骨吸收明显增强的代谢性骨病;②原发性骨质疏松症,主要适用于高转换型者,尤其适用于高转换型绝经后骨质疏松症又不宜雌激素治疗者;③继发性骨质疏松症,如类固醇性骨质疏松症。

禁忌证:①血栓栓塞性疾病、肾功能不全者禁用;②高钙血症者禁用;③对该类药物过敏者禁用;④食管裂孔疝、消化性溃疡者等不宜使用;⑤心血管疾病者、妊娠和哺乳期妇女、儿童、驾驶员慎用;⑥骨转换率正常或降低者不宜单独使用二膦酸盐治疗。

制剂和用量:常用有三种制剂。①依替膦酸二钠(1-羟基乙膦酸钠)400mg/d,清晨空腹口服,连用2~3周,一般需隔月一个疗程。②帕米膦酸钠(3-氨基-1羟基乙膦酸钠)注射液,一般用量20~90mg,以注射用水稀释为3mg/ml浓度后加入生理盐水缓慢静脉滴注,不得短于24小时。每月1次,可连用3次,之后改为每3个月注射1次或更换为口服制剂。③阿伦膦酸钠(4-氨基-1羟丁基乙膦酸钠),口服10mg/d,无需间隔给药。④其他新型制剂:唑来膦酸二钠、氯屈膦酸二钠、因卡膦酸二钠等,可供选用。

不良反应:①胃肠道反应多见;②抑制骨矿化。

应用注意事项:①遵循适应证和禁忌证;②为避免损害骨矿化,一般低剂量间歇给药;③为减少不良反应,不得合并使用两种及以上二膦酸盐药物;④不宜与非甾体抗炎药、氨基苷类抗生素联合应用,抗酸剂、铁剂等会降低该药生物利用度;⑤用药期间需补充钙剂;⑥用药期间观察疗效,监测血钙、磷和骨吸收指标。

5. 甲状旁腺素(PTH) 重组人甲状旁腺素可促进成骨细胞增殖与分化,抑制成骨细胞凋亡,增加骨密度,提高骨骼的力学强度,减少骨折。用于原发性骨质疏松症。PTH可单用(400~800U/d),疗程6~24个月,或与雌激素、降钙素、二膦酸盐或活性维生素D联合应用。骨肿瘤患者或可疑骨肿瘤者禁用,高钙血症者慎用。

6. 氟化物 为骨形成刺激剂,作用强大。其作用与剂量有关:小剂量对骨量有益,降低骨折发生率;大剂量反而增加骨脆性,增加骨折。该类药有氟化钠、一氟磷酸二钠、一氟磷酸谷氨基酰胺等。不良反应主要有胃肠道反应、下肢疼痛综合征等。

(四)不同病因骨质疏松症的治疗

1. 老年性骨质疏松症 除使用钙剂、维生素D外,联合一种骨吸收抑制剂(二膦酸盐,尤其是阿伦膦酸钠)的三联治疗,是较多采用的治疗方案。

2. 绝经后骨质疏松症 在使用钙剂和维生素D的基础上,联合雌激素或选择性雌激素受体调节剂治疗。此外,降钙素也可使用,如鲑鱼降钙素。

3. 肾上腺皮质激素所致骨质疏松 可应用二膦酸盐,如阿仑膦酸钠。并补充钙和维生素D。

4. 抗癫痫药所致骨质疏松 表现为骨质疏松和骨软化的混合型。需长期日服维生素D,每日摄取维生素D 400~800U或更高。

六、预　　防

加强卫生宣教,实施有效预防方案。高危人群的预防应及早开始,增加运动、摄入充足钙剂以期获得更高的PBM。绝经后妇女可补充雌激素或雌、孕激素合剂。骨质疏松症者应尽量避免骨折的危险因素,降低骨折发生率。

小　结

骨质疏松症是一种代谢性骨病，以低骨量和骨组织微结构破坏为特征，表现为骨质脆性增加和易于骨折。骨质疏松症分为原发性和继发性，继发性者病因明确，由疾病或药物损害骨代谢而诱发；原发性者病因和发病机制未明，分为Ⅰ型、Ⅱ型两个亚型，Ⅰ型即绝经后骨质疏松症，发生于绝经后妇女，骨转换率增高；Ⅱ型即老年性骨质疏松症。临床表现为骨痛和肌无力、身材短缩或驼背、易于骨折等。该病确诊有赖于X线照片或骨矿度测定。治疗多采用联合方案，采用药物包括：①促进骨矿化剂：钙制剂、维生素D；②骨吸收抑制剂：二膦酸盐、雌激素或选择性雌激素受体调节剂、降钙素；③骨形成刺激剂：甲状旁腺激素、氟制剂。应根据病因选择适当治疗方案。

案例 11-1 分析提示

患者有糖尿病症状，空腹和餐后血糖检测超于正常参考值，达到糖尿病诊断标准值。结合其年龄，肥胖，可以初步诊断为2型糖尿病。

因其血糖浓度属轻微偏高，目前可以通过饮食治疗和适当运动来控制血糖。若仍未能良好控制，可选用口服降血糖药物。

案例 11-2 分析提示

患者有甲亢高代谢症状及神经、心血管、消化等系统相应表现，甲状腺弥漫性肿大，血清 FT_3 和 FT_4 增高，TSH 下降，符合甲亢的诊断标准，可初步诊断为甲亢（Graves 病）。

因其病情属轻中度，甲状腺Ⅱ°肿大无压迫症状，目前可首先考虑抗甲状腺药物治疗，或先以药物控制病情然后行放射性 ^{131}I 治疗。

案例 11-3 分析提示

患者绝经期女性，出现不明原因的腰部酸痛，渐至双下肢并足底持续疼痛，每因劳累或着凉加重。影像学检查示X线摄片第2～4、4～5腰椎体前缘舌唇样骨质增生。符合骨质疏松症的诊断标准，可初步诊断为骨质疏松症。

因考虑绝经期骨质疏松症，目前可首先考虑补充雌激素治疗，同时补充维生素D及钙剂。

目标检测

一、名词解释

1. 甲状腺危象　2. OGTT　3. 妊娠期糖尿病
4. 骨质疏松症

二、填空题

1. 在甲亢的各种病因类型中，最常见的是____________。
2. 甲亢突眼分为_______和_______两种。
3. 放射性 ^{131}I 治疗甲亢的机制是__________________________。
4. 糖尿病症状“三多一少”指的是_______、_______、_______、_______。
5. 糖尿病诊断标准中空腹血浆葡萄糖≥________，糖负荷后2小时血浆葡萄糖≥________。
6. 原发性骨质疏松症分为2型，Ⅰ型即________，Ⅱ型即________。

三、选择题

【A 型题】

1. 硫脲类药物的作用机制是（　　）
   A. 抑制甲状腺激素合成
   B. 抑制甲状腺激素释放
   C. 降解已合成的甲状腺激素
   D. 破坏甲状腺滤泡细胞
   E. 抑制甲状腺摄取碘
2. 妊娠7个月妇女发现甲亢，最适合哪项治疗（　　）
   A. 营养支持　B. 抗甲状腺药物治疗
   C. 放射性 ^{131}I 治疗　D. 手术治疗
   E. 立刻终止妊娠
3. 使用抗甲状腺药物时，应特别注意观察哪项常见的不良反应的发生（　　）

A. 肝脏损害
B. 药疹
C. 粒细胞减少
D. 血管炎
E. 关节痛

4. 甲亢患者服用抗甲状腺药物减至维持量后，一般还需继续服用(　　)
A. 1个月
B. 3个月
C. 半年
D. 1～1.5年
E. 2年

5. 以下哪项不是1型糖尿病的特点(　　)
A. 多见于青少年
B. 起病急、症状明显
C. 易出现酮症酸中毒
D. 饮食控制及口服降糖药治疗效果好
E. 需胰岛素治疗

6. 下列哪种情况不必首选胰岛素治疗(　　)
A. 2型糖尿病患者经饮食治疗无效
B. 1型糖尿病
C. 糖尿病并发严重感染
D. 妊娠期糖尿病
E. 糖尿病酮症酸中毒

7. 关于糖尿病饮食治疗，下列哪项是正确的(　　)
A. 病情轻则不必饮食治疗
B. 有并发症者不用饮食治疗
C. 降血糖药物治疗可替代饮食治疗
D. 1型糖尿病不用饮食治疗
E. 所有患者都需饮食治疗

8. 1型糖尿病与2型糖尿病，最主要的区别是(　　)
A. 症状轻重不同
B. 发生酮症酸中毒的倾向不同
C. 对胰岛素的敏感性不同
D. 胰岛素的基础水平不同
E. 血糖升高程度不同

9. 磺脲类药物的主要不良反应是(　　)
A. 恶心、呕吐
B. 低血糖反应
C. 肝功能损害
D. 白细胞减少
E. 皮肤瘙痒

10. 某男，60岁，体检时发现尿糖+，空腹血糖6.2mmol/L，为确立诊断最恰当的处理是(　　)
A. 复查尿糖
B. 测定尿中酮体水平
C. 测定血浆胰岛素水平
D. 测糖化血红蛋白
E. 口服葡萄糖耐量试验

11. 雌激素补充治疗适用于(　　)
A. 绝经后骨质疏松症
B. 老年性骨质疏松症
C. 抗癫痫药物所致骨质疏松
D. 系统性红斑狼疮
E. 类固醇药物所致骨质疏松

12. 成人每日摄取多少维生素D即可满足基本生理需要(　　)
A. 4000IU
B. 1000IU
C. 800IU
D. 400IU
E. 200IU

【B型题】

(第13～16题备选答案)

下列药物属于哪类降糖药

A. 促进胰岛β细胞分泌胰岛素
B. 促进外周组织对葡萄糖的摄取利用，延缓葡萄糖在胃肠道的吸收
C. 抑制小肠黏膜刷状缘的α葡萄糖苷酶，使碳水化合物在肠道吸收延缓，从而降低餐后高血糖
D. 可提高细胞对胰岛素作用的敏感性，减轻胰岛素抵抗。

13. 罗格列酮(　　)
14. 格列苯脲(　　)
15. 二甲双胍(　　)
16. 阿卡波糖(　　)

【X型题】

17. 以下哪些是Graves病的临床表现(　　)
A. 心慌
B. 易饿、消瘦
C. 手颤、舌颤、眼颤
D. 肥胖
E. 怕热多汗

18. 下列能确诊糖尿病的是(　　)
A. 有典型糖尿病症状，空腹血糖7.6mmol/L
B. 无糖尿病症状，餐后血糖7.0mmol/L
C. 无症状OGTT 2小时血糖7.0mmol/L
D. 空腹血糖<5.6mmol/L
E. 有典型糖尿病症状，随机血糖12mmol/L

四、简答题

1. 目前临床上甲亢治疗方法主要有哪三种？
2. 现代糖尿病治疗有哪五个要点？
3. 试述糖尿病的诊断标准。
4. 合理应用雌激素或选择性雌激素受体调节剂治疗骨质疏松症，应注意哪些方面？
5. 绝经后骨质疏松症和老年性骨质疏松症各有何特点？

(于　波)

第 12 章 风湿性疾病

风湿性疾病是一组以慢性疼痛(关节、肌肉、骨骼、软组织等)为主要症状的疾病,各种原因所致的关节炎占重要组成部分,但风湿性疾病不只限于关节炎。以往所指的“结缔组织病”或“胶原病”是风湿性疾病的一部分,它们和“风湿性疾病”不可完全等同。

风湿性疾病的病理改变具多样性,涉及全身的间质组织,结缔组织是风湿性疾病中最重要的病变场所,无论致密结缔组织(如软骨和肌腱),还是疏松结缔组织,均可有广泛的不同程度的损害。疏松结缔组织损害的特点是:黏液样水肿、类纤维蛋白变性,肉芽肿形成,炎症细胞浸润,晚期呈透明性或硬化等变化,血管炎广泛存在,尤以动脉系统中的小动脉炎为主,表现为血管内皮细胞和外皮细胞增生或全层炎症。

风湿性疾病的病因多样,临床常见的风湿性疾病见表 12-1。

表 12-1 风湿性疾病的种类

分类	常见疾病
弥漫性结缔组织病	系统性红斑狼疮、类风湿关节炎、硬皮病、炎性肌病、血管炎病、干燥综合征
脊柱炎相关的关节炎	强直性脊柱炎、Reiter 综合征、银屑病关节炎、炎性肠病关节炎
退行性关节炎	骨性关节炎
感染所致风湿性综合征	反应性关节炎、风湿热
伴风湿表现的代谢和内分泌疾病	痛风、假性痛风
骨及软骨疾病	骨质疏松症、骨软化、骨坏死

第 1 节 系统性红斑狼疮

学习目标

1. 掌握系统性红斑狼疮的病因、临床表现和治疗
2. 了解系统性红斑狼疮的病理和诊断

案例 12-1

患者,女性,25 岁,半年来无明显诱因出现低热、全身乏力、食欲减退,同时伴有四肢关节疼痛。自服抗菌药物治疗无效。体格检查:体温 37.8℃,颧部可见片状红色斑疹,心肺无异常发现,无肝脾肿大。双手指掌,指间、腕关节肿胀压痛。实验室检查:Hb 85g/L,WBC 3.2×10^9/L,N 0.85,L 0.15,PLT 130×10^9/L;红细胞沉降率 100mm/h;尿蛋白(++)。

思考题:

1. 患者可初步诊断为什么疾病?
2. 为确诊及鉴别,还可进行哪些检查?
3. 患者用哪些方法和(或)药物治疗比较合适?

一、概　述

系统性红斑狼疮(systemic lupus erythematosus,SLE)是一种表现为多系统损害的全身结缔组织慢性炎症性疾病,是世界公认的难治性疾病。病程特点为缓解与复发交替出现。患者体内存在多种自身抗体,可累及血管、皮肤、关节、肾、心、肺、肝、脑等多系统和多脏器。我国患病率为(0.7~1)/1000,患者以20~40岁育龄女性为多,男女比例约为1∶9。

二、病　因

本病的确切病因不明,可能与下列因素有关。

(一) 遗传因素

有文献报道同胞姐妹得病,在同家族中可有无症状患者,或患其他结缔组织病者,亲属中抗核抗体的阳性率也较高。单卵双胞胎较异卵双胞胎发病率高。这些均提示本病存在遗传倾向。

(二) 环境因素

病毒感染,尤其是慢病毒感染在本病发病的意义,已引起普遍重视。紫外线照射可诱发皮肤损害或使原有皮损加重。一些药物如青霉素、磺胺类、异烟肼、对氨基水杨酸、普鲁卡因胺、青霉胺、肼屈嗪、甲基多巴、卡托普利、氯丙嗪、苯妥英钠、扑痫酮、三甲双酮等可引起类狼疮综合征,停药后症状可消失。

(三) 雌激素

育龄女性发病率高于同龄男性,青春期前和绝经后女性发病率显著低于育龄妇女。

(四) 自身免疫

在SLE患者体内可检测出多种自身抗体,如抗细胞核抗体(ANA)、抗DNA抗体、抗磷脂抗体、抗角蛋白抗体、类风湿因子等。通过免疫荧光检查,在受损或无病变的皮肤血管壁、表皮和真皮的连接处、肾小球血管壁及其他受累组织,可见到IgG、IgA、IgM、C_3、C_4及抗原抗体复合物的沉积,同时血清补体水平降低。

目前认为,本病系由上述诸因素诱发的自身免疫性疾病。各种自身抗体与相应的抗原结合形成可溶性免疫复合物,在补体参与下,沉积于靶器官,从而产生全身血管及相应组织器官的炎性反应,造成组织病理损害。

三、临床表现

本病表现为全身症状和多系统受累,大多缓慢起病。最早期表现常为发热、蝶形红斑、游走性关节痛,继之全身各系统各器官出现相应损害,其中以肾损害最常见。

(一) 全身症状

90%以上患者出现发热,多为长期低热,发热应除外感染因素,尤其是在免疫抑制剂治疗中出现的发热。此外可伴有乏力、体重下降等。

(二) 皮肤、黏膜损害

75%~80%的患者皮肤或黏膜损害,其表现多种多样。

1. 颊部红斑　在面颊部首发,突然出现小片淡红、鲜红或紫红色斑,逐渐扩展到鼻梁,并相连成蝶翼样,称蝶形红斑,是本病特征性皮损。

2. 光过敏　40%患者在日光或紫外线照射后,面部或暴露部分皮肤出现红色斑疹、丘疹或片状皮疹，伴灼热、瘙痒或刺痛。有时为多形红斑、荨麻疹、盘状红斑或大疱性皮疹。

3. 大疱性红斑狼疮、盘状红斑、脱发等　较少见。

4. 黏膜溃疡　以口腔、硬腭、颊黏膜和唇部黏膜最易受累。

（三）关节、肌肉痛

游走性关节痛以指间关节、腕关节、膝关节多见，是本病常见的前驱症状。骨质损害少见，可发生无菌性骨坏死，以股骨头坏死最常见。50% 患者出现肌痛和肌肉压痛。

（四）呼吸系统

胸膜炎多见，表现为胸痛、呼吸困难、胸腔积液。狼疮性肺炎时患者发热、干咳、气急，肺部 X 线可见片状浸润阴影，多见于双下肺。

（五）肾

约 75% 患者表现为不同程度肾损害。患者有蛋白尿、血尿、管型尿、水肿、高血压或肾功能不全等。

（六）心血管系统

1. 心包病变　多为纤维素性心包炎，也可心包积液。表现为心前区疼痛或心脏压塞症状与体征。

2. 心肌病变　心肌炎，表现为心前区不适、心动过速、心音减弱，心电图显示心律不齐，严重者发展为心力衰竭。

3. 血管病变　50% 的患者有血管炎性改变。常见锁骨下静脉血栓性静脉炎、四肢血栓闭塞性脉管炎等。

（七）消化系统

约 30% 患者有恶心、呕吐、腹痛、腹泻、食欲不振等。有少数发生胃、十二指肠溃疡，伴出血或穿孔。40% 患者有肝肿大、黄疸、肝功能异常，血清氨基转移酶升高。少数患者可并发急腹症，如胰腺炎、肠坏死、肠梗阻，这些往往与 SLE 有关。

（八）神经系统

中枢神经系统损害尤以脑损害常见，可出现各种精神障碍如癫痫、幻觉、妄想、定向力障碍、行为异常等，或为头痛、呕吐、偏瘫、意识障碍等，称为狼疮性脑病。

（九）血液系统

活动性 SLE 患者约 60% 贫血，约 40% 白细胞减少，约 20% 血小板减少，严重者可发生各系统出血。

（十）其他

约半数病例出现无痛性淋巴结肿大，以颈部和腋下多见。少数患者脾大。约 30% 患者有继发干燥综合征出现，表现唾液腺和泪腺功能不全。15% 患者有眼底变化，如出血、视盘水肿、视网膜渗出物等。

四、实验室检查及其他检查

（一）一般检查

1. 血常规　贫血多为正细胞正色素性贫血，也可表现为溶血性贫血。白细胞减少，中性粒细胞和淋巴细胞降低。部分病例血小板减少。

2. 尿常规　有不同程度的蛋白尿、血尿或管型尿。

3. 生化检查 肝损害时可有血清转氨酶升高。肾功能不全时，血尿素氮、血肌酐升高。血清白蛋白降低，蛋白电泳示 γ-球蛋白升高。

4. 红细胞沉降率 增快，提示病情活动，控制不满意。

（二）免疫血清检查

1. 狼疮细胞（LE 细胞） 平均阳性率 50%～80%。

2. 自身抗体 ①抗核抗体（ANA）：是机体针对细胞核的各种成分产生的相应抗体的总称，约有 95% 的患者为阳性。其敏感性强，特异性低，用作筛选试验，不能作为 SLE 与其他结缔组织病的鉴别。②抗 DNA 抗体：特异性较强，其中又以抗 ds-DNA 抗体最具有特异性，特异性达 95%，约 70% 患者阳性。其滴度升降与病情活动相平行，对诊断和病情活动的判断有较大价值。③抗 Sm 抗体：是 SLE 的一种具有高度特异性的标志抗体，特异性高达 99%，有 25%～30% 的患者阳性。此抗体一般仅出现于 SLE，故对早期诊断很有价值。④抗磷脂抗体：包括抗心磷脂抗体、狼疮抗凝物、梅毒血清试验假阳性等对自身不同磷脂成分的自身抗体。

3. 补体 70% 以上的患者血清总补体值下降，C_3、C_4 亦下降，特别是 C_3 下降明显。

4. 狼疮带试验（LBT） 特异性很高。对确诊无皮损的 SLE 也有价值，并可估计病情的活动及预后。

（三）X 线及影像学检查

X 线及影像学检查有助于早期发现器官损害。如头颅 MRI、CT 对患者脑部的梗死性或出血性病灶的发现和治疗提供帮助；高分辨 CT 有助于早期肺间质性病变的发现。超声心电图对心包积液、心瓣膜病变、肺动脉高压等有较高敏感性而有利于早期诊断。

五、诊　　断

我国目前多采用 1997 年美国风湿病协会（ARA）修正的诊断标准。该标准的 11 项中，符合 4 项或 4 项以上者，在除外感染、肿瘤和其他结缔组织病后可诊断为 SLE。其敏感性和特异性分别为 95% 和 85%。需要强调的是，患者病情的初始或许不具备分类标准中的 4 项，随着病情的进展方出现其他项目的表现。11 项分类标准中，免疫学异常和高滴度抗核抗体更具有诊断意义。一旦免疫学异常，即使临床诊断不够条件，也应密切随访，以便尽早作出诊断和及时治疗。

表 12-2　美国风湿病学会 1997 年推荐的 SLE 分类标准

1. 颊部红斑	固定红斑，扁平或高起，在两颧突出部位
2. 盘状红斑	片状高于皮肤的红斑，黏附有角质脱屑和毛囊栓；陈旧病变可发生萎缩性瘢痕
3. 光过敏	对日光有明显的反应，引起皮疹，从病史中得知或医师观察到
4. 口腔溃疡	经医师观察到的口腔或鼻咽部溃疡，一般为无痛性
5. 关节炎	非侵蚀性关节炎，累及 2 个或更多的外周关节，有压痛、肿或积液
6. 浆膜炎	胸膜炎或心包炎
7. 肾脏病变	尿蛋白>0.5g/24h 或+++，或管型（红细胞、血红蛋白、颗粒或混合管型）
8. 神经病变	癫痫发作或精神病，除外药物或已知的代谢紊乱
9. 血液学疾病	溶血性贫血，或白细胞减少，或淋巴细胞减少，或血小板减少
10. 免疫学异常	抗 ds-DNA 抗体阳性，或抗 Sm 抗体阳性，或抗磷脂抗体阳性（包括抗心磷脂抗体、或狼疮抗凝物、或至少持续 6 个月的梅毒血清试验假阳性三者中具备一项阳性）
11. 抗核抗体	在任何时候和未用药物诱发“药物性狼疮”的情况下，抗核抗体滴度异常

明确诊断后尚需判定病情活动性。并需与类风湿关节炎、结核性胸膜炎、原发性肾小球肾炎、各种皮炎、癫痫、特发性血小板减少性紫癜等鉴别。

六、治　　疗

SLE 目前不能根治，治疗主要着重于缓解症状和阻抑病理过程，病情活动则给予强力控制，缓解后继续长期维持治疗。由于病情个体差异大，治疗应根据每个患者情况而异。

（一）一般治疗

精神和心理治疗很重要，应消除对 SLE 的误识和恐惧，树立乐观情绪。急性活动期应卧床休息，慢性期或病情已稳定者可适当参加工作。患者应定期随访，避免诱发因素和刺激，避免皮肤直接暴露于阳光。育龄妇女病情活动期应避孕，病情缓解半年以上方可考虑妊娠。

（二）药物治疗

1. 糖皮质激素　是目前治疗本病的最主要药物，具有强大的抗炎和免疫抑制作用。

对一般病例，可用泼尼松 0. 5 ~ 1mg/kg · d，晨起顿服。如好转，连续服用 6 ~ 8 周后逐渐减量，每 2 周减量 10%，直至维持量小于 0. 5mg/kg · d，减药速度按病情适当调整。长期使用糖皮质激素会引起以下不良反应，如向心性肥胖、血糖升高、高血压、诱发感染、股骨头无菌性坏死和骨质疏松等，应予以密切观察。

对于急性或暴发性病例，如主要脏器心、脑、肺、肾、浆膜严重受累，或发生严重自身免疫性溶血时，应用糖皮质激素大剂量冲击疗法：甲泼尼龙 500 ~ 1000mg 溶于 5% 葡萄糖溶液 250ml 中缓慢静脉滴注，每日 1 次，连续 3 日为一疗程，常可迅速控制病情，接着使用如上所述的大剂量泼尼松，如果病情需要，一周后可重复使用，这样能较快控制病情暴发。

2. 免疫抑制剂　与糖皮质激素联合使用，主要用于激素减量后病情复发或激素有效但需用量过大以致出现严重不良反应，以及狼疮性肾炎、狼疮性脑病等难以单用激素控制的病例。常有药物如下。

（1）环磷酰胺（CTX）：每次 10 ~ 16mg/kg，加入生理盐水 250ml 中缓慢静脉滴注，时间要超过 1 小时。每 4 周冲击一次，危重者每 2 周冲击一次。冲击 8 次后，如果病情明显好转，改为每 3 个月冲击一次，至狼疮活动静止后 1 年停止。CTX 也可口服，剂量为 1 ~ 2mg/kg · d。应当注意的是，细胞毒药物并不能代替激素。主要不良反应有骨髓抑制、性腺萎缩、出血性膀胱炎、肝损害、胃肠道反应、脱发等，尤其是血白细胞减少，应定期复查。当血白细胞 $<3\times10^9$/L 时，应暂停使用。

（2）硫唑嘌呤：适用于中等度严重病例，脏器功能恶化缓解者。口服 1 ~ 2mg/kg · d，效果不及 CTX，不良反应主要有骨髓抑制、肝损害、胃肠道反应等，但比 CTX 少。

（3）环孢素：如大剂量糖皮质激素联合免疫抑制剂治疗 4 ~ 12 周，病情仍未改善，可加用环孢素 5mg/kg · d，分 2 次口服，连续 3 个月，以后每月减少 1mg/kg，逐渐减至维持量 2 ~ 3mg/kg · d。主要不良反应为肝、肾损害，应用期间应予以监测。在需用 CTX 的病例，由于血白细胞减少而暂时不能使用者，亦可用本药暂时代替。

（4）吗替麦考酚酯（MMF）：一种新型免疫抑制剂，剂量为 1. 0 ~ 2. 0g/kg · d，分 2 次口服，不良反应相对较少。

（5）羟基氯喹：口服后主要聚集于皮肤，能抑制 DNA 与抗 DNA 抗体的结合，对皮疹，光敏感和关节症状有一定疗效。每次 0. 2g，每日 2 次给药。长期服用因在体内积蓄，可引起视网膜退行性变，应定期检查眼底。

（6）雷公藤总苷：具备抗炎及免疫抑制作用，每次 20mg，每日 3 次口服，有一定疗效，不良反应较大，主要为对性腺的毒性，可发生停经、精子减少，尚有肝损害、胃肠道反应、白细胞减少等。

3. 非甾体抗炎药 这些药能抑制前列腺素合成，可作为发热、关节痛、肌痛的对症治疗。如吲哚美辛对 SLE 的发热、胸膜与心包病变有良好效果。由于这类药物影响肾血流量，合并肾炎时慎用。

4. 大剂量丙种球蛋白静脉注射（IVIG） 是一种强有力的辅助治疗措施，对危重、难治患者有效，300～400mg/kg·d，静脉滴注，连续 3～5 天为一疗程，此后每月 1 次维持治疗。

（三）血浆置换

血浆置换疗法通过去除患者血浆中所含循环免疫复合物、自身游离抗体、免疫球蛋白及补体成分等，使血浆中抗体滴度降低，改善网状内皮系统的吞噬功能。适用于急重型病例或经多种治疗无效的患者，效果显著，但难持久，且价格昂贵。

（四）人造血干细胞移植

人造血干细胞移植是通过异体或自体的造血干细胞植入受体内而获得造血和免疫功能重建的医疗手段。其可能的作用机制如下：①患者在免疫清除治疗后的免疫功能重建过程中，可以对自身抗原重新产生耐受；②在免疫治疗过程中，对自身抗原反应的细胞克隆凋亡，达到新的免疫平衡，异常免疫反应减弱，自身抗体减少，有利于组织免疫损伤的修复。多项研究已经证实，人造血干细胞移植可以使传统免疫抑制剂治疗无效的患者病情得以缓解，但移植后复发是自体干细胞移植的突出问题，其远期疗效尚待长期随访后确定。

（五）生物制剂

目前治疗 SLE 的生物制剂分为以下几类：①改变细胞因子活化和调节；②抑制 T 细胞活化并诱导 T 细胞耐受、阻断 T-B 细胞相互作用；③作用于 B 细胞以减少 B 细胞产生抗 dsDNA 抗体；④抑制补体活化。目前用于临床和临床试验治疗 SLE 的药物主要有抗 CD20 单抗（利妥昔单抗）和 CTLA-4。

生物制剂的应用为 SLE 治疗尤其是难治性复发患者开辟了一条新途径。然而，目前报道或研究多为小样本量，其在 SLE 治疗中的定位还需大规模、长期随访研究。

七、预后及预防

随着早期诊断的手段增多和治疗水平的提高，缓解率和缓解期限有所增加，SLE 预后已明显改善。目前，1 年生存率为 96%，5 年约为 85%，10 年约为 75%，20 年为 68% 左右。急性患者主要死亡原因为肾衰竭、脑出血、继发细菌感染，其他尚有心力衰竭、中枢神经系统病变、肺出血、肺动脉高压等；慢性肾功能不全和药物的不良反应，冠状动脉粥样硬化性心脏病等，是 SLE 远期死亡的主要原因。

本病的预防方法有：清除各种感染灶；避免应用和食用能诱发或加重本病的药物和食物；避免日光暴晒和紫外线照射，病情活动期可加涂防日光药物；节制生育，活动期避免妊娠。

小 结

SLE 是一种表现为多系统损害的全身结缔组织慢性炎症性疾病，可累及血管、皮肤、关节、肾、心、肺、肝、脑等多系统多脏器。患者体内存在多种自身抗体。糖皮质激素是目前治疗本病的最主要药物，可合用免疫抑制剂。

第 2 节　类风湿关节炎

学习目标

1. 掌握类风湿关节炎的病因、临床表现和治疗
2. 了解类风湿关节炎的病理和诊断

案例 12-2

患者，女性，35 岁，6 年前开始出现间断低热，同时伴有双腕关节、掌指关节及近指间关节和双膝关节疼痛，晨起后感觉关节僵硬、胶着感，活动后可减轻。曾间断服用雷公藤、布洛芬等药物治疗，效果不明显。现上述症状逐渐加重。体格检查：双腕关节、掌指关节及近指间关节和双膝关节肿胀，双手尺侧偏斜。实验室检查：红细胞沉降率 60mm/h，类风湿因子阳性。

思考题：

1. 患者可初步诊断为什么疾病？
2. 患者适宜采取何种治疗？

一、概　　述

类风湿关节炎（Rheumatoid Arthritis，RA）是以关节和关节周围组织非化脓性炎症为主的自身免疫性结缔组织疾病，常伴关节外症状。本病多侵犯小关节，如手、足及腕关节等，常为多发性、对称性。临床表现为关节疼痛、肿胀、功能障碍，呈慢性经过，可有暂时性缓解。其病理改变为关节腔滑膜炎症、渗液、细胞增殖、肉芽肿形成，软骨及骨组织破坏，关节强直及功能障碍。由于多系统损害，血清中可查到自身抗体，故认为本病是自身免疫性疾病。

二、病因与发病机制

RA 的病因目前尚未完全阐明。一般认为与感染、遗传、免疫、内分泌、代谢、营养及物理因素等有关，尤其认为感染及遗传因素是类风湿关节炎引起发病的重要因素。

（一）感染因素

因本病的发热，白细胞增多，局部淋巴结肿大等现象都与感染引起的炎症十分相似。曾被解释为多种微生物如支原体、白喉杆菌、巨细胞病毒、单纯疱疹病毒、链球菌、葡萄球菌等感染后在机体内作为持续存在的抗原引起连续的免疫反应。据统计 50%～80% 的类风湿关节炎患者是在反复链球菌感染后 2～4 周开始发病，患者血液中存在有抗链球菌抗体，但至今未能从患者的血液和滑膜中培养出溶血性链球菌。有些证据表明，EB 病毒感染在类风湿关节炎的发展中可能起到诱发作用。

（二）遗传因素

本病有遗传倾向，RA 患者家族中本病的发病率比健康人群高 2～10 倍，同卵双生也较异卵双生者发病率高，这些都提示本病与遗传因素有关。

三、病　　理

（一）关节滑膜炎

RA 的基本病理改变是关节滑膜炎。早期，滑膜红肿渗出大量液体，关节明显肿胀。滑膜炎

继续进行，滑膜细胞由扁平变为柱状，由单层变为复层，致滑膜增厚及绒毛样增生。富有血管的肉芽组织从关节软骨边缘的滑膜向软骨面伸展，最后可将软骨面完全覆盖，阻断了软骨从滑液摄取营养，软骨发生溃疡、坏死。最后软骨表面的肉芽组织纤维化，使上下关节面互相融合，形成纤维性关节强直。关节附近的骨骼脱钙和骨质疏松，肌肉和皮肤萎缩，关节本身畸形或脱位。

（二）血管炎

血管炎可发生在关节外的任何组织，累及中小动脉和静脉。血管内膜增生，管壁淋巴细胞浸润、纤维素沉着，致管腔狭窄、阻塞。

（三）类风湿结节

类风湿结节是血管炎的一种表现，好发于关节伸侧受压部位的皮下组织，在内脏、周围神经鞘内和肌肉组织内也可形成小结节。小结节中间为坏死组织，旁边围有增生的大单核细胞，周围有一层结缔组织，淋巴细胞和浆细胞呈弥漫性或局灶性浸润。

四、临床表现

RA 好发年龄在 30～50 岁之间，女性患者多见，男女发病比例约为 1∶3。多数患者起病缓慢隐袭，但常有急性发作。在出现明显关节症状之前，常有数周的低热、乏力、体重下降、全身不适等症状。

（一）关节表现

1. 晨僵 是指晨起之后或关节长时间静止后出现的关节发紧、僵硬、胶着感、活动不灵或受限，持续多在 1 小时以上。轻者活动或温暖后即可缓解或消失，重者甚至整日不缓解，关节炎症越严重，晨僵的持续时间越长。晨僵是 RA 最突出的表现，也是临床诊断的重要依据之一。

2. 关节疼痛与压痛 关节疼痛是类风湿关节炎患者最早出现的症状。疼痛为多发性、对称性、持续性，常伴压痛。近指间关节、掌指关节及腕关节最常受累，其次为肘、肩、踝、膝关节等。关节疼痛程度常与关节肿胀轻重相关，肿胀越明显，疼痛越严重。

3. 关节肿胀 受累关节均可出现肿胀，多对称性累及近指间关节、掌指关节、腕关节等部位。因关节腔积液、关节周围软组织炎症、滑膜肥厚而引起。

4. 关节畸形与功能障碍 多见于 RA 晚期患者。常见畸形有近指间关节梭形肿大、掌指关节半脱位、尺侧偏斜、“天鹅颈”样畸形等。

关节的肿痛和畸形引起功能障碍。美国风湿病学会将本病影响生活的程度分为四级：①Ⅰ级：能照常进行日常生活和各项活动；②Ⅱ级：可进行一般的日常生活和某种执业工作，但参与其他项目活动受限；③Ⅲ级：可进行一般的日常生活，但参与某种职业工作或其他项目活动受限；④Ⅳ级：日常生活的自理和参与工作的能力均受限。

（二）关节外表现

1. 类风湿结节 约有 20% RA 患者有类风湿结节。呈圆形或卵圆形，大小由几毫米至数厘米不等，质硬，可移动，无压痛，数目不定，对称分布。好发于关节隆突部位和经常受压部位，最常见于肘关节摩擦处、后枕部及手、膝、腕等部位。皮下结节多见于类风湿高度活动期。

2. 类风湿血管炎 是关节外损害的基础，可累及任何系统。具体表现有：①皮肤溃疡，以下肢多见；②缺血的皮肤可见棕色小斑点；③脏器及肢体末端供血不足，缺血坏死和微栓塞病变；④累及神经血管则引起急性对称性多发性神经炎。类风湿血管炎是重症类风湿的表现，除有严重关节症状外，往往出现高热，寒战，贫血，肝、脾、淋巴结肿大，白细胞增多，甚至全身性进行性衰竭。

3. 心肺损害　RA 可累及心包、心肌和心内膜。其中以心包炎较常见，临床症状多较轻微，所以能确诊者较少。

4. 神经系统损害　神经受压是常见原因。周围神经因滑膜炎受压后出现感觉异常或迟钝、触觉减退、肌肉无力和萎缩；颈髓受压后出现双手感觉异常和肌力减退、腱反射亢进及病理反射阳性等。

5. 其他表现　贫血、白细胞减少和血小板减少；干燥综合征表现；脾肿大、淋巴结肿大；胃肠道反应及肾损害等。

五、实验室及其他检查

(一) 红细胞沉降率(ESR)和 C 反应蛋白

两者均为非特异性指标。红细胞沉降率增快、C 反应蛋白升高提示风湿活动，病情缓解则逐渐下降。红细胞沉降率的正常参考值为：成年男性 0～15mm/h，女性：0～20 mm/h。

(二) 类风湿因子

类风湿因子(RF)是一种自身抗体。成年患者阳性率高达 70%～80%，儿童患者阳性率约为 30%。但正常人中 1%～5% 可见 RF 阳性，其他疾病如系统性红斑狼疮、原发性干燥综合征、结核病、恶性肿瘤等，也可出现 RF 阳性，阴性也不能排除类风湿关节炎，故需结合临床症状全面考虑。

(三) 关节滑液检查

滑液中白细胞增多，以中性粒细胞为主。葡萄糖浓度低于血糖。

(四) 关节 X 线检查

常选双手及双足进行检查，美国风湿病学会将 X 线表现分为四期。①Ⅰ期：正常或关节端骨质疏松。②Ⅱ期：关节端骨质疏松，偶有关节软骨下囊样破坏或骨侵蚀改变。③Ⅲ期：明显的关节软骨下囊样破坏，关节间隙狭窄，关节半脱位等畸形。④Ⅳ期：除Ⅱ、Ⅲ期改变外，并有纤维或骨性强直。

(五) CT 和 MRI

CT 和 MRI 有助于诊断早期 RA。

(六) 类风湿结节活检

典型的病理改变有助于诊断。

六、诊断及鉴别诊断

目前广泛采用 1987 年美国风湿病学会修订的诊断标准，具体诊断标准是：①每日晨僵至少持续 1 小时，≥6 周；②3 个或 3 个以上的关节肿，≥6 周；③腕、掌指、近端指间关节肿，≥6 周；④对称性关节肿，≥6 周；⑤有皮下结节；⑥手 X 线片改变(至少有骨质疏松和关节间隙的狭窄)；⑦类风湿因子阳性(滴度>1∶32)。具备上述 7 项中的 4 项，即可诊断为类风湿关节炎。

应与以下疾病进行鉴别：系统性红斑狼疮、硬皮病、皮肌炎、风湿性关节炎、结核性关节炎、强直性脊柱炎、银屑病关节炎、骨性关节炎等。

七、治　　疗

目前尚无根治的有效措施。治疗的目的是解除关节疼痛，防止关节破坏，保留和改善关节功能。在疾病的不同阶段采取不同的治疗方法,具体方法有以下几种。

(一) 一般治疗

急性期卧床休息,注意关节保暖,避免受凉、受潮,防止疲劳、感冒及关节损伤。给予高蛋白、高维生素饮食。缓解期适当锻炼,促进关节功能恢复。

(二) 理疗

适用于药物治疗缓解后的患者,给予针灸、热浴、蜡浴、按摩、红外线、透热等疗法。急性渗出性病变可用冷敷来减轻疼痛。红外线、超短波或短波透热疗法等也可增加局部血液循环,促使炎症及肿胀消退,疼痛减轻,并增强药物对局部的作用。

(三) 药物治疗

治疗药物分为非甾体抗炎药(NSAID)、缓解病情抗风湿药(DMARD)和糖皮质激素。

1. 非甾体抗炎药(NSAID) 是治疗 RA 的基本药物,可以改善关节症状,但不能控制病情,故不能单独使用。其作用机制主要是抑制环氧化酶,使前列腺素生成受抑制,以达到抗炎、镇痛、退热的效果。本类药物长期服用易发生恶心、呕吐、胃痛及食欲减退等消化道症状,严重者可发生胃黏膜糜烂、溃疡和出血、肾损害等。阿司匹林仍为治疗 RA 的首选药物,其他同类药物可选布洛芬、吲哚美辛等(参见表 12-3)。

表 12-3 常用非甾体抗炎药

	药物	剂量
水杨酸类	阿司匹林	0.6~1.0g,3~4 次/日
吲哚衍生物类	吲哚美辛	25~50mg,3 次/日
	舒林酸	200mg,1~2 次/日
丙酸衍生物类	布洛芬	0.3~0.6g,3~4 次/日
	萘普生	0.2~0.4g,2~3 次/日
灭酸类	双氯芬酸	25mg,2 次/日
	双氯芬酸缓释剂	75mg,1 次/日
昔康类	吡罗昔康	20mg,每晚 1 次
	美洛昔康	7.5~15mg,1 次/日
昔布类	塞来昔布	100mg,2 次/日
	罗非昔布	12.5~25mg,1 次/日

2. 缓解病情抗风湿药(DMARD) 不仅能改善关节症状,尚可阻止关节结构的破坏,患者应在起病 3 个月内开始应用 DMARD 治疗。多数患者需至少两种 DMARD 联用来控制风湿活动及防止关节破坏。

(1) 甲氨蝶呤(MTX):二氢叶酸还原酶抑制剂,是目前治疗 RA 的首选药物。7.5~20mg,每周 1 次,可口服、静脉或肌内注射。4~6 周起效,疗程半年以上。不良反应为肝损害、胃肠道反应、骨髓抑制等。

(2) 柳氮磺吡啶:每次口服 1.0g,每日 2~3 次。不良反应少,主要为恶心,上腹部不适。对磺胺过敏者禁用。

(3) 来氟米特:选择性嘧啶合成抑制剂,适于各期 RA,疗效好且安全。口服 20mg,每日 1 次。梗阻性胆管疾病、肝病、严重免疫缺陷、妊娠等禁用。

(4) 羟基氯喹:抗疟药,每次口服 200mg,每日 1~2 次,1~6 个月起效。长期应用损害视网膜,需定期检查。

(5) 金制剂:分注射与口服两种剂型。常用注射剂为硫代苹果酸金钠,肌内注射每周 1 次,自每次 10mg 开始,逐渐增至每次 50mg,一疗程总剂量 1000mg。口服制剂金诺芬,每次 3mg 口服,每日 2 次,可有皮疹、腹泻、蛋白尿、全血细胞减少等不良反应。

(6) 青霉胺:起始剂量为 125mg 口服,每日 2 ~ 3 次,无不良反应者每 2 ~ 4 周加倍剂量,至每日 500 ~ 750mg。症状改善后减为 125mg 维持,每日 2 次。6 个月为一疗程。不良反应较多:胃肠道反应、骨髓抑制、肝肾损害、重症肌无力、皮疹、口中异味等。

(7) 雷公藤总苷:具有抗炎、镇痛及免疫抑制作用。每次 20mg,每日 3 次口服,病情缓解后减量。不良反应为月经失调、精子数目减少活力降低、皮肤色素沉着、胃肠道反应和肝损害等。

(8) 硫唑嘌呤:每日 100mg 口服,病情稳定后以每日 50mg 维持。注意监测血常规与肝肾功能。

(9) 环孢素:为免疫抑制剂,3 ~ 5mg/kg · d,分 1 ~ 2 次口服。有较大肾毒性,还可引起血压升高、皮疹、肝损害、胃肠道反应等。

(10) 肿瘤坏死因子(TNF)拮抗剂:是近年应用于临床的生物制剂,可阻断免疫反应,具抗炎和防止骨破坏作用,宜与 MTX 联合使用以减少不良反应和增加疗效。

3. 糖皮质激素　具有强大的抗炎作用,效果迅速但不持久,停药后短期内即复发。适用于严重关节炎其他药物无效,或伴有严重关节外表现者,泼尼松每日 30 ~ 40mg,症状好转后减量至每日 10mg 以下维持。全身给药后,症状基本控制,但残留几个关节症状不见好转,可用醋酸泼尼松 25mg 关节腔内注射。

(四) 外科治疗

病情稳定,关节畸形显著导致功能受限,或疼痛难以耐受,可手术治疗。如滑膜切除术、腕管松解术、关节成形术、关节固定术、截骨术、人工关节置换术及伸侧肌腱重建术等。

八、预　　后

大多数 RA 患者病程迁延,在病程早期的 2 ~ 3 年内致残率较高,如未能及时诊断和及早合理治疗,3 年内关节破坏达 70%。积极、正确的治疗可使 50% ~ 80% 以上的类风湿关节炎患者病情缓解。仅有少数(10%)在短期发作后可以自行缓解,不留后遗症。另外,治疗的早晚和治疗方案的合理性对预后有重要的影响。

小　　结

类风湿关节炎是以累及关节和关节周围组织为主的多系统炎症性自身免疫疾病。本病多对称性侵犯多个小关节,如近端指间关节、掌指关节、腕关节等。本病治疗可采取一般治疗、药物治疗、外科手术等,其中以药物治疗为主。

第 3 节　痛　　风

学习目标

1. 掌握痛风的临床表现和治疗
2. 了解痛风的病因、病理和诊断

 **案例 12-3**

患者，男性，48岁。今凌晨突然出现右足蹲趾第一跖趾关节疼痛，走路时疼痛加剧，无发热，无其他关节痛。遂来院就诊。体格检查：右足蹲趾第一跖趾关节红肿，皮温升高，有触痛。实验室检查：血尿酸530μmol/L。

思考题：

1. 患者可初步诊断为什么疾病？
2. 患者适宜采取何种治疗？

一、概　　述

痛风是嘌呤代谢障碍引起的代谢性疾病，发病有明显的异质性，可表现为急性关节炎、痛风石、慢性关节炎、关节畸形、关节急性、慢性间质性肾炎和尿酸性尿路结石。临床上分为原发性和继发性两大类，前者多由先天性嘌呤代谢异常所致，常与肥胖、糖脂代谢紊乱、高血压、动脉硬化和冠心病等聚集现象发生，后者则由某些系统性疾病或药物引起。

二、病因与发病机制

病因和发病机制尚不清楚。由于受地域、民族、饮食习惯的影响，其发病率差异较大。2004年，山东沿海地区流行病学调查显示痛风的发病率为2.84%。当血尿酸浓度过高或在酸性环境下，尿酸可析出结晶，沉积在骨关节、肾脏和皮下等组织，造成组织病理学改变，导致痛风性关节炎、痛风肾和痛风石等。

急性关节炎是由于尿酸盐结晶沉积引起的炎症反应，因尿酸盐结晶可趋化白细胞，故在关节滑囊内尿酸盐沉积处可见白细胞显著增加并吞噬尿酸盐，然后释放白三烯B4（LTB4）和糖蛋白等化学趋化因子；单核细胞受尿酸盐刺激后可释放白介素1（IL-1）。长期尿酸盐结晶沉积导致单核细胞、上皮细胞和巨大细胞浸润，形成异物结节即痛风石。痛风性肾病是痛风特征性的病理变化之一，表现为肾髓质和椎体内有小的白色针状物沉积，周围有白细胞和巨噬细胞浸润。原发性痛风患者少数为尿酸生成增多，大多数由尿酸排泄障碍引起。痛风患者常有阳性家族史，属多基因遗传缺陷。

原发性痛风需建立在排除其他疾病基础之上；而继发者则主要由于肾脏疾病致尿酸排泄减少，骨髓增生性疾病致尿酸生成增多，某些药物抑制尿酸的排泄等多种原因所致。

三、临 床 表 现

临床多见于40岁以上的男性，女性多在围绝经期后发病。常有家族遗传史。

（一）无症状期

仅有波动性或持续性高尿酸血症，从血尿酸增高至症状出现的时间可长达数年至数十年，有些可终身不出现症状，但随年龄增长痛风的患病率增加，并与高尿酸血症的水平和持续时间有关。

（二）急性关节炎期

常有以下特点：①多在午夜或清晨突然起病，多呈剧痛，数小时内出现受累关节的红、肿、热、痛和功能障碍，单侧蹲趾及第一跖趾关节最常见，其余依次为踝、膝、腕、指、肘；②秋水仙素治疗后，关节炎症状可以迅速缓解；③发热；④初次发作常呈自限性，数日内自行缓解，此时受累关节局部皮肤出现脱屑和瘙痒，为本病特有的表现；⑤可伴高尿酸血症，但部分患者急性发作时血尿酸水平正常；

⑥关节腔滑囊液偏振光显微镜检查可见双折光的针形尿酸盐结晶是确诊本病的依据。

(三) 痛风石及慢性关节炎期

痛风石是痛风的特征性临床表现，常见于耳轮、跖趾、指间和掌指关节，常为多关节受累，且多见于关节远端，表现为关节肿胀、僵硬、畸形及周围组织的纤维化和变性，严重时患处皮肤发亮、菲薄，破溃则有豆渣样的白色物质排出。形成瘘管时周围组织呈慢性肉芽肿，虽不易愈合但很少感染。

(四) 肾脏病变

主要表现在以下两方面。

(1) 痛风性肾病：起病隐匿，早期仅有间歇性蛋白尿，随着病情的发展而呈持续性，伴有肾浓缩功能受损时夜尿增多，晚期可发生肾功能不全，表现水肿、高血压、血尿酸氮和肌酐升高。少数患者表现为急性肾衰竭，出现少尿或无尿，最初 24 小时尿酸排出增加。

(2) 尿酸性肾石病：10%～25% 的痛风患者肾有尿酸结石，呈泥沙样，常无症状，结石较大者可发生肾绞痛、血尿。当结石引起梗阻时导致肾积水、肾盂肾炎、肾积脓或肾周围炎，感染可加速结石的增长和肾实质的损害。

四、实验室及其他检查

(一) 血尿酸测定

血清标本，尿酸酶法。正常男性为 150 ～ 380μmol/L(2.5 ～ 6.4mg/dl)，女性为 100 ～ 300μmol/L(1.6～5.0mg/dl)，围绝经期后接近男性。血尿酸存在较大波动，应反复监测。

(二) 尿尿酸测定

限制嘌呤饮食 5 天后，每日尿酸排出量超过 3.57mmol(600mg)，可认为尿酸生成增多。

(三) 滑囊液或痛风石内容物检查

偏振光显微镜下可见针形尿酸盐结晶。

(四) X 线检查

急性关节炎期可见非特征性软组织肿胀；慢性期或反复发作后可见软骨缘破坏，关节面不规则，特征性改变为穿凿样、虫蚀样圆形或弧形的骨质透亮缺损。

(五) 电子计算机 X 线体层显像(CT)与磁共振现象(MRI)检查

CT 扫描受累部位可见不均匀的斑点状高密度痛风石影像；MRI 的 T_1 和 T_2 加权图像呈斑点状低信号。

五、诊　　断

男性和绝经后女性血尿酸>420μmol/L(7.0mg/dl)、绝经前女性>350μmol/L(5.8mg/dl)，且中老年男性如出现特征性关节炎表现、尿路结石或肾绞痛发作，伴有高尿酸血症应考虑痛风。关节液穿刺或痛风石活检证实为尿酸盐结晶即可作出诊断。影像检查对明确诊断具有一定的价值。急性关节炎期诊断有困难者，秋水仙素实验性治疗有诊断意义。

六、诊断与鉴别诊断

(一) 继发性高尿酸血症或痛风

继发性高尿酸血症具有以下特点：①儿童、青少年、女性和老年人更多见；②高尿酸血症程度较重；③40% 的患者 24 小时尿尿酸排出增多；④肾脏受累多见，痛风肾、尿酸结石发生率较高，甚至发生急性肾衰竭；⑤痛风性关节炎症状往往较轻或不典型；⑥有明确的相关用药史。

（二）关节炎

（1）类风湿关节炎：青、中年女性多见，四肢近端小关节常呈对称性梭形肿胀畸形，晨僵明显。血尿酸不高，类风湿因子阳性，X 线片出现凿孔样缺损少见。

（2）化脓性关节炎与创伤性关节炎：前者关节囊液可培养出细菌；后者有外伤史。两者血尿酸水平不高，关节囊液无尿酸盐结晶。

（3）假性痛风：系关节软骨钙化所致，多见于老年人，膝关节最常受累。血尿酸正常，关节囊液检查可发现有焦磷酸钙结晶或磷灰石，X 线可见软骨呈线状钙化或关节旁钙化。

（三）肾石病

高尿酸血症或不典型痛风可以肾结石为最先表现，继发性高尿酸血症者尿路结石的发生率更高。纯尿酸结石能被 X 线透过而不显影，所以对尿路平片阴性而 B 超阳性的肾结石患者应常规检查血尿酸并分析结石的性质。

七、治　疗

（一）高尿酸血症的治疗

目的是使血尿酸维持正常水平。

1. 排尿酸药　抑制近端肾小管对尿酸盐的重吸收，从而增加尿酸的排泄，降低尿酸水平，适合肾功能良好者；当内生肌酐清除率<30ml/min 时无效；已有尿酸盐结石形成，或每日尿排出尿酸盐>3. 57mmol(600mg)时不宜使用；用药期间应多次饮水，并服碳酸氢钠 3 ~ 6mg/d；剂量应从小剂量开始逐步递增。常用药物：苯溴马隆，25 ~ 100mg/d，该药的不良反应轻，一般不影响肝肾功能，少数有胃肠道反应、过敏性皮炎，发热少见；丙磺舒，初始计量为 0. 25g，每日 2 次；2 周后可逐渐增加剂量，最大剂量不超过 2g/d，约 5% 的患者可出现皮疹、发热、胃肠道刺激等不良反应。

2. 抑制尿酸生成药物如别嘌醇　通过抑制黄嘌呤氧化酶，使尿酸的生成减少，适用于尿酸生成过多或不适合使用排尿酸药物者。每次 100mg，每日 2 ~ 4 次，最大剂量 600mg/d，待血尿酸降至 360μmol/L 以下，可减量至最小剂量或别嘌醇缓释片 250mg/d，与排尿酸药合用效果更好。不良反应有胃肠道刺激、皮疹、发热、肝损害、骨髓抑制等，肾功能不全者剂量减半。

3. 碱性药物　碳酸氢钠可碱化尿液，使尿酸不易在尿中积聚形成结晶，成人口服 3 ~ 6g/d，长期大量服用可致代谢性酸中毒，并且因钠负荷过高引起水肿。

（二）急性痛风性关节炎期的治疗

绝对卧床，抬高患肢，避免负重，迅速给秋水仙素，越早用药疗效越好。

1. 秋水仙素　治疗急性痛风性关节炎的特效药物，通过抑制中性粒细胞、单核细胞释放白三烯 B_4、糖蛋白化学趋化因子、白细胞介素-1 等炎症因子，同时抑制炎症细胞的变形和趋化，从而缓解炎症。口服法：初始口服剂量为 1mg，随后 0. 5mg/h 或 1mg/2h，直到症状缓解，最大剂量 6 ~ 8mg/d。90% 的患者口服秋水仙素后 48 小时内疼痛缓解。症状缓解后 0. 5mg，每天 2 ~ 3 次，维持数天后停药。不良反应为恶心、呕吐、厌食、腹胀和水样腹泻，发生率高达 40% ~ 75%，如出现上述不良反应及时调整剂量或停药，若用到最大剂量症状无明显改善时应及时停药。该药还可以引起白细胞减少、血小板减少等骨髓抑制表现以及脱发等。静脉法：秋水仙素 1 ~ 2mg 溶于 20ml 生理盐水中，5 ~ 10 分钟内缓慢静脉注射；如病情需要，4 ~ 5 小时后反复注射 1mg；24 小时不超过 4mg。静脉注射时避免药液外露，否则可引起剧烈疼痛和组织坏死；此外静脉给药可产生严重的不良反应，如骨髓抑制、肾衰竭、弥散性血管内溶血、肝坏死、癫痫样发作甚至死亡，国内极少静脉给药。

2. 非甾体抗炎药　通过抑制花生四烯酸代谢中的环氧化酶活性，进而抑制前列腺素的合成而达到消炎镇痛。活动性消化性溃疡、消化道出血为禁忌证。常用药物：吲哚美辛，初始计量 75～100mg，随后每次 50mg，6～8 小时 1 次；双氯芬酸，每次口服 50mg，每天 2～3 次；布洛芬，每次 0.3～0.6g，每天 2 次；罗非昔布 25mg/d，症状缓解应减量，5～7 天后停用。禁止同时服用两种或多种非甾体抗炎药，否则会加重不良反应。

3. 糖皮质激素　上述药物治疗无效或不能使用秋水仙素和非甾体抗炎药时，可考虑使用糖皮质激素或 ACTH（促肾上腺皮质激素）短程治疗。如泼尼松，起始剂量为 0.5～1mg/(kg·d)，3～7 天后迅速减量或停用，疗程不超过 2 周；ACTH 50U 溶于葡萄糖溶液中缓慢静脉滴注。可同时口服秋水仙素 1～2mg/d。该类药物的特点是起效快、缓解率高，但停药后容易出现症状"反跳"。

（三）发作间歇期和慢性期的处理

治疗目的是维持血尿酸正常水平（见高尿酸血症治疗），较大痛风石或经皮溃破者可手术剔除。

八、预后及预防

痛风是一种终身性疾病，无肾功能损害及关节畸形者，经有效治疗可维持正常的生活和工作。急性关节炎和关节畸形会严重影响患者生活质量，若有肾功能损害预后不良。

应积极行降压、降脂、减体重；控制饮食总热量；限制饮酒和高嘌呤食物（如心、肝、肾等）的大量摄入；每天饮水 2000ml 以上以增加尿酸的排泄；慎用抑制尿酸排泄的药物如噻嗪类利尿药；避免诱发因素和积极治疗相关疾病等。

案例 12-1 分析提示

患者有面部红斑、2 个以上肢体关节肿痛、蛋白尿、白细胞减少及贫血，符合 SLE 的诊断。现具备发热、关节痛、面部皮损、红细胞沉降率增快、白细胞减少等，可判定病情活动。

还可进行狼疮细胞检查，抗核抗体、抗 ds-DNA 抗体、抗 Sm 抗体检查等。并进行肾功能检查以明确肾损害程度。

患者不仅有发热、皮损、关节痛，还有蛋白尿，宜选用糖皮质激素（泼尼松）治疗。

案例 12-2 分析提示

患者对称性腕、指掌、近端指间关节和膝关节肿胀 6 年，伴有晨僵症状，现双手关节畸形，类风湿因子阳性，符合类风湿关节炎的诊断。

患者适宜服用非甾体抗炎药改善关节疼痛等症状，同时服用缓解病情的抗风湿药，首选甲氨蝶呤。可联合其他缓解病情的抗风湿药。

案例 12-3 分析提示

患者突然出现右足踇趾第一跖趾关节疼痛，走路时疼痛加剧，体格检查右足踇趾第一跖趾关节红肿，皮温升高，有触痛。结合血尿酸 530μmol/L，明显高于正常值，可诊断为痛风。

治疗可选用秋水仙素、非甾体抗炎药，适当选用排酸药及抑制尿酸生成药。

目标检测

一、名词解释

1. 蝶形红斑　2. 抗核抗体　3. 晨僵
4. 类风湿结节

二、填空题

1. SLE 特征性皮肤损害是________________。
2. 目前治疗 SLE 最主要的药物是______________________。
3. 类风湿关节炎最早出现的症状是______________________。
4. 类风湿关节炎最常受累的关节是____________

______、__________________、______________
____。

三、选择题

【A 型题】

1. 下列哪项因素与系统性红斑狼疮的发病不相关( )
   A. 遗传 B. 病毒感染
   C. 紫外线照射 D. 雌激素
   E. 输血
2. SLE 的标记性抗体是( )
   A. 抗核抗体 B. 抗 Sm 抗体
   C. 抗 ds-DNA 抗体 D. 抗磷脂抗体
   E. 类风湿因子
3. SLE 患者最典型的面部表现是( )
   A. 痤疮 B. 荨麻疹
   C. 蝶形红斑 D. 色素沉着
   E. 紫癜
4. SLE 患者首选的治疗药物是( )
   A. 环孢素 B. 非甾体抗炎药
   C. 糖皮质激素 D. 雷公藤总苷
   E. 环磷酰胺
5. 狼疮肾炎患者最适宜的治疗方案是( )
   A. 休息,支持疗法
   B. 血浆置换疗法
   C. 甲氨蝶呤合并糖皮质激素
   D. 糖皮质激素合并环磷酰胺冲击疗法
   E. 非甾体抗炎药合并糖皮质激素
6. 治疗类风湿关节炎疼痛宜选用( )
   A. 吗啡 B. 哌替啶
   C. 山莨菪碱 D. 阿司匹林
   E. 地西泮
7. 治疗风湿性疾病的药物,下列哪项是错误的( )
   A. 布洛芬 B. 青霉胺
   C. 环磷酰胺 D. 泼尼松
   E. 前列腺素
8. 类风湿关节炎患者经阿司匹林、双氯芬酸治疗无效,你认为最适宜的是( )
   A. 继续使用阿司匹林半年,无效加用 DMARD
   B. 关节畸形后加用 DMARD
   C. 立即加用 DMARD
   D. 加用糖皮质激素
   E. 改理疗和中草药治疗
9. 控制 RA 病情发展,缓解病情的最佳药物是( )
   A. 泼尼松 B. 青霉胺
   C. 柳氮磺吡啶 D. 环磷酰胺
   E. 甲氨蝶呤
10. 治疗 RA 的基本药物是( )
   A. 泼尼松 B. 雷公藤
   C. 布洛芬 D. 青霉胺
   E. 羟基氯喹
11. 治疗急性痛风性关节炎的特效药物是( )
   A. 秋水仙素 B. 泼尼松
   C. 丙磺舒 D. 碳酸氢钠
   E. 布洛芬

【B 型题】

(第 12、13 题备选答案)
   A. 全身症状 B. 关节畸形
   C. 心脏损害 D. 晨僵
   E. 肾脏损害
12. 类风湿关节炎最突出的表现是( )
13. SLE 最常见的脏器损害是( )

(第 14、15 题备选答案)
   A. 糖皮质激素 B. 非甾体抗炎药
   C. 免疫抑制剂 D. 金制剂
   E. 限制嘌呤类食物摄入
14. 治疗 SLE 主要用( )
15. 类风湿关节炎缓解疼痛主要用( )

【X 型题】

16. 类风湿关节炎的临床表现包括( )
   A. 关节疼痛
   B. 晨起后关节僵硬
   C. 指间关节梭形肿胀
   D. 手指掌指关节畸形
   E. 高热
17. 目前治疗 SLE 药物包括哪些( )
   A. 阿司匹林 B. 泼尼松
   C. 雷公藤 D. 环磷酰胺
   E. 青霉素

四、简答题

1. 简述系统性红斑狼疮的主要临床表现。
2. 类风湿关节炎主要有哪些关节外表现?
3. 痛风的药物治疗包括哪些?

(张跃田)

第 13 章　精神神经科常见疾病

精神疾病是指在各种生物、心理和社会环境等因素影响下，导致大脑功能失调，出现认知、情感、意志和行为等精神活动的异常，可伴有痛苦体验和(或)社会功能不良。精神疾病分为轻型精神疾病与重型精神疾病。轻型精神疾病有焦虑症、强迫症、恐惧症、神经衰弱等，重型精神疾病有抑郁症、精神分裂症等。

第 1 节　精神分裂症

学习目标

1. 掌握精神分裂症临床表现、治疗方法及用药注意事项
2. 理解精神分裂症的病因、发病机制和诊断
3. 了解精神分裂症的临床分型

一、概　　述

精神分裂症(schizophrenia)是一组病因未明的精神疾病，多起病于青壮年，常有感知、思维、情感、行为等多方面的障碍，精神活动与周围环境不协调。一般无意识障碍和智力缺损，病程多迁延。

案例 13-1

患者，男性，35 岁，已婚，教师，因怀疑被毒害半年入院。病前个性：孤僻、多疑、沉默、敏感。父亲患精神病已 20 年。半年前患者在工作中与人发生过争论，后出现失眠、少食，怀疑单位领导在食物中放毒加害于他。为寻找“解毒剂”，翻阅很多医学书籍，近 1 个月来，怀疑单位医师用“中子射线”控制其思想和行为，有时听到“中子射线”说他“忠厚，知识渊博”，命令他“不许反抗”。走在街上发觉“处处有人跟踪”。身体检查和神经系统检查未发现异常。诊断为精神分裂症偏执型。

思考题：

1. 患者诊断为精神分裂症的主要依据有哪些？
2. 患者可以采用哪些方法进行治疗？

二、病因与发病机制

(一) 遗传因素

遗传因素是精神分裂症最可能的一种素质因素。血缘关系愈近，患病率愈高。近年来研究表明，单卵双生子同病率(56.7%)，是双卵双生子同病率(12.7%)的 4.5 倍，是一般人口患病率的 35 ~60 倍。

(二) 心理社会因素

1. 环境因素　①家庭中父母的性格、言行、举止和教育方式(如放纵、溺爱、严厉)等都会影响子女的心身健康或导致个性偏离常态。②家庭成员间的关系及其精神交流的紊乱。③生活不安定、居住拥挤、职业不稳定、人际关系不良、噪声干扰、环境污染等均对发病有一定作用。

2. 心理因素 一般认为生活事件可诱发精神分裂症。诸如失学、失恋、学习紧张、家庭纠纷、夫妻不和、意外事故等均对发病有一定影响。

（三）多巴胺活动过度学说

近年来研究发现，苯丙胺能促使多巴胺释放进入突触间隙，使正常人产生一种类精神分裂症的临床表现；各种抗精神病药物能拮抗多巴胺敏感的环腺苷酶，阻滞突触后多巴胺受体，药物的这种作用与其临床效价一致；精神分裂症的尾状核、壳核内有多巴胺受体密度增多，因此提出精神分裂症的发生与脑内某些部位内多巴胺受体活动过度有关。

三、临床表现

本症可发病于任何年龄，以青壮年多见，20～30岁发病者约占1/2。幼儿症状不典型，不易确诊。男女发病率大致相近。一般起病缓慢，起病日期难以确定，也有急性或亚急性起病的。

（一）早期症状

初期可出现神经衰弱综合征或有强迫症状，但不主动要求治疗；有的逐渐表现孤僻、冷淡、缺乏主动性；有的变得敏感多疑、过多思虑、恐惧等；也有的突然出现令人费解的奇异行为，如无目的开关电灯、在课堂叫喊、下雨时无故在室外站立不动，或突然冲动、毁物等。随着病情的发展，逐渐显露出精神分裂症的症状和病型的特点。

（二）发展期症状

多而明显，几乎涉及症状学中大部分内容，各人根据类型不同虽有区别，但有以下共同特征。

1. 思维障碍 是精神分裂症重要症状。思维障碍中有联想障碍及思维内容障碍。联想障碍开始多为联想松弛，谈话内容不紧凑，应答往往不切题，进而出现联想散漫，重则出现思维破裂、联想中断，或有象征性思维、造新字或新词等。思维内容障碍多为各种妄想，其逻辑推理荒谬离奇，无系统性，脱离现实，且常有泛化，涉及众人。妄想内容以被害、嫉妒等多见，也可有夸大、罪恶等妄想。还可有被控制感、思维发散、思维插入或思维被夺。

2. 感知障碍 有幻觉、错觉和感知觉综合征等。幻觉以幻听最多见，常为言语性幻听，如评论性幻听、争议性幻听、命令性幻听或思维化声。其他有幻视、幻嗅、幻味等。

3. 情感障碍 是精神分裂症最易引人注意的症状。情感表现与思维活动和意志行为互不协调，与周围环境也不相协调，是本症特征。情感障碍以迟钝、淡漠多见，对人对事多不关心。随着病情发展，情感障碍日益加重，终日茫然。其他可有无明显诱因的激怒、急躁、情感暴发、情感矛盾等。情感的变化令人感到与前判若两人。

4. 意志行为障碍 多呈精神运动性抑制，表现终日呆坐少动，沉默寡言，孤独退缩，独居一处，与关系密切的朋友也不交往，甚至呈木僵状态。相反的则出现不协调性兴奋，如躁动不安、冲动毁物、自伤、殴人或出现紧张综合征。有的表现幼稚、傻气等。

5. 智力障碍 智力尚保持良好，但随着病情发展，于后期可有智力减退和人格改变。

6. 意识清晰，自知力不良。

（三）后期症状

发展期症状如不缓解或病情多次复发，迁延多年后，可呈所谓慢性期或衰退期精神分裂症，此时，发展期的症状大部分消退，出现人格幼稚化及精神活动减退，如思维贫乏、低声自语、情感淡漠或出现空笑，意志和行为缺乏自发性，孤独退缩，生活需人照顾。其记忆力、计算力、病前的技能和某些知识虽尚能保持良好，但总遗留某种程度缺陷，主要为主动性不足。

四、临床类型

根据临床表现,精神分裂症可分为偏执型、单纯型、青春型和紧张型等。分型对临床治疗及预后有一定指导意义。

(一) 偏执型

偏执型(妄想型)最多见。发病年龄多在中年(25~35 岁),起病缓慢或亚急性起病,症状以妄想为主,关系和被害妄想多见,其次为夸大、自罪、影响、钟情和嫉妒妄想等。妄想可单独存在,也可伴有以幻听为主的幻觉。

(二) 单纯型

单纯型青少年期起病。初期常有头痛、失眠、记忆力减退等类似神经衰弱的症状。以精神活动逐渐减退为主要表现。情感淡漠,失去对家人及亲友的亲近感。学习或工作效率下降。行为变得孤僻、懒散、被动,甚至连日常生活都懒于自理。一般无幻觉和妄想。自动缓解者较少,治疗效果和预后差。

(三) 青春型

青春型多在青春期发病,起病较急。症状以精神活动活跃且杂乱多变为主。表现为言语增多,联想散漫,幻觉丰富,内容生动,妄想荒谬离奇,人格解体,象征性思维,情感多变,行为幼稚、怪异或冲动。虽可缓解,但易复发。

(四) 紧张型

紧张型多在青春期或中年起病。以紧张性木僵或紧张性兴奋为主要表现,两种状态可单独发生,也可交替出现。病程多呈发作性。预后较好。

五、诊　断

精神分裂症的诊断目前尚无可供诊断的实验室或辅助检查项目,主要根据详细病史与精神症状,另参考发病年龄、病程等综合考虑。

六、治　疗

目前精神分裂症尚无病因治疗方法,以缓解急性精神症状和改善慢性病情为主要目标。通常采用抗精神分裂症病药物治疗为主,辅以心理治疗的综合治疗措施。

(一) 抗精神病药物

抗精神病药物能有效地控制急性和慢性精神症状,提高精神分裂症的临床缓解率;缓解期内坚持治疗者多可避免复发。常用药物有氯丙嗪、氯氮平、奥氮平、舒必利、奋乃静、氟哌啶醇、甲硫哒嗪、氯普噻吨、三氟哌多、氯噻平等。

1. 氯丙嗪　为中枢多巴胺受体的阻断剂,有明显的镇静作用,迅速控制兴奋躁狂等症状,使幻觉、妄想消失,理智恢复,生活自理。适用于有精神运动性兴奋和幻觉妄想症状的各种急性精神分裂症患者。对慢性精神分裂症患者疗效较差,对阴性症状效果不明显。对精神分裂症无根治作用,需长期服用,终身治疗。治疗剂量为每日 200~800mg,分 2~3 次服用。依治疗所需和耐受情况逐渐增加药量。有口干、上腹部不适、乏力、便秘、心悸,偶见泌乳、乳房肿大、肥胖、闭经等不良反应。剂量过大可产生直立性低血压。长期用药可引起锥体外反应,表现为震颤、运动障碍、静坐不能、流涎等。

2. 奋乃静 适用于年老、躯体情况较差的患者。适应证同氯丙嗪。治疗剂量门诊每日20～40mg,住院患者每日40～60mg,分2～3次服用,镇静作用比氯丙嗪轻,少见直立性低血压。长期用药可引起锥体外反应。

3. 三氟拉嗪 抗精神病作用与镇吐作用均比氯丙嗪强,作用出现快而持久。除有抗幻觉妄想作用外,对阴性症状也有一定疗效,无镇静作用,有兴奋、激活作用。治疗剂量每日为20～40mg,分2次服用。

4. 氯氮平 镇静作用比氯丙嗪强,能迅速控制急性兴奋症状和幻觉妄想,对慢性症状亦有一定疗效。治疗剂量每日300～400mg,分2～3次服用。可降低粒细胞,故治疗前及治疗过程中每2～3周检查一次血象,出现白细胞减少,应及时停药。

5. 舒必利 具有兴奋、激活作用,同时具有抗抑郁作用,适用于治疗以阴性症状为主的慢性精神分裂症与精神分裂症紧张型,治疗量每日800～1200mg,分2～3次服用。不良反应有睡眠障碍、兴奋、躁动、口渴、头痛、发热等。

6. 五氟利多 为口服长效制剂,适用于对治疗不合作、拒服药的精神分裂症患者。口服治疗剂量范围20～120mg,一周一次。宜从10～20mg开始,逐渐增量,每一周或两周增加10～20mg,以减少锥体外系反应。通常治疗量为一周30～60mg,待症状消失,用原剂量继续巩固3个月,维持剂量为一周10～20mg。

7. 氟奋乃静癸酸酯 为注射长效制剂,适用于巩固疗效、预防复发的维持治疗,或有明显的精神症状而拒服药、对治疗不合作的患者。治疗剂量为25～50mg,每2周肌内注射1次;维持剂量为25mg,每3～6周注射1次。

8. 癸氟哌啶醇 为注射长效制剂,适应证与疗程同氟奋乃静癸酸酯。一般剂量为每2周肌内注射50mg,或每4周肌内注射100mg。

(二)电休克治疗

电休克治疗对紧张性兴奋和木僵、兴奋躁动、伤人、自伤和消极情绪严重者的疗效显著。症状控制后应配合精神药物治疗。

(三)胰岛素昏迷治疗

胰岛素昏迷治疗对精神分裂症的妄想型和青春型疗效较好。由于治疗方法复杂、需要专门设施和受过训练的人员监护、治疗期长等多因素的限制,现几乎被更方便、更安全抗精神病药物取代。

(四)精神治疗

精神治疗是指广义的精神治疗,有助于提高和巩固疗效,适用于妄想型和精神因素明显的恢复期患者,行为治疗有利于慢性期患者的管理与康复。

(五)外科手术治疗

外科手术治疗是一种破坏性治疗措施,适应证应从严掌握,仅作为应用其他方法久治无效、危及社会和周围人安全的慢性维持治疗患者的最后的治疗手段。

小　　结

精神分裂症是一组可能与遗传、心理社会因素相关的精神病,近年来研究认为与多巴胺活动过度有关,有感知、思维、情感、行为等多方面的障碍,精神活动与环境的不协调。治疗以抗精神病药物治疗为主,常用药物有氯丙嗪、氯氮平、舒必利、奋乃静、氟哌啶醇等,配合心理治疗及外科手术治疗。

第 2 节　情感性障碍

学习目标

1. 掌握情感性障碍的临床表现和治疗方法
2. 理解情感性障碍病因、发病机制和诊断

一、概　　述

情感性(心境)障碍[affective mood disorders]是一组病因未明的精神障碍。发病以心境显著而持久的高涨或低落为主要临床特征,伴有相应的思维与行为改变。有反复发作倾向,间歇期精神正常。一般预后良好,少数患者可迁延而经久不愈。本病发作可表现为躁狂相或抑郁相,或两相同时存在,则称为"躁狂抑郁症",简称"躁郁症"。

案例 13-2

患者,25 岁,被家人强行带来就诊,家人诉说叶某因生意失败受刺激,半年来情绪变得怪异,自闭家门,不肯外出,严重失眠,情绪低落,食欲不振,经常感头昏,无法工作,对一切事物都没有兴趣,胡思乱想,觉得活着没啥意思,生不如死。躯体检查和神经系统检查未发现异常。

思考题:

1. 患者初步诊断为什么疾病?
2. 在治疗过程中,患者突然表现为嗜睡,检查瞳孔散大,尿失禁,考虑何种原因? 如何解救?

二、病因与发病机制

(一) 遗传因素

遗传因素是本症发病的重要因素之一。血缘关系越近,发病率越高。患者家族中同病率为一般人口的 30 倍,一级亲属的预期发病率为 7.2%~16%,单卵双生子同病率为 69%~95%,显著高于双卵双生子的同病率 12%~38%。患者的子女即使在出生后不久即寄养于正常人家中,日后患病率仍很高。

(二) 神经递质学说

如儿茶酚胺(CA)假说认为,抑郁症患者脑内 CA 不足,多巴胺(DA)的代谢产物高香草酸(HVA)降低;躁狂时则增高。5-羟色胺(5-HT)假说认为,脑内 5-HT 的增多与减少和躁狂症与抑郁症有关。

(三) 心理社会因素

心理社会因素常作为一种促发因素而起作用。

三、临 床 表 现

发病以情感的高涨或低落为主要症状,可表现为躁狂与抑郁两种临床相。前者临床特点是情感高涨、思维迅速、言语与动作增多;后者则为情感低落、思维缓慢、言语和动作减少。

(一) 躁狂症(型或期)

情感高涨,喜悦、乐观、洋洋自得;思维迅速,联想奔逸、言多语快、高谈阔论、吹嘘夸大、内容

丰富，但不荒谬也不脱离现实，言语风趣，描述生动且富于形容词，常引旁人发笑故具有“感染性”，话题常随境转移，有意念飘忽，重者有音联、意联。患者精力充沛，活动增多，行为积极主动，整日忙碌不停，但做事有始无终，好管闲事，爱提意见，凡事以我为主，导致常与人争执，谩骂或殴打他人等。智力无障碍，自知力欠良或缺乏。

（二）抑郁症（型或期）

情感低落，抑郁忧虑，对人或事的兴趣变得淡漠或者消失；自觉联想缓慢、思考困难，消极意念沉重，感觉生不如死，且有自卑、自责或自罪感，甚至有罪恶妄想。意志减退，精神不振，缺乏主动性，有时连日常生活也需人督促，动作缓慢，重者终日呆立，愁容不展，泪流满面，有的卧床不起，呈木僵状态。有的自杀意念强烈，反复出现自杀企图及行为。抑郁症的症状可有晨重晚轻的节律特征，即精神活动障碍以晨间严重，午后转轻。

知识链接　　**抑郁症易导致自杀**

自杀是抑郁症最危险的症状。社会自杀人群中可能有一半以上是抑郁症患者。有些不明原因的自杀者可能生前已患有严重的抑郁症，只不过没被及时发现罢了。抑郁症患者不会因为情绪低落而去看心理医师，他们往往为了治疗抑郁症伴发的头痛、头晕、乏力、记忆力下降等系列躯体症状，到综合性医院的内科或神经科就医，致使部分患者被误诊为“神经症”、“偏头痛”、“失眠症”等。另许多人害怕承认自己患上抑郁症，怕因此被人认为得了精神病而竭力否认和掩饰自己的病情，这只会延误治疗时机。由于自杀是在疾病发展到一定的严重程度时才发生的，所以及早发现疾病，及早治疗，对抑郁症的患者非常重要。

四、临床类型

临床上分为躁狂型、抑郁型、躁狂抑郁型等。在整个病程中只有躁狂或抑郁发作者称单相型发作；在病程中既有躁狂发作又有抑郁发作者称双相型发作，两者可呈规则的或不规则的交替发作。

五、诊　　断

根据病史及临床表现，结合反复发作的病程特点可以诊断。

六、治　　疗

（一）精神药物治疗

1. 治疗躁狂症的药物　有氯丙嗪、氟哌啶醇、碳酸锂、卡马西平等。

（1）碳酸锂：主要适应证是躁狂发作，是治疗躁狂症的首选药。剂量一般不超过3.0g，最好在2.0～2.5g/日之间，血锂浓度控制在0.8～1.5mmol/L，疗效在80%左右。一般应在血锂浓度的监测下使用，否则易发生锂中毒。

（2）卡马西平：抗躁狂作用肯定，特别适用于不能耐受锂盐患者。

（3）抗精神病药：氯丙嗪50～100mg，溶于50%葡萄糖100ml中，缓慢静脉注射，直至患者入睡为止。适用于病情较重，需要立刻控制者。氯硝安定有较强的控制精神运动性兴奋作用，抗躁狂作用明显优于其他神经阻滞剂，且副反应小，应用广泛，口服剂量每次2～6mg，每日3次服；肌内注射1～2mg，每日3～4次。氟哌啶醇5mg，每半小时肌内注射一次，至患者入睡为止，日最高量不超过50mg。苯妥英钠有肯定的抗躁狂作用，有效剂量为0.12～0.2 mg，每日3次口服。

丙戊酸钠有较好的抗躁狂作用，剂量 0.2 ~ 0.6 mg，每日 3 次口服。氯氮平剂量从 25mg 开始，每日 3 次口服，渐增量至 450 ~ 600mg/日，其疗效迅速可靠，但易引起白细胞减少，应定期检查血象。

2. 治疗抑郁症的药物　临床上常用于治疗抑郁症的药物分为如下三类。

（1）三环类抗抑郁药：为目前较常用抗抑郁药，主要有丙咪嗪、阿米替林、多塞平、氯丙咪嗪、地昔帕明等。其药理作用与阻断脑内去甲肾上腺素及 5-羟色胺再摄取有关，从而提高受体部位递质浓度，而发挥抗抑郁作用。丙咪嗪口服成人每次 12.5 ~ 25mg，一日 3 次。常见不良反应为口干、心动过速、出汗、视物模糊、眩晕，有时出现便秘、失眠、精神紊乱、胃肠道反应、荨麻疹、震颤、心肌损害、直立性低血压，偶见白细胞减少。

（2）二环类、四环类抗抑郁药：以马普替林为代表，其药理作用与三环类抗抑郁药类似。开始每日 75mg，分 2 ~ 3 次服，以后增至每日 150 ~ 250mg。长期用药维持量为每日 75 ~ 150mg。不良反应少而轻，常见为口干、便秘、视物模糊等，可见嗜睡。

（3）单胺氧化酶抑制剂：又分为可逆性和非可逆性两种，可逆性以吗氯贝胺为代表，非可逆性以苯乙肼为代表，由于该类药毒性较大，现已少用。其药理作用为抑制单胺氧化酶，减少去甲肾上腺素、5-羟色胺及多巴胺的降解，使脑内儿茶酚胺含量升高而发挥抗抑郁作用。

知识链接　　**新型抗抑郁药**

目前，临床上一些新型抗抑郁药主要是选择性 5-羟色胺再摄取阻滞剂，包括氟西汀、色去林、帕罗西汀等。其药理作用为选择性阻滞神经末梢突触前膜对 5-羟色胺的再摄取，从而提高突触间隙 5-羟色胺水平，而发挥其抗抑郁作用，因药物的高度选择性，所以不良反应相对较少，患者对该药物的依从性较高，是具有广阔发展前景的一类新药。

（二）电休克治疗

电休克治疗对抑郁症疗效较显著，尤其适用于重症抑郁症，有顽固自杀企图和木僵状态患者，为首选疗法。也适用于高度兴奋的躁狂症。治疗次数：一般抑郁症 3 ~ 5 次，躁狂症 5 ~ 8 次，隔日一次。

（三）胰岛素昏迷治疗

胰岛素昏迷治疗在上述各种疗法无效时可考虑使用。

（四）心理治疗

心理治疗是抑郁症不可缺少的方法，不论在病期中或恢复期都要进行，尤其要随时注意有自杀企图的动向，以便做好预防措施。

（五）预防复发

锂盐能减少躁狂症的复杂率，对抑郁症也有一定的预防复发作用，对双相病例的躁狂与抑郁发作均有较好预防作用。抑郁症临床缓解后，持续服用三环类抗抑郁药 6 个月以上，比服安慰剂者的复发率减少一半。但长期服药过程中必须监控，防止药物中毒的发生。

小　　结

情感性障碍主要包括躁狂症和抑郁症，分别表现为情感高涨、思维迅速、言语动作增多等三高症状和情感低落、思维缓慢、言语动作减少等三低症状，是一组可能与遗传、心理社会因素相关的精神病，近年来研究认为与 5-羟色胺（5-HT）增多与减少有关。躁狂症可用氯丙嗪、氟哌啶醇、碳酸锂、卡马西平等药物治疗；抑郁症可用丙咪嗪、氯丙咪嗪、阿米替林等药物治疗。对有自杀倾向的患者可用电抽搐治疗。

第3节　老年性痴呆

学习目标

1. 掌握老年性痴呆的治疗方法
2. 了解老年性痴呆的临床表现和诊断

一、概　　述

老年性痴呆(senile dementia)是指发生在老年期，由于大脑退行性病变、脑血管性病变、脑外伤、脑肿瘤、颅脑感染、中毒或代谢障碍等各种病因所致的以痴呆为主要临床表现的一组疾病。主要包括阿尔茨海默病(AD，简称老年性痴呆)、血管性痴呆(VD)、混合性痴呆和其他类型痴呆，其中以AD和VD为主，占全部痴呆的70%～80%。

阿尔茨海默病(Alzheimer disease，AD)是一种原因不明的、慢性进行性神经系统退行性病变所引起的痴呆。常起病于老年或老年前期，多缓慢发病，逐渐进展，以痴呆为主要表现。病理改变以大脑弥散性萎缩和神经细胞变性为主。起病于老年前期者，多有同病家族史，病情发展较快。在发达国家老年人群中，痴呆患病率为4%～6%。随着年龄增长，比例不断上升。一般认为，年龄每增加5年，患病率将增加1倍，女性较男性多见。我国部分地区调查资料亦与此相接近。随着我国人民的平均寿命延长，本病将成为老年病学中的一个重要课题。

二、病　因　学

(一)遗传因素

应用分子遗传学和连锁分析方法发现，本病是一种家族性遗传性疾病，在某些患者的家庭成员中，患同样疾病的危险性高于一般人群。

(二)神经病理学改变

肉眼观察可见弥散性脑萎缩，显微镜下可见广泛的神经元脱失。尽管这种脑病理变化也见于一般老年人，但老年性痴呆患者的改变更加明显。

(三)生化改变

大部分神经肽类物质如胆囊收缩素、促甲状腺素释放因子及P物质等均在正常范围内，乙酰胆碱、5-羟色胺及去甲肾上腺素均下降，乙酰胆碱的下降以海马部位最为明显，而生长激素水平有上升。

其他有关病因的假说包括：正常衰老过程的加速，铝或硅等神经毒素在脑内蓄积；免疫系统的进行性衰竭；机体解毒功能减弱以及慢性病毒感染等，可能与本病的发生有关。高龄、丧偶、低教育、独居、经济窘迫和生活颠沛者患病的机会较多。心理社会因素可能是本组疾病的发病诱因。

三、临 床 表 现

AD患者不仅表现在记忆缺失，还包括认知力减退，如思维能力、理解力及行为改变。

(一) 记忆障碍

记忆力下降是本病的首发症状,也是本病的突出症状。早期从近记忆下降开始,常"说完就忘",特别是对数字(如日期、年代、电话号码)、人名、地名和不常用的术语记忆很差。后期远记忆(过去发生的事件)发生障碍,最后连亲人也不认识。

(二) 计算力下降

早期计算力变慢,复杂的不能完成,逐渐出现计算错误,连简单的也不会计算,临床上常让患者计算 100-7=？93-7=？……等,来判断其计算力是否下降。

(三) 时间、空间定向障碍

时间、空间定向障碍表现为不能准确说出时间,不能准确地判断物品位置,伸手取物时或未达该物而抓空,或伸手过远将物品碰倒。回家时走错方向,经常迷路,甚至在自己家中找不到自己的房间,不知哪个床是自己的。穿衣时分不清上下左右和正反,甚至把裤腿当衣袖。

(四) 语言障碍

部分患者以语言障碍为首发表现。早期词汇量减少,谈话中因找词困难而突然中断,不能说出物品的名称,或不适当地加入无关的词汇或变换主题,逐渐所说的话不能使人理解,写的信让人看不懂,也不能理解他人提出的问题,不能参与交谈。最后患者仅能发出别人不可理解的声音,终至缄默。

(五) 理解力和判断力下降

理解力和判断力下降表现为不能正确处理工作、生活中的问题,大事被忽略,小事却纠缠不清,工作能力下降。不能准确判断天气情况,如夏天穿着厚重的衣服。不能分清场合,如穿着睡衣去商店购物等。

(六) 情感或行为障碍

情感或行为障碍表现为坐立不安、多疑、易激动、淡漠、抑郁、焦虑或欣快。可出现妄想、错觉、幻觉,而出现冲动性的伤人、毁物行为。有的患者一改以往的生活习惯,痴呆晚期很容易诊断,但早期难以发现。因此,当老年人出现记忆力下降及情感改变后,应尽早去医院检查,以免延误治疗时机。

(七) 缺乏主动性

对繁重的家务、商务活动、社会责任有厌恶感是正常现象,且多数人会恢复兴趣。老年期痴呆患者持续表现无欲状态。

四、诊断及鉴别诊断

起病缓慢,以逐渐加重的痴呆为主要临床症状,病情发展虽可暂时停顿,但不可逆转。根据病史、体检和实验室检查排除其他导致痴呆可能的原因外,需与老年期的其他精神病、可以引起痴呆的疾病相鉴别。

五、治　　疗

目前无特异性的治疗方案。一般生活上的照顾和护理极为重要。注意患者的饮食,营养和日常的清洁卫生,尽量督促患者自己料理生活,鼓励患者参加适当活动,以减缓其精神衰退。避免让患者单独从事有可能发生危险的活动。对卧床的患者要严防发生压疮、合并感染和骨折等。

1. 用于改善认知功能和促进脑部代谢的药物 甲氯芬酯、γ氨酪酸、吡硫醇、核糖核酸、氧化麦角碱、石杉碱及地阿诺等，以及钙离子拮抗剂：氟桂利嗪、尼莫地平等可有帮助。一般患者不需要用抗精神病药物。如有精神兴奋或抑郁、行为紊乱、难以管理者，可给少量神经阻滞剂或抗焦虑或抑郁药物，但需注意不良反应，当症状改善后，应及时停药。

2. 常用的抗精神病药 氯丙嗪、三氟拉嗪、奋乃静等，对精神运动性兴奋、幻觉、妄想、思维及行为障碍等有一定的效果，主要不良反应为直立性低血压。

3. 对失眠、焦虑、抑郁患者，可选用有抗焦虑、镇静、催眠等作用药物，如地西泮、氯氮䓬、舒乐安等。这些药常见不良反应有嗜睡、头晕、无力、便秘等；长期应用后突然停药可出现激动、忧郁、惊厥现象。

小　　结

老年性痴呆是一组原因未明、好发于老年人、以痴呆为主要表现的脑变性疾病。目前无特殊治疗，主要用改善脑部代谢的药物，抗精神病药有一定疗效。

第4节　癫　　痫

学习目标

1. 掌握原发性癫痫的临床表现、诊断和治疗方法
2. 了解继发性癫痫的病因

案例 13-3

患者，女性，25岁，3年来有发作性神志丧失，四肢抽搐，服药不规则。今晨又有发作，意识一直不清醒。

思考题：

1. 患者现在需要如何处理？
2. 患者清醒后需要如何处理？

一、概　　述

癫痫(epilepsy)俗称羊痫风或羊癫风，是由多种原因引起脑部神经元阵发性异常放电所致的发作性的运动、感觉、意识、精神、植物神经功能异常的一种疾病。脑部兴奋性过高的神经元突然、过度的重复放电，导致脑功能突发性、暂时性紊乱，临床表现为短暂的感觉障碍、肢体抽搐、意识丧失、行为障碍或植物神经功能异常，称为癫痫发作。

二、分　　类

根据癫痫的原因可以分为原发性(功能性)癫痫和继发性(症状性)癫痫两类。

(一) 原发性癫痫

原发性癫痫又称真性或特发性或隐源性癫痫，病因不明。患者的脑病并无可以解释症状的结构变化或代谢异常，而与遗传因素有较密切的关系。

(二) 继发性癫痫

继发性癫痫又称症状性癫痫，指能找到病因的癫痫，常见于多种脑部病损和代谢障碍，如先

天性疾病(染色体异常)、产前期和围生期疾病(如产伤)、高热惊厥后遗症、外伤、感染、中毒、颅内肿瘤、脑血管疾病、营养代谢性疾病等。

三、临床症状

(一) 临床发作类型

临床发作类型分为部分性发作和全面性发作。

1. 部分性发作　可分为单纯部分性发作、复杂部分性发作、局部发作后继全身性发作。

(1) 单纯部分性发作(意识不会受到影响):发作时不会失去意识,但会有动作性的症状,如局部肌肉或肢体的抽动或皮肤、嗅觉、视觉等感觉出现异常,伴有心率加快、血压变化、大小便异常等自主神经症状,在精神情绪方面可能会有失落感、陌生、恐惧等症状。

(2) 复杂部分性发作(意识会受到影响):特点为发作时出现各种精神症状或特殊感觉症状,随后发生意识障碍,有时开始发作即为意识障碍,部分可伴有自动症,即患者在意识不清醒的情况下做一些无意识、没有任何目的、无意义的行为或语言,如不自主走动、比手画脚、手舞足蹈、奔跑、踢打、胡乱摸索、重复的咀嚼、喊叫、胡言乱语、狂笑等怪异行为,对发作无记忆。

(3) 局部发作后继全身发作:先出现单纯性或复杂性的局部发作后,继而出现全身性发作或渐进式的先出现单纯性的局部发作,继而出现复杂性的局部发作,最后出现全身性的发作。

2. 全身性发作　大致分为以下类型。

(1) 失神发作:临床特点是在活动时出现瞬间意识障碍,活动突然停止,呼之不应,两眼瞪视不动,没有任何反应的失神状态,有时会有眨眼、咀嚼的动作,发作过后,又能继续之前没有完成的行为,对发作无记忆。

(2) 强直阵挛性发作:发作时会突然倒地、尖叫、意识丧失、牙关紧闭、眼睛上翻、口吐白沫、全身僵硬(头后仰、四肢呈僵硬伸直或弯曲、手握拳头),继而出现间歇性的抽搐而使全身抖动不止,有时会有大小便失禁。

(二) 癫痫辅助检查

(1) 脑电图、脑电地形图、动态脑电图监测　可见明确病理波、棘波、尖波、棘-慢波或尖-慢波。

(2) 如为继发性癫痫应进一步行头颅 CT、头颅 MRI、DSA 等检查可发现相应的病灶。

四、诊　　断

根据临床表现和辅助室检查可以作出初步诊断。

五、治　　疗

(一) 病因治疗

对于病因明确的癫痫,除有效控制发作外要积极治疗原发病:颅内占位性病变主张手术治疗;低血糖、低血钙需针对病因治疗。

(二) 药物治疗

1. 根据癫痫发作类型　选择安全、有效、价廉和易购的药物。

(1) 强直-阵挛发作:苯巴比妥 0.1～0.2g/d。丙戊酸钠 0.6～1.2g/d,卡马西平 0.6～1.2g /d。

(2) 复杂部分性发作:苯妥英钠 0.2～0.6g/d,卡马西平 0.2～1.2g/d。

(3) 失神发作:氯硝地西泮 5～25mg/d,地西泮 7.5～40 mg/d。

(4) 癫痫持续状态:首选地西泮 10~20mg/次静脉注射。

2. 用药注意事项

(1) 剂量从剂量开始,逐渐增至能发作控制而又无严重不良反应为宜。

(2) 给药次数和时间应根据药物特性及发作特点而定,如苯妥英钠有强碱性,适宜在饭后服用。

(3) 在治疗期间,应注意药物的副反应,给药前需做血、尿常规及肝、肾功能检测,以备对照。定期体格检查,每月复查血象,每季做生化检查。

(4) 做药物浓度监测,适时调整药物剂量。一般不随意更换或间断,癫痫发作完全控制 2~3 年后,且脑电图正常,方可逐渐减量停药。

(三) 手术治疗

对药物治疗无效的难治性癫痫可行立体定向术,破坏脑内与癫痫发作的有关区域,如胼胝体前部切开术或慢性小脑刺激术。

小　　结

根据癫痫的原因可以分为原发性(功能性)癫痫和继发性(症状性)癫痫,根据临床发作类型分为部分性发作和全面性发作,继发性癫痫进行头颅 CT、头颅 MRI、DSA 等检查可发现相应的病灶,可进行病因治疗;原发性癫痫主要使用药物治疗,对药物治疗无效的难治性癫痫可外科手术治疗。

第 5 节　帕金森病

学习目标

1. 掌握帕金森病的临床表现、诊断和治疗方法
2. 了解帕金森病的病因

一、概　　述

帕金森病(Parkinson disease)是一种中枢神经系统变性疾病,主要是因位于中脑部位黑质致密带的神经元缺失,多巴胺的合成减少,抑制乙酰胆碱的功能降低,乙酰胆碱的兴奋作用相对增强所导致。黑质细胞发生变性坏死的原因迄今尚未明了,可能与遗传和环境因素有关。目前较公认的学说为"多巴胺学说"和"氧化应激学说"。原因不明的多巴胺减少导致的震颤麻痹,即帕金森病。和帕金森病不同的是,帕金森综合征则是已知病因的一种综合征,脑的病理改变是大脑、中脑黑质-纹状体通路遭到病变破坏,多巴胺神经元变性,以致多巴胺产生不足或不能传输多巴胺来维持正常神经功能所致。

二、临床表现

临床常表现为静止性震颤、肌强直、运动减少、姿势障碍等。

(一) 静止性震颤

震颤往往是发病最早期的表现,通常从某一侧上肢远端开始,以拇指、示指及中指为主,搓

丸样运动。然后逐渐扩展到同侧下肢和对侧肢体，晚期可波及下颌、唇、舌和头部。以后发展为仅于肢体静止时出现，所以称为静止性震颤，这是帕金森病震颤的最主要的特征。

(二) 肌强直

帕金森病患者的肢体和躯体变得很僵硬。病变的早期多自一侧肢体开始，有僵硬感，并逐渐加重，出现运动迟缓、铅管样、齿轮样感觉。

(三) 运动减少

在早期，由于上臂肌肉和手指肌的强直，患者的上肢往往不能做精细的动作，写字也逐渐变得困难，笔迹弯曲，越写越小，称“小写症”。面部肌肉运动减少，患者很少眨眼睛，双眼转动也减少，表情呆板，呈“面具脸”。行走呈“慌张步态”。

(四) 姿势障碍

姿势障碍表现为身体屈曲姿势，步行时无上肢伴随动作，小步或前冲状态。

(五) 其他表现

可有自主神经功能紊乱现象，如唾液和皮脂腺分泌增多，汗腺分泌增多或减少，大、小便异常和直立性低血压等。少数患者可合并痴呆或抑郁等精神症状。

三、诊　断

根据患者有典型的静止性震颤或肌强直及运动减少，即可诊断。左旋多巴治疗有效可支持原发性帕金森病的诊断。

四、治　疗

(一) 药物治疗

常用药物有多巴胺受体激动剂、左旋多巴、单胺氧化酶抑制剂等。

1. 左旋多巴　是多巴胺的代谢前体，可以通过血脑屏障，进入基底核后经脱羧而成多巴胺，起着补充多巴胺神经递质缺乏的作用。左旋多巴作用较慢，一般连续服药 2～3 周才见临床症状好转，但作用维持时间久，且随用药时间延长而递增。首先改善的是运动过缓和肌肉僵直的症状，其后为面部表情、步态、手指运动的灵活性等症状。开始 0.25～0.5g/次，3～4 次/日，每隔 3～4 日增加 0.125～0.5g。维持量 3～6g/日，分 3～4 次服，在剂量递增过程中如出现恶心等，应停止增量，待症状消失后再增。与周围脱羧酶抑制剂卡比多巴合用，剂量可降低 50%。因为后者的降解代谢被阻滞，减少不良反应(恶心、心悸、面部潮红)，使更多的左旋多巴能有效地进入脑部。

2. 多巴胺受体激动药　如溴隐亭、培高利特和吡贝地尔等，这类药物不受黑质细胞持续减少的影响，可以选择性的作用于特异的多巴胺受体，理论上还能减少自由基的产生。

3. 多巴胺释放促进药　金刚烷胺可以促进多巴胺的合成和释放。

4. 抗胆碱能制剂　如苯海索可通过纠正多巴胺与乙酰胆碱的失衡而起治疗作用。

5. 单胺氧化酶抑制剂　可以阻断自由基的生成及选择性地抑制多巴胺降解成高香草酸，增加多巴胺的蓄积。

(二) 外科治疗

对单侧震颤明显或对药物治疗效果差者可使用深部电极刺激或立体定向手术。

知识链接 帕金森病的外科新疗法

以往的手术治疗帕金森病是通过脑神经损毁手术——将部分脑神经损毁来控制帕金森病，但脑神经一旦损毁就无法复原，而且术后恢复也很困难。现在中国已经研制出一种新疗法：在脑内装入一个脑起搏器，控制器埋在患者胸部的皮下组织中，埋在皮下的一根电线从控制器经脖子到达脑部，导管末端是一个能定时输出从控制器输过来的电波的机器，机器有开关，可自由控制，通过刺激患区能减轻甚至控制住患者的抖动，这种设备电池使用时间较长，而且不妨碍患者正常的生活，所以目前来说是一种比较好的治疗方案。

小　　结

帕金森病是一种因黑质细胞发生变性坏死导致的中枢神经系统变性疾病，临床常表现为静止性震颤、肌强直、运动减少、姿势障碍等乙酰胆碱能神经兴奋性增高的表现。临床主要使用多巴胺受体激动药、左旋多巴、单胺氧化酶抑制剂等药物治疗，对单侧震颤明显或对药物治疗效果差者采用外科手术治疗。

第6节　急性脑血管病

学习目标

1. 掌握各种类型急性脑血管病的临床特点及治疗原则
2. 理解急性脑血管病的病因及诱因
3. 了解急性脑血管病的预防

案例 13-4

患者，男性，45岁，干部。2年前出现头痛、头晕、健忘等症状，血压150/95mmHg，服用降压药后自觉上述症状缓解，2天前出现剧烈头痛，视物模糊，呕吐及右侧面神经麻痹及左侧上、下肢瘫痪，急性病容，血压140/90mmHg，双下肢水肿，颈静脉怒张，尿蛋白(+)。

思考题：

1. 请做出临床诊断、给出诊断根据。
2. 分析各种病变的关系。

一、概　　述

脑血管病是由于各种原因引起脑血管受损而导致脑功能障碍的疾病总称。临床上可分为急性和慢性。急性脑血管病又称脑卒中，是指急性起病，迅速出现局限性或弥漫性脑功能障碍的脑血管疾病，是神经系统的常见病、多发病，是目前人类疾病的三大死亡原因之一，存活者中有半数以上的患者遗留瘫痪和失语等严重残疾，给社会和家庭带来沉重负担。

二、病　　因

病因可以是单一的，亦可由多种病因联合所致，常见的病因如下。

（一）血管壁病变

血管壁病变主要有动脉粥样硬化，其次如动脉炎、动脉瘤、血管畸形及外伤、肿瘤、中毒等引起的血管损伤。

（二）心脏病和血流动力学改变

心脏病和血流动力学改变如高血压、低血压或血压的急骤波动，以及心功能障碍、心瓣膜病、心肌病和心律失常等，特别是心房颤动。

（三）血液成分和血流动力学改变

各种原因所致的高黏血症及凝血机制异常。

三、分类及临床特征

缺血性脑血管病包括短暂性脑缺血发作、脑血栓形成、脑栓塞、腔隙性脑梗死；出血性脑血管病包括脑出血、蛛网膜下隙出血；近年来 CT 和 MRI 检查发现少数患者脑内出血性和缺血性病变同时存在，称为“混合性中风”，应予以注意。

（一）短暂性脑缺血发作

短暂性脑缺血发作是指历时短暂并经常反复发作的脑局部供血障碍，导致供血区局限性神经功能障碍。每次发作持续数分钟至数小时，不超过 24 小时即完全恢复，但常有反复发作。本病是常见的脑血管病，也是缺血性卒中最重要的危险因素，近期频繁发作是脑梗死的特级警报。其临床特点如下。

1. 一般特点　好发于中老年人，男性多于女性，常突然发病，迅速出现局限性神经功能或视网膜功能障碍，持续时间短、恢复快，不留后遗症，可反复发作。

2. 临床表现　与缺血发生的部位有关。颈内动脉系统短暂性脑缺血发作，常有对侧支肢无力或轻偏瘫；眼动脉交叉瘫（病变侧单眼一过性黑矇或失明，对侧偏瘫及感觉障碍）；优势半球受累时可产生失语；椎-基底动脉系统短暂性脑缺血发作，主要症状为眩晕、平衡失调、跌倒发作、短暂性全面性遗忘症、双眼视力障碍发作。

（二）脑血栓形成

脑血栓形成是脑梗死中最常见的类型，通常指脑动脉的主干或其皮质支因动脉粥样硬化及各类动脉炎等血管病变，导致血管管腔狭窄或闭塞，并进而发生血栓形成，造成脑局部供血区血流受阻，发生脑组织缺血、缺氧、软化坏死，出现相应的神经系统症状和体征。

1. 一般特点　多见于 50 岁以上原有脑动脉硬化史者，常有高血压、冠心病、糖尿病。部分患者发病前 1～2 天有头痛、头昏、眩晕及肢体麻木等前驱症状，多在安静、休息或睡眠时发病。

2. 临床表现

（1）颈内动脉系统血栓形成：病变侧单眼一过性黑矇或霍纳征；病变对侧偏瘫、偏身感觉障碍和同向偏盲；优势半球受累可有失语、病变侧颈动脉搏动减弱或消失。

（2）椎-基底动脉系统血栓形成：主要是脑干和小脑受累，以眩晕最多见，伴有感觉障碍、复视、眼肌麻痹、眼球震颤、共济失调、呛咳、吞咽困难、构音障碍、声音嘶哑、交叉性瘫痪或四肢瘫痪。

3. 辅助检查　脑脊液检查大多数正常，出血性梗死可有少量红细胞，大块梗死灶者脑脊液压力可升高。在发病后 24～48 小时 CT 可发现梗死灶，MRI 可较早发现脑梗死。彩色多普勒超声检查、脑血管造影有助于脑闭塞血管情况的了解。

（三）腔隙性脑梗死

腔隙性脑梗死指发生在大脑半球深部白质及脑干的缺血性微梗死，因微小的脑组织缺血、坏死、液化并由吞噬细胞移走而形成空隙。近年来 CT 和 MRI 发现病灶常位于大脑深部，呈直径

2～15mm 的组织坏死囊腔。

本病多发于 40～60 岁以上的中老年人，常伴有高血压，起病常较突然，部分患者以短暂性脑缺血发作起病，但持续时间超过数小时。多在白天活动中发病。临床表现多样，特点是症状较轻、体征单一、预后较好；无头痛、颅内高压和意识障碍。可表现为单纯的运动障碍如轻偏瘫；单纯偏身感觉障碍；或较轻的发音障碍、共济运动失调。反复发作出现多发性梗死时，患者可出现痴呆或类帕金森综合征、大小便失禁等。

（四）脑出血

脑出血是指原发性非外伤脑实质出血，是脑卒中最严重的类型之一，是死亡和致残率最高的一种常见病。最常见的病因是高血压合并脑动脉硬化，较少见的原因有血液病、动静脉畸形、动脉瘤、脑动脉炎、抗凝或溶栓治疗等。

1. 发病特点 高血压性脑出血发生在 50～70 岁，男性略多见，冬春季发病较多，有高血压病史。常在白天活动中或情绪激动时突然发病，数分钟或数小时内达高峰，大多数病前无先兆，少数可有头痛、头晕、肢体麻木等前驱症状。脑脊液可呈血性，CT 和 MRI 可早期准确诊断出血灶部位、数目、出血量等。

2. 出血部位及相应的症状

（1）内囊出血：内囊外侧部出血（壳核出血），称外侧型，表现为突发的病灶对侧偏瘫、偏身感觉障碍和同向偏盲；双眼球不能向病灶对侧凝视，优势半球病变可有失语，意识障碍可较轻。内囊的内侧部出血（丘脑出血）称内侧型，也表现为突发病灶对侧偏瘫、偏身感觉障碍、甚至偏盲，可有特征性眼征，如上视障碍或凝视鼻尖、无反应性小瞳孔等，意识障碍较重。若内侧型出血严重或出血波及内囊的内外侧（称混合型），患者病情危重，发病后立即进入深昏迷、鼾声呼吸、反复呕吐咖啡色液体，面色潮红或苍白，两侧瞳孔大小不等，双眼凝视病灶侧，生命征不稳定。瘫痪侧面颊随呼吸鼓起并有嘴角漏气，瘫痪肢体肌张力下降。巴宾斯基征阳性。极重者出现四肢强直性痉挛，病死率极高。

（2）脑叶出血：又称皮质下出血，常表现为头痛、呕吐等颅内高压症状和出血脑叶的局灶症状，如单瘫、失语、抽搐或精神症状、智能障碍等。

（3）脑桥出血：如出血量少仅限于一侧，可表现为交叉瘫。多数出血波及整个脑桥，患者迅速昏迷，四肢瘫痪，双侧病理反射阳性，双瞳孔针尖大小，中枢性高热，呼吸障碍，去皮质强直。多在数小时至 48 小时内死亡。

（4）小脑出血：轻症表现为眩晕、呕吐、枕部疼痛、共济失调、眼球震颤，无肢体瘫痪。重症者血液破入第四脑室，患者很快昏迷，常因急性枕骨大孔疝而迅速死亡。

（5）脑室出血：多为继发性，由脑实质出血破入脑室内所致，以侧脑室为多。起病急骤、头痛、呕吐、深昏迷、脑膜刺激征阳性、四肢弛缓性瘫痪，有阵发性强直性痉挛或去皮质强直状态。病情严重，预后极差。

（五）蛛网膜下隙出血

蛛网膜下隙出血是多种病因所致脑底部或脑及脊髓表面血管破裂的急性出血性脑血管病，血液直接流入蛛网膜下隙，又称原发性蛛网膜下隙出血。病因以先天性脑动脉瘤最常见，其次是脑血管畸形、高血压动脉硬化性动脉瘤等。其临床特征如下。

1. 一般特点 任何年龄均可发病，但以青壮年多见，大多数无前驱症状，少数在发病前有头痛、恶心、呕吐等症状。发病前多有明显诱因，如剧烈运动、过度劳累等。

2. 典型表现 突然发生剧烈头痛、呕吐、脑膜刺激征及血性脑脊液。多在剧烈活动中或活动后出现爆裂样局限性或全头部疼痛，伴有短暂意识障碍、项背部或下肢疼痛、畏光等。发病后数小时内可出现脑膜刺激征，眼底可见视网膜出血、视盘水肿，少数患者可见玻璃体膜下片块状出血。轻症患者症状不明显；老年患者头痛、脑膜刺激征可不明显而以意识障碍为主。

3. 辅助检查　颅脑 CT 可见蛛网膜下隙出血征象。脑脊液呈均匀一致的血性脑脊液，压力增高，蛋白含量升高，糖和氯化物多正常。凝血功能、肝功能及免疫学检查有助于寻找出血的其他病因。

四、治疗原则

主要分为缺血性脑血管病和出血性脑血管病的治疗原则。

（一）缺血性脑血管病的治疗

1. 病因治疗　有明确病因者应尽可能针对病因治疗，如防治动脉粥样硬化、心脏病、高血压、糖尿病、颈椎病等。

2. 一般治疗　①维持呼吸道通畅及控制感染；②进行心电监护以预防致死性心律失常或猝死；血压>200/120mmHg 者宜降压治疗，如卡托普利等；血糖水平宜控制在 6 ~ 9mmol/L，过高或过低均加重缺血性脑损伤，并注意维持水电解质平衡；③脑水肿可给予 20% 甘露醇或呋塞米静脉注射。

3. 药物治疗

（1）超早期溶栓治疗：最佳时间是起病 6 小时内。目的是溶解血栓，迅速恢复梗死区血流灌注，常用药物有尿激酶、链激酶等。可减少微栓子发生，减少复发。

（2）抗凝药物：预防卒中或防止血栓扩展和新血栓形成，可选用肝素静脉滴注或低分子肝素腹壁皮下注射，也可口服华法林。

（3）脑保护治疗：对频繁发作的患者，经影像学检查显示有缺血或脑梗死病灶者，可给予钙拮抗剂，如尼莫地平、氟桂利嗪。

（4）降纤治疗：通过降解血中纤维蛋白原，增强纤溶系统活性，抑制血栓形成，可选用降纤酶、巴曲酶、安克洛酶和蚓激酶。

（5）抗血小板凝集治疗：可选用阿司匹林或双嘧达莫（潘生丁）。

4. 恢复期治疗　主要是促进神经功能的恢复。对已确定的脑卒中易患因素应尽早给予干预治疗。

（二）出血性脑血管病的治疗

1. 脑出血治疗

（1）急性期治疗：避免再出血，降低颅内压和减轻脑水肿，防治并发症。

1）一般处理：发病后宜就地治疗，尽量避免搬动，以免加重出血；要即时清除口腔内呕吐物，保持呼吸道通畅；严密观察生命征；维持营养及水、电解质平衡，作好护理。

2）降低颅内压和控制脑水肿：常用甘露醇快速静滴脱水，或呋塞米静注，亦可用复方甘油溶液、清蛋白、地塞米松。

3）控制高血压：降低颅内压后，血压会随之下降，因此通常可不使用降压药，收缩压在 180 ~ 200mmHg 或舒张压在 105 ~ 140mmHg 时宜口服卡托普利，收缩压在 180mmHg 或舒张压在 105mmHg 以内，可观察而不用降压药。

4）并发症的防治：①防治感染，可酌情使用抗生素；②防治应激性溃疡，可用 H_2 受体阻滞剂如西咪替丁，亦可用质子泵抑制剂如奥美拉唑等；③癫痫发作可选用地西泮或苯妥英钠；④中枢性高热宜选用物理降温，效果不佳者可用溴隐亭或丹曲林。

5）外科治疗：对于大脑半球出血量在30ml以上和小脑出血量大于10ml者，宜在早期手术进行清除血肿治疗。对挽救重症患者的生命及促进神经功能恢复有益。

（2）恢复期治疗：脑出血后，只要患者的生命征平稳、病情稳定、停止进展，宜尽早进行康复治疗。早期康复治疗对恢复患者神经功能，提高生活质量大有裨益，并应针对患者可能发生的抑郁情绪，及时给予药物治疗和心理治疗。

2. 蛛网膜下隙出血治疗 控制继续出血、防治迟发性脑血管痉挛、去除病因和预防复发。

（1）一般治疗：绝对卧床休息，保持环境安静、舒适和避光，避免情绪激动，保持大便通畅，不要用力咳嗽。头痛剧烈、烦躁不安者适当给予止痛药和镇静药如布桂嗪、地西泮（安定）等。

（2）降低颅内压：用甘露醇脱水，配合使用呋塞米、清蛋白等。

（3）防治再出血：用抗纤维蛋白溶解药抑制纤维蛋白降解，推迟血块溶解，防止再出血的发生。常用药物有6-氨基己酸、氨甲苯酸、氨甲环酸。

（4）防治迟发性血管痉挛：可用尼莫地平、氟桂利嗪扩张血管。

（5）手术治疗：可以去除病因、及时止血、预防再出血及血管痉挛，是防止复发的有效方法，应在发病后24～72小时进行。

五、预　　防

流行病学的调查发现，脑血管病的易患因素有：①高血压；②心脏病；③糖尿病；④吸烟和酗酒；⑤高脂血症；⑥高龄；⑦其他，如体力活动减少、盐摄入过多、高动物油摄入、超重、遗传等。

针对上述易患因素，应进行宣传教育，普及卫生知识，对高危人群，应定期进行健康检查，及早发现和及时治疗，避免严重并发症发生。提倡科学健康的生活，戒除烟，合理膳食，不滥用药物，进行经常性的适当的体育锻炼和体力活动。保持良好的社会人际关系，避免不良情绪的产生。

小　　结

急性脑血管病又称脑卒中，是指急性起病，迅速出现局限性或弥漫性脑功能障碍的脑血管疾病。缺血性脑血管病包括短暂性脑缺血发作、脑血栓形成、脑栓死、腔隙性脑梗死；出血性脑血管病包括脑出血、蛛网膜下隙出血。各种类型的临床表现取决于发生的部位。辅助检查常有脑脊液检查、CT、MRI等。缺血性脑血管病的治疗主要是抗凝、脑保护等；出血性脑血管病的治疗主要是降低颅内压、防治再出血、手术治疗等。

案例13-1分析提示

患者有被害妄想、被控制感、评论性幻听和命令性幻听等临床表现，躯体和神经系统检查无异常均为诊断依据。可给予该患者药物治疗，氯丙嗪300mg口服，每日2次。

案例13-2分析提示

根据患者的临床表现和躯体检查无异常，可初步诊断为抑郁症，治疗过程中出现的症状符合三环类抗抑郁药中毒表现，应采用催吐、洗胃、导泻。及早使用解毒剂，如乙酰胆碱、毒扁豆碱。

案例13-3分析提示

1. 根据患者的临床表现看，现处于癫痫持续状态，需使用地西泮10mg静脉注射，缓解癫痫持续状态。
2. 待患者清醒后，应叮嘱其正规服药。

案例 13-4 分析提示

1. 原发性高血压缓进型，右侧脑桥出血。依据：高血压病史，剧烈头痛、视物模糊，呕吐及右侧面神经麻痹及左侧上、下肢瘫痪，血压 140/90mmHg，双下肢水肿，颈静脉怒张、尿蛋白(+)。

2. 高血压-心脏肥大-心力衰竭；高血压-脑出血；高血压-肾功能不全。

3. 颅内压升高→剧烈头痛、视物模糊，呕吐；右脑桥出血→右侧面神经麻痹及左侧上下肢瘫痪；心功能不全→双下肢水肿、颈静脉怒张；肾功能不全(肾动脉硬化严重时表现为颗粒性固缩肾)→尿蛋白(+)。

目标检测

一、名词解释

1. 癫痫　2. 静止性震颤　3. 肌强直　4. 混合性卒中

二、填空题

1. 帕金森病的临床常表现为________、________、________、________、________等。
2. 躁狂症的三高是指__________、__________、__________；抑郁症的三低是指__________、__________、__________。

三、单项选择题

【A 型题】

1. 属于帕金森病的病因治疗药物是(　　)
   A. 苯海索　B. 地西泮　C. 左旋多巴　D. 新斯的明　E. 利血平
2. 抢救癫痫持续状态的患者，首选(　　)
   A. 水合氯醛灌肠　B. 苯妥英钠静脉注射　C. 地西泮静脉注射　D. 氯丙嗪肌内注射　E. 苯巴比妥肌内注射
3. 患者，女性，23 岁，1 个月来，言语增多，滔滔不绝，自觉思维敏捷，终日忙碌不停，精力旺盛，好在他人面前表现自己，睡眠减少。该患者治疗的首选药物是(　　)
   A. 氯氮平　B. 碳酸锂　C. 氯丙嗪　D. 氟哌啶醇　E. 卡马西平
4. 患者，男性，24 岁，3 个月前发病，言语混乱，说自己是伟人，认为有人要暗杀他，有机器控制其思想。躯体检查未见异常，最有效的治疗是(　　)
   A. 心理治疗　B. 手术治疗　C. 氯丙嗪　D. 行为矫正治疗　E. 地西泮
5. 患者，男性，50 岁，2 个月来，因工作受到领导批评闷闷不乐，什么都提不起兴趣，生不如死，脑子不灵了，感觉对不起领导和单位，言语和活动明显减少，好独处，曾经多次自杀未遂，睡眠差。该患者应选择的药物是(　　)
   A. 地西泮　B. 氯丙咪嗪　C. 碳酸锂　D. 卡马西平　E. 氟哌啶醇
6. 阿尔茨海默病最先出现的症状是(　　)
   A. 记忆障碍　B. 人格障碍　C. 语言障碍　D. 定向力障碍　E. 老年健忘
7. 患者，女性，55 岁，近 1 个月来头痛、乏力、早醒、坐立不安、常担心家人会出事，怀疑自己得了不治之症，给家庭带来麻烦，悲观失望。最可能的诊断是(　　)
   A. 神经衰弱　B. 焦虑症　C. 抑郁症　D. 疑病症　E. 癔症
8. 患者，女性，73 岁。2 年前丈夫病故后，经常独自流泪，近 1 年来常出现当天发生的事、刚说的话和做的事不能记忆，忘记进食或物品放何处，外出找不到家门，失眠，焦躁不安。根据临床表现，最可能的诊断是(　　)
   A. 老年精神病
   B. 抑郁症
   C. 大脑慢性缺血改变
   D. 早期阿尔茨海默症
   E. 脑肿瘤
9. 精神分裂症最主要的临床表现为(　　)
   A. 思维障碍　B. 感知障碍　C. 智能障碍　D. 意志障碍　E. 行为障碍
10. 患者，男性，71 岁，诊断为阿尔茨海默症，目前临床最常用的治疗药物是(　　)
    A. 抗焦虑药物　B. 抗抑郁药物　C. 抗精神病药物　D. 乙酰胆碱抑制物　E. 促进代谢药物

【B 型题】

(第 11～15 题备选答案)

A. 巴曲酶　　B. 链激酶
C. 肝素　　D. 氟桂利嗪
E. 双氢麦角碱

11. 溶栓治疗应选择(　　)
12. 降纤治疗应选择(　　)
13. 抗凝治疗应选择(　　)
14. 神经细胞保护剂应选择(　　)
15. 钙通道阻滞药应选择(　　)

【X 型题】

16. 出血性脑卒中急性期患者减轻脑水肿可选用的药物有(　　)
A. 甘露醇　　B. 甘油果糖
C. 呋塞米　　D. 螺内酯
E. 氢氯噻嗪

17. 脑卒中的先兆症状包括(　　)
A. 突然单眼失明或视物不清
B. 发作性眩晕、耳鸣,并伴恶心
C. 原发性头痛性质发生改变
D. 发作性半身麻木无力或感觉异常
E. 突然说不清物体名称

三、简答题

1. 精神分裂症的治疗方法有哪些?
2. 治疗帕金森病的药物有哪些?
3. 治疗缺血性脑血管病的药物有哪些?

(田小娟)

第14章　外科学常见疾病

第1节　外科学的范畴

学习目标

了解外科学的学习范畴。

外科学是医学科学的一个重要组成部分，它的范畴是在整个医学的历史发展中形成，并且不断更新变化的。在古代，外科学的范畴仅仅限于一些体表的疾病和外伤；但随着医学科学的发展，对人体各系统、各器官的疾病在病因和病理方面获得了比较明确的认识，加之诊断方法和手术技术不断地改进，现代外科学的范畴已经包括许多内部的疾病。按病因分类，外科疾病大致可分为五大类。

1. 损伤　由暴力或其他致伤因子引起的人体组织破坏，如内脏破裂、骨折、烧伤等，多需要手术或其他外科处理，以修复组织和恢复功能。

2. 感染　致病的微生物或寄生虫侵袭人体，导致组织器官的损害、破坏、发生坏死和脓肿，这类局限的感染病灶适宜于手术治疗，例如坏疽阑尾的切除、肝脓肿的切开引流等。

3. 肿瘤　绝大多数的肿瘤需要手术处理。良性肿瘤切除有良好的疗效；对恶性肿瘤，手术能达到根治、延长生存时间或者缓解症状的效果。

4. 畸形　先天性畸形，如唇腭裂、先天性心脏病、肛管直肠闭锁等，均需施行手术治疗。后天性畸形，如烧伤后瘢痕挛缩，也多需手术整复，以恢复功能和改善外观。

5. 其他性质的疾病　常见的有器官梗阻如肠梗阻、尿路梗阻等；血液循环障碍如下肢静脉曲张、门静脉高压症等；结石形成如胆石症、尿路结石等；内分泌功能失常如甲状腺功能亢进症等，也常需手术治疗予以纠正。

现代外科学，不但包括上列疾病的诊断、预防以及治疗的知识和技能，而且还要研究疾病的发生和发展规律。为此，现代外科学必然要涉及实验以及自然科学基础。

外科学与内科学的范畴是相对的。如上所述，外科一般以需要手术或手法为主要疗法的疾病为对象，而内科一般以应用药物为主要疗法的疾病为对象。然而，外科疾病也不是都需要手术的，而常是在一定的发展阶段才需要手术，如化脓性感染，在前期一般先用药物治疗，形成脓肿时才需要切开引流。一部分内科疾病在它发展到某一阶段也需要手术治疗，如胃十二指肠溃疡引起穿孔或大出血时，常需要手术治疗。不仅如此，由于医学科学的进展，有的原来认为应当手术的疾病，现在可以改用非手术疗法治疗，例如大部分的尿路结石可以应用体外震波，使结石粉碎排出。有的原来不能施行手术的疾病，现在已创造了有效的手术疗法，如大多数的先天性心脏病，应用了低温麻醉或体外循环，可以用手术方法来纠正。特别在近年由于介入放射学的迅速进展，使外科与内科以及其他专科更趋于交叉。所以，随着医学科学的发展和诊疗方法的改进，外科学的范畴将会不断地更新变化。

第2节　外科患者的体液失衡

学习目标

1. 掌握体液代谢失衡的临床表现和治疗
2. 理解体液代谢失衡的病理类型和诊断

案例 14-1

患者，男性，32 岁，因腹痛、呕吐 5 天入院。自诉口渴、无力、尿少而黄。体格检查：体温 38.4℃，脉搏 87 次/分，血压 92/60mmHg，体重 60kg。精神萎靡，眼窝轻度下陷，口唇干燥，呼吸深快。腹部可见肠型，无压痛，肠鸣音亢进，膝跳反射减弱。入院后胃肠减压抽出消化液约 700ml。

思考题：

1. 该患者有哪些体液平衡失调？
2. 该患者在治疗中应补什么？补多少？怎么补？

一、概　　述

体液（body fluid）的主要成分是水、电解质，广泛分布于细胞内外，具有相对稳定的总量、渗透压及酸碱度，其动态稳定状态为人体正常新陈代谢所必需。体液平衡受神经-内分泌调节，一般先通过下丘脑-神经垂体-抗利尿激素系统恢复正常的渗透压，继而通过肾素-醛固酮系统恢复血容量。肾是调节体液平衡的重要器官，这种调节作用受神经垂体释放的抗利尿激素（ADH）和肾上腺皮质分泌的醛固酮影响。当体内水分丧失时，细胞外液渗透压增高，刺激下丘脑-垂体后叶-抗利尿激素系统，分泌 ADH 增多，机体产生口渴感而增加饮水，同时促使肾回吸收水分来恢复和维持体液的正常渗透压。另一方面，细胞外液减少，特别是血容量减少时，血管内压力下降，刺激肾素-醛固酮系统，使肾回吸收钠和水分来恢复和维持血容量。但是，当血容量锐减时，机体肾素-醛固酮分泌增多，将优先保持和恢复血容量，保证重要生命器官的血流灌注。损伤、感染等疾病以及麻醉、手术等特殊治疗方法常会干扰或破坏体液平衡，导致细胞代谢紊乱，从而发生器官功能障碍，重者甚至危及生命。

二、水、钠代谢失衡

由于体内 Na^+ 产生的渗透压具有强大的吸水能力，故缺水和缺钠往往同时发生。根据丢失水、钠的比例不同，将缺水分为高渗性（以失水为主）、低渗性（以缺钠为主）和等渗性（失水与失钠比例相近）。

（一）病因

不同类型的水、钠代谢失衡患者的常见原因各有不同。

1. 等渗性缺水　常见于急性呕吐、腹泻、胸腔积液、腹水、烧伤引起的体液外渗等。

2. 低渗性缺水　常见于补充相对过多的水分或低渗溶液，如缺水补液时，静脉输入大量葡萄糖液或其他低渗溶液。或长期使用排钠利尿剂。

3. 高渗性缺水　长期禁食、吞咽困难导致水分摄入不足；高热、气管切开、糖尿病酮症酸中毒等导致水分排出增加；鼻饲高浓度要素饮食或静脉注射大量高渗盐水溶液等导致高渗溶液摄取过多。

（二）临床表现

1. 等渗性缺水　等渗性缺水时，水与钠成比例丢失，故临床表现既有缺水症状，又有缺钠症状。

2. 低渗性缺水　以较早出现周围循环衰竭为特点，患者口渴不明显，而缺钠所致乏力、恶心、呕吐、表情淡漠、腓肠肌痉挛性疼痛较明显；较早出现站立性昏倒、血压下降甚至休克。早期尿量正常或略增多，后期由于缺水征象明显，尿量逐渐减少。

3. 高渗性缺水　早期以口渴为特点，随后出现唇舌干燥、皮肤弹性减退、眼窝凹陷、精神萎靡,脱水严重时出现神经系统功能障碍,如狂躁、抽搐、神志不清或昏迷。因体液渗透压升高,抗利尿激素分泌增加,造成尿量减少。

(三) 辅助检查

1. 等渗性缺水 实验室检查可发现红细胞计数、血红蛋白量、血细胞比容明显增高;血清钠和氯一般无明显降低,血清钠浓度在正常范围内;尿相对密度基本正常。

2. 低渗性缺水 红细胞计数、血红蛋白和血细胞比容均有升高;血清钠浓度≤135mmol/L,血尿素氮升高;早期尿量正常或略增多,但尿相对密度低,尿钠、氯含量下降;后期缺水征象明显,尿少,但尿相对密度仍低。

3. 高渗性缺水 红细胞计数、血红蛋白和血细胞比容轻度升高;尿相对密度增高;血清钠浓度≥150mmol/L。

(四) 治疗

缺水患者积极控制原发疾病,限制水分的过多丢失,依据缺水的不同种类给予适当的液体支持,同时积极防治并发症。

1. 补液总量 补液总量一般由下列三部分液体量组成。

(1) 生理需要量:即正常每日需要量。一般成人每日生理需要水分为2000~2500ml。

(2) 已经丧失量:即患者从起病到就诊时已经累积损失的体液量。临床上对高渗性脱水、等渗性脱水患者,可按脱水程度(轻、中、重度脱水)估计累积失水量(表 14-1)。如一位 60kg 体重的中度脱水患者,失水量约是 60kg×5% = 3kg(3000ml)。对低渗性脱水患者,按缺盐程度(轻、中、重度缺钠)估计累积失盐量(表 14-2),再将其转算为等渗性盐水量,如 60kg 体重的中度缺钠患者,失盐量约是 0.6g×60=36g(相当 0.9% 氯化钠等渗盐水 4000ml)。

表 14-1 脱水的分度

脱水程度	身体状况	失水量(占体重)
轻度脱水	口渴、尿少等缺水症状	2%~4%
中度脱水	除烦渴外,出现缺水体征:唇舌干燥、皮肤弹性差,眼窝凹陷。常有精神萎靡或烦躁。尿少且相对密度高	4%~6%
重度脱水	除缺水症状和体征外,出现中枢神经功能障碍:高热、狂躁、谵妄、抽搐、神志不清甚至昏迷;或出现循环功能障碍:血压下降、休克	>6%

表 14-2 缺钠的分度

缺钠程度	身体状况	血清钠值(mmol/L)	缺 NaCl(g/kg 体重)
轻度缺钠	疲乏、头晕、手足麻木、尿量正常或稍多、尿相对密度低、尿 Na^+、Cl^-下降	130~135	0.5
中度缺钠	以上症状外,皮肤弹性差、眼窝凹陷、食欲不振、表情淡漠、血压下降、脉压小、尿少但相对密度仍低	120~130	0.5~0.75
重度缺钠	以上表现加重,少尿,并有休克,或出现抽搐、昏迷等	<120	0.75~1.25

(3) 继续损失量:是治疗过程中继续丢失的体液量,包括在液体疗法过程中,患者继续有高热、出汗、呕吐、胃肠减压等体液丢失情况。

2. 液体种类 根据体液平衡失衡的类型,选用电解质、非电解质、胶体和碱性溶液(表 14-3)。原则上"缺什么,补什么",但要"宁少勿多",充分发挥机体的调节代偿作用而达到生理平衡状态,避免矫枉过正所导致的更复杂的体液平衡紊乱。

表 14-3 常用液体的用途

溶液名称		渗透压	用途
非电解质溶液	5% 葡萄糖溶液	等渗	补充水分和热量
	10% 葡萄糖溶液	高渗	
电解质溶液	生理盐水	等渗	补充水分及钠盐
	5% 葡萄糖氯化钠溶液	高渗	补充水分、热量及钠盐
	林格溶液	等渗	补充水分及多种电解质
	乳酸钠林格溶液	等渗	称平衡盐溶液(或平衡液)
	碳酸氢钠等渗盐水	等渗	用于扩充血容量
	细胞内液补充液	等渗	供一般缺水病例补充水分用
	5% 氯化钠	高渗	用于纠正严重的低渗性脱水
	10% 氯化钾	高渗	补充钾盐,防治低钾血症
	10% 氯化钙	高渗	补充钙盐,防治低钙血症
	25% 硫酸镁	高渗	纠正镁缺乏
碱溶液	5% 碳酸氢钠	高渗	纠正代谢性酸中毒
胶体溶液	血浆	等渗	扩充血容量,提高胶体渗透压
	右旋糖酐	等渗	

3. 补液原则 液体补充以口服最安全。若无法口服或口服不能满足患者需要,必须静脉输液时,可参考以下原则:先盐后糖,先晶后胶,先快后慢,液种交替,见尿补钾,并根据患者具体情况给予适当调节。

4. 补液方法 在临床上,静脉补液时应注意,估算出的已经丧失量要避免一次性输入,一般在第 1 天补给全量的 1/2,第 2 天再补剩余的 1/2;当天的继续损失量一般安排在次日补给。每日补液量可按以下简易公式安排:

第 1 天补液量=生理需要量+1/2 已经丧失量。

三、钾代谢失衡

(一) 低钾血症

血清钾低于 3. 5mmol/L 时即称为低钾血症。

1. 病因 导致低钾血症的常见原因如下。

(1) 钾摄入不足:多因手术或疾病而禁饮食或长期进食不足。

(2) 钾排出过多:多见于长期使用排钾利尿剂、盐皮质激素或呕吐、腹泻、持续胃肠减压。

(3) 钾体内异常分布:大量输入高渗葡萄糖或多种氨基酸,或静脉营养支持时,使部分钾转移入细胞内,参与糖原或蛋白质合成;代谢性碱中毒时,部分钾转移入细胞内以发挥代偿作用。

2. 临床表现 低钾血症将引起神经-肌肉应激性降低和心功能障碍。肌无力为最早表现,一般先出现四肢软弱无力、眼睑下垂,以后延及躯干和呼吸肌,严重时出现软瘫、腱反射减退或消失。患者可有食欲不振、恶心、呕吐,且因影响胃肠道平滑肌的张力,可引起肠蠕动减退或消失,甚至导致肠麻痹,产生腹胀、便秘;膀胱壁平滑肌张力降低,易导致尿潴留。心脏受累主要表现为心动过速、血压下降、心室颤动和心脏停搏。

3. 辅助检查

(1) 实验室检查:血清[K^+]低于 3. 5mmol/L。

(2) 心电图检查:典型的心电图改变为早期出现 T 波降低、变宽或倒置,ST 段降低,QT 间期延长,严重时可出现 U 波。

4. 治疗 除控制原发病外,纠正低钾血症最安全可靠的办法是尽早恢复患者的正常饮食;适当补充钾盐,其中以口服钾盐最安全,常选用氯化钾缓释片(补达秀)。不能口服者可经静脉滴注,常选用 10% 氯化钾注射液。为防止高钾血症的危险,静脉补钾时浓度一般不超过 0.3%;滴注速度一般不宜超过 80 滴/分;每日补氯化钾总量一般不超过 5g;每小时尿量要超过 40ml 方可补钾。

(二) 高钾血症

血清钾超过 5.5mmol/L 时,称为高钾血症。

1. 病因 导致高钾血症的常见病因如下。

(1) 钾排出障碍:急性肾衰竭是引起高血钾的常见原因。

(2) 钾摄入过多:静脉补钾过量、过快、过浓;大量输入保存较久的库存血等。

(3) 钾体内分布异常:组织损伤、严重感染等,使细胞大量破坏,大量钾由细胞内释出;酸中毒部分钾转移出细胞以发挥代偿作用。

2. 临床表现 主要表现在神经、心脏和骨骼肌等方面。患者出现四肢乏力、软瘫、麻木和异常感觉,从躯干向四肢发展,并可影响呼吸肌运动。血清高钾对心脏的主要影响是心肌应激性下降,出现心率缓慢、传导阻滞,严重时心搏徐缓,甚至发生舒张期心脏停搏。由于平滑肌兴奋性增高,可出现微循环收缩,皮肤苍白、湿冷、血压先升高后下降;胃肠蠕动增强,可出现腹痛、腹泻;膀胱应激性增高而出现尿频等。

3. 辅助检查

(1) 实验室检查:血清[K^+]高于 5.5mmol/L。

(2) 心电图检查:心电图早期 T 波高而尖,QT 间期延长,随后出现 QRS 波群增宽,PR 间期延长。

4. 治疗 高钾血症有心跳骤停的危险,除及时针对病因治疗外,还应针对心律失常做抗钾、抑制迷走神经兴奋等紧急处理。

(1) 禁钾:严格限制使用含钾多的库存血、药物(如青霉素钾盐)及含钾丰富的食物等;及时清除坏死组织,引流脓液或血肿,减少钾的吸收。

(2) 转钾:立即静脉注射 5% 碳酸氢钠溶液 60 ~ 100ml。静脉滴注高渗葡萄糖溶液及胰岛素,促使钾随糖原合成进入细胞内;肌内注射丙酸睾酮或苯丙酸诺龙,促进蛋白质的合成,减少分解代谢。

(3) 排钾:通过泌尿系(如利尿疗法)、消化系(如口服钠型阳离子交换树脂)、循环系途径(如透析疗法)将钾排出体外。血液透析是降低血清钾浓度的最有效方法。

(4) 抗钾:钙与钾有相互拮抗作用,当发生心律不齐时,可用 10% 葡萄糖酸钙 20ml 加等量 5% 葡萄糖溶液缓慢静脉注射。

四、酸碱平衡失调

临床上单纯性酸碱失调有四种基本类型:因代谢因素使体内酸性物质或碱性物质过多或过少,造成血[HCO_3^-]原发性减少或增多者,称代谢性酸中毒或碱中毒;因呼吸功能的改变造成血[H_2CO_3]原发性增多或减少者,则称呼吸性酸中毒或碱中毒(图 14-1)。在疾病发展过程中,有时两种或两种以上酸、碱失衡复合存在,形成混合性酸碱平衡失调。

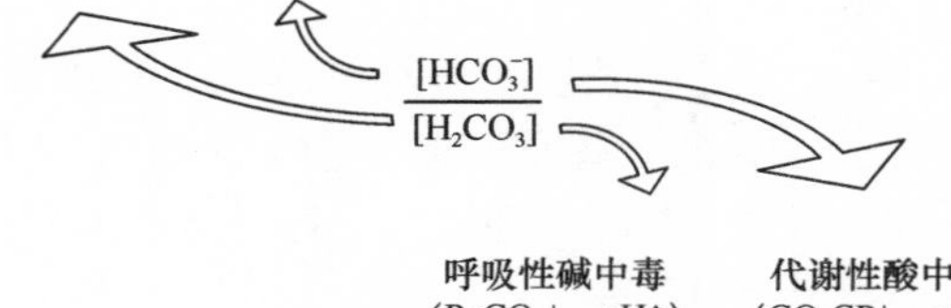

图 14-1 $[HCO_3^-]$、$[H_2CO_3]$的变化与酸碱平衡失调的关系

(一) 代谢性酸中毒

1. 病因 常见有以下几种。

(1) 体内酸性物质生成过多:是最常见的原因,如组织缺血、缺氧、高热、休克、腹膜炎时,酸性代谢产物不断生成;又如长期不能进食而能量供应不足,体内脂肪分解过多形成酮体积聚。

(2) 碱性物质丢失过多:见于腹泻、肠瘘、胆瘘和胰瘘等。

(3) 肾小管泌 H^+功能失常:如急性肾衰竭时肾小管排 H^+和重吸收 $NaHCO_3$ 受阻。

2. 病理生理 代谢性酸中毒时,人体通过肺和肾的调节来重新达到平衡。体内 H^+浓度升高,刺激呼吸中枢,呼吸加快加深,加速 CO_2 排出,二氧化碳分压降低,$HCO_3^-/[H_2CO_3]$的值接近 20∶1;同时,肾小管上皮细胞的碳酸酐酶和谷氨酰酶活性增加,促进 H^+和 NH_3 的生成,两者形成 NH_4^+后排出,H^+排出增多。

3. 临床表现 轻症常被原发病的症状所掩盖,重症患者可出现以下表现。

(1) 呼吸代偿的表现:酸中毒时肺代偿调节加强,以加速体内 CO_2 排出,降低$[H_2CO_3]$,早期最突出的表现是呼吸加深加快(Kussmaul 呼吸),有时呼气中有烂苹果气味。

(2) 中枢神经系统的表现:酸中毒抑制脑细胞代谢活动,患者有明显疲乏、眩晕、嗜睡,可有感觉迟钝或烦躁;对称性肌张力减退、腱反射减弱或消失;严重者神志不清,甚至昏迷。

(3) 心血管功能异常的表现:酸中毒时$[H^+]$增高,且常伴高钾血症,两者皆可抑制心肌收缩力,出现心率加快、心音低弱、血压偏低。$[H^+]$增高可刺激毛细血管扩张,患者双颊、唇及舌潮红,但休克所致的酸中毒,因缺氧而发绀。

4. 辅助检查 实验室检查:尿液一般呈酸性反应,血 pH 小于 7.35,BE 呈负值,而 $PaCO_2$、CO_2CP、$[HCO_3^-]$均下降。

5. 治疗 轻度代谢性酸中毒患者,$HCO_3^->16mmol/L$ 时,经消除病因、静脉输液,尿量增多后可自行纠正。中、重度患者 $HCO_3^-<10\sim15mmol/L$ 时,可先静脉补充5%碳酸氢钠 200～300ml,估计输入碳酸氢钠的用量,可按公式计算:

HCO_3^- 需要量(mmol)=[HCO_3^- 正常值(mmol/L)-HCO_3^- 测量值(mmol/L)]×体重(kg)×0.4

首先在 2～4 小时内输给计算量的一半,以后根据临床表现和复查$[HCO_3^-]$情况,再作补充。

(二) 代谢性碱中毒

1. 病因 多见于以下几种。

(1) 幽门梗阻、长期胃肠减压等使胃液丢失,体内$[HCO_3^-]$相应增高所致。

(2) 低钾血症时,K^+从细胞内转移至细胞外液,细胞内每移出 3 个 K^+,就有 2 个 Na^+和 1 个 H^+进入细胞内,造成细胞外液$[H^+]$和$[Na^+]$降低,形成缺钾性碱中毒。

(3) 呋塞米等排 K^+利尿剂,能抑制近曲肾小管对 Na^+和 Cl^-重吸收,但并不影响远曲肾小管

内 Na^+与 H^+的交换，因此随尿排出的 Cl^-比 Na^+多，重吸收入血液的 Na^+和 HCO_3^-增多，发生低氯性碱中毒。

（4）静脉补碱过量。

2. 病理生理 血浆 H^+浓度下降，呼吸中枢抑制，CO_2 排出减少，$PaCO_2$ 增高，[HCO_3^-]/[H_2CO_3]的值接近20∶1；同时，肾小管上皮细胞的碳酸酐酶和谷氨酰酶活性降低，H^+的分泌和 NH_3 的生成减少，另一方面 HCO_3^- 的重吸收减少，从而血浆 HCO_3^- 减少。

3. 临床表现 一般无明显症状。较重的患者呼吸变浅变慢。碱中毒时氧不易与血红蛋白分离，组织缺氧症状明显。脑细胞供氧不足可出现头昏、嗜睡或谵妄。由于碱中毒时，血清钙减少，可出现手足抽搐等症状。

4. 辅助检查 实验室检查：血 pH、[HCO_3^-] 和 $PaCO_2$ 增高，BE 呈正值，尿呈碱性，但低钾所致的代谢性碱中毒则可出现反常性酸性尿。

5. 治疗 以治疗原发病为主。对于轻症患者只需补给等渗盐水和钾盐就可纠正，重症患者需使用稀盐酸或氯化铵溶液静脉滴注。

（三）呼吸性酸中毒

1. 病因 常见原因有以下几种。

（1）呼吸道梗阻：如异物吸入、喉头水肿等。

（2）肺部本身疾病：如肺炎、肺水肿、支气管哮喘等。

（3）呼吸中枢抑制：如镇静、麻醉、颅内疾患等。

（4）胸部活动受限：如脊柱侧弯症、扁平胸、胸腔积液等。

2. 病理生理 呼吸性酸中毒时，机体主要靠血液中的缓冲系统进行调节，肾脏也发挥有效的代偿作用。

3. 临床表现 主要表现为缺氧和二氧化碳潴留。患者可有呼吸困难、发绀、头痛、胸闷，随着酸中毒的加重，患者可有血压下降、谵妄、昏迷等。慢性呼吸性酸中毒的临床表现常被原发疾患所掩盖，只有到严重二氧化碳潴留时，才表现出上述症状。

4. 辅助检查 血气分析显示 pH 下降不明显，$PaCO_2$ 增高，血浆[HCO_3^-]增加。

5. 治疗 根本措施是解除呼吸道梗阻，保持呼吸道通畅，改善肺的换气功能，使蓄积的 CO_2 从体内排出。必要时行气管插管或气管切开术，以改善肺的换气。如因呼吸机使用不当而发生酸中毒，则应及时调整呼吸机的参数。必须指出呼吸性酸中毒时，不能单纯给氧，且氧分压上升与二氧化碳下降均不宜过快，否则，由于氧浓度过高使呼吸中枢感受器对缺氧刺激反射减弱，反而抑制呼吸。

（四）呼吸性碱中毒

呼吸性碱中毒指由于肺通气过度，排出二氧化碳过多，以致血 $PaCO_2$ 降低所引起的低碳酸血症。

1. 病因 见于癔症、精神过度紧张、发热、疼痛和使用呼吸机不当等引起通气过度者。

2. 病理生理 $PaCO_2$ 降低抑制呼吸中枢，使呼吸变浅、变慢，CO_2 排出减少，代偿性血 CO_2 增高；肾的代偿作用表现为肾小管上皮细胞 H^+的分泌和 NH_3 的生成减少，血[HCO_3^-]降低，[HCO_3^-]/[H_2CO_3]的值接近正常值。

3. 临床表现 一般无症状。有时可有胸闷、头晕、呼吸由深快转为浅快或短促、肢体和口周麻木针刺感、手足抽搐、腱反射亢进等。危重患者发生急性呼吸性碱中毒，常提示预后不良。

4. 辅助检查 血气分析 pH 升高，$PaCO_2$ 和[HCO_3^-]降低。

5. 治疗 处理原发疾病。可指导患者屏气,或用纸袋、长纸筒罩住口鼻,以增加呼吸无效腔减少 CO_2 排出;病情重者可用含5%二氧化碳的氧气吸入。如系呼吸机使用不当所造成的通气过度,应调整呼吸机参数。

第3节 急性阑尾炎

学习目标

1. 掌握急性阑尾炎的临床表现和治疗
2. 理解阑尾的生理、急性阑尾炎的病因、病理类型和诊断

 **案例 14-2**

患者,女性,26岁,主因腹痛、腹泻、发热、呕吐20小时入院。患者于入院前24小时在路边餐馆吃饭,4小时后出现腹部不适,呈阵发性,伴有恶心,晚间腹痛加重,发热达38.6℃,腹痛由脐周移至右下腹部,腹部压痛以右下腹麦氏点周围为著。辅助检查:Hb 162g/L,WBC 24.6×10^9/L,中性分叶86%,杆状8%,尿常规(-)。

思考题:

1. 患者可初步诊断为什么疾病?
2. 患者需要用哪种药物或方法治疗比较合适?

一、阑尾生理

在外科的急腹症中,急性阑尾炎(acute appendicitis)占首位。阑尾位于右下腹盲肠的内后方,阑尾基部与盲肠关系恒定,并随盲肠的位置而变异,可高至肝下或低至盆腔内,少数可能在腹中线或左下腹。人们通常所说的"盲肠炎"并不确切,因为发生炎症的是阑尾,而不是盲肠。人的阑尾过去被认为是一个退化的、无重要功能的器官,现在认为它有丰富的淋巴滤泡,是一个与免疫功能有关的淋巴器官。现代医学研究对阑尾功能有许多新的认识,特别是免疫学和移植外科的发展,给临床外科医师提示:应该严格掌握阑尾切除术的适应证,对附带的阑尾切除更要持慎重态度。阑尾具有丰富的淋巴组织,参与机体的免疫功能。据研究,人类阑尾具有B淋巴细胞和T淋巴细胞,相当于鸟类的腔上囊的结构,应归于中枢免疫器官,担负着机体的细胞免疫和体液免疫两大特异功能。据最新研究成果证实,阑尾还具有分泌细胞,能分泌多种物质和各种消化酶,如促使肠管蠕动亢进的激素和与生长有关的激素等。小儿、老人、孕妇、体型肥胖者其阑尾炎的表现、体征都不一样,时有误诊,须引起重视。

二、病因与发病机制

急性阑尾炎虽然常表现为阑尾壁受到不同程度的细菌侵袭所致的化脓性感染,但其发病机制却是一个较为复杂的过程,归纳起来与下列因素有关。

(一)阑尾管腔梗阻

阑尾的管腔狭小而细长,远端呈一封闭盲端,管腔发生阻塞是诱发急性阑尾炎的基础。在阑尾狭窄的管腔内由于粪石、食物残渣、毛发团块、肠道寄生虫滞留,阑尾发生损伤而肿胀、扭曲。

（二）细菌感染

阑尾腔内存在大量细菌，包括需氧菌及厌氧菌两大类，菌种与结肠内细菌一致，主要为大肠埃希菌及脆弱类杆菌等。阑尾壁上有丰富的淋巴组织，病菌可经直接侵入、血源性感染或邻近脏器感染蔓延进入阑尾引起急性炎症，发生红、肿、疼痛。

（三）其他因素

饮食生冷和不洁食物、便秘、急速奔走、精神紧张等导致肠功能紊乱，妨碍阑尾的血液循环和排空，为细菌感染创造了条件。常见的致病菌有大肠埃希菌、厌氧菌。另外饮食习惯、生活方式也与阑尾炎发病有关。

三、病理类型

（一）类型

急性阑尾炎在病理学上大致可分为四种类型，代表着炎症发展的不同阶段。

1. 急性单纯性阑尾炎　阑尾轻度肿胀，浆膜充血，附有少量纤维蛋白性渗出。阑尾黏膜可能有小溃疡和出血点，腹腔内少量炎性渗出。阑尾壁各层均有水肿和中性白细胞浸润，以黏膜和黏膜下层最显著。阑尾周围脏器和组织炎症尚不明显。

2. 急性化脓性（蜂窝织炎性）**阑尾炎**　阑尾显著肿胀、增粗，浆膜高度充血，表面覆盖有脓性渗出。阑尾黏膜面溃疡增大，腔内积脓，壁内也有小脓肿形成。腹腔内有脓性渗出物，发炎的阑尾被大网膜和邻近的肠管包裹，限制了炎症的发展。

3. 急性穿孔性（坏疽性）**阑尾炎**　阑尾壁的全部或一部分全层坏死，浆膜呈暗红色或黑紫色，局部可能已穿孔。穿孔的部位大多在血运较差的远端部分，也可在粪石直接压迫的局部，穿孔后或形成阑尾周围脓肿，或并发弥漫性腹膜炎。此时，阑尾黏膜大部已溃烂，腔内脓液呈血性。

4. 阑尾周围脓肿　急性阑尾炎化脓坏疽或穿孔，若此过程进展较慢，大网膜可移至右下腹部，将阑尾包裹并形成粘连，形成炎性肿块或阑尾周围脓肿。

（二）结局

急性阑尾炎的转归大致可分成三种可能。

1. 炎症消散　急性单纯性阑尾炎经非手术治疗可以使炎症消散，且完全治愈，但少数患者可遗留瘢痕，甚至可使管腔狭窄，成为再次发病的基础。急性化脓性阑尾炎部分患者经保守治疗后，可形成局部限性脓肿，经吸收后治愈。

2. 炎症局限　急性化脓性阑尾炎和穿孔性阑尾炎，感染可局限于阑尾周围，或以局限性炎性肿块出现，或形成阑尾周围脓肿。大多数患者经治疗后可完全吸收，但也有的患者脓肿逐渐增大，甚至可破溃，引起严重后果。

3. 炎症扩散　急性阑尾炎在尚未被网膜包裹之前发生穿孔时，可引起弥漫性腹膜炎，治疗不当轻者可形成腹腔内的残余脓肿如膈下脓肿，重者可危及生命。极少数患者细菌栓子可随血流进入门静脉而引起门静脉炎，更进一步可在肝内形成肝脓肿，患者出现严重的脓毒血症，伴有高热、黄疸、肝大等临床征象。

四、临床表现

大多数急性阑尾炎患者不论病理类型如何，早期的临床症状都很相似，诊断并无困难，大都能得到及时和正确的处理。

（一）症状

本病主要表现为腹部疼痛、消化道症状和全身反应。

1. 腹痛 是急性阑尾炎最主要的表现。腹痛常始于上腹部或脐周，呈持续性，数小时（6～8小时）后，疼痛逐渐转移并固定于右下腹部。70%～80%的阑尾炎患者有典型的转移性右下腹痛的特点，它是急性阑尾炎和其他急腹症鉴别的主要依据之一。单纯性阑尾炎仅为轻度的隐痛，化脓性阑尾炎可表现持续性剧痛，当阑尾坏疽穿孔后，可因阑尾腔内压力骤降，腹痛可暂时减轻，但随后逐渐出现的腹膜炎可使腹痛再次出现或加重。

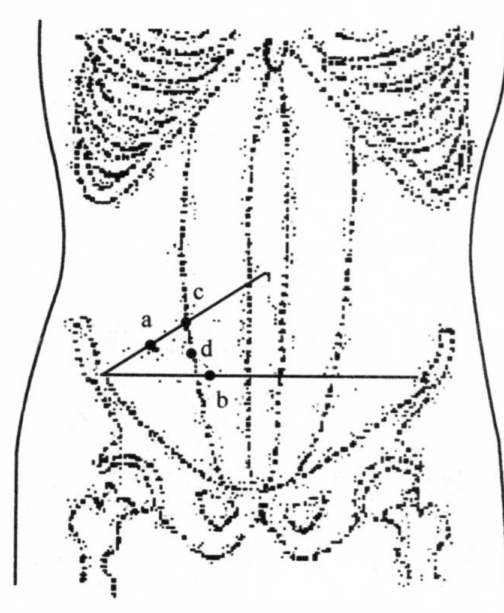

图 14-2 阑尾根部体表投影点

a 点：麦氏点；b 点：兰氏点；c 点：苏氏点；d 点：中立点

2. 消化道症状 常有恶心、呕吐等胃肠道症状。若阑尾的位置位于盆腔，炎症可刺激直肠和膀胱，则有排便时里急后重及排尿痛症状。

3. 全身症状 发热、口渴等。单纯性阑尾炎的体温多在37.5～38℃之间，化脓性和穿孔性阑尾炎时，体温较高，可达39℃左右，极少数患者出现寒战、高热，体温可升到40℃以上。

（二）体征

急性阑尾炎腹部检查时，常出现的体征有腹部压痛，腹肌紧张和反跳痛，肠鸣音减弱或消失等，这些直接的炎症的体征是诊断阑尾炎的主要依据。其中右下腹压痛点，如麦氏点（McBurney point），在脐与右侧髂前上棘连线的中外1/3交界处（图 14-2），还有一些作为辅助诊断的其他体征如腰大肌试验、结肠充气试验、闭孔内肌试验等，对判断发炎阑尾的部位有一定的帮助。阑尾根部体表投影点见图 14-2。

五、辅助检查

辅助检查包括血尿便常规、X线及腹部B超。

（一）血、尿、便常规化验

急性阑尾炎患者血液中的白细胞总数和中性粒细胞比例有不同程度的升高。尿常规化验多数患者正常，但当发炎的阑尾直接刺激到输尿管和膀胱时，尿中可出现少量红细胞和白细胞。

（二）X线检查

胸腹透视为常规检查项目。急性阑尾炎在腹部平片上有时可见阑尾区周围肠管胀气等肠麻痹征象。5%～6%的患者右下腹阑尾部位可见一块或数块结石阴影，1.4%患者阑尾腔内有积气。

（三）B超检查

B超检查可显示阑尾肿大或周围脓肿。

六、诊断与鉴别诊断

（一）诊断

根据患者有转移性右下腹痛病史、右下腹有固定性压痛、消化道症状及辅助检查，一般即可确诊。目前急性阑尾炎临床误诊率仍然相当高，尤其阑尾炎位置异常时，更应注意鉴别。

（二）鉴别诊断

1. 消化性溃疡急性穿孔　溃疡病发生穿孔后，部分胃内容物沿右结肠旁沟流注入右髂窝，引起右下腹急性炎症，可误诊为急性阑尾炎。但本病多有慢性溃疡病史，发病前多有暴饮暴食的诱因，发病突然且腹痛剧烈。查体时见腹壁呈木板状，腹膜刺激征以剑突下最为明显。腹部透视可见膈下游离气体。

2. 急性胆囊炎、胆石症　急性胆囊炎有时需和高位阑尾炎鉴别，前者常有胆绞痛发作病史，疼痛向右肩和背部放射；而后者以转移性腹痛为特点。检查时急性胆囊炎可出现墨菲征阳性，甚至可触到肿大的胆囊，急诊腹部 B 超检查可显示胆囊肿大和结石声影。

3. 右侧输尿管结石　输尿管结石向下移动时可引起右下腹部痛，有时可与阑尾炎混淆。但输尿管结石发作时呈剧烈的绞痛，难以忍受，疼痛沿输尿管向外阴部、大腿内侧放射。腹部检查，右下腹压痛和肌紧张均不太明显，腹部平片有时可发现泌尿系结石，而尿常规检查有大量红细胞出现。

4. 妇产科急腹症鉴别的疾病　右侧异位妊娠破裂后，腹腔内出血刺激右下腹壁腹膜，可出现急性阑尾炎的临床特点。但异位妊娠常常有停经及早孕史，而且发病前可有阴道出血。右侧卵巢囊肿蒂扭转、右侧卵巢滤泡破裂引起的右腹部炎症，均与阑尾炎的临床症状相似，可做妇科检查与之鉴别。

5. 内科急腹症鉴别的疾病　如右下肺炎和胸膜炎、急性肠系膜淋巴结炎、局限性回肠炎等均须与之鉴别。

七、治　　疗

（一）非手术治疗

非手术治疗主要适用于急性单纯性阑尾炎；有局限倾向的阑尾周围脓肿；妊娠早期和后期急性阑尾炎；高龄合并有主要脏器器质病变的阑尾炎。包括卧床休息，控制饮食，适当补液，控制感染和对症处理等。

（二）手术治疗

手术治疗主要适用于除急性单纯性阑尾炎以外的各种类型急性阑尾炎，反复发作的慢性阑尾炎，阑尾脓肿保守 3 ~ 6 个月后仍有症状者及非手术治疗无效者。

八、预后及预防

早期发现早治疗，预后良好。出现并发症后患者预后差。

目前对急性阑尾炎缺乏有效的预防手段，但通过预防肠道感染，驱除肠道寄生虫，避免饮食不洁和餐后剧烈活动，养成规律的排便习惯，防治上呼吸道感染等对急性阑尾炎的预防可能有一定的作用。

小　　结

急性阑尾炎是腹部外科中最为常见的疾病之一，患病率居外科急腹症之首。本病以转移性右下腹部疼痛和右下腹固定性压痛为特点，可发生在任何年龄，但以青壮年为主。绝大多数患者一旦确诊，应早期施行阑尾切除术。

第4节　胆囊炎与胆石症

学习目标

1. 掌握胆囊炎与胆石症的临床表现
2. 理解胆囊炎与胆石症的治疗
3. 了解胆囊炎与胆石症的病因

案例 14-3

患者,女性,30岁,主因右上腹疼痛伴发热、呕吐5小时入院。患者5小时前进油腻食物后出现右上腹绞痛、向右肩背部放射。追问病史,近3年以来患者上述症状偶有发生,且于进食有明显关系,尤其进油腻食物时。体格检查:一般情况可,生命征平稳,Murphy征阳性。B超:胆囊壁增厚,内有光团伴声影。腹部X线:胆囊区可见阳性结石影,口服胆囊造影,胆囊浓缩及收缩功能差。

思考题:

1. 患者可初步诊断为什么疾病?
2. 患者需要用哪些药物或方法治疗比较合适?

胆囊炎(cholecystitis)与胆石症(cholelithiasis)是腹部外科常见疾病。在急腹症中仅次于急性阑尾炎而居于第二位。胆囊炎与胆石症关系密切,炎症可促使结石形成,而结石梗阻又可继发炎症,两者往往同时存在。在胆囊炎的病例中,约90%以上由胆囊结石引起,仅有少数为非结石引起的胆囊炎,两者在临床过程等方面有许多相同之处,故放在一起叙述。

一、病　　因

胆囊炎多由细菌感染引起。胆石梗阻胆道,胆汁淤积浓缩,成分改变,刺激胆道黏膜,引起炎症,或手术、严重创伤,胰液反流进入胆道,被胆汁激活的胰消化酶侵蚀胆壁,引起急性胆囊炎。各种细菌如大肠埃希菌等自血流或淋巴进入胆囊,或蛔虫携带肠内细菌钻入胆道,均可引起胆囊炎。

胆汁淤积、胆道感染、胆固醇代谢失调是形成胆石的主要因素。

二、病理类型

(一)急性胆囊炎

按其发展阶段,可分为三类。

1. 急性单纯性胆囊炎　急性胆囊炎起始时胆囊管梗阻,囊内压升高,胆囊黏膜层充血、水肿、渗出。

2. 急性化脓性胆囊炎　炎症累及胆囊壁全层,水肿增厚和血管扩张,浆膜面也有纤维性和脓性渗出物。

3. 急性坏疽性胆囊炎　胆囊内压力继续升高,压迫囊壁致血液循环障碍,引起局部组织坏死,即为炎急性坏疽性胆囊炎。如囊壁坏死穿孔,导致胆汁性腹膜炎。急性胆囊炎时胆囊内脓液可波及胆管和胰管,导致胆管炎和胰腺炎。

(二)胆石症

按其所含成分,可分为三类。

1. 胆固醇结石　组成成分以胆固醇为主,约占 80%,淡黄色,圆形或多面体形,表面光滑或呈草莓状、质硬、切面放射状。X 线多不显影,主要位于胆囊内。

2. 胆色素性结石　主要为胆红素,大小不一、形状不定,一种呈泥沙样,也可呈铸管形,质软、易碎。X 线不显影,主要存在于肝内和肝外胆管;另一种黑色的胆色素结石,质硬,常见于胆囊内。

3. 混合性结石　由胆红素、胆固醇、钙盐等多种成分组成,60% 在胆囊内,40% 在胆管内。剖面中心呈放射状,外周为层状,含钙成分多的 X 线可显影。

三、临床表现

胆囊炎与胆石症关系密切,临床表现相似,主要如下。

(一) 急性胆囊炎

常因过饱饮食或进油腻食物而诱发,上腹部或右上腹部剧烈绞痛,阵发性加重,可放射至右肩背部或右肩胛骨下角区。常伴有恶心、呕吐、坐卧不安、大汗淋漓。可有不同程度的发热,有化脓性胆囊炎或并发胆管炎时,可出现寒战高热。患者可出现消化道症状,部分患者可出现不同程度的黄疸。急性胆囊炎者(结石和非结石),因其炎症波及胆囊周围和腹膜,表现局部腹膜刺激征,有时可扪及肿大而有压痛的胆囊,墨菲(Murphy)征阳性。

(二) 慢性胆囊炎

临床表现多不典型,多为急性胆囊炎反复发作、迁延不愈的结果。右上腹部或上腹部不同程度的隐痛或刺痛,同时感到右肩胛下区疼痛,常伴有上腹饱胀、嗳气、恶心呕吐等消化不良的症状,劳累后症状加重。胆囊管有梗阻时,可出现绞痛,很少出现黄疸、发热。体检时可无腹部阳性体征,或右上腹部有轻度压痛,无腹肌紧张。如急性发作时,表现同急性胆囊炎,墨菲(Murphy)征阳性。

(三) 胆石症

1. 胆囊结石　约 30% 的胆囊结石患者可终身无临床症状,而在其他检查、手术或尸体解剖时偶然被发现,称为静止性胆囊结石。单纯性胆囊结石无梗阻或感染时,常无临床症状,或者仅有轻微的消化道症状。当结石嵌顿时,则可有明显的症状和体征。

2. 肝外胆管结石　取决于有无感染及梗阻,一般可无症状。但当结石阻塞胆管并继发感染时,可出现腹痛、寒战高热和黄疸,即夏柯(Charcot)三联征。若感染进一步加重,则可形成急性梗阻性化脓性胆管炎,除具有一般胆道感染的夏柯三联征外,还可出现休克、中枢神经系统受抑制的表现,即雷诺(Reynolds)五联征。

3. 肝内胆管结石　肝内胆管结石因存在于肝内的不同部位,其临床表现各异。一般患者的临床表现不如肝外胆管结石典型和严重。

四、实验室及其他检查

(一) 血常规

急性发作期,白细胞总数和中性粒细胞计数增高,与感染程度呈比例上升。

(二) 肝功能

当有梗阻时,肝功能测定,显示有一定损害,血清胆红素、AKP、LDH、γ-GT 等均有升高,而氨基转移酶升高不明显。一侧肝管梗阻,黄疸指数与血清胆红素水平多正常,但 AKP、LDH、γ-GT 往往升高。

(三) X线检查

胆囊结石中10%~20%为阳性结石,急性胆囊炎时,可显示肿大的胆囊及其炎性包块的软组织影,胆囊下方肠管积气、扩张等反射性肠淤积征。经造影可明确胆道感染和胆结石的情况。

(四) 超声波检查

B超对本病诊断具有重要价值,为胆囊结石首选的辅助诊断方法,诊断正确率可达96%,可以了解结石的部位、数目、大小,而且可以了解胆囊的大小和胆总管的情况。

五、诊断及鉴别诊断

根据胆囊炎和胆石症的典型临床表现,一般诊断并无困难。但须与胃十二指肠溃疡急性穿孔、急性阑尾炎(尤其高位者)、急性腹膜炎、胆道蛔虫病、右肾结石、黄疸肝炎及冠状动脉供血不足等相鉴别。

六、治　　疗

急性发作期宜先选用非手术治疗,待病情控制后,进一步检查,明确诊断,酌情选用合理治疗方法。如病情严重、非手术治疗无效,应及时手术治疗。

(一) 非手术疗法

1. 适应证　①初次发作的青壮年患者;②经非手术治疗症状迅速缓解者;③临床症状不典型者;④发病已逾3天,无紧急手术指征,且在非手术治疗下症状明显消退者。

2. 常用的非手术疗法　包括卧床休息;禁饮食或低脂饮食;解痉止痛;补液,必要时输血,纠正水、电解质紊乱和酸碱平衡失调;应用广谱抗生素控制感染,尤其对革兰阴性杆菌敏感的抗生素和抗厌氧菌的药物(如甲硝唑等),最好按照细菌培养结果适当用药。经上述综合治疗后多能缓解,待渡过急性期后4~6周,再决定是否手术。

3. 对慢性病例的治疗　可用利胆剂,如去氢胆酸、胆酸钠、消炎利胆片、羟甲烟胺、胆乐等,同时注意饮食调节,多能控制发作。

(二) 手术治疗

1. 适应证　①发病在48~72小时以内者;②经非手术治疗无效且病情发展着;③伴急性并发症,如胆囊坏疽或穿孔、弥漫性腹膜炎、急性化脓性胆管炎、急性坏死性胰腺炎等。

2. 常用的手术方法

(1) 胆囊切除术:是胆囊结石、急慢性胆囊炎的主要外科治疗方法,可彻底消除病灶,手术效果满意。

(2) 胆囊造瘘术:病情危重者或年老体弱,全身情况衰竭不能耐受胆囊切除术者。手术目的是切开减压引流、取出结石,渡过危险期,以后再酌情行胆囊切除术。

(3) 胆总管探查引流术:是治疗胆管结石的基本治疗方法。目的是探查胆道通畅的情况,取出其中结石,冲洗胆道,T管引流,消除胆道感染。

(4) 胆肠内引流术:常用的有胆总管十二指肠吻合术、Oddi括约肌切开成形术、胆管空肠Rouxy吻合术等几种方法。

(5) 其他:还可经皮肝穿刺胆道引流术、内镜下十二指肠乳头切开取石术、体外震波碎石术等。

七、预　　防

指导患者选择低脂、高糖、高维生素易消化的饮食，忌油腻食物及饱餐；非手术治疗患者，应遵医嘱坚持治疗，按时服药，定期复查。若出现腹痛、发热、黄疸时应及早来院治疗。

小　　结

胆囊炎与胆石症是腹部外科常见急腹症之一。患者大多数出现 Murphy 征阳性或 Charcot 三联症等典型体征，根据临床表现和影像学检查即可确诊。治疗时，根据患者的病情选择手术或非手术治疗，大多可临床治愈。

第 5 节　肠　梗　阻

学习目标

1. 掌握肠梗阻的概念、分类及临床表现
2. 理解肠梗阻的治疗
3. 了解肠梗阻的病因和诊断

案例 14-4

患者，男性，25 岁，主因腹痛 2 天急诊入院。患者于 48 小时前突发全腹痛，以右下腹更为明显，为阵发性绞痛，反复呕吐，开始为绿色，以后呕吐物有粪臭味。2 天内无大便、无肛门排气。3 年前曾做过阑尾切除术。体格检查：腹部膨隆，广泛轻压痛，无反跳痛，肠鸣音高亢，有气过水音。腹部透视可见多个液气平面。

思考题：

1. 患者可初步诊断为什么疾病？
2. 患者需要用哪些药物或方法治疗比较合适？

肠梗阻（ileus）是指肠腔内容物正常运行和通过发生障碍。本病为腹部外科常见急腹症之一，诊断困难，发展快、病情重，临床征象复杂多变，如发生较窄性肠梗阻则死亡率显著增高，若未得到及时合理的治疗，往往危及患者的生命。

肠梗阻不但引起肠管本身的解剖与功能改变，还会引起全身性的紊乱，如体液丧失、水电解质紊乱、酸碱平衡失调、感染与中毒、休克及呼吸循环障碍等。

一、病因与分类

（一）按发病原因分类

1. 机械性肠梗阻　为临床最为常见类型，由于各种机械性原因引起的肠腔阻塞、肠管受压和肠腔狭窄，使肠内容通过障碍。其主要原因包括：①肠腔堵塞，如蛔虫团、粪块、胆石、异物等；②肠管受压，如黏连带、肠管扭转、嵌顿疝、肿瘤压迫等；③肠壁病变，如先天性肠道闭锁、狭窄、肿瘤、套叠、炎症等。

2. 动力性肠梗阻　由于神经抑制或毒素刺激导致肠壁肌肉功能紊乱，致使肠内容物不能正常运行。可分为麻痹性肠梗阻和痉挛性肠梗阻。前者多见，可以发生在急性弥漫性腹膜炎、腹部大手术后腹膜后血肿或感染、低钾血症等引起的肠管蠕动功能减退所致。后者少见，由于肠道功能紊乱或慢性铅中毒,急性肠炎引起肠壁肌肉过度、持续收缩所致。

3. 血运性肠梗阻 由于肠系膜血管发生血栓或栓塞,引起肠管血液循环障碍,导致肠麻痹,失去蠕动功能而使肠内容物不能正常运行。

(二) 按肠壁有无血运障碍分类

1. 单纯性肠梗阻 只是肠内容物通过受阻,而无肠管壁血运障碍。

2. 绞窄性肠梗阻 指肠梗阻并伴有肠管壁血运障碍,如肠扭转、肠套叠等常合并肠系膜血管受压。如不及时解除、将迅速导致肠壁坏死、穿孔、进而造成严重的腹腔感染、全身中毒,可发生中毒性休克,病死率相当高。

(三) 按梗阻的部位分类

1. 高位(如空肠上段)肠梗阻。
2. 低位(如回肠末端和结肠)肠梗阻。

(四) 按肠梗阻的程度分类

1. 完全性肠梗阻。
2. 不完全性肠梗阻。

(五) 按肠梗阻的病程分类

1. 急性肠梗阻。
2. 慢性肠梗阻。

二、病理生理

(一) 局部改变

1. 肠蠕动增强 急性肠梗阻时,梗阻以上肠管蠕动频率和强度增加,以克服肠内容物通过障碍。

2. 肠腔积气、积液 肠梗阻后梗阻以上的肠腔内积聚了大量的气体和体液而扩张、膨胀。梗阻部位越低,时间越长,症状越明显。梗阻以下肠管则瘪陷或仅存积少量粪便。

3. 肠壁血运障碍 随着肠腔内压力不断升高,肠壁变薄并压迫肠管,肠壁血运逐渐发生障碍。最初为静脉回流受阻,肠壁淤血、水肿、增厚,呈暗红色,并有血性渗出液渗入肠腔和腹腔。若肠腔内压力继续增高,可出现动脉血运受阻,肠壁缺血坏死呈紫黑色。由于肠壁通透性增加,肠腔内出现粪臭的渗出液,肠管可出现缺血坏死而破溃穿孔。

(二) 全身变化

1. 体液丧失 肠梗阻患者,尤其高位肠梗阻者,由于不能进食及频繁呕吐,胃肠液大量丢失,导致水分及电解质大量丢失。低位肠梗阻时,肠内液体不能吸收而潴留在肠腔内,肠管过度膨胀,肠壁血管通透性增强使血浆外渗,从而造成严重性脱水、电解质紊乱及代谢性酸中毒。

2. 细菌繁殖和毒素吸收 由于梗阻以上的肠腔内细菌大量繁殖,并产生大量毒素以及肠壁血运障碍致血管通透性增加,细菌和毒素渗入肠腔,引起严重的腹膜炎和全身性感染中毒症状。

3. 呼吸和循环功能障碍 肠腔内大量积气积液引起腹内压增高,膈肌上抬,腹式呼吸减弱,影响肺的通气和换气功能。同时腹内压的增高阻碍下腔静脉血液回流,导致多器官功能衰竭。

三、临床表现

(一) 症状

肠梗阻的主要临床表现是腹痛、呕吐、腹胀,无大便和无肛门排气。这些症状的出现和梗阻发生的急缓、部位的高低、肠腔堵塞的程度有密切关系。

1. 腹痛　单纯机械性肠梗阻由于梗阻部位以上的肠管强烈蠕动，常表现为腹部阵发性绞痛，肠鸣音亢进，自觉有“气块”在腹中串动。若阵痛频发，腹痛转成持续性的剧烈疼痛，应警惕是否已由机械性的单纯性肠梗阻转变为血运性的绞窄性肠梗阻了。麻痹性肠梗阻为全腹持续性胀痛，肠鸣音消失。

2. 呕吐　呕吐特性与肠梗阻的部位、类型等有关。高位肠梗阻呕吐出现早而频繁，呕吐物主要为胃及十二指肠内容物。低位肠梗阻呕吐出现晚而少，呕吐物有粪臭味。绞窄性肠梗阻呕吐物常为血性或棕褐色。麻痹性肠梗阻呕吐呈溢出性。

3. 腹胀　高位肠梗阻虽呕吐频繁，腹胀却不明显。低位肠梗阻或动力性的麻痹性肠梗阻，腹胀明显。若全腹部膨隆不均匀或不对称，很可能是肠管两端都堵塞不通的“闭襻性”的结肠梗阻或肠扭转，病情凶险。

4. 肛门停止排气排便　完全性肠梗阻患者多停止排气排便，但有时残留在肠管远端的气体和粪便仍可自行或灌肠后排出，故不能因此而否定肠梗阻的存在。绞窄性肠梗阻如肠套叠，发生肠系膜血管栓塞或血栓形成，可排除血性黏液样粪便。

(二) 体征

1. 腹部体征　机械性肠梗阻常可见肠型和蠕动波。肠扭转时腹胀多不对称。麻痹性肠梗阻可见均匀性全腹胀；单纯性肠梗阻肠管膨胀，有轻度压痛。绞窄性肠梗阻，可有固定压痛和腹肌紧张，少数患者可触及包块；绞窄性肠梗阻当腹腔有渗液时，可出现移动性浊音；机械性肠梗阻，肠鸣音亢进，有气过水声或金属音。麻痹性肠梗阻时，则肠鸣音减弱或消失。

2. 全身体征　单纯性肠梗阻早期多无明显全身症状；梗阻晚期或绞窄性肠梗阻时可出现体温升高、脉搏细速、血压下降、四肢发冷等休克和中毒征象。

四、辅助检查

(一) 实验室检查

1. 血常规　肠梗阻患者因体液不足、血液浓缩，可出现血红蛋白、血细胞比容及尿相对密度增高；绞窄性肠梗阻可有白细胞计数及中性粒细胞比例升高。

2. 血气分析及血生化检查　用于了解是否合并有电解质紊乱及酸碱平衡失调等体液失衡。

(二) X 线检查

肠梗阻发生 4～6 小时后，腹部立位 X 线检查可见多个气液平面及胀气肠襻。空肠胀气时平片可呈“鱼肋骨刺”，结肠胀气时可显示结肠袋形；麻痹性肠梗阻时 X 线示小肠、结肠均扩张；绞窄性肠梗阻可见孤立、突出胀大的肠襻，不因时间而改变位置。

五、诊　断

根据腹部阵发性绞痛，呕吐、腹胀，肛门停止排便、排气，肠型、肠鸣音亢进、气过水声及腹部 X 线平片检查可见胀气的肠袢和多个肠腔液气平面，初步诊断肠梗阻并不难。

六、治　疗

肠梗阻的治疗原则是纠正因肠梗阻所引起的全身生理紊乱和解除梗阻，恢复肠道功能。

(一)纠正全身生理紊乱

1. 禁饮食、胃肠减压 通过禁饮食、胃管吸出聚集在梗阻以上肠管内的气体和液体,减轻腹胀,减少肠腔内细菌和毒素的吸收,有利于改善局部和全身情况。

2. 矫正水、电解质紊乱和酸碱平衡失调 根据呕吐情况、脱水体征、血液浓缩和尿量相对密度,结合血清电解质和血气分析结果,补液和纠正电解质紊乱及酸碱平衡失调,必要时给予静脉营养,甚至输血等全身支持疗法。

3. 控制感染和中毒 全身联合使用有效抗生素,防治细菌感染与中毒。

4. 其他 镇静剂和解痉剂的使用,可减轻症状。

(二)解除梗阻

1. 非手术疗法 主要适用于单纯性粘连性肠梗阻、麻痹性或痉挛性肠梗阻、蛔虫或粪块、异物堵塞引起的肠梗阻、炎症性肠病所致的不完全性肠梗阻和肠套叠早期,以及需要手术治疗肠梗阻的术前准备。主要措施有:用生理盐水或肥皂水500ml灌肠,配合中医中药、针灸等,对于老年人由粪块引起的结肠梗阻有效;肠套叠早期可用低压空气或钡剂灌肠。治疗过程中,应严密观察病情,如症状、体征反有加重,应立即中转手术。

2. 手术疗法 主要适用于绞窄性肠梗阻;先天性肠道畸形如新生儿肠道闭锁、肛门直肠闭锁,以及肿瘤等所致肠梗阻者;非手术疗法无效者。具体手术方式应根据梗阻病因、性质、部位及患者全身情况决定。

七、预　　防

依据肠梗阻发生的原因,有针对性采取某些预防措施,可有效减少甚至防止肠梗阻的发生。具体措施如下。

1. 腹部手术患者术中精心操作,彻底止血,坏死组织及异物清除,有效控制感染,术后早期活动,对预防粘连性肠梗阻有效。
2. 对患有腹壁疝的患者,应给予及时治疗,避免因嵌顿、绞窄造成肠梗阻。
3. 加强卫生宣传、教育,养成良好的卫生习惯,预防和治疗肠蛔虫病。
4. 早期发现和治疗肠道肿瘤。

小　　结

肠腔内容物正常运行和通过发生障碍为肠梗阻。是外科常见急腹症之一,发病率仅次于急性阑尾炎和胆道疾病。临床主要表现为腹痛、呕吐、腹胀和肛门停止排便排气。根据患者年龄、发病原因、典型临床表现及辅助检查做出诊断。治疗上除积极支持、对症治疗外,还应根据具体病情选择手术或非手术治疗,大多可临床治愈。

第6节　急性胰腺炎

学习目标

1. 掌握急性胰腺炎的病因、诊断及治疗
2. 理解急性胰腺炎的临床表现
3. 了解急性胰腺炎的辅助检查

 **案例 14-5**

患者，男性，28 岁，主因昨晚会餐饮酒后出现左上腹部隐痛，2 小时后疼痛加剧，持续性呈刀割样，向左腰背部放射，伴发热、恶心、呕吐，吐后疼痛仍不缓解。检查左上腹部轻度压痛。血清淀粉酶 572U。

思考题：

1. 患者可初步诊断为什么疾病？
2. 患者需用哪些药物或方法治疗比较合适？

急性胰腺炎（acute pancreatitis）是指胰腺及其周围组织被胰腺分泌的消化酶自身消化的化学性炎症。临床以急性腹痛、恶心、呕吐、腹膜炎体征及血尿淀粉酶增高为特点，是常见消化系统急腹症之一，发病仅次于急性阑尾炎、急性肠梗阻和急性胆囊炎。可分为急性水肿型胰腺炎与急性出血坏死型胰腺炎两种，实质是病变发展的两个阶段。水肿型病变较轻，较常见。出血型又称坏死型，病变严重，易发生休克，并发症较多，病死率高，但少见。

一、病　因

急性胰腺炎的病因尚未完全明确。约 80% 的急性胰腺炎患者有胆结石和过量饮酒史，另有少部分患者与其他原因有关。引起本病的常见原因如下。

（一）胆道疾病

胆总管结石、胆道蛔虫症和胆道炎症等因素，可使胆总管阻塞，胆汁反流入胰管，激活胰腺的酶原而消化胰腺组织；因结石、蛔虫、乙醇所致的十二指肠炎症及水肿等，均可引起胰管阻塞，使胰液流通不畅。

（二）暴饮暴食

急性胰腺炎 20%～60% 发生于暴饮暴食后。饱餐或酗酒可使胰液大量分泌，胰管内压力增高，导致腺泡破裂，胰酶原进入间质而被组织间液激活发生胰腺炎。

（三）损伤

腹部手术、外伤或胃、十二指肠溃疡穿孔损伤胰腺。

（四）感染

感染如伤寒、猩红热、败血症和某些病毒感染（腮腺炎等）。

（五）其他

某些药物，如促肾上腺皮质激素、肾上腺皮质激素、双氧氯噻嗪以及硫唑嘌呤等也可致急性胰腺炎。尚有 20% 的患者病因不明。

二、临床表现

（一）腹痛

腹痛为本病的主要症状。常突然发作，呈持续性刀割样疼痛，阵发性加剧。腹痛多在腹中部或偏左侧，并可向肩、腰、及背部放射，以左侧为著。

（二）恶心和呕吐

出现腹痛时，即有频繁的恶心与呕吐。呕吐后症状不缓解。

（三）腹膜炎体征

水肿型胰腺炎时，仅有上腹部压痛和轻度肌紧张。出血坏死型胰腺炎，有明显的压痛、反跳痛和肌紧张，甚至出现腹水，移动性浊音阳性。伴有麻痹性肠梗阻时，出现腹胀，肠鸣音减弱或消失。

（四）休克

出现表情淡漠或烦躁、面色苍白、脉搏细数、血压下降、四肢湿冷。

（五）其他

大多患者有中度发热，超过39℃者较少见，并在3～5天内退热。高热不退，应怀疑有继发感染（如出现胰腺脓肿、腹膜炎等）。少数患者可出现黄疸，多因胆道炎症或胰腺炎症、水肿压迫胆总管所致。

三、辅助检查

（一）白细胞计数

常有白细胞数量增多，中性粒细胞核左移。

（二）淀粉酶测定

血清淀粉酶一般在发病后6～12小时开始上升，24小时达高峰，48小时后开始下降，持续3～5天，一般超过正常值的5倍，即可诊断本病。淀粉酶的升高程度与病变的严重程度常常不一致，如出血坏死型胰腺炎由于胰腺细胞广泛破坏，淀粉酶可正常或低于正常。尿淀粉酶升高较晚，一般在血清淀粉酶升高后2小时才开始升高，且下降缓慢，可持续1～2周。腹水中淀粉酶明显增高。

（三）淀粉酶、内生肌酐清除率比值

正常为1%～4%，急性胰腺炎时可增加3倍。

（四）血清脂肪酶测定

血清脂肪酶常在发病后24～72小时升高，持续7～10天，超过1.5U/L（Cherry-Crandall法）时有意义。

（五）血清正铁血清蛋白

出血坏死型胰腺炎发病72小时内常为阳性。

（六）其他生化检查

可有血钙降低，若低于1.75mmol/L则预后不良。空腹血糖高于10mmol/L反映胰腺坏死。可有血清AST、LDH增加、血清清蛋白降低。

（七）影像学检查

腹部X线平片可见左膈肌抬高，左胸腔积液，肠麻痹或麻痹性肠梗阻征象；腹部B超与CT显像可见胰腺弥漫性增大，其轮廓与周围边界模糊不清，坏死区呈低回声或低密度图像，对并发胰腺脓肿或假性囊肿的诊断有帮助。

四、诊　断

根据急性胰腺炎的主要临床症状和血清淀粉酶测定，诊断并不难。血清淀粉酶超过500苏氏单位，一般即可确诊。血清淀粉酶多在起病6～12小时后开始增高。尿淀粉酶的升高较迟，对急性患者的诊断帮助不大。

五、治　　疗

急性水肿型胰腺炎有可能自行局限和消散,采用保守疗法效果好。出血坏死性胰腺炎宜及时手术治疗。

(一) 非手术疗法

1. 抑制胰腺分泌、降低胰管内压、减少胰液外渗。

(1) 禁食及胃肠减压:食物及胃液进入十二指肠可刺激胰腺分泌,故疼痛明显的患者一般需禁食1~3天,病情重者除延长禁食时间外,还须胃肠减压。

(2) 应用抑制胰腺分泌的药物:

1) 抗胆碱能药物:①阿托品0.5mg,肌内注射,每6小时一次。②溴化羟苯乙胺2mg,肌内注射,每6小时一次。③溴丙胺太林15~45mg,口服或肌内注射,每日3次。④乙酰唑胺0.25g~0.5g,口服,每日2~3次,此药是碳酸酐酶抑制剂,使碳酸氢钠合成减少,从而减少胰腺水分和碳酸氢钠,可降低胰管压力。

2) H_2受体拮抗剂:抑制胃肠液分泌,降低胃酸,间接抑制胰腺分泌。甲氰咪呱0.4g或雷尼替丁0.15g静脉点滴,每日1~2次。

3) 胰蛋白酶抑制剂:仅适用于出血坏死型胰腺炎的早期。如Iniprol 2~4万U静脉滴注,每日1~2次。抑肽酶(trasylol)10万U静脉滴注,每日1~2次。第一天10~30万U,以后逐渐减量,连用1~2周,可在午前后各给半量,重患者须连用2周。

2. 解痉止痛

(1) 哌替啶:50~100mg肌内注射,为防止Oddi括约肌痉挛,可与阿托品合用。多用于疼痛剧烈者,必要时可每6~8小时重复一次。禁用吗啡,因其可引起胆道Oddi括约肌痉挛性收缩,使胆道排空受阻,胆囊内压力升高,使上腹部不适甚至胆绞痛。

(2) 硝酸甘油片:0.6mg舌下含化,有缓解胆管和括约肌痉挛的作用。

(3) 异丙嗪:25~50mg肌内注射,可加强镇静剂效果。

(4) 1%普鲁卡因:30~50ml加入生理盐水或葡萄糖溶液500ml液中,静脉滴注,对顽固腹痛效果显著。

3. 抗生素　急性水肿型胰腺炎虽为化学性炎症,但早期给予广谱抗生素,可防止继发感染,缩短病程,减少并发症。常用青霉素、庆大霉素、氨苄西林与氯霉素等。出血坏死型应加大剂量。

4. 抗休克及纠正水电解质紊乱　应积极补充体液及电解质(钾、镁、钠、钙离子)以维持有效血循环量。持续胃肠减压时,尚需补足引流的液体量,对休克患者可酌情予以输全血或血浆代用品,必要时加用升压药物。

5. 其他　有血糖升高者可给予小剂量胰岛素治疗,在急性坏死型胰腺炎伴休克或成人呼吸窘迫综合征者,可酌情短期使用肾上腺皮质激素,如氢化可的松200~300mg或地塞米松10~20mg加入葡萄糖液内滴注。并发腹膜炎时多主张采用腹膜透析治疗,可以彻底清除炎性渗液及坏死组织,使病死率明显下降。

6. 中医中药治疗　可采用清胰汤加减。清胰汤主要成分为:柴胡、黄连、黄芩、木香、白芍、大黄粉(后下)、芒硝。

(二) 手术疗法

1. 诊断不明确,难以排除溃疡病穿孔、绞窄性肠梗阻等急腹症,应及早剖腹探查。

2. 继发于胆石、胆道蛔虫、胆道感染,尤其是黄疸较深、血清胆红素超过85μmol/L(5mg%)

时，需行胆总管探查和引流，术中若见胰腺高度肿胀，可切开其包膜减张，以免压迫坏死。

六、预　　防

消除或避免可能诱发胰腺炎的各种因素，如酗酒、暴饮暴食。积极治疗胆道疾病。

小　　结

急性胰腺炎是指胰腺及其周围组织被胰腺分泌的消化酶自身消化的化学性炎症。临床上以急性腹痛、发热、恶心、呕吐及血、尿淀粉酶增高为特征，重症伴腹膜炎、休克等并发症，是常见的急腹症之一。本病可见于任何年龄，以青壮年多见。一般患者采用内科治疗，部分出现并发症的患者需要外科治疗。

案例 14-1 分析提示

1. 根据患者自诉口渴、无力、尿少而黄，结合体检发现精神萎靡、眼窝轻度下陷、口唇干燥、呼吸深快，考虑中度等渗性脱水。

2. 在治疗过程中应补生理需要量约 2000 ml：其中等渗盐水和 5%～10% 葡萄糖溶液各一半。已经丧失量：中度等渗性脱水患者，根据公式约为 60kg×5% =3kg(3000ml)。补给等渗盐水和葡萄糖溶液各半量(1∶1)。继续损失量：根据入院后胃肠减压抽出消化液量应补约 700ml。可用林格溶液或平衡盐溶液补给。

案例 14-2 分析提示

1. 患者血常规检测白细胞超于正常参考值，结合转移性右下腹痛、右下腹麦氏点压痛、反跳痛、发热、白细胞增高，可以诊断为急性阑尾炎。

2. 因其处于急性病程，目前可以通过阑尾切除术结合抗感染治疗。

案例 14-3 分析提示

1. 患者食油腻食物后出现右上腹绞痛、Murphy 征阳性提示胆囊炎；B 超、X 线提示胆石症，可以诊断为胆囊炎、胆囊结石。

2. 目前可以通过非手术治疗，若无效，应及时手术治疗。

案例 14-4 分析提示

1. 患者急性阵发性腹痛，伴肠鸣音亢进；腹胀，呕吐；停止排便与排气；有腹部手术史；腹透有多个液平面，可以诊断为肠梗阻。

2. 目前可以通过禁食，胃肠减压，静脉用药，改善症状同时准备手术。

案例 14-5 分析提示

1. 患者有饱餐史，出现左上腹放射痛、发热、呕吐，且血清淀粉酶超过 500U。可以诊断为急性胰腺炎。

2. 患者需禁食及胃肠减压，给予阿托品抑制胰腺分泌，氧氟沙星抗感染等药物治疗。必要时用哌替啶镇痛，如病情继续发展，应考虑手术治疗。

目标检测

一、名词解释

1. 低钾血症　2. 麦氏点　3. 夏柯(Charcot)三联征　4. 肠梗阻

二、填空题

1. 人的血清钾浓度正常值为________，每天需要量为________。

2. 脱水患者的补液总量一般包括________、________、________三部分。

3. 根据急性阑尾炎的临床病理过程可分为________、________、________、________。

4. 胆石症按其所含成分可分为________、________、________三类。

5. 肠梗阻按其病因可分为________、________、________。其中以________肠梗阻最为常见。

6. 急性胰腺炎可分为________与________两种。

7. 急性胰腺炎的诊断依据主要依靠________和________。

三、选择题

【A 型题】

1. 外科患者最常见的缺水类型是(　　)
   A. 高渗性脱水　B. 低渗性脱水
   C. 等渗性脱水　D. 原发性脱水
   E. 慢性脱水

2. 高渗性缺水早期的主要表现是(　　)
   A. 尿量减少　B. 血压下降
   C. 口渴　D. 神志淡漠
   E. 烦躁

3. 缺水患者第一天补液时,对已丧失液量的补充应是(　　)
   A. 先补充 1/2　B. 一次补足
   C. 先补充 2/3　D. 先补充 1/3
   E. 先补充 1/4

4. 对重度高渗性缺水的患者应首先输入(　　)
   A. 平衡液　B. 5% 葡萄糖液
   C. 林格液　D. 右旋糖酐
   E. 3%~5% 盐水

5. 静脉补钾时,以下错误的是(　　)
   A. 尿量须在 30ml/h 以上
   B. 输液中氯化钾浓度<0.3%
   C. 滴速<60 滴/分
   D. 每日补充钾总量<6~8g
   E. 可先静脉注射少量 10% 氯化钾

6. 呼吸深而快是以下哪种酸碱平衡失调的特征(　　)
   A. 代谢性酸中毒
   B. 代谢性碱中毒
   C. 呼吸性酸中毒
   D. 呼吸性碱中毒
   E. 混合性碱中毒

7. 正常阑尾的体表投影为(　　)
   A. 脐与右髂前上棘连线中点
   B. 脐与右髂前上棘连线中外 1/3 交界处
   C. 脐与右髂前上棘连线中内 1/3 交界处
   D. 脐与右腋中线中外 1/3 交界处
   E. 脐与左髂前上棘连线中外 1/3 交界处

8. 急性阑尾炎的病因不包括(　　)
   A. 淋巴滤泡明显增生致管腔狭窄
   B. 粪石阻塞
   C. 革兰阴性杆菌侵入
   D. 黏膜停止分泌黏液
   E. 饮食不洁食物

9. 患者,男性,43 岁,突然右上腹绞痛,并出现寒战高热,于 16 小时后出现明显黄疸。检查:意识尚清楚,巩膜及周身黄染,血压 130/70mmHg,体温 38.5℃,右上腹轻度压痛,此病最可能为(　　)
   A. Courvoisier 征　B. Murphy 征
   C. Charcot 征　D. Grey-Turner 征
   E. Psoas 征

10. 急腹症手术治疗的适应证,下列哪项是错误的(　　)
    A. 腹膜刺激征严重或有扩大趋势或抗感染治疗无效者
    B. 腹内脏器破裂或穿孔
    C. 急性机械性完全性肠梗阻
    D. 急性水肿性胰腺炎
    E. 急性阑尾炎

【B 型题】

(第 11~14 题备选答案)
   A. 高渗性脱水　B. 等渗性脱水
   C. 低渗性脱水　D. 低钾血症
   E. 高钾血症

11. 急性肠梗阻易发生(　　)

12. 长期禁食患者,每天静脉滴注 5% 葡萄糖等渗盐溶液可致(　　)

13. 大量出汗可致(　　)

14. 肾衰竭时可致(　　)

(第 15~17 题备选答案)
   A. 绞窄性肠梗阻　B. 单纯性肠梗阻
   C. 麻痹性肠梗阻　D. 血运性肠梗阻
   E. 痉挛性肠梗阻

15. 早期蛔虫性肠梗阻属于(　　)

16. 肠系膜血管栓塞属于(　　)

17. 腹部大手术后容易引起(　　)

【X 型题】

18. 急性胆囊炎腹痛的特点是(　　)
    A. 与饮食有关的上腹部或右上腹部剧烈的疼痛,阵发性加剧
    B. 疼痛可放射至右肩背部或右肩胛骨下角区

C. 常伴有恶心呕吐及发热

D. 上腹部胀痛,常有束带感

E. 有化脓性胆囊炎或并发胆管炎时,可出现寒战高热

19. 急性胰腺炎治疗的药物包括哪些(　　)

A. 抗胆碱能药物如阿托品

B. 碳酸酐酶抑制剂如乙酰唑胺

C. H_2 受体拮抗剂如甲氰咪呱

D. 解痉止痛如哌替啶、吗啡

E. 抗生素如青霉素、庆大霉素

四、简答题

1. 静脉补钾的原则包括哪些?
2. 急性阑尾炎患者的手术适应证有哪些?
3. 胆囊炎与胆石症的非手术治疗适应证有哪些?
4. 单纯性肠梗阻与绞窄性肠梗阻如何鉴别?
5. 急性胰腺炎的临床表现是什么?急性胰腺炎如何进行非手术治疗?

（张跃田）

第 15 章　妇产科常见疾病

妇产科学主要研究女性生殖器官疾病的病因、病理、诊断、防治，以及妊娠、分娩、产褥的生理和病理变化，女性生殖内分泌，计划生育及妇女保健等。

第 1 节　早期妊娠诊断

学习目标

掌握早期妊娠诊断的临床表现及辅助检查

案例 15-1

患者，女性，28 岁，已婚，平素月经规律，周期为 28 天，经期 4 天，现已停经 35 天，其余未见异常，去医院就诊。

思考题：

1. 该女性最有可能是什么情况？
2. 患者如何诊断？

临床上根据妊娠不同阶段的特点，将妊娠全过程分为三个时期：妊娠 12 周末以前为早期妊娠，妊娠 13～27 周末为中期妊娠，妊娠 28 周及其以后为晚期妊娠。

一、早期妊娠临床表现

（一）停经

生育年龄的妇女，月经既往规律，一旦月经过期 10 日以上，应首先考虑为早期妊娠的可能。

（二）早孕反应

约半数的妇女，多在妊娠 6 周出现恶心、晨起呕吐、食欲不振、择食及困乏无力等症状，称早孕反应。于妊娠 12 周左右自行消失。

（三）尿频

多因增大的子宫压迫膀胱而引起，妊娠 12 周后，增大的子宫进入腹腔，尿频症状自然消失。

（四）妇科检查

外阴色素加深，阴道黏膜与宫颈充血变软，呈紫蓝色，子宫峡部极软，感觉宫体与宫颈似不相连，称黑加征（Hegar sign）。宫体增大变软，妊娠 40 余天的子宫呈球形，较软。如随诊，将发现其不断增大，有囊性感。12 周左右时，宫底多已超出骨盆腔，可于耻骨联合上方触及。

（五）乳房变化

乳房增大，乳头及乳晕着色，有蒙氏结节的出现，孕妇自觉乳房轻度胀痛、乳头刺痛。

二、诊　　断

（一）妊娠试验

妊娠后胎盘的绒毛滋养层细胞产生大量绒毛膜促性腺激素，通过检测血、尿标本中人类绒毛膜促性腺激素，可作为早孕的辅助诊断。

（二）超声检查

B型超声是诊断早期妊娠快速准确的方法，最早在妊娠5周时，在增大的子宫轮廓内可见圆形光环，边界清楚，其内无回声的妊娠囊，妊娠8周后可见胎心搏动。超声多普勒在子宫位置可听到有节律单一高调胎心率150～160次/分，可确诊为早孕、活胎。

（三）基础体温测定

具有双相型基础体温的妇女，停经后高温相持续18日不下降者，早孕的可能性很大。

（四）宫颈黏液检查

早孕时量少质稠，涂片干燥后镜检视野内全为成行排列的椭圆体，则妊娠的可能性大。

（五）黄体酮试验

利用孕激素在体内突然撤退时引起子宫内膜脱落出血的原理，对既往月经周期正常，可疑妊娠的妇女，每日肌内注射黄体酮20mg，连续3～5日，如停药3～7日内有阴道内流血，则排除妊娠的可能；如超过7日仍未流血者，则早期妊娠的可能性大。

根据以上病史及检查，一般可确诊为早孕，确诊早孕不应单纯依靠妊娠试验阳性。对临床表现不典型者，更应注意与卵巢囊肿、子宫肌瘤、尿潴留等进行鉴别。

第2节 外阴阴道炎

学习目标

1. 掌握阴道炎的分类、临床表现、诊断及治疗用药
2. 熟悉外阴炎的治疗方法

案例 15-2

患者，女性，32岁，近日白带增多，有异味，呈凝块样，外阴瘙痒，尤其是夜间加重，同时还伴有尿频、尿急、尿痛。妇科检查发现：阴道黏膜水肿、红斑，有白色块状物。

思考题：

1. 患者可初步诊断为什么疾病？
2. 患者需要用哪种药物治疗比较合适？

正常情况下，阴道分泌物呈酸性（宫颈管内黏液栓则呈碱性），因而能抑制致病菌的活动、繁殖和上行，炎症一般不易出现。当阴道分泌物酸碱度发生改变，或有特殊病原体侵入时，即可引起炎症反应。

一、外 阴 炎

（一）病因

阴道分泌物过多、尿瘘患者的尿液及糖尿病患者的尿糖刺激、外阴皮肤不洁或局部使用化学药物过敏等，均易引起外阴炎（vulvitis）。

（二）症状及诊断

外阴皮肤瘙痒、疼痛或灼热感。白带多、脓性。局部发红、肿胀。重者可发生溃疡，导致双侧小阴唇粘连，引起排尿疼痛或困难。有时也可引起体温升高及白细胞增多。

（三）防治

注意外阴清洁，养成良好的个人卫生习惯。

外阴部用 1∶5000 高锰酸钾溶液坐浴，每日 2 次，坐浴后局部涂以抗生素软膏。有发热及白细胞增高者，可口服或肌内注射抗生素；积极消除诱因。

二、滴虫性阴道炎

（一）病因

滴虫性阴道炎是常见的阴道炎，由阴道毛滴虫所引起（trichomonas vaginitis）。

知识链接　　**阴道毛滴虫的特点**

阴道毛滴虫能在 3～5℃生存 21 日；在 46℃时生存 20～60 分钟；在半干燥环境中约生存 10 小时；在普通肥皂水中也能生存 45～120 分钟。在 pH 5 以下或 7.5 以上的环境中则不生长，滴虫阴道炎患者的阴道 pH 值一般为 5.0～6.5。滴虫不仅寄生于阴道，还可侵犯泌尿道及寄生于男性的包皮、前列腺中。

（二）传染途径

主要通过公共浴池、浴具、游泳池、坐便器、性行为以及消毒不彻底的医疗器械等传染。

（三）临床表现

主要症状为白带增多、外阴瘙痒。典型的白带呈灰黄色、稀薄泡沫状，有臭味。分泌物刺激外阴皮肤可引起瘙痒。少数可侵犯尿道、膀胱，而有尿频、尿急、尿痛，甚至血尿等症状。滴虫能吞噬精子，阴道分泌物可妨碍精子的存活，因而有时可引起不孕。少数患者阴道内有滴虫感染而无炎症反应，可无症状，称为“带虫者”。

妇科检查可发现阴道内有较多黄绿或灰黄色带泡沫的分泌物，阴道黏膜充血，重者可出现出血点。

（四）诊断

典型病例诊断较易，若能在阴道分泌物中找到滴虫即可确诊。

（五）治疗

1. 局部用药　用 0.5%～1% 乳酸或 0.5% 醋酸冲洗阴道后再用药，可提高疗效。无此条件时可用淡醋液坐浴（半盆温开水加入经煮沸的食醋 2 汤匙）。常用药为甲硝唑 200～400mg，每晚置阴道深部，连续 7～10 天为一疗程。

2. 全身用药　甲硝唑 200mg，每日 3 次，7 日为一疗程，或 400mg 每日 2 次，共 5 天。亦有用 1～2g 顿服者。

3. 治疗中注意事项　此病主要由性行为传播，所以性伴侣应同时治疗，治疗期间禁止性行为。甲硝唑可通过胎盘，对胎儿可能有致畸作用，妊娠 20 周前禁用；甲硝唑还能通过乳汁排泄，哺乳期间及用药后 24 小时内不宜哺乳；因治疗后易复发，故连续 3 次月经后检查白带滴虫阴性者，方可认为治愈；治疗期间避免饮酒及辛辣食物；外阴瘙痒时禁用刺激性药物、肥皂擦洗或搔抓；月经期暂停用药。

（六）预防

滴虫性阴道炎易于传播，治疗后也易复发，必须重视预防。

1. 加强卫生宣教，注意个人卫生。

2. 公共浴室应设有淋浴、浴盆、浴贴等消毒用具。公共厕所以蹲式为宜。严格管理好游泳池,有滴虫者必须治疗后方能入池。

3. 患者家属也应作检查,发现有滴虫者,应治疗。

4. 妇科检查用具应严格消毒,避免交叉感染。

三、外阴阴道假丝酵母菌病

(一) 病因

外阴阴道假丝酵母菌病(vulvovaginal candidiasis,VVC)由假丝酵母菌引起的外阴阴道炎症。孕妇、糖尿病、应用大量雌激素及长期应用抗生素的患者多见。

(二) 临床表现

主要症状为外阴奇痒,急性期白带增多,典型的白带特征呈凝乳状或豆渣样。

妇检阴道黏膜红肿,黏膜附有白色块状物,擦除后露出红肿黏膜面,急性期可见糜烂及溃疡。

(三) 诊断

阴道分泌物中找到假丝酵母菌的孢子或假菌丝,即可确诊。

(四) 治疗

1. 用碱性溶液如2%~4%碳酸氢钠或肥皂水冲洗外阴及阴道,改变阴道酸碱度,使之利于真菌生长。冲洗后,再用制霉菌素片剂或栓剂塞入阴道内,每次10万~20万U,每晚一次,7~10天为一疗程,外阴再涂以3%的克霉唑软膏,效果可更好。

2. 可用冰硼片两片置入阴道,每晚一次,7~10天为一疗程。

3. 1%~2%甲紫水溶液擦阴道,隔日一次,共2周,注意勿用药过度过频,以免引起化学性皮炎或溃疡。

4. 10%硼砂甘油涂擦阴道及外阴亦有效,可与甲紫交替应用。顽固病例或未婚者可口服酮康唑或甲性霉素,有肝病史者或孕妇禁用或外用咪康唑。

治疗中禁止性交,每日更换洗净消毒之内裤。经前复查。

(五) 预防

注意外阴清洁,避免交叉感染,合理使用抗生素及激素。有糖尿病者积极治疗原发病。

小　　结

当阴道分泌物酸碱度发生改变,或有特殊病原体侵入时,即可引起炎症反应。因其病因的不同分为外阴炎、滴虫性阴道炎、外阴阴道假丝酵母菌病。临床表现均具有外阴瘙痒、白带量或质的改变的特征。治疗可针对病原体的不同采用对症的药物治疗。

第3节　子宫肌瘤

学习目标

1. 掌握子宫肌瘤的临床表现及治疗方法
2. 了解子宫肌瘤的分类及病因

子宫肌瘤(uterine fibroids)是女性生殖器官中最常见的良性肿瘤,在30~50岁女性中发病率较高,也是人体中常见的肿瘤之一。子宫肌瘤主要由子宫平滑肌细胞增生而形成。其确切的名称应为子宫平滑肌瘤，通称子宫肌瘤，又因其发病和女性激素（雌激素、孕激素）有关，故属性激素依赖性肿瘤。

案例 15-3

患者，女性，48 岁，因月经周期缩短，经期延长及经量增多 1 年就诊。

患者既往月经正常，3～4/30 天，经量中等，无痛经。近 1 年来月经周期缩短，经期延长 7/24 天，经量明显增多，不伴痛经。G2P2，均为足月顺产。带环已 15 年。妇科检查：外阴（-），阴道（-），子宫颈光滑，子宫如妊娠 8 周大小，表面凸凹不平，质硬，无压痛，双侧附件（-）。

实验室检查：WBC 6.8×10^9/L，Hb 85g/L，PLT 190×10^9/L。

思考题：

1. 患者可初步诊断为什么疾病？
2. 患者需要用哪种治疗方式比较合适？

一、病　　因

确切病因不明，可能与体内雌激素水平过高，与长期受雌激素刺激有关。

1. 偶见于初潮后妇女，多见于中年妇女，绝经后肌瘤多停止生长并逐渐萎缩。
2. 肌瘤多并发子宫内膜增生。
3. 卵巢颗粒细胞瘤、卵泡膜细胞瘤（可分泌雌激素）患者常合并子宫肌瘤。
4. 妊娠时雌激素水平增高，肌瘤多迅速增大。
5. 外源性雌激素可加速肌瘤生长。

二、分　　类

子宫肌瘤按与子宫壁各层的关系可分为三类。

（一）肌壁间肌瘤

肌壁间肌瘤最常见，占 60%～70%。子宫肌瘤开始均从肌层发生，倘若肌瘤一直位于肌层，则称为“壁间肌瘤”或“间质肌瘤”。壁间肌瘤常为多发，数目不定，往往有一个或数个较大的肌瘤。由于子宫体积增大，内膜面积增加，故常引起月经过多、过频及经期持续时间延长。

（二）黏膜下肌瘤

黏膜下肌瘤约占 10%。肌瘤在生长发展过程中，常向阻力较小的方向发展。当其突向子宫腔后，其表面仅覆盖一层子宫内膜，称为“黏膜下子宫肌瘤”，黏膜下肌瘤由于瘤蒂血运较差，并常伸入阴道内，故易感染、坏死、出血。

（三）浆膜下肌瘤

浆膜下肌瘤占 20%～30%。肌瘤发生于子宫体侧壁向阔韧带两叶腹膜之间伸展者，称为“阔韧带肌瘤”，属于浆膜下类型。还有一种阔韧带肌瘤，系由阔韧带中子宫旁平滑肌纤维生长而成，与子宫壁完全无关。

子宫肌瘤按所在部位分为宫体肌瘤和宫颈肌瘤。肌瘤多发生于子宫体部，故宫体肌瘤约占 95%。子宫颈肌瘤较少见，肌瘤在子宫颈部位生长，因生长部位低，可嵌顿于盆腔内，产生压迫症状，手术切除困难，易损伤输尿管、膀胱。

子宫肌瘤常为多发性，并且以上不同类型肌瘤可同时发生在同一子宫上，称为多发性子宫肌瘤。

不同类型子宫肌瘤见图 15-1。

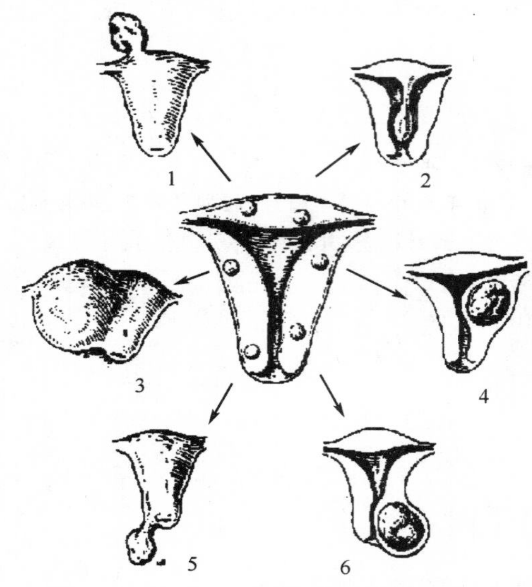

图 15-1　不同类型肌瘤

1. 浆膜下肌瘤;2. 黏膜下肌瘤;3. 活韧带肌瘤;4. 壁间肌瘤;5、6. 宫颈肌瘤

三、继发变性

肌瘤的血液供应来自假包膜,如肌瘤生长快而血运不足,则发生中心性缺血,造成一系列变性,如玻璃样变性,最常见;其次还有囊性变、红色变、钙化、肉瘤变。其中红色变性常发生于妊娠期和产褥期,多有发热腹痛等表现;肉瘤变即肌瘤恶变,较少见,大约占0.5%。绝经后肌瘤常自行萎缩,若肌瘤增大或伴不规则阴道流血,应警惕恶变。

四、临床表现

子宫肌瘤的临床表现常随肌瘤生长的部位、大小、生长速度,有无继发变性及合并症等而异。肌瘤小或浆膜下肌瘤的患者多无明显症状,常于妇科检查时或B超检查时偶尔发现。主要临床表现是月经改变、腹部包块、疼痛、邻近器官的压迫症状、白带增多、不孕、贫血和心脏功能障碍等。

(一) 症状

1. 月经改变　为子宫肌瘤的主要症状,见于半数或更多的患者。多发生于黏膜下肌瘤及肌壁间肌瘤,表现为月经过多、经期延长或不规则阴道流血。引起流血增多的主要原因是:子宫内膜面积增大,雌激素作用致子宫内膜增生,肌瘤妨碍子宫收缩,并影响血循环而使内膜充血等。由于长期流血,患者常有不同程度的贫血。

2. 腹部肿块　下腹部肿块常为子宫肌瘤患者的主诉,当浆膜下肌瘤或肌壁间肌瘤增大超越盆腔时,患者多能自己扪及包块而去医院就诊,可伴有下坠感。

3. 疼痛　肌瘤本身并不会引起疼痛,除因盆腔神经受压有疼痛外,带蒂的黏膜下肌瘤在宫腔内引起宫缩而产生疼痛。当肌瘤阻塞宫颈管,妨碍经血外流,可引起痛经。当带蒂的浆膜下肌瘤发生蒂扭转或发生于妊娠期子宫肌瘤红色变性或感染时,均可引起较剧烈的腹痛。

4. 压迫症状　子宫前壁肌瘤、子宫颈部肌瘤或子宫体下段肌瘤压迫膀胱可出现尿频、排尿困难、尿潴留等。子宫后壁的肌瘤可压迫直肠,引起便秘,甚至排便困难。压迫输尿管,可致肾盂积水、肾盂肾炎,盆腔静脉受压可出现下肢水肿。压迫症状在月经前期较显著,此乃子宫肌瘤充血肿胀所致。

5. 白带增多　宫腔增大,子宫内膜腺体增多,伴有盆腔充血或炎症均能使白带增加,多见于黏膜下肌瘤,当黏膜下肌瘤发生溃疡、感染、出血、坏死时,则产生血性白带或脓臭性白带,量明显增加。

6. 不孕与流产　30%子宫肌瘤患者可有不孕,这可能是就诊原因,而在检查时发现存在着子宫肌瘤。子宫肌瘤引起不孕的原因是多方面的。自然流产率高于正常人群,其比为4∶1。

7. 贫血　长期出血而未及时治疗者可发生贫血。严重贫血能导致贫血性心脏病,心肌退行性变。

(二) 体征

子宫不规则或均匀性增大,瘤体小于3个月妊娠子宫大小者,一般不易经腹触及。能触及者一般在下腹中部，质硬，多不平整。肌瘤居子宫前壁或后壁者，则前壁或后壁较突出，多发性肌瘤则可在子宫上触及多个光滑、硬球形块物；子宫明显一致增大，且较硬，可能为藏于宫腔内或颈管内的黏膜下肌瘤，如宫颈口松弛，伸入手指往往可触及光滑球形的瘤体，有的则已露于宫颈口，甚或突入阴道内。肌瘤的生长部位也可影响子宫体和子宫颈的位置。

五、诊　断

(一) 病史

月经过多或不规则出血，下腹部包块史等。

(二) 妇科检查

发现子宫不规则增大或均匀性增大，如浆膜下肌瘤在子宫表面可扪及单个或数个结节状突起，质硬；黏膜下肌瘤有时可使宫口开大，并通过宫口触到宫腔内肌瘤的下端；如悬垂于阴道内，可看到瘤体并触摸到其蒂部。

(三) 辅助检查

较小的肌瘤，尤其是黏膜下肌瘤，仅靠妇科检查诊断比较困难。B 型超声可以较明确显示肌瘤大小及部位，是诊断子宫肌瘤主要手段之一；诊断性刮宫可以感觉到内膜有突起或明显不平，通过以上检查，诊断一般无困难。对肌瘤增长迅速或绝经后仍继续增大，由硬变软者，应考虑有恶变的可能。

六、治　疗

应根据患者的年龄、症状、肌瘤大小、生育情况及全身健康状况等进行全面考虑后再作决定。一般采取下列不同治疗措施。

(一) 随访观察

对肌瘤较小、无明显症状或近绝经期妇女，每 3～6 个月复查一次，一般在绝经后肌瘤可逐渐萎缩。在随访期间发现肌瘤增大或症状明显时，应考虑手术治疗。

(二) 药物治疗

药物治疗适用于子宫小于妊娠 2 个月大小，症状不明显，尤其近绝经期或身体情况不宜手术治疗者，在诊断性刮宫排除子宫内膜癌后。常用的药物有雄激素、米非司酮和促性腺激素释放激素类似物如亮丙瑞林。药物可抑制肌瘤生长或使肌瘤缩小，但停药后可逐渐增大。雄激素有对抗雌激素，促使子宫内膜萎缩，使子肌层及血管平滑肌收缩，减少出血量的作用。常用甲睾酮 10mg，每日一次，在经期第 5 天起舌下含服或口服，每月用药 20 天，月服总量不宜超过 300mg；或丙酸睾酮 25mg，每周 2 次，肌内注射，也可经期时每日注射 25mg，连用 3～5 天，但每月总量不宜超过 300mg，以免引起男性化。

(三) 手术治疗

经长期保守治疗无效，或症状明显，肌瘤较大，合并贫血及肌瘤生长迅速者，应考虑手术治疗。

1. 肌瘤剜除术　适于年轻并希望生育的患者。浆膜下、肌壁间，甚至黏膜下肌瘤均可经腹剜除，保留子宫；脱出至阴道内的带蒂黏膜下肌瘤可经阴道将蒂切断，残端缝扎，或用长弯止血钳夹住残留蒂部，留置 24 小时后取除。

2. 全子宫切除术　对年龄较大、症状明显，无继续生育要求的子宫肌瘤患者应作全子宫切除术。年龄在50岁左右可保留一侧正常卵巢以维持其内分泌功能。

小结

子宫肌瘤病因不明，临床表现是月经改变、腹部包块、贫血、邻近器官的压迫症状、白带增多等。B型超声是常用诊断方法。可采用雄激素治疗或手术治疗。

第4节 子宫颈癌

学习目标

1. 掌握子宫颈癌的临床表现及诊断
2. 熟悉子宫颈癌的病因

 **案例 15-4**

患者，女性，39岁，因为同房出血1个月余，去医院就诊。月经规律，食欲、大小便均正常，其余无异常。妇科检查，外阴(-)，阴道(-)，宫颈欠光滑，质硬，手套上有血迹；子宫附件(-)。

思考题：

1. 该患者考虑为什么疾病？
2. 该患者如何诊断？

子宫颈癌(cervical cancer)又称宫颈癌，系指发生在宫颈阴道部或移行带的鳞状上皮细胞及宫颈管内膜的柱状上皮细胞交界处的恶性肿瘤。子宫颈癌是最常见的女性生殖器官恶性肿瘤，发病年龄分布呈双峰状，多见于35～39岁、60～64岁之间，平均年龄为52.2岁，发病随年龄而增长，绝经期后逐渐下降。近40年来由于国内普遍开展防癌宣传和普查，使子宫颈癌得以早期发现、早期诊断、早期治疗，其病死率和发病率均明显下降。

一、病因

病因尚不明确，可能与下列因素有关。

(一) 早婚、早育、多产

据我国大量的普查结果表明，结婚年龄17岁前比18岁以后的患病率高3.9倍，初产的年龄在18岁前是18岁以后3.2倍；分娩次数在4产以下是3产以下的2倍。这些数据都说明早婚、早育及多产可增加发生子宫颈癌的可能性。

(二) 性生活因素

性生活过于频繁、性生活不卫生及性生活紊乱者发病率比较高。男子阴茎包皮过长所积存的包皮垢含有致癌性物质的刺激等。

(三) 病毒感染

研究发现，人类乳头瘤病毒、单纯疱疹病毒、人巨细胞病毒等尤其是人类乳头瘤病毒的16、18亚型与宫颈癌的关系特为密切，据此目前国际上已制备出宫颈癌疫苗，并应用于临床。

(四) 高危男子接触史

有阴茎癌、前列腺癌或其前妻曾患宫颈癌者为高危男子，与高危男子有性接触史的妇女易患宫颈癌。

（五）其他因素

环境因素、经济状况低下、种族和地理因素等与宫颈癌的发生也有一定关系。

二、临床表现

早期宫颈癌常无明显症状，也无特殊体征，最早的症状主要是接触性出血，常在性生活或妇科检查后出现。老年患者表现为阴道流血及白带增多。

（一）阴道流血

约有 81.4% 的患者有阴道流血症状。表现为性交、排便、活动或妇科检查后出血，初期出血量多为少量，并经常自行停止；晚期病灶较大则表现为出血量增加，甚至量多而危及生命。年轻患者可以表现为经期延长、月经周期缩短、经量增多或月经不规则等，老年患者则常表现为绝经后阴道流血，量或少或多。

（二）白带增多

约有 82.3% 的患者有各种不同情况和程度的白带增多，呈白色、淡黄、血性或脓血性等，稀薄似水样或米泔水样，腥臭。晚期患者并发感染则呈恶臭或脓性。

（三）压迫症状

宫颈癌至晚期，由于肿瘤增大，可出现各种压迫症状。疼痛是常见的压迫症状之一，其发生率为 41.1%，多见于Ⅲ、Ⅳ期患者。此外，病灶侵犯的脏器而出现一系列继发症状：若病灶侵犯盆腔结缔组织和骨盆壁，压迫输尿管、直肠和坐骨神经时，常表现为下腹痛、腰痛、尿频、尿急、肛门坠胀感、里急后重、下肢肿痛、坐骨神经痛等；癌灶压迫或侵犯输尿管，严重时而导致输尿管梗阻，引起肾盂积水、肾功能损害等，最后导致尿毒症死亡。

（四）全身症状

晚期患者除继发如尿毒症等全身症状外，往往出现消瘦、贫血、发热、全身衰竭、恶病质等表现。

（五）转移症状

除淋巴转移外，较多见于肺转移、肝转移及骨转移，而出现相应的症状。

三、诊　断

根据病史、症状和检查并进行宫颈活组织检查可以确诊。目前常用的诊断妇科肿瘤的检查方法，主要有以下几种。

（一）子宫颈刮片细胞学检查

子宫颈刮片细胞学检查用于宫颈癌的普查，是筛查和早期发现宫颈癌的主要方法。宫颈刮片是应用特殊制作的刮板刮取宫颈表面的细胞，或用特别刮齿自宫颈口伸入刮取宫颈管内的细胞。该方法所得到的细胞，都比较新鲜，涂抹在玻璃片上进行固定染色后即可作显微镜检查。正常细胞与恶性肿瘤细胞可根据其细胞形态、细胞核大小等进行分辨。

（二）宫颈和宫颈管活体组织检查

宫颈和宫颈管活体组织检查是确诊宫颈癌最可靠的方法。活体组织检查法是以活检钳取一小块组织进行检查。所取的组织经过切片染色后，不仅能观察到单个细胞的特点，而且还可看到细胞之间的联系及排列方式，对肿瘤的诊断更为可靠。取材的方法：①选择在宫颈外口鳞-柱上皮交界处 3、6、9、12 点处取组织活检。②碘实验：识别宫颈病变的危险区，在碘不着色区进行活体组织检查。③阴道镜：在阴道镜下，选择可疑病变部位进行活检。女性生殖器官或是暴露在身体表面，或有腔道与外界相通，这一解剖特点，为活体组织检查提供了有利条件。当外阴、阴道、宫颈及宫腔在外观上有可疑或疑有癌瘤的可能时，采取活体组织即可明确诊断。

（三）宫颈锥切术

对于宫颈刮片可疑但活检阴性的患者，可以采用宫颈锥切的方法帮助诊断。

四、治　　疗

根据患者的临床分期、年龄、生育要求和全身情况确定治疗方案，以手术和放射治疗为主。

一般早期以手术治疗为主，中晚期采用放射治疗或放射治疗与化疗相结合的综合治疗为主。中医中药治疗宫颈癌亦有显著疗效，特别是对早期宫颈癌的治疗，以及中晚期配合放化疗都有较好的效果。

（一）放射治疗

子宫颈癌绝大部分是鳞癌，对放射治疗相对敏感，因此适用于各期癌症的患者，尤其是晚期不能手术的患者。

（二）手术治疗

对Ⅱa期（包括Ⅱa）以前的早期子宫颈癌患者可采用手术治疗。其优点：开腹时可以进一步估计肿瘤侵犯的范围，故可以较彻底地切除局部肿瘤，防止复发；年轻患者还可以选择性地保留卵巢组织；手术治愈率高，且手术技术不断提高，并发症较少。

1. 子宫原位癌　可采用子宫颈锥形切除术或全子宫切除术。

2. 子宫颈浸润癌　仅适用于Ⅰa～Ⅱa期患者。手术范围Ⅰa1期可作全子宫切除术，Ⅰa2～Ⅱa期均应采用子宫颈癌根治术。

（三）化学药物治疗

目前，放射治疗和手术治疗仍为子宫颈癌的首选疗法，疗效肯定。抗癌化学药物治疗缓解率低，且单独使用不能达到治愈目的。子宫颈癌晚期患者，肿瘤已发生转移，或重要器官已广泛累及时，从全身发挥治疗作用的意义上看，化学药物治疗就具有放射治疗和手术治疗所不能比拟的优点。此外，化学药物治疗还可与手术或放疗联合使用，可达到扩大手术适应证，防止转移，促进放射治疗的敏感性，提高疗效的作用。

知识链接　　子宫癌疫苗

引发宫颈癌的最大元凶——HPV病毒，正在被各大研发机构和医药公司攻克。

宫颈癌疫苗（HPV疫苗）是人类第一个预防恶性肿瘤的疫苗。已研制成功的宫颈癌疫苗分别是Cervarix和Gardasil。该疫苗已在全世界100个国家上市，在中国预计2015年左右上市。

全球仅有两种HPV疫苗上市，分别是默沙东的四价（6、11、16、18型）HPV疫苗和葛兰素史克公司的二价（16、18型）HPV疫苗。HPV疫苗能预防由第6、11、16及18型HPV所引起的疾病，此疫苗不能医治已有的HPV感染，也不能防御非HPV病毒所引起的疾病。

小　　结

子宫颈癌最早和最多出现的症状是阴道流血及白带增多。宫颈癌是恶性肿瘤，一般早期以手术治疗为主,中晚期采用放射治疗或放射与手术相结合的综合治疗为主,也可配合化疗及中医药治疗。

第 5 节　计划生育

计划生育是妇女生殖健康的重要内容。搞好计划生育,做好避孕工作,对科学的控制人口数量和提高人口素质有着重要的意义。常用的女性避孕方法有工具避孕、激素避孕等。男性避孕在我国主要采用阴茎避孕套。

知识链接　　**避　孕**

避孕是指采用科学的手段使妇女暂时不受孕,其主要控制生殖过程中的 3 个环节:①抑制精子和卵子的产生;②阻止精子与卵子结合;③使子宫环境不利于精子获能、生存或不适于受精卵着床和发育。

一、工具避孕法

利用工具防止精子进入阴道或阻止进入阴道内的精子进入宫腔,或通过改变宫腔内环境,达到避孕目的,称工具避孕法。

(一) 避孕套(阴茎套)

避孕套(阴茎套)系男用避孕工具,由优质乳胶制成,呈筒状,筒径有 35、33、31、29mm 四种。顶端呈小囊状,作用是使射精时精液排在套内,阻止其进入阴道,达到避孕目的。每次性交时均应更换新的阴茎套。阴茎套还具有防止性传播疾病传染的作用,故应用甚广。使用前后应充气或灌水检查其有无破损。避孕可靠性在 95% 以上。

(二) 子宫帽(阴道隔膜)

子宫帽(阴道隔膜)由具有弹性的金属圈覆以半球形薄橡皮隔膜制成,有 50 ~ 80mm 等型号,较常用的为 70mm。

(三) 宫内节育器(IUD)

宫内节育器(IUD)是一种安全、有效、简便、经济、可逆的节育器,是目前我国育龄妇女的主要避孕措施。

1. 种类

(1) 惰性宫内节育器:由惰性原料如金属、硅胶、塑料或尼龙等制成,由于金属单环脱落率及带器妊娠率高,1993 年已停止生产使用。

(2) 活性宫内节育器:其内含有活性物质如金属、激素、药物及磁性物质等,借以提高避孕效果,减少不良反应。常用的有以下几种。

1) 含铜宫内节育器:是我国目前应用最广泛的宫内节育器,在子宫内持续释放具有生物活性的铜离子,而铜离子具有较强的抗生育作用,避孕效果随着铜的表面积增大而增强,避孕有效率均在 90% 以上,是目前国际公认性能最佳的宫内节育器。从形态上分为 T 形、V 形、宫形等多种形态。

2) 含药宫内节育器:将药物储存在节育器内,通过每日微量释放提高避孕效果,减低不良反应。目前我国主要应用含孕激素和含吲哚美辛的节育器。

2. 适应证　凡育龄妇女要求放置宫内节育器而无禁忌证者均可给予放置。

3. 禁忌证　①妊娠或妊娠可疑;②生殖道急、慢性炎症;③生殖器官肿瘤;④子宫畸形;⑤宫颈过松、重度陈旧性宫颈裂伤或子宫脱垂;⑥严重全身性疾患;⑦月经过多、过频。

4. 放置时间 一般选择在月经干净后3～7日放置，人工流产术后宫腔深度<10cm，产后42天子宫复旧正常，剖宫产后半年放置，哺乳期放置应先排除早孕。

二、激素避孕

激素避孕是一种用人工合成的雌、孕激素制成的复合制剂进行避孕的方法。避孕原理为抑制排卵、阻碍受精或受精卵着床。优点为安全、有效、经济、方便。主要成分是三大类甾体激素：①睾酮类衍生物，如炔诺酮、双醋炔诺醇等；②黄体酮类衍生物，如甲地孕酮、甲羟孕酮、氯地孕酮等；③雌激素类衍生物，如炔雌醇、炔雌醚等。

（一）常用短效口服避孕药

我国自1964年起曾较普遍应用，有效率>90%。制剂有糖衣片、纸型片及滴丸三种。

1. 常用药物 ①复方炔诺酮（口服避孕片Ⅰ号）；②复方甲地孕酮（口服避孕片Ⅱ号）；③复方炔诺孕酮。

2. 适应证 适用于生育期妇女，要求避孕者。

3. 禁忌证

（1）因避孕药通过肝及肾代谢排泄，故患有肝、肾病及糖尿病需用胰岛素治疗者禁用。

（2）心脏病、高血压以及有血栓性疾病史者慎用或不用。

（3）哺乳期服药会影响乳量，最好在婴儿满周岁后再用。

（4）恶性肿瘤、癌前病变、子宫或乳房有肿块者禁用。

（5）月经稀少或年龄大于45岁禁用。

（6）年龄大于35岁的吸烟妇女禁用。

（二）常用长效口服避孕药

常用长效口服避孕药主要通过缓慢释放出储存于脂肪组织内的炔雌醇，对“性腺轴”起抑制作用，从而抑制排卵，发挥长效避孕作用，其所含的孕激素使子宫内膜呈分泌现象后剥脱，引起撤退性出血，类似人工周期。此类药物激素含量大，不良反应较多。

1. 常用药物 ①复方炔雌醚；②复方18甲长效避孕药；③三合一炔雌醚。

2. 适应证及禁忌证

（1）适应证：适应于生育期妇女，要求避孕者。

（2）禁忌证：哺乳期服药，乳儿可发生可逆性乳房增大，女婴可同时出现白带增多，故此期忌服。

（三）探亲避孕药

探亲避孕药适用于分居两地的夫妇临时服用，且不受经期限制，其作用主要在宫颈黏膜、子宫内膜、输卵管及抑制精子获能，防止受孕，现常用药物：①炔诺酮探亲片；②甲地孕酮探亲避孕片。

（四）注射用长效避孕药

注射用长效避孕药为长效雌、孕激素复方制剂，有效率达98%以上。肌内注射一次可避孕1个月，作用机制与短效避孕药相同。尤其适合对于口服避孕药有明显胃肠道反应者。

（五）缓释避孕药

1. 避孕贴片 避孕药放在特殊贴片内，粘贴在皮肤上，每日释放一定数量避孕药通过皮肤吸收，达到避孕的目的。

2. 皮下埋植剂 将装有孕激素的硅胶囊，皮下植入，有效期可达1～2年。

3. 缓释阴道避孕环　含孕激素的硅橡胶阴道环，一次放入，避孕 1 年。经期不需取出，避孕效果也较好。

三、其他避孕方法

（一）安全期避孕法

根据月经周期、宫颈黏液变化及基础体温来判断排卵时间，排卵前后 4～5 天为易孕期，其余时间为相对安全期。因无准确的排卵测试法，且排卵时间易受外界多种因素的影响，可能提前或推迟，故此法失败率较高。

（二）输卵管绝育术

输卵管绝育术对世界范围内控制人口问题发挥重要作用，是一种安全、永久性节育措施。它通过手术将输卵管结扎或用药物使输卵管腔粘连堵塞，阻止精子与卵子相遇而达到绝育的目的。

小　　结

避孕是指采用科学的手段使妇女暂时不受孕，常用的女性避孕方法有工具避孕、激素避孕等。男性避孕主要采用阴茎避孕套。

案例 15-1 分析提示

1. 平素月经规律、育龄期，现停经 35 天，首先考虑怀孕，但不一定是，也可能是闭经。
2. 要想确诊须经过一系列辅助检查，如妊娠试验、B 超等。

案例 15-2 分析提示

1. 因患者白带增多且有异味呈凝块样，同时外阴瘙痒，妇科检查见阴道黏膜水肿，红斑，有白色块状物，故可初步诊断为外阴阴道假丝酵母菌病，如果阴道分泌物中检查到假丝酵母菌的牙生孢子或假菌丝即可确诊。
2. 治疗用 2%～4% 碳酸氢钠或肥皂水冲洗外阴及阴道后再用制霉菌素栓剂。

案例 15-3 分析提示

1. 因患者为中年女性，且有月经周期缩短，经期延长，经量增多，同时体格检查子宫如孕 8 周大小，表面凸凹不平，质硬，无压痛，贫血(Hb 85g/L)，故可初步诊断为子宫肌瘤；结合 B 超检查可以确诊。
2. 治疗实行定期随访观察(3～6 个月 1 次)。根据复查情况再决定其处理措施。

案例 15-4 分析提示

1. 因同房出血，即为接触性出血，首先想到宫颈可能存在病变，所以应及早去医院就诊。
2. 首先做宫颈刮片，给予筛查，对于筛查有异常者，给予宫颈活检送病理检查，以确定病变的性质。

目标检测

一、填空题

1. 滴虫阴道炎是由__________所引起。在局部用药前，用________性溶液冲洗阴道。
2. 按肌瘤与子宫壁各层的关系，子宫肌瘤可分为________、________、________。

二、选择题

【**A 型题**】

1. 对月经量多而子宫增大约 8 周妊娠大小的子宫肌瘤患者，在诊断性刮宫排除子宫内膜癌后，治疗可采用(　　)

A. 雌激素 B. 抗生素
C. 红霉素 D. 雄激素
E. 氯霉素

2. 外阴阴道假丝酵母菌病治疗用(　　)
A. 青霉素 B. 红霉素软膏
C. 克霉唑软膏 D. 利巴韦林片
E. 阿昔洛韦片

3. 滴虫性阴道炎治疗用(　　)
A. 克霉唑软膏 B. 甲硝唑
C. 甲紫擦洗 D. 温水擦洗
E. 红霉素软膏

4. 外用咪康唑可治疗(　　)
A. 痔 B. 口腔炎
C. 阴道炎 D. 牙龈炎
E. 肺炎

5. 下列假丝酵母菌性阴道炎的诱发因素不正确的是(　　)
A. 糖尿病 B. 脚气
C. 妊娠期 D. 长期服用抗生素
E. 长期服用激素类药物

6. 宫颈癌的早期临床表现是(　　)
A. 接触性出血 B. 阴道大出血
C. 米汤样分泌物 D. 腰骶部疼痛
E. 血尿

7. 预防宫颈癌的措施中哪项不正确(　　)
A. 提倡晚婚晚育少育
B. 有接触性出血应及早就医
C. 普及防癌知识
D. 积极防治慢性宫颈炎
E. 定期开展防癌普查

8. 子宫肌瘤最常见的临床表现是(　　)
A. 月经的改变 B. 腹痛
C. 不孕 D. 腹部包块
E. 分泌物增多

9. 口服避孕药有(　　)
A. 复方炔诺酮片
B. 复方新诺明片
C. 复方对乙酰氨基酚片
D. 雄激素
E. 肾上腺素

【B 型题】

(第 10、11 题备选答案)
A. 滴虫性阴道炎
B. 外阴阴道假丝酵母菌病
C. 老年性阴道炎
D. 外阴炎
E. 子宫肌瘤

10. 患者,女性,39 岁,诉白带多伴外阴痒,白带稀薄,有时呈脓性,妇检:阴道黏膜充血,其内有稀薄泡沫状白带,其最可能的诊断是(　　)

11. 某患者,诉外阴奇痒,白带异常。妇检:阴道黏膜充血,白带呈豆渣样,最可能的诊断是(　　)

【X 型题】

12. 易引起外阴阴道假丝酵母菌病的因素是(　　)
A. 孕妇
B. 糖尿病患者
C. 接受大量激素治疗者
D. 长期使用抗生素
E. 老年妇女

13. 预防宫颈癌的措施中,下列哪些是正确(　　)
A. 提倡晚婚晚育少育
B. 有接触性出血应及早就医
C. 定期开展防癌普查
D. 积极防治慢性宫颈炎
E. 普及宣传防癌知识

14. 子宫肌瘤患者治疗措施是根据哪些条件选择的(　　)
A. 肌瘤的大小、部位 B. 年龄
C. 有无症状 D. 对生育要求
E. 以上都是

三、简答题

1. 外阴阴道假丝酵母菌的临床表现有哪些?
2. 如何诊断宫颈癌?
3. 子宫肌瘤的临床表现是什么?
4. 常用避孕方法有哪些?

(张峰琴)

第 16 章　儿科常见疾病

学习目标

1. 掌握常见儿科疾病的临床表现、诊断及治疗用药
2. 理解常见儿科疾病的产生原因
3. 了解儿科常见疾病的预防

第 1 节　儿 童 保 健

儿科学是专门研究儿童健康问题的一门综合性医学学科。小儿时期是人体生长发育的重要阶段,生长发育是小儿的基本特点,因此掌握小儿正常的生长发育规律才能认识到异常,及时予以诊治。生长是指体格的增长和器官形态的增大,发育是指细胞组织结构的成熟和生理功能的完善,生长与发育两者关系密切,不能截然分开,故一般统称为生长发育。

一、小儿年龄分期及其意义

小儿生长发育是一个连续的过程,又具有一定的阶段性。据此,可划分为不同的年龄期。不同的年龄期各具有一定的特点,了解各年龄期的特点及保健措施,将有助于掌握小儿特点及保健措施。小儿时期大致划分为 6 个年龄期,各年龄期的主要特征和保健教育原则如下。

(一) 胎儿期

妊娠前 8 周为胚胎期,第 9 周到分娩为胎儿期。自孕期 28 周至出生后 1 周为围生期。遗传因素、孕期感染、中毒、孕妇营养和心理状态均为影响胎儿发育的因素。

【保健措施】 孕妇的充分营养供应,预防感染,保持良好的精神状态,定期检查均有助于胎儿的发育。

(二) 新生儿期

从胎儿娩出、脐带结扎后至满 28 天为新生儿期。新生儿期是胎儿出生后生理功能进行调节并适应宫外环境的时期,其问题多由于适应不良所引起,如环境过冷、过热均不相适应。

【保健措施】 合理喂养,最好使用母乳喂养,保护隔离,预防感染。

(三) 婴儿期

自出生 28 天至 1 岁为婴儿期。此期生长发育迅速,如身长增长 50%,体重增加 200%,头围增加 30%,开始出乳牙,能坐,会爬并开始学走,其生理功能仍在发育中。以乳类为主食。

【保健措施】 提供母乳喂养,合理人工喂养及时添加辅食,有计划地进行各种预防接种,注意预防呼吸道感染,促进正常生长发育。

(四) 幼儿期

1 ~3 岁为幼儿期。该期生长发育速度减慢,大脑皮质功能进一步完善,语言表达能力逐渐丰富,模仿性增强,智能发育快,要求增多,能独立行走、活动,见识范围迅速扩大,接触事物增多,但仍缺乏自我识别能力。易患感染性疾病及传染病。

【保健措施】 进行合理喂养并养成良好的饮食及卫生习惯,进行语言训练及早期教育,注

意安全护理及预防传染病。

（五）学龄前期

3～6岁为学龄前期。该期儿童的体格发育速度减慢，智能发育进一步加快，求知欲强，好问，好奇心强，自我控制能力仍差。

【保健措施】 本期应重视潜在智能的开发，但应循序渐进，避免强求，以适应其发育速度，是进行学前教育的重要时期。应培养热爱劳动，爱集体的共产主义思想，仍应注意供应充分营养及安全护理。

（六）学龄期

6～12岁为前龄期。该期儿童除生殖系统以外大部分器官已发育成熟，脏器功能特别是大脑发育更加完善，记忆力强，智力发育迅速，基本接近成人，机体抵抗力增强，感染性疾病减少，但变态反应性疾病如结缔组织病、肾炎、过敏性紫癜等增多，疾病的表现基本上与成人相似。

【保健措施】 应重视思想教育，加强体格锻炼，并宜参加适当劳动。

二、婴儿喂养

婴儿喂养是指婴儿期母乳喂养、人工喂养、混合喂养等各种喂养方式的统称。婴儿期是小儿生长发育最快的时期，需要摄入适量的营养素，才能保证正常的生长发育，并预防营养不良、佝偻病、贫血等。此时消化与吸收功能尚不够完善，与摄入需要很不适应，因此易发生腹泻等消化系统疾病，并导致小儿生长发育障碍，因而这一时期的喂养及合理添加辅食极为重要。

（一）母乳喂养的优点

1. 母乳营养丰富、热量高、营养素比例适合小儿消化能力与需要，尤其最初4～6个月最为适宜，在此时期单独母乳喂养即可满足营养需要。
2. 母乳含丰富的免疫成分，有抗感染作用，此点是牛乳无法相比的。
3. 母乳可直接喂哺，无感染变质的可能，且方便经济，乳量随小儿生长而增加。
4. 喂哺母乳可增进母子感情，并可密切观察小儿微细变化。
5. 母亲产后即哺乳，有助于子宫收缩促其早日恢复，推迟月经复潮，有利于计划生育。

（二）辅助食品添加的重要意义

辅食添加是针对4～12个月的婴儿而言的，目的是为婴儿添加能量和营养素，添加母乳中缺少的维生素D、维生素B_1和铁等矿物质，满足婴儿快速生长需要。

（三）辅食添加的原则

辅食添加的过程是婴儿消化道不断适应食品的过程，从而完成由单纯的乳类到食物的转变。辅食的添加原则是由单一到混合，由少量到适量，由稀到稠，由细到粗。

（四）辅食的种类

1～3个月可添加菜汤、水果汁、鱼肝油，以补充维生素A、维生素B、维生素C、维生素D和铁、钙、磷等；4～6个月可添加米糊、奶糕、稀粥、蛋黄、鱼泥、菜泥等以补充热能，锻炼小儿从流质过渡到半流质食物；7～9个月可添烂粥、面条、碎菜、蛋、肝泥、肉末、豆腐、饼干、馒头片、熟土豆等以补充足够的热量、蛋白质类等，并由半流质过渡到固体食物；10～12个月即可吃软饭、挂面、带馅食品、碎肉等直至断奶。

小　　结

小儿生长发育是一个连续的过程，小儿时期大致划分为 6 个年龄期，即胎儿期、新生儿期、婴儿期、幼儿期、学龄前期、学龄期。婴儿期是小儿生长发育最快的时期，需要摄入适量的营养素，才能保证正常的生长发育，因而这一时期的喂养及合理添加辅食极为重要。

第 2 节　小 儿 肺 炎

小儿肺炎（infantile pneumonia）是小儿最常见的一种呼吸道疾病，四季均易发生，3 岁以内的婴幼儿在冬、春季节患肺炎较多。如治疗不彻底，易反复发作、引起多种重症并发症，影响小儿发育。小儿肺炎临床表现为发热、咳嗽、气促、呼吸困难和肺部细湿啰音，也有不发热而咳喘重者。小儿肺炎有典型症状，也有不典型的，新生儿肺炎尤其不典型。由细菌和病毒引起的肺炎最为多见。目前可通过疫苗预防小儿肺炎。

案例 16-1

患者，男性，1 岁 6 个月。发热、咳嗽 3 天，加重伴气喘 1 天。

病史：3 日前患儿发热，体温 38.5℃，咳嗽，痰少，今日就诊，咳嗽加剧，伴气喘，精神食欲欠佳，大便呈黄色稀糊状，3～4 次/日，偶有吐奶，自服“阿莫西林”、“小儿止咳糖浆”3 天，无效。体格检查：体温 38.3℃，脉搏 120 次/分，呼吸 40 次/分，神志清楚，急性热病容，精神萎靡，咽部充血，双侧扁桃体Ⅰ度肿大，双肺呼吸音粗，腋下及肺底部可闻及中小水泡音及哮鸣音。腹稍胀，质软，脾未触及。

思考题：

1. 患者初步诊断为什么疾病？
2. 患者需要用什么药物治疗？

一、病　　因

（一）羊水吸入

产前的胎儿生活在子宫的羊水里，发生缺氧（如脐带绕颈、胎心改变、胎动异常），就会发生呼吸运动而吸入羊水，引起吸入性肺炎；如早破水、产程延长，或在分娩过程中，吸入细菌污染的羊水或产道分泌物，易引起细菌性肺炎；如羊水被胎粪污染，吸入肺内会引起胎粪吸入性肺炎。

（二）病原体

病原体主要为细菌和病毒。常见有肺炎链球菌、金黄色葡萄球菌、流感杆菌、溶血性链球菌、呼吸道合胞病毒、腺病毒、流感病毒、副流感病毒及肠道病毒等。

（三）环境因素

如小儿接触的人中有带菌者（比如感冒），小儿很容易受到传染引起肺炎；新生儿因败血症或脐炎、肠炎，通过血液循环感染肺炎，这种感染可以由细菌引起；日龄稍大一点的新生儿，肺炎也可由病毒及其他微生物引起。

（四）内在因素

小儿免疫功能低下及呼吸道解剖生理特点，是肺炎发病率较高的重要因素。

二、临床表现

(一) 轻型肺炎

1. 发热 大多数较高。

2. 咳嗽 开始为频繁的刺激性干咳，随之咽喉部出现痰鸣音，咳嗽时可伴有呕吐、呛奶。

3. 呼吸道症状 呼吸表浅增快，鼻翼翕动，部分患儿口周、指甲轻度发绀。

4. 全身症状 除呼吸道症状外，患儿可伴有精神萎靡、烦躁不安、食欲不振、全身发抖、腹泻等全身症状。

(二) 重型肺炎

1. 呼吸系统症状 呼吸表浅、急促、每分钟可达 80 次以上，鼻翼翕动，有三凹征，呼气呻吟，颜面部及四肢末端明显发绀，甚者面色苍白或青灰。两肺可闻及密集的细湿啰音。

2. 循环系统症状 婴儿肺炎时常伴有心功能不全。

3. 神经系统症状 ①烦躁、嗜睡、凝视、斜视、眼球上窜。②昏睡，甚至昏迷、惊厥。③球结膜水肿。④瞳孔改变，对光反应迟钝或消失。⑤呼吸节律不整。⑥前囟门膨胀，有脑膜刺激征，脑脊液除压力增高外，其他检查均正常称为中毒性脑病，严重者可出现脑疝。

4. 消化系统症状 患儿食欲下降、呕吐、腹泻、腹胀，严重者呕吐物为咖啡色或便血，肠鸣音消失，出现中毒性肠麻痹以及中毒性肝炎。

5. 酸中毒 可出现代谢性酸中毒、呼吸性酸中毒等，也可出现混合性酸中毒。

三、辅助检查

(一) 白细胞检查

细菌性肺炎时，白细胞总数增高，为 $15\sim20\times10^9/L$，重症金黄色葡萄球菌肺炎和流感杆菌肺炎，有时白细胞总数反而减低。病毒性肺炎的白细胞数正常或减少，淋巴细胞比例增加，中性粒细胞无增高。

(二) C 反应蛋白试验

在细菌性感染、败血症等此值上升，升高与感染的严重程度呈正比，病毒及支原体感染时不增高。

(三) 血液中性粒细胞碱性磷酸酶活性测定

此法对鉴别病毒性与细菌性肺炎有参考意义。

(四) X 线检查

早期肺纹理增强，以后可见两肺中下野有大小不等的点片状阴影，或融合成片状阴影，亦可伴有肺气肿或肺不张。

四、诊　　断

根据临床表现、胸部 X 线检查，即可作出诊断。

五、治　　疗

(一) 一般治疗

保持室内空气流通，室温在 20℃ 左右为宜，及时清除上呼吸道分泌物，常拍背以利痰液排出。

(二) 抗感染治疗

按不同病原体选择药物。抗生素主要用于细菌性肺炎,肺炎链球菌肺炎首选青霉素类抗生素,若效果不佳或过敏者,可用林可霉素、头孢噻肟(凯福隆)。轻者可口服抗生素如羟化氨苄西林(阿莫西林)、弗莱莫星(羟氨苄青霉素);支原体、衣原体肺炎用红霉素(首选)或阿奇霉素;病毒性肺炎可用抗病毒药物,如利巴韦林或阿昔洛韦等。

(三) 对症处理

1. 吸氧　有发绀者予吸氧。

2. 镇咳　盐酸异丙嗪口服或肌内注射。

3. 化痰　糜蛋白酶雾化吸入。

第 3 节　婴幼儿腹泻

婴幼儿腹泻(infantile diarrhea)又名婴幼儿消化不良,是婴幼儿期的一种急性胃肠道功能紊乱,以腹泻、呕吐为主的综合征,是我国婴幼儿最常见的疾病之一,以夏秋季节发病率最高。临床主要表现为大便次数增多、排稀便和水电解质紊乱。本病治疗得当,效果良好,但不及时治疗,以至发生严重的水电解质紊乱时,可危及小儿生命。

一、病　　因

(一) 感染因素

分为消化道内与消化道外感染,以前者为主。

1. 消化道内感染　可由病毒、细菌、真菌、寄生虫引起,以前两者多见,尤其是病毒。

2. 消化道外感染　消化道外的器官、组织受到感染也可引起腹泻,常见于中耳炎、咽炎、肺炎、泌尿道感染和皮肤感染等。

3. 肠道菌群紊乱　长期较大量地应用广谱抗生素,如氨苄西林、头孢菌素,特别是两种或以上并用时,除可直接刺激肠道或刺激自主神经引起肠蠕动增快、葡萄糖吸收减少、双糖酶活性降低而发生腹泻外,更严重的是可引起肠道菌群紊乱。此时正常的肠道大肠埃希菌消失或明显减少,同时耐药性金黄色葡萄球菌、变形杆菌、铜绿假单胞杆菌、难辨梭状芽孢杆菌或白色念珠菌等可大量繁殖,引起药物较难控制的腹泻。

(二) 非感染因素

1. 饮食因素　①喂养不当可引起腹泻。婴儿胃肠道发育不够成熟,酶的活性较低,但营养需要相对较多,胃肠道负担重。进食过量或突然改变食物品种,或过早喂给大量淀粉或脂肪类食品、果汁,特别是那些含高果糖或山梨醇的果汁,可产生高渗性腹泻;②过敏性腹泻,如对牛奶或大豆等过敏而引起的腹泻;③原发性或继发性双糖醇(主要为乳糖酶)缺乏或活性降低,肠道对糖的消化吸收不良而引起腹泻。

2. 气候因素　气候突然变化、腹部受凉使肠蠕动增加;天气过热消化液分泌减少或由于饮奶过多等,都可能诱发消化功能紊乱而导致腹泻发生。

二、临 床 表 现

临床主要表现为大便次数增多、排稀便和水电解质紊乱。婴儿腹泻可根据病程进行临床分期,在 2 周以内的腹泻为急性腹泻;2 周至 2 个月为迁延性腹泻;病程在 2 个月以上的为慢性腹泻。

(一)急性腹泻

1. 轻型 常由饮食因素及肠道外感染引起。起病可急可缓,以胃肠道症状为主,食欲不振,偶有溢乳或呕吐,大便次数增多,多在10次以内。便量不多,稀薄或带水,呈黄色或黄绿色,有酸味,常见奶瓣和泡沫。无脱水及全身中毒症状,多在数日内痊愈。

2. 重型 多由肠道内感染引起。常急性起病,也可由轻型逐渐加重转变而来,除有较重的胃肠道症状外,还有较明显的脱水、电解质紊乱和全身感染中毒症状。脱水分度见表16-1。

表16-1 婴幼儿各种程度脱水的临床表现

临床症状和体征	脱水程度		
	Ⅰ度	Ⅱ度	Ⅲ度
精神神志	稍烦躁	萎靡、烦躁	神志欠清
前囟	稍凹陷	凹陷	深凹陷
眼窝	无或稍凹陷	凹陷	深凹陷
口腔黏膜	稍干	干燥	明显干燥
皮肤弹性	尚可	差	极差
四肢末梢	暖	凉	厥冷、发绀
尿量	略减	显著减少	极少

脱水的性质常常反映水和电解质的相对丢失量。腹泻丢失大量碱性物质,脱水时多伴有不同程度的代谢性酸中毒。

(二)迁延性、慢性腹泻

病因复杂,感染、营养物质过敏、酶缺陷、免疫缺陷、药物因素、先天性畸形等均可引起。病程>2个月。

三、实验室检查

大便常规检查通常仅见脂肪滴、不消化食物和少量白细胞。

四、诊　断

根据发病季节、病史、临床表现及便常规检查即可作出临床诊断。

知识链接

食物止泻

1. 焦米汤　将米粉或奶膏研磨成粉,炒至焦黄,再加水和适量的糖,煮沸成稀糊状即可。焦米汤易于消化,它的碳化结构还有较好的吸附止泻作用,是婴儿腹泻的首选食品。

2. 胡萝卜汤　胡萝卜是碱性食物,所含果胶能使大便成形,吸附肠道致病细菌和毒素,是良好的止泻制菌食物。每天2～3次,每次100～150ml,腹泻好转后停用。

3. 苹果泥　苹果也是碱性食物,含有果胶和鞣酸,有吸附、收敛、止泻的作用。取一个新鲜、质地酥软的苹果切成两半,用调匙刮成泥状即可。

五、治　疗

治疗原则:调整饮食,预防和纠正脱水,合理用药,预防并发症。

(一) 饮食疗法

应强调继续饮食,满足生理需要。婴儿继续哺乳,暂停辅食;由米汤、粥、面条等逐渐过渡到正常饮食。有严重呕吐者可暂禁食 4 ~ 6 小时(不禁水,最好饮糖盐水)。

(二) 纠正水、电解质紊乱及酸碱平衡失调

1. 口服补液　口服补液盐可用于腹泻时预防脱水及纠正轻、中度脱水。

2. 静脉补液　适用于中度以上脱水、吐泻严重或腹胀的患儿。

(三) 药物治疗

1. 控制感染　秋季腹泻可选择抗病毒药三氮核苷唑;细菌性肠炎用黄连素、头孢霉素类等。

2. 肠黏膜保护剂　思密达。

小　　结

小儿肺炎,多数患儿先有 2 ~ 3 日上呼吸道感染或支气管炎症状,按不同病原体选择药物。婴儿腹泻是由多种病原体或多种因素引起的以腹泻为主要表现的综合征,病程>2 个月,为迁延性、慢性腹泻。治疗原则为:调整饮食,预防和纠正脱水,合理用药,预防并发症。

第 4 节　维生素 D 缺乏性佝偻病

维生素 D 缺乏性佝偻病(Vitamin D deficiency rickets),又叫骨软化症,是以维生素 D 缺乏导致钙、磷代谢紊乱,以骨骼的钙化障碍为主要特征的疾病。是一种慢性营养缺乏病,发病缓慢,影响生长发育。多发生于 3 个月至 2 岁的小儿。

案例 16-2

患儿,男性,11 个月。近 2 个月夜间时有哭闹,出汗较多,且至今未出乳牙。

体格检查:一般情况尚好。轻度方颅,颅骨乒乓球感,毛发黄而稀疏,枕秃,前囟门 3cm×3cm,无乳牙。双侧肋缘外翻,哈氏沟阳性,可触及肋串珠,站立时双腿呈“X”型。

思考题:

1. 患者可诊断为什么疾病?
2. 患者需要用哪种药物治疗?

一、维生素 D 的来源

(一) 内源性

由日光中的紫外线照射皮肤,使皮肤内的维生素 D_2 转变为维生素 D_3。

(二) 外源性

来自摄入的食物中。动物性食品是天然维生素 D 的主要来源,海水鱼、动物肝脏、鱼肝油等都是维生素 D_2 的良好来源。植物性食物中含维生素 D 较少。

无论内源性或外源性维生素 D 均无生物活性,维生素 D_3 进入人体内后,需在肝、肾功能作用,转变为 $1,25\text{-}(OH)_2D_3$,才具有高度的生物活性。

二、病　　因

（一）日光照射不足

体内维生素D的主要来源是皮肤内7-脱氢胆固醇经紫外线照射内生合成。因日光照射不足而使内源性D_3减少，是维生素D缺乏的主要原因。如冬季缺乏户外活动，空气污染可阻止紫外线通过，普通玻璃亦能阻挡紫外线穿透。对于婴儿及儿童来说，日光浴是使机体合成维生素D_3的重要途径。

（二）维生素D摄入不足

天然食物中所含的维生素D不能满足婴幼儿的需要。

（三）钙含量过低或钙磷比例不当

食物中钙含量不足以及钙、磷比例不当均可影响钙、磷的吸收。人乳中钙、磷含量虽低，但比例（2∶1）适宜，容易被吸收；而牛乳钙、磷含量较高，但钙磷比例（1.2∶1）不当，钙的吸收率较低，人工喂养则易患佝偻病。

（四）需要量增多

早产儿因生长速度快和体内储钙不足而易患佝偻病；婴儿生长发育快对维生素D和钙的需要量增多，故易引起佝偻病；2岁后因生长速度减慢且户外活动增多，佝偻病的发病率逐渐减少。

（五）疾病和药物影响

肝、肾疾病及胃肠道疾病影响维生素D、钙、磷的吸收和利用而患佝偻病。长期使用苯妥英钠、苯巴比妥钠等药物，可加速维生素D的分解和代谢而引起佝偻病。

知识链接　　佝偻病与微量元素关系

近年来，大量的研究发现多种微量元素，如锌、镁、铅、铁、铜、硒、镉、钼等均与佝偻病的发生、发展有关。低锌、低铁更为普遍，部分患儿还伴有高血铅症。由此提示在对佝偻病进行维生素D及补钙等传统治疗的同时，应给予补锌、补铁、驱铅等干预治疗。目前，微量元素影响佝偻病的具体机制及微量元素间或协同或拮抗的关系仍需深入探讨。

三、临床表现

维生素D缺乏性佝偻病临床主要为骨骼的改变、肌肉松弛，以及非特异性的精神神经症状。重症佝偻病患者可影响消化系统、呼吸系统、循环系统及免疫系统，同时对小儿的智力发育也有影响。在临床上分为初期、激期、恢复期和后遗症期。初期、激期和恢复期，统称为活动期。

（一）初期

多数从3个月左右开始发病，此期以精神神经症状为主，患儿有睡眠不安、好哭、易出汗等现象，出汗后头皮痒而在枕头上摇头摩擦，出现枕部秃发。

（二）激期

除初期症状外患儿以骨骼改变和运动功能发育迟缓为主，用手指按在3～6个月患儿的枕骨及顶骨部位，感觉颅骨内陷，随手放松而弹回，称“乒乓球征”。9个月以上的患儿头颅常呈方形，前囟大及闭合延迟，严重者18个月时前囟尚未闭合。两侧肋骨与肋软骨交界处膨大如珠子，称“肋串珠”。胸骨中部向前突出形似“鸡胸”，或下陷成“漏斗胸”，胸廓下缘向外翻起为“肋缘外翻”；脊柱后突、侧突；会站立行走的小儿两腿会形成向内或向外弯曲畸形，即“O”形或“X”形腿。患儿的肌肉韧带松弛无力,因腹部肌肉软弱而使腹部膨大,平卧时呈“蛙状腹”,因四肢肌肉无力学会坐站走的年龄都较晚,因两腿无力容易跌跤。出牙较迟,牙齿不整齐,容易发生龋齿。大脑皮质功能异常,条件反射形成缓慢,患儿表情淡漠,语言发育迟缓,免疫力低下,易并发感染、贫血。

(三) 恢复期

经过一定的治疗后,各种临床表现均消失,肌张力恢复,血液生化改变和X线表现也恢复正常。

四、实验检查

(一) 血生化检查

测定血钙、磷、碱性磷酸酶,血清25-(OH)D_3(正常10～80g/L)和1,25-$(OH)_2D_3$(正常0.03～0.06g/L)在佝偻病活动早期就明显降低,为可靠的早期诊断指标,血浆中碱性磷酸酶升高。

(二) 尿钙测定

尿钙测定也有助于佝偻病的诊断,尿中碱性磷酸酶的排泄量增高。

五、X线检查

(一) 长骨骨骺端X线摄片

发现长骨骨骺端佝偻病的特异X线表现,早期X线长骨骺部钙化预备线模糊;极期钙化预备线消失、骨骺端增宽、骺端呈杯状或毛刷状改变,骨质稀疏、骨干弯曲变形或骨折。

(二) X线骨龄摄片

发现骨龄落后。

六、诊　　断

诊断依据维生素D缺乏的病因、临床表现、血生化及骨骼X线检查,血生化与骨骼X线的检查为诊断的“金标准”,无论是婴儿还是儿童,血浆25-OH-D_3浓度应当≥50nmol/L(20ng/ml)。

七、治　　疗

预防和治疗均需补充维生素D并辅以钙剂,防止骨骼畸形和复发。

(一) 一般治疗

坚持母乳喂养,及时添加含维生素D较多的食品(肝、蛋黄等),多到户外活动增加日光直接照射的机会。激期阶段勿使患儿久坐、久站,防止骨骼畸形。

(二) 药物治疗

1. 初期　维生素D 0.5万～1万U,口服,疗程1个月;不能口服者用维生素D 240万或330万肌内注射,多一次则可,少数需要者,1个月后可再注射一次。

2. 激期　维生素D 1万～2万U,口服,疗程1个月,不能口服者可肌内注射维生素D 240万或330万U,可根据病情注射2～3次,间隔1个月。并适当补充钙剂和维生素A、维生素B、维生素C等,若治疗3个月病情无缓解,应注意寻找原因,不应一味使用维生素D制剂,以免造成中毒;对3个月以内小婴儿或有过手足搐搦症者,应加服钙剂。

3. 恢复期　可使用“夏季晒太阳,冬季服AD”的办法,维生素D用量为10～25万IU,一次口服或肌内注射。

4. 后遗症期 无需药物治疗，要注意加强体格锻炼，对骨骼畸形者采取主动或被动方法矫正，胸部畸形可作俯卧位抬头展胸运动；下肢畸形可作肌肉按摩“O”形腿按摩外侧肌“X”形腿按摩内侧肌，增加肌张力以矫正畸形。

（三）矫形治疗

采取主动和被动运动，矫正骨骼畸形。轻度骨骼畸形在治疗后或在生长过程中自行矫正，应加强体格锻炼，可作些主动或被动运动的方法矫正，例如俯卧撑或扩胸动作使胸部扩张，纠正轻度鸡胸及肋外翻。严重骨骼畸形者外科手术矫正，4岁后可考虑手术矫形。

知识链接 **维生素D补得越多越好吗？**

维生素D并非补得越多越好。如果儿童补钙过量可能限制大脑发育，并影响生长。血钙浓度过高，钙如果沉积在眼角膜周边将影响视力，沉积在心脏瓣膜上将影响心脏功能，沉积在血管壁上将加重血管硬化。其实，对于不明显缺钙的孩子可以通过食物来补充，并且配合阳光的紫外线作用，晒太阳和户外运动是最好的天然钙制剂。

八、预　　防

预防应从孕妇妊娠后期(7～9个月)开始，此时胎儿对维生素D和钙、磷需要量不断增加，要鼓励孕妇晒太阳，食用富含维生素D和钙、磷与蛋白质的食品，对有低钙血症和骨软化症孕妇应积极治疗。对冬春妊娠或体弱多病之孕妇，可于妊娠7～9个月给予维生素D 10万～20万U，一次或多次口服或肌内注射，同时服用钙剂。提倡母乳喂养，新生儿在生后1～2周开始，每日口服维生素D 500～1000U。婴幼儿期生长发育速度较快。应坚持户外活动，平均每日1小时以上。

小　　结

维生素D缺乏性佝偻病是由于体内缺乏维生素D，引起全身钙、磷代谢失常和致骨骼发育障碍，严重者致骨骼畸形，同时患儿表现有一些精神神经症状。用维生素D治疗，根据情况可采用口服或注射。

案例16-1分析提示

1. 根据其发热、咳嗽、咳痰，双肺呼吸音粗，腋下及肺底部可闻及中小水泡音及哮鸣音可初步诊断为肺炎。
2. 使用药物治疗抗感染，如肺炎链球菌肺炎选青霉素；支原体、衣原体肺炎阿奇霉素；病毒性肺炎可用利巴韦林。

案例16-2分析提示

1. 根据其临床表现，可诊断为佝偻病。
2. 治疗采用综合疗法：①多晒太阳，合理添加辅食；② 维生素D 1万～2万U，口服，疗程1个月。

目标检测

一、名词解释

1. 枕秃　2. 乒乓球征

二、填空题

1. 佝偻病颅骨软化多发生于________年龄的婴儿；辅食添加是针对________年龄的婴儿而言的。
2. 佝偻病典型临床分期为________、________、________、________。

三、选择题

【A型题】

1. 以下对婴幼儿使用抗生素叙述正确的是(　　)
   A. 因庆大霉素无需做皮试，方便，故儿童感染性疾病可首选

B. 大部分婴幼儿感染性腹泻使用抗生素既不能缩短病程也不能减轻症状
C. 喹诺酮类抗生素应作为儿童的主导抗菌药
D. 儿童可安全使用四环素
E. 儿童感冒可普遍使用抗生素

2. 肺炎链球菌肺炎首选抗生素为(　　)
A. 青霉素类　B. 红霉素类
C. 抗病毒类　D. 四环素类
E. 氨基苷类

3. 可用于儿童腹泻时预防脱水及纠正轻、中度脱水的药物为(　　)
A. 15% 葡萄糖注射液　B. 10% 生理盐水
C. 口服补液盐　D. 口服矿泉水
E. 维生素 C 片

4. 下列药物均可治疗小儿细菌性肠炎，除了(　　)
A. 庆大霉素　B. 黄连素
C. 头孢霉素类　D. 诺氟沙星
E. 阿昔洛韦片

5. 小儿腹泻时可服用肠黏膜保护剂为(　　)
A. 庆大霉素　B. 青霉素
C. 三氮核苷唑　D. 思密达
E. 地衣芽孢杆菌胶囊(整肠生)

6. 补充维生素 D 预防佝偻病，妇女一般开始于(　　)
A. 妊娠后 1 个月　B. 妊娠后 12 周左右
C. 产后 4 周　D. 产后 6 ~ 7 周
E. 妊娠后 7 ~ 9 个月

7. 下列因素均为可引起维生素 D 缺乏的原因，除了(　　)
A. 长期服用苯巴比妥
B. 日光照射充足
C. 维生素 D 及钙剂摄入不足
D. 长期服用苯妥英钠
E. 生长过速、需要量增加

8. 人体维生素 D 主要来源于(　　)
A. 皮肤合成的内源性 D　B. 牛奶
C. 蛋黄中　D. 猪肝中
E. 口服补钙制剂

9. 小儿肺炎可发生的季节是(　　)
A. 春季　B. 夏季
C. 秋季　D. 冬季
E. 四季均可

10. 支原体肺炎治疗用(　　)
A. 阿奇霉素　B. 利巴韦林
C. 青霉素　D. 四环素
E. 苯巴比妥

【B 型题】

(第 11 ~ 13 题共用备选答案)
A. 喹诺酮类抗生素　B. 青霉素
C. 维生素 D　D. 维生素 E
E. 解热镇痛类抗生素

11. 小儿服用后，可引起骨骼损伤的是(　　)
12. 维持高等动物生命所必需的营养素是(　　)
13. 小儿细菌性肺炎(　　)

(第 14 ~ 16 题共用备选答案)
A. 维生素 D_3　B. 佝偻病
C. 小儿肺炎　D. 口服补液盐
E. 50% 葡萄糖

14. 可用于小儿腹泻时预防脱水及纠正轻、中度脱水的是(　　)
15. 小儿日光浴可使机体合成(　　)
16. 婴儿生长发育快对维生素 D 和钙的需要量增多，故易引起(　　)

【X 型题】

17. 长期较大量地应用广谱抗生素，可引起肠道菌群紊乱(　　)
A. 氯霉素　B. 卡那霉素
C. 庆大霉素　D. 氨苄西林
E. 各种头孢霉素

18. 佝偻病的矫形治疗包括(　　)
A. 俯卧位抬头展胸运动　B. 肌肉按摩
C. 口服维生素　D. 多接受太阳照射
E. 多运动

二、简答题

1. 小儿脱水的临床表现有哪些？
2. 佝偻病的临床表现有哪些？如何治疗？

(傅　蓉)

第17章　五官科常见病

第1节　急性咽炎

学习目标

1. 掌握急性咽炎的治疗方法
2. 熟悉急性咽炎的临床表现和诊断
3. 了解急性咽炎的病因

案例17-1

患者，男性，年龄30岁，因受凉后出现咽部疼痛不适，吞咽加重，伴有头痛，轻度畏寒2天。检查：体温38.5℃，咽部黏膜充血，咽后壁散在淋巴滤泡，血常规检查发现白细胞增高。

思考题：

1. 患者初步诊断什么疾病？
2. 如何指导该患者正确用药？
3. 如何对该患者进行健康教育？

急性咽炎（acute pharyngitis）是咽黏膜、黏膜下及淋巴组织的急性炎症，可为上呼吸道感染的组成部分。秋冬与冬春之交多见。可通过飞沫和密切接触而传染。本病也可以是全身疾病的局部表现或急性传染病之前驱症状。

一、病　　因

常由病毒感染引起，可继发葡萄球菌、链球菌、肺炎双球菌等细菌感染。全身抵抗力减弱，如疲劳、受凉、烟酒过度等常是本病的诱因。此病亦可继发于感冒或急性扁桃体炎。

二、临床表现

起病急，初起时咽部干燥、灼热、继之疼痛，吞咽时加重，并可放射至耳部。有时全身不适、关节酸痛、头痛、食欲不振，并有不同程度的发热。检查口咽及鼻咽黏膜弥漫性充血、肿胀、腭弓及腭垂水肿，咽后壁淋巴滤泡和咽侧索红肿；表面有黄白色点状渗出物，下颌淋巴结肿大并有压痛。体温可升高至38℃，根据病原的不同白细胞可增多、正常或减少。

三、诊　　断

根据发病急，咽部疼痛，咽黏膜弥漫性充血，本病诊断不难。对儿童患者应注意某些急性传染病（如麻疹、猩红热、流行性感冒和百日咳等）的前驱期有类似急性咽炎的症状和体征，应注意鉴别。

本病如治疗不及时可向邻近蔓延可引起中耳炎、鼻炎、鼻窦炎、喉炎、气管及支气管肺炎等并发症。

四、治　　疗

(一) 一般治疗

注意休息、多饮水、清淡饮食、通畅大便。

(二) 对症治疗

若发热体温超过 38℃时应及时采用物理降温(如温水或 75% 乙醇擦浴,头部放置冰袋等)及药物等退热措施。常用退热药物为口服阿司匹林 0.5g,或复方氨林巴比妥注射液(安痛定)2ml,肌内注射等。

(三) 局部用药

保持口腔清洁,用碱性含漱剂可适当溶化咽部的黏稠分泌物,常采用复方硼砂液含漱。在发病初期,可用 1% 碘甘油或 2% 硝酸银涂擦咽壁,有促进炎症消退的作用。亦可选用抗病毒药物利巴韦林含片,0.2g,每日 3~4 次含服。或清咽利喉中药含片如草珊瑚含片、西瓜霜含片等。

(四) 抗感染治疗

若炎症侵及喉部或气管,可选用适当的抗生素或抗生素和糖皮质激素雾化吸入治疗。病情严重者,首选青霉素肌内注射或静脉滴注。并随时更换效力强的抗生素。

(五) 中医中药治疗

恶寒重,发热轻,无汗,脉浮者可用麻黄汤内服。发热重,恶寒轻者则有银翘散内服,亦可用牛黄解毒丸、解毒消炎丸、六神丸内服。

第 2 节　慢性咽炎

学习目标

1. 掌握慢性咽炎的治疗方法
2. 熟悉慢性咽炎的临床表现和诊断
3. 了解慢性咽炎的病因

慢性咽炎(chronic pharyngitis)是指慢性感染所引起的弥漫性咽部病变,多发生于成年人,常伴有其他上呼吸道疾病,常因急性咽炎反复发作、鼻炎、鼻窦炎的脓液刺激咽部,或鼻塞而张口呼吸,均可导致慢性咽炎的发生。

一、病　　因

(一) 外界因素

如果生活地域气候寒冷、干燥,工作环境空气被粉尘、化学气体污染,或者咽喉长期受烟酒、辛辣食物的刺激,就易得慢性咽炎。

(二) 身体因素

慢性咽炎也可以是某些全身性疾病的局部表现,如贫血、消化不良、大便长期秘结、心脏病、支气管炎、哮喘、肝脏病变、糖尿病及慢性肾炎等。

(三) 职业因素

主要多发于嗓音工作者,如教师、演员等。因长期多语言和演唱,可刺激咽部,引起慢性充血而致病。

二、临床表现

临床表现全身症状不明显，以咽部不适感为主，可有咽干、灼热、异物感等。常有透明黏稠痰块咳出，故患者常有清嗓动作。患者症状不影响进食，但在精神状态不佳时有所加重。患者可有咽反射敏感，在晨起漱口时明显。临床以慢性单纯性咽炎和慢性肥厚性咽炎为多；慢性萎缩性咽炎较少。

检查口腔见咽黏膜充血或肥厚，咽后壁淋巴滤泡增生，可有咽侧索增厚等表现。萎缩性咽炎则有咽黏膜萎缩，干燥显苍白，可合并萎缩性鼻炎。

三、诊　　断

依据临床表现及检查，排除其他器质性疾病后可作出诊断。本病需和咽异感症、邻近器官恶性肿瘤的早期症状尤其是食道癌早期相鉴别。特别是中老年病患者，除详细了解病史外，还要进行必要的相关检查，以免误诊。

四、治　　疗

本病以局部治疗及结合中医药治疗为主，除急性发作外，不宜全身使用抗生素。

（一）病因治疗

消除各种致病因素，如治疗全身性疾病，治疗鼻窦炎。注意营养，增强体质锻炼。避免刺激性食物及烟酒，发音不应当矫正。在有粉尘或刺激性气体环境中工作者应戴口罩。

（二）局部治疗

咽黏膜肥厚者局部可用复方硼砂溶液、呋喃西林、2% 硼酸液、3% 盐水等漱口，3% 碘甘油涂咽，有收敛及消炎作用。咽后壁淋巴滤泡增生及咽侧索肥厚者，可用冷冻、微波或激光等疗法以消除增生的病变组织。

（三）中医中药治疗

中医认为，慢性咽炎为阴虚火旺、虚火上扰所致，治宜滋阴降火，口服滋阴生津、清热润肺中药，如元参、麦冬、生地、双花、射干、甘草煎服。

第 3 节　急性扁桃体炎

学习目标

1. 掌握急性扁桃体炎的治疗方法
2. 熟悉急性扁桃体炎的临床表现及并发症
3. 了解急性扁桃体炎的病因

急性扁桃体炎（acute tonsillitis）是腭扁桃体的非特异性急性炎症，常伴有一定程度的咽黏膜及咽淋巴组织的急性炎症。常伴有程度不同的急性咽炎。本病在季节、气温变化时多发生于儿童及青少年，有传染性，经飞沫和接触传染。

一、病　　因

本病由病毒及细菌感染引起。病毒可为腺病毒、鼻病毒等。细菌主要是乙型溶血性链球菌,次为非溶血性链球菌、葡萄球菌、肺炎双球菌等。当机体在受凉、过度疲劳、烟酒过度等情况下,可导致机体免疫力下降,使病原体乘虚而入,导致感染。

二、临 床 表 现

本病发病急,临床上常见者为以下两种类型。

(一) 急性卡他性扁桃体炎

急性卡他性扁桃体炎多为病毒感染引起,炎症局限于扁桃体表面黏膜。可有程度不同的咽痛及吞咽疼痛,并伴有全身不适、畏寒、低热等症状。病情相对较轻,并发症少。检查可见咽部充血,扁桃体充血、肿大,表面可无分泌物。

(二) 急性化脓性扁桃体炎

急性化脓性扁桃体炎多为细菌感染所致,因炎症累及扁桃体实质,患者全身及局部症状均较重。患者咽痛明显,吞咽时加重,并向耳根部放射。全身症状可有头痛、寒战、高热、四肢酸痛及全身乏力等。检查可见扁桃体明显充血、肿大,表面有黄色脓点附着,脓点可用棉签擦去而无出血。可有颌下淋巴结肿大及压痛。如发生在儿童,全身及局部症状较成人重,甚至可因高热而出现惊厥、抽搐。

急性扁桃体炎患者应做血常规检查,病毒感染显示淋巴细胞分类增高,细菌感染显示白细胞总数显著增加,中性粒细胞分类增高。必要时做咽拭子涂片检查和细菌培养。

三、并 发 症

急性扁桃体炎,尤其是化脓性扁桃体炎在患者抵抗力低或治疗不及时时可引起局部及全身并发症。

(一) 局部并发症

最常见为扁桃体周围脓肿,其他也可有急性颈淋巴结炎、急性中耳炎、急性鼻炎、急性喉炎等。

(二) 全身并发症

急性化脓性扁桃体炎可引起风湿热、急性关节炎、急性肾炎、急性心肌炎、亚急性心内膜炎、败血症等全身并发症。

四、诊断及鉴别诊断

急性扁桃体炎一般都具有典型之临床表现,故不难诊断。血、尿常规检查及咽拭子涂片检查和细菌培养,对于与其他疾病的鉴别诊断有其重要意义。须注意与咽白喉、猩红热、流行性出血热、溃疡膜性咽峡炎、单核白细胞增多症、粒性白细胞缺乏症及淋巴白血病等相鉴别。

五、治　　疗

(一) 一般治疗

与急性咽炎相同,注意休息,多饮水,通便等。禁食油腻、辛辣刺激、烧烤等食物。休息处应注意通风。

(二) 抗生素治疗

为主要治疗方法。依据病情口服或静脉给药,青霉素类为首选。如病情较重或用青霉素后不缓解,可给予对革兰阳性球菌较为敏感的头孢类抗生素治疗。病情重者可适量加用激素,如泼尼松、氢化可的松、地塞米松等。抗生素最好用至症状消退后1周,以防复发。

(三)对症治疗

对于发热患者可给予物理降温治疗。高热者可给予非甾体抗炎药,其还可一定程度上缓解疼痛、消退炎症。局部常用3%硼酸溶液、1/5000呋喃西林溶液等含漱,含服有消炎作用的喉片,或抗生素溶液局部喷雾等。

(四)中医中药

凡恶寒、高热、脉浮、无汗者可用甘橘汤(甘草、桔梗、银花、马勃)或麻杏石甘汤。凡高热、无恶寒、口干,舌燥、脉数而浮者可用甘露饮(天冬、麦冬、生地、石斛、茯苓、枇杷叶、茵陈、甘草、熟地、枳壳)。

第4节　急性化脓性中耳炎

学习目标

1. 掌握急性化脓性中耳炎的治疗
2. 熟悉急性化脓性中耳炎的感染途径和临床表现
3. 了解急性化脓性中耳炎的预防

急性化脓性中耳炎(acute suppurative otitis media)是细菌感染引起的中耳黏膜的急性化脓性炎症。感染主要发生在鼓室,但常累及中耳其他部位。主要致病菌为肺炎球菌、流感嗜血杆菌、溶血性链球菌、葡萄球菌、变形杆菌等。前两者在小儿多见。本病常见于儿童及哺乳期婴幼儿。临床上以耳痛,鼓膜充血、穿孔,耳内流脓为主要特点。

一、感染途径

(一)咽鼓管途径

此为主要感染途径。

(1)急性上呼吸道感染时,如急性鼻炎、急性鼻咽炎等,炎症向咽鼓蔓延。咽鼓管咽口及管腔黏膜充血、肿胀、纤毛运动障碍,致病菌乘虚侵入中耳。

(2)急性传染病,如猩红热、麻疹、百日咳等,可通过咽鼓管途径并发本病。急性化脓性中耳炎亦可为上述传染病的局部表现。

(3)在污水中游泳或跳水、不适当的咽鼓吹张、擤鼻或鼻腔治疗等,均可导致细菌循咽鼓管侵入中耳。

婴幼儿基于其解剖生理特点,比成人更易经此途径引起中耳感染。婴幼儿的咽鼓管短、宽而平直,如哺乳位置不当、平卧吮奶,乳汁或呕吐物可经咽鼓管返流入中耳。

(二)外耳道鼓膜途径

鼓膜外伤、鼓膜穿刺、鼓膜置管时,致病菌可由外耳道直接侵入中耳。

(三)血行感染

极少见。

知识链接　　**小儿急性中耳炎的预防**

临床上急性化脓性中耳炎多见于哺乳期婴幼儿,常由于喂养姿势不当、进食过快等导致溢乳或呛咳,食物经咽鼓管返流入中耳所致。在喂养时体位宜采用头高脚底位,进食勿急快,喂完后应抱起婴儿轻拍后背,使其打嗝排气。可以减少中耳炎发生。

二、临床表现

本病主要症状为耳痛、耳流脓和听力减退，全身症状轻重不一，婴幼儿不能陈述病情，常表现为发热、哭闹不安、抓耳摇头，甚至出现呕吐、腹泻等胃肠道症状。因此，要详细检查鼓膜，以明确诊断。

临床症状及检查所见随病理改变而不同，一般分为以下四期。

（一）早期

鼓室黏膜充血水肿、血管扩张，腺体分泌增加，鼓室内有浆液性炎性渗出物。自觉耳堵塞感、轻度听力减退和轻微耳痛，一般无明显全身症状或有低热。

【检查】 鼓膜松弛部充血、紧张部周边及锤骨柄可见放射状扩张的血管，此期为时不久，常被忽视，特别是小儿更不易觉察。

（二）中期

炎症继续发展，症状随之加重，耳痛剧烈，呈搏动性跳痛或刺痛，可向同侧头部或牙齿放射。听力减退显著。全身症状亦明显，可有畏寒、发热、怠倦、食欲减退。小儿哭闹不安，体温可高达40℃。惊厥，伴呕吐、腹泻等消化道症状。

【检查】 鼓膜弥漫性充血，伴肿胀，向外膨出，初见于后上部。后渐全部外凸。正常标志难以辨认。血常规：白细胞总数增多，中性白细胞比例增加。

（三）晚期

鼓室积脓增加，鼓膜毛细血管受压，出现小静脉血栓性静脉炎，局部坏死溃破。致鼓膜穿孔，脓液由此外泄。由于脓液得以引流，局部症状和全身症状亦随着改善，耳痛减轻，体温下降。耳漏初为血水样，后为黏脓性或脓性。

【检查】 鼓膜穿孔前，局部先出现小黄点。穿孔开始一般甚小，不易看清，彻底清洁外耳道后，方可见到鼓膜穿孔处有闪烁搏动的亮点，有脓液自该处涌出。听力检查呈传导性耳聋。

（四）恢复期

鼓膜穿孔引流通畅后，炎症逐渐消退，鼓室黏膜恢复正常，耳流脓逐渐消失，小的穿孔可自行修复。

【检查】 可见鼓膜紧张部小穿孔，外耳道内有脓性分泌物或干燥。

三、治　疗

治疗原则为控制感染、通畅引流及病因治疗。

（一）全身治疗

1. 及早应用足量抗生素控制感染，直至症状消退后 5～7 日停药，务求彻底治愈，防止发生并发症或转为慢性。一般可用青霉素、磺胺异噁唑、头孢菌素类药物等。鼓膜穿孔后取脓液作细菌培养及药物敏感试验，可参照其结果改用针对性抗生素。

2. 控制感染前提下可适当理疗，如红外线、超短波等，有助于炎症吸收。

3. 全身支持疗法，注意休息，调节饮食。

（二）局部治疗

1. 鼓膜穿孔前

（1）1%～3% 酚甘油滴耳，可消炎止痛。鼓膜穿孔的应立即停药，因该药遇脓液后释放出苯酚,可腐蚀鼓室黏膜及鼓膜。

(2) 鼓膜切开术:如全身局部症状较重,鼓膜明显膨出,经治疗后明显减轻;或穿孔太小,引流不畅;或有并发症可疑,但非需即行乳突手术时,应在无菌操作下行鼓膜切开术,以利通畅引流。

2. 鼓膜穿孔后

(1) 先以3%过氧化氢清洗,并拭净外耳道脓液,以便药物进入中耳发挥作用。

(2) 局部用药以抗生素滴耳液为主,每日3~4次,避免使用耳毒性的滴耳液。恢复期,可选用4%硼酸甘油、2.5%~5%氯霉素甘油等滴耳,便于消肿、干耳。

(3) 感染完全控制后,鼓膜穿孔长期不愈合者,可行鼓膜修补术。

(三) 病因治疗

积极治疗鼻部及咽部慢性疾病,如腺样体肥大、慢性鼻窦炎、慢性扁桃体炎等。

四、预　　防

1. 锻炼身体,提高身体素质,积极预防和治疗上呼吸道感染。
2. 广泛开展各种传染病的预防接种工作。
3. 陈旧性鼓膜穿孔或鼓室置管者禁止游泳。

小　　结

耳鼻咽喉部急性慢性炎症是临床五官科门诊的常见病之一,如急性咽炎、慢性咽炎,急性鼻炎、慢性鼻炎,急性喉炎、慢性喉炎,急性和慢性扁桃体炎等,由于耳鼻咽喉在解剖上互为相通和延续,疾病时可以相互影响,如慢性鼻炎、慢性咽炎和慢性喉炎可以同时存在并相互影响;在急性炎症时可以相互蔓延。在治疗指导用药时,急性炎症应考虑局部用药和全身用药配合,减少并发症发生;慢性炎症依据情况以局部用药为主并结合合理用药及中医中药。再由于耳鼻咽喉上邻颅脑及眼眶、下通气管和食管,有的疾病可以是全身疾病的"病灶",所以在治疗时还必须具有整体观念。

知识链接　　如何正确使用滴鼻药水

在鼻腔内滴药,是治疗鼻炎、鼻窦炎等疾病的常用方法。正确的滴鼻法能使药物达病变部位,提高疗效。

1. 滴鼻前先压紧一侧鼻翼,轻轻擤出对侧鼻腔内分泌物。
2. 患者仰卧位,肩下垫枕,伸颈垂头或仰卧时头后仰并悬于床缘外,使头与身体垂直,再将药液滴入鼻腔,每侧3~5滴,滴药后轻捏鼻翼数次,保持3~5分钟。对于患高血压者,应采用侧卧垂头体位滴鼻。
3. 注意不宜用坐位或站立抬头滴鼻,药液会经鼻流至鼻咽部,再从口腔吐出,起不到应有的治疗作用。

第5节　细菌性结膜炎

学习目标

1. 掌握各类细菌性结膜炎的治疗
2. 熟悉各类细菌性结膜炎的临床表现
3. 了解各类细菌性结膜炎的病因和预防

案例 17-2

患者，男性，年龄 16 岁，双眼先后出现发痒、发红、异物感 2 天，自述眼部分泌物多，晨起时明显，检查：双眼结膜明显充血，以穹隆部结膜为甚，角膜透明。

思考题：

1. 患者初步诊断什么疾病？
2. 如何指导该患者正确用药？
3. 如何对该患者进行健康教育？

一、急性卡他性结膜炎

急性卡他性结膜炎（acute catarrhal conjunctivitis）是由细菌感染引起的一种常见的急性流行性传染性眼病，俗称“红眼病”或“火眼”。其主要特征为眼结膜充血、脓性或黏膜脓性分泌物，有自愈倾向。通过接触患者的眼分泌物或泪水沾过的物品（如毛巾、手帕、脸盆等），与患者握手或用脏手揉擦眼睛等都会被传染。夏秋季节，因天气炎热，细菌容易生长繁殖，非常容易造成大流行。

（一）病因

常见的致病菌有科-韦（Koch-Weeks）杆菌、肺炎葡萄球菌、流行性感冒杆菌、金黄色葡萄球菌及链球菌等。后两种细菌平常可寄生于结膜囊内，不引起结膜炎，但在其他结膜病变或全身抵抗力降低时，可引起急性结膜炎的发作。

（二）临床表现

1. 潜伏期 1～3 天，急性发病，两眼同时或先后相隔 1～2 天发病。患者自觉刺痒及异物感，进而烧灼、畏光、眼睑因肿胀难于睁开。有时因分泌过多感到视物模糊，除去分泌物后，视力立即恢复。

2. 分泌物为黏液或黏液脓性，可黏着睑缘及睫毛，晨起封闭睑裂。重者分泌物中的纤维蛋白凝成乳白色假膜，附着在睑膜结膜的表面，很易用镊子剥离，留下有轻微的出血面，但无组织缺损。检查时，应与真膜区别，后者呈灰黄色，由白喉杆菌引起，为大量的纤维蛋白与坏死的结膜凝结而成，不易剥离，如强行除去，其下露出溃疡面，引起出血及组织损伤，临床上称为膜性结膜炎。

3. 睑球结膜充血，以睑结膜及穹隆结膜最明显，有时尚可合并球结膜水肿、眼睑红肿。由科-韦杆菌、肺炎球菌及流感杆菌引起者，结膜下常有出血点，球结膜水肿。

4. 发病 3～4 天病情达到高潮，以后逐渐减轻，约 2 周痊愈，可并发边缘性角膜浸润或溃疡。

（三）治疗

1. 点抗生素眼药水，根据不同的致病菌可选用 0.25% 氯霉素、0.5% 金霉素、0.4% 庆大霉素、1%～2.5% 链霉素、0.5% 卡那霉素眼药水，每 1～2 小时一次，晚间涂以抗生素眼膏，也可用 15% 磺胺醋酰钠及 5% 磺胺嘧啶眼液或眼膏。必要时早期做分泌物涂片或结膜刮片或检查致病菌并做药物敏感试验。

2. 分泌物过多，可用生理盐水或 3% 的硼酸水冲洗，每日 2～3 次。

3. 禁忌包扎及热敷。

4. 治疗必须及时、彻底，在症状基本消退后，尚应继续点药 1～2 周，以防转成慢性或复发。

（四）预防

如果发现本病，应及时隔离，所有用具均应单独使用，最好能洗净晒干或消毒后再用。要养成勤洗手的好习惯，不要用脏手揉擦眼睛，不共同使用毛巾、脸盆等。

二、慢性卡他性结膜炎

慢性卡他性结膜炎（chronic catarrhal conjunctivitis）是由多种原因引起的结膜慢性炎症，多双侧发病。根据病因不同，自觉症状和眼部表现各不相同，患者自觉眼部异物感、干涩感、痒、刺痛及视力疲劳等。

（一）病因

1. 感染因素 急性卡他性结膜炎未完全治愈而转为慢性卡他性结膜炎；亦可开始时感染的细菌数量不大，病菌毒力不强，或患者抵抗力强，在发病之初症状轻微，患者不予注意，迁延为慢性。Morax-Axenfeld 双杆菌、卡他球菌、大肠埃希菌、链球菌等均可引起此病。

2. 非感染因素 是本病最常见的原因。不良环境的刺激，如异物、风沙、烟尘、强光等；其他眼病的影响，如倒睫、泪道堵塞，睑板腺分泌旺盛，睑缘炎、屈光不正、隐斜视等；另外不良的生活习惯如睡眠不足，烟、酒过度或长期应用某些刺激性眼药或化妆品，均可引起结膜的慢性炎症。

（二）临床表现

1. 症状 患眼刺痒、灼热感、刺痛、异物感。晚间或阅读时较显著，且有眼疲劳感。分泌物不多，常为黏液性，晨起时易将眼睑黏着。也有感觉眼部干燥者。患者自觉症状往往较客观检查所见严重，但也有无任何不适者。

2. 体征 轻者仅有结膜稍充血，但持续日久者，泪阜部及睑结膜略显肥厚，睑缘轻度充血，白天眦部有白色泡沫状分泌物。

（三）治疗

首先是去除致病因。其次是滴 0.25%～0.5% 硫酸锌眼药水，每日 3 次。如为葡萄球菌感染，则可滴用氯霉素或磺胺醋酰钠眼药水。久治不愈者，应做屈光及眼底检查，并给予适当矫正。

三、淋菌性结膜炎

淋菌性结膜炎（gonococcal conjunctivitis）是一种极为剧烈的急性化脓性结膜炎，传染性强，可严重影响视力。临床特点是眼睑和结膜高度充血水肿，大量脓性分泌物，如不及时治疗，可在短时间内发生角膜溃疡及穿孔。

（一）病因

由奈瑟淋球菌引起。成年人主要为淋菌性急性尿道炎的自身感染，单眼多于双眼。新生儿则为产道感染，常双眼同时发病。

（二）临床表现

潜伏期 2～4 天，表现为急性化脓性结膜炎，因分泌物特多且为脓性故又称脓漏眼。眼睑高度红肿和疼痛，结膜水肿，病情发展急速，4～5 天达高潮，3～6 周才渐消退，可并发角膜溃疡和穿孔。一般新生儿的病情较成年人为轻。

（三）治疗

由于淋球菌性结膜炎病情凶险，发展迅速，后果严重，所以应采取积极有效的治疗方法，在一般结膜炎局部抗菌药物治疗的同时，强调全身用药，以更加快速、有效地抑制病原菌。

1. 全身治疗 淋球菌原对青霉素敏感，成人应用青霉素 600 万～1000 万 U 静脉滴注，1 次/日，连续 5 天。新生儿的用量为 5 万 U/(kg·d),分 2 次静脉滴注,连续 7 天。但临床上耐药菌明显增多,因此需根据敏感试验结果决定是否用青霉素。目前临床较为推崇的抗淋球菌药物为头孢曲松钠(菌必治),3～4g/d,分 2 次静脉滴注,连续 5 天。诺氟沙星对淋球菌也有一定效果,但儿童不宜应用。

2. 局部治疗　①结膜囊冲洗:脓性分泌物多时,用生理盐水或 1∶10000 高锰酸钾溶液冲洗结膜囊,冲洗时患者头歪向患眼侧以防健眼被传染。② 局部可点 0.3% 诺氟沙星滴眼液,开始时每分钟点眼 1 次,半小时后 3～5 分钟一次,1 小时后每 30 分钟点眼 1 次。病情缓解后,可适当延长点眼间隔时间,直至炎症消退为止,不可间断。亦可用环丙沙星及妥布霉素眼药水或红霉素眼膏。

(四) 预防

1. 患者严格隔离,一眼患病,健眼戴透明眼罩,眼鼻侧要封严,颞侧开放透气。
2. 被污染的医疗器械要严格消毒并专用,用过的敷料要烧掉。
3. 患者不能到公共场所如游泳池、浴池等,小便或接触眼后手要消毒以防传染给他人及健眼。
4. 患者淋菌性尿道炎的孕妇,产前应治愈,婴儿出生后应立即用抗生素眼液或 1% 硫酸银点眼,以预防新生儿淋菌性结膜炎的发生。
5. 医护人员在诊治患者时应戴保护眼镜。接诊后应及时用消毒液洗手。

小　　结

细菌性结膜炎是临床眼科门诊的常见病之一,依据病程有急性和慢性之分。急性结膜炎多由病原微生物引起,具有传染性,由病毒引起者还可导致大流行;通过接触传染;在治疗上以局部用抗生素和抗病毒药水、眼膏为主。慢性结膜炎除可由于急性炎症治疗不彻底或反复发作引起外,还与理化因素刺激、屈光不正、全身疾病等多种因素有关,在治疗时首先是去除病因,再配合局部点眼药。

第 6 节　沙　　眼

学习目标

1. 掌握沙眼的治疗方法
2. 熟悉沙眼的临床表现
3. 了解沙眼的病因和预防

沙眼(trachoma)是指由沙眼衣原体引起的一种慢性传染性结膜角膜炎,因其在睑结膜表面形成粗糙不平的外观,形似沙粒,故名沙眼。本病潜伏期 5～14 天,双眼患病,多发生于儿童或少年期。病程长,可达数年或数十年。其发病与环境和个人卫生条件有关,严重者可致盲。

一、病　　因

沙眼的病原体是沙眼衣原体,患者的眼部分泌物是传染源,通过接触患者眼部分泌物传染。

二、临床表现

沙眼急性期的表现主要是异物感、流泪、畏光伴眼部黏液性分泌物。检查可见结膜充血,乳头增生及穹隆结膜大量滤泡。此期如及时治愈,可不留瘢痕,如未治愈则在数周后进入慢性期。

慢性期患者的自觉症状多不明显或仅有轻微的异物感、干涩感、发痒感。检查可发现患者有结膜和角膜病变，以结膜病变为常见。其结膜病变表现为活动性病变和退行性病变；活动性病变是指上睑结膜出现血管模糊、滤泡形成、乳头增生。退行性病变是指结膜上瘢痕形成，瘢痕早期为网纹状，逐渐发展使结膜全部瘢痕化。角膜病变是指由于炎症使角膜周围血管侵入角膜，称沙眼角膜血管翳，如血管翳继续发展则影响视力。

后期沙眼患者可出现慢性泪囊炎、睑内翻倒睫、角膜混浊、实质性干眼症、上睑下垂、睑球粘连等并发症。

三、治　　疗

（一）局部治疗

沙眼衣原体对四环素族、大环内酯类及氟喹诺酮类抗菌药物敏感。局部用药为主，可选用0.1%利福平、10%～30%磺胺醋酰钠等眼药水，每天3～4次。每晚睡前涂四环素或红霉素眼膏。一般应坚持用药1～3个月。

（二）手术治疗

重症沙眼除局部用药外，可辅以机械疗法。乳头多者表面麻醉后用无菌棉签或无菌海螵蛸棒蘸磺胺或利福平眼药水摩擦患处，滤泡多者可用压榨术将其破坏。

（三）全身治疗

急性期和病情严重者，在局部用药同时可以适量口服抗生素，如红霉素1g/日，分3～4次服用，连用3周。

四、预　　防

做好沙眼的防治卫生知识宣传，加强对理发店、公共浴室旅店等公共场所的卫生管理，养成良好的个人卫生习惯，防止沙眼传播。

知识链接　　**如何正确点眼药水**

点眼药水是治疗眼部疾病最常用的给药方法。点药前操作者先洗手并核对眼药名称和观察眼药外观性状；取坐位或仰卧位，头稍后仰，用左手拇指轻轻向下分开下睑，眼球转向上方并用示指撑起眼睑，右手持眼药水瓶，先挤掉1～2滴眼药水，再距眼上方1～1.5cm处将眼药水滴入下穹隆1～2滴，然后轻提上睑并覆盖眼球，使药液均匀分布于结膜囊内而不溢出，轻轻闭眼3分钟。注意药液勿直接滴在角膜上，药瓶勿触及睫毛，不要对眼球施加压力。

第7节　口腔溃疡

学习目标

1. 掌握口腔溃疡的治疗
2. 熟悉口腔溃疡的临床表现
3. 了解口腔溃疡的病因

口腔溃疡又称复发性阿弗他溃疡、复发性口腔溃疡、复发性口疮，是口腔黏膜疾病中发病率最高的一种疾病。普通感冒、消化不良、精神紧张、郁闷不乐等情况均能偶然引起该病的发生，好发于唇、颊、舌缘等，在黏膜的任何部位均能出现。发病年龄一般在10～30岁之间，女性较多，一年四季均能发生。该病具有周期性、复发性及自限性等特点。病程多在10天左右自愈。

一、病　　因

目前病因尚不清楚,可能与内分泌紊乱、免疫力降低、胃肠功能障碍、病毒感染、局部刺激、发热、睡眠不足、过度疲劳、工作压力大等多种因素有关。

二、临床表现

(一) 轻症

轻症见于青壮年,女性多于男性,好发于唇内侧及口角区黏膜,初起病变处敏感或出现针尖样大小或稍大的充血区,短期内即形成直径在2~4mm,圆形或椭圆形,边界清晰的浅小溃疡。中心微凹陷,表面覆有一层淡黄色假膜,溃疡周围黏膜充血呈红晕状,其底扪之不硬。溃疡数目一般为2~3个。溃疡形成后有较剧烈的烧灼痛。经7~10天溃疡可逐渐自愈,不留瘢痕。经长短不一的间歇期后又可复发。

(二) 重症

重症又称复发坏死性黏膜腺周炎,溃疡较大,直径可达1.0~2.0cm,深可及黏膜下层甚至肌层,边缘不规则且稍隆起,中央凹陷疼痛剧烈,口腔黏膜各部均可发生,尤其多发于口腔后部、颊、软腭、扁桃体周围、咽旁等处,病程可长达数月,愈后留有明显瘢痕。

三、治　　疗

治疗包括全身治疗与局部治疗,基本原则是缩短病程,减轻患者痛苦,减少复发,治疗中要尽可能地去除各种诱发因素。以局部用药为主。

(一) 全身治疗

1. 泼尼松、地塞米松等类固醇激素能降低毛细血管壁与细胞膜的通透性,具有抗炎、抗过敏作用,可酌情选用。

2. 免疫抑制剂对部分患者有一定疗效,如环磷酰胺25mg,每日2次。

3. 对疑有免疫功能减退的患者可酌情选用免疫增强剂进行治疗,如转移因子,每次2.0~4.0ml注于上臂或大腿内侧,每周1~2次;左旋咪唑50mg,一日三次,每周连服2天,4周为一疗程。

(二) 局部治疗

主要目的是消炎、止痛,促进溃疡愈合。治疗方法较多,根据病情选用。

1. 含漱剂如0.25%金霉素溶液、1:5000氯己定(洗必泰)溶液、1:5000高锰酸钾溶液等。

2. 散剂如冰硼散、锡类散、青黛散、养阴生肌散等是中医治疗口腔溃疡的主要药。此外,复方倍他米松撒布亦有消炎、止痛、促进溃疡愈合作用。

3. 药膜类如其基质中含有抗生素及可的松等药物。贴于溃疡上,有减轻疼痛,保护溃疡面,促进愈合的作用。

4. 止痛剂有0.5%~1%普鲁卡因液,0.5%~1%达克罗宁液,0.5%~1%丁卡因液,用时涂于溃疡面上,连续2次,用于进食前暂时止痛。

5. 局部封闭治疗,适用于重型复发性阿弗他溃疡。以2.5%醋酸泼尼松混悬液0.5~1ml加入1%普鲁卡因液1ml注射于溃疡下部组织内,每周1~2次,共用2~4次。有加速溃疡愈合作用。

四、预　　防

口腔溃疡在很大程度上与个人身体素质有关,尽量避免诱发因素,可降低发生率。

1. 注意口腔卫生,避免损伤口腔黏膜,避免辛辣性食物和局部刺激。
2. 保持心情舒畅,乐观开朗。
3. 保证充足的睡眠时间,避免过度疲劳。
4. 注意生活规律性和营养均衡性,养成一定排便习惯,防止便秘。

案例 17-1 分析提示

1. 根据患者的临床表现,诊断考虑为急性咽炎。
2. 治疗用药考虑使用抗病毒和抗生素及对症治疗。结合患者的血常规见白细胞增高,考虑细菌感染可能性较大,可给予头孢菌素口服。咽痛明显可用碘片含化。
3. 可建议患者多饮水,通大便,避免辛辣食物。

案例 17-2 分析提示

1. 该患者主要考虑急性细菌性结膜炎。
2. 用药以局部点用抗生素眼药水和涂抗生素眼膏为主。
3. 为避免传染他人,建议患者应及时隔离,所有用具均应单独使用。勤洗手,不用手揉擦眼睛等。

目标检测

一、名词解释

1. 沙眼　2. 急性化脓性中耳炎

二、填空题

1. 急性化脓性中耳炎的感染途径有________、________、________。
2. 急性化脓性扁桃体炎最常见的局部并发症为________,还可引起________、________、________等全身并发症。
3. 沙眼的并发症有________、________、________、________、________、________。

三、选择题

【A 型题】

1. 导致沙眼的病原体是(　　)
   A. 葡萄球菌　B. 衣原体
   C. 肺炎球菌　D. 病毒
   E. 真菌
2. 关于细菌性结膜炎的描述,错误的是(　　)
   A. 结膜周边充血明显
   B. 眼部脓性分泌物多
   C. 角膜正常
   D. 耳前淋巴结压痛明显
   E. 分泌物有传染性
3. 除下列哪项外,均可用于沙眼治疗(　　)
   A. 金霉素眼膏　B. 利福平滴眼液
   C. 可的松眼液　D. 磺胺醋酰钠眼液
   E. 氯霉素眼药水
4. 关于急性化脓性扁桃体炎治疗,正确的是(　　)
   A. 首选青霉素类　B. 首选抗病毒类
   C. 糖皮质激素类　D. 及时手术
   E. 首选止痛药
5. 慢性咽炎下列选项错误的是(　　)
   A. 口服抗生素　B. 呋喃西林漱口
   C. 复方硼砂溶液　D. 碘喉片含化
   E. 薄荷喉片含化
6. 急性化脓性中耳炎,耳部流脓,下列哪项错误(　　)
   A. 2% 氯霉素甘油　B. 3% 过氧化氢
   C. 3% 酚甘油　D. 口服青霉素
   E. 口服止痛药
7. 急性中耳炎的感染途径哪项多见(　　)
   A. 血液途径　B. 咽鼓管途径
   C. 鼓膜外伤途径　D. 淋巴管途径
   E. 以上都不对
8. 下列哪项不是沙眼的并发症(　　)
   A. 泪囊炎　B. 睑内翻倒睫
   C. 青光眼　D. 实质性干眼症
   E. 睑球粘连
9. 关于“红眼病”错误的做法是(　　)
   A. 氯霉素滴眼液　B. 金霉素眼膏
   C. 2% 硼酸洗眼　D. 患眼遮盖

E. 庆大霉素滴眼液

10. 下列哪项除外均可以是扁桃体炎全身并发症(　　)

A. 风湿热　　B. 肾炎
C. 扁桃体周围脓肿　　D. 关节炎
E. 心肌炎

【B 型题】

(第 11 ~ 15 题备选答案)

A. 乙型溶血性链球菌　　B. 肺炎球菌
C. 淋球菌　　D. 病毒
E. 真菌　　F. 衣原体

11. 沙眼的病原体是(　　)

12. 急性咽炎常见的病原体是(　　)

13. 急性化脓性中耳炎常见的病原体是(　　)

14. 急性扁桃体炎细菌感染常见的病原体是(　　)

15. 淋球菌性结膜炎病原体是(　　)

【X 型题】

16. 结膜炎的治疗中哪些是错误的(　　)

A. 冲洗结膜囊　　B. 热敷
C. 局部点用抗生素　　D. 全身应用抗生素
E. 遮盖患眼

17. 急性扁桃体炎的致病菌,以下哪项是正确的(　　)

A. 溶血性链球菌　　B. 白色念珠菌
C. 肺炎球菌　　D. 葡萄球菌
E. 腺病毒

(任玉风)

第 18 章　皮肤科常见疾病

学习目标

1. 掌握常见皮肤病的临床表现、药物治疗的方法、外用药物使用原则
2. 理解常见皮肤病的病因
3. 了解常见皮肤病的诊断依据

第 1 节　皮肤科疾病概述

皮肤是人体最大的器官,具有屏障、吸收、感觉、分泌和排泄、调节体温、物质代谢及免疫功能。和机体其他器官一样,也会受到诸多因素的影响而发生疾病。例如各种病原体感染引起的病毒性皮肤病、细菌性皮肤病、真菌性皮肤病;理化因素的刺激引起的物理性皮肤病、职业性皮肤病;免疫功能紊乱引起的各种皮炎、湿疹、荨麻疹、药疹、结缔组织病;原因不明的瘙痒性皮肤病、红斑及红斑鳞屑性皮肤病;动物性皮肤病;遗传性皮肤病以及皮肤附属器的疾病等。

皮肤病的临床表现一般为瘙痒、感觉异常(疼痛、麻木等)。多种多样的皮肤损害是皮肤病的重要特点,如斑疹、丘疹、风团、脓疱、糜烂、溃疡、苔藓样变、瘢痕等。严重的皮肤病还会伴有发热、关节疼痛、食欲不振等全身症状。

皮肤病的治疗主要包括内用药物治疗、外用药物治疗、物理治疗和皮肤外科治疗。尤其是外用药物治疗,因为在皮损局部药物浓度高,全身吸收少,具有疗效高和不良反应少的特点,是皮肤病治疗的重要手段。

外用药物的使用原则如下。

1. 正确选择药物种类　根据病因、发病机制进行选择。如细菌性皮肤病选用抗生素;真菌性皮肤病选用抗真菌药物;超敏反应性皮肤病用抗组胺药或糖皮质激素;角化不全者选用角质促成剂;瘙痒患者用止痒剂等。

2. 正确选择药物剂型　主要根据皮损特点进行选择:①急性皮炎仅有红斑、丘疹而无渗液时一般选用粉剂或洗剂;糜烂有大量渗出时用溶液湿敷;糜烂但渗出物不多用糊剂。②亚急性皮炎渗出物不多者宜用糊剂或油剂;无糜烂的可用乳剂或糊剂。③慢性皮炎时可用乳剂、软膏、硬膏、酊剂、涂膜剂等。④单纯瘙痒并无皮损者可使用乳剂、酊剂等。

3. 注意事项　①面部以及皮肤黏膜交界处,不宜使用刺激性强的外用药。②向患者详细介绍用药的时间、方法、范围、可能出现的不良反应及处理方法。

第 2 节　浅部真菌病

学习目标

1. 掌握浅部真菌病的临床表现和治疗原则
2. 理解浅部真菌病的辅助检查和诊断
3. 了解浅部真菌病的发病机制

案例 18-1

患者，男性，45 岁，因腹部、臀部出现红疹伴瘙痒 2 个月就诊。患者 2 个月前出现腹部、臀部渐起红疹并伴瘙痒，自购"皮炎平"外搽，瘙痒稍减轻，但皮损范围广。

体格检查：腹部及右臀部可见大片皮损，中央为暗红色斑及色素沉着，边缘有多个丘疹及丘疱疹，上附少许鳞屑，边界清楚。

思考题：

1. 该患者应诊断为何种疾病？其病原体是什么？
2. 试述该患者的治疗原则和具体措施。

一、病因与发病机制

浅部真菌病又称皮肤癣菌病，简称癣，是由红色毛癣菌、大小孢子菌、絮状表皮癣菌等浅部真菌侵犯表皮、毛发、甲板所致的一种慢性感染性皮肤病。感染途径为直接接触或间接接触，还可发生自身感染即先患手、足、甲癣，再患体癣或股癣。病理变化是由真菌的增殖及其代谢产物刺激宿主引起的反应。

二、临 床 表 现

依据发病部位不同，可分为头癣、体癣、股癣、手足癣和甲癣等。

（一）头癣

头癣(tinea capitis)是累及头发和头皮的浅部真菌病。多见于少年儿童，成人少见。根据致病真菌和临床表现不同分黄癣、白癣、黑点癣和脓癣。

1. 黄癣　俗称"瘌痢头"、"秃疮"。自觉症状较轻，皮疹初起为红色小丘疹或小脓疱，脓疱干涸后变成周边翘起中央紧附着头皮形如蝶状的黄色痂，除去痂后其下为潮红糜烂面，有特殊臭味。患黄癣处的毛囊被破坏，毛发脱落，形成永久性秃发，愈合遗留萎缩性瘢痕。

2. 白癣　皮疹初起为圆形灰白色鳞屑性斑片，边缘清楚，病发一般距头皮 2～4mm 处折断，外围绕以白色的菌鞘。有不同程度瘙痒。到青春期可自愈，一般不造成永久性秃发，愈合不留瘢痕。

3. 黑点癣　较少见。皮疹初起为散在鳞屑性灰白色斑片，病发一出头皮即折断，毛囊口处断发呈黑点状。皮疹炎症反应轻，稍痒。病程缓慢，可久病不愈。有局灶性脱发和点状瘢痕。

4. 脓癣　由亲动物性皮肤癣菌引起。皮损初为成群的炎性毛囊丘疹，渐融合为隆起的炎性肿块，表面有蜂窝状排脓小孔，继发细菌感染后可形成脓肿。能破坏毛囊，愈后有永久性秃发和瘢痕。

（二）体癣和股癣

体癣是指发生于除头皮、毛发、掌跖和甲部以外其他部位的皮肤癣菌感染。皮疹初起为红色丘疹、丘疱疹或小水疱，继之形成附有鳞屑的红色斑片，境界清楚。皮疹不断向周围扩展，中央趋于消退，形成境界清楚的环状或多环状，边缘可见红色丘疹或丘疱疹。自觉瘙痒，可因反复搔抓呈湿疹样和苔藓样变。多见于面部、躯干和四肢。

股癣是指腹股沟、会阴、肛周和臀部的皮肤癣菌感染，是特殊部位的体癣。皮疹基本与体癣相同。

（三）手癣和足癣

手癣，俗称"鹅掌风"，是指皮肤癣菌侵犯指间、手掌、掌侧平滑皮肤引起的感染。足癣，俗称

"脚气",是指足趾间、足跖、足跟、足侧缘的皮肤癣菌感染。手癣和足癣是最常见的浅部真菌病,夏秋季发病率高,多累及成年人。根据临床特点,可分三种类型。

1. 水疱鳞屑型 好发于指(趾)间、掌心、足跖及足侧部。皮疹初起为针尖大小的深在水疱,疱壁厚,不易破溃,散在或群集分布,瘙痒明显。皮疹可不断向周围蔓延。病情稳定时以脱屑为主。

2. 角化过度型 好发于足跟及掌跖部。皮损处为角质增厚,表面粗糙脱屑,易发生皲裂、出血。一般无瘙痒,有皲裂时疼痛。

3. 浸渍糜烂型 好发于趾缝,尤以第3~4和第4~5趾间。手部的通风较好,故此型少见。表现为局部皮肤浸渍发白,表面松软易剥脱露出潮红糜烂面。有不同程度瘙痒。足癣继发细菌感染甚至会引起脓疱、淋巴结炎、蜂窝织炎、丹毒。

(四) 甲癣

甲癣俗称"灰指甲",特指由皮肤癣菌所致的甲感染,常继发于手足癣。属于甲真菌病中的一种。某些患者同一病甲偶可同时感染念珠菌或其他非皮肤癣菌性真菌。

三、辅助检查

(一) 真菌直接镜检

取病发、鳞屑、甲屑在显微镜下检查有无真菌的菌丝或孢子。

(二) 真菌培养

用以鉴别致病性真菌的菌种。

(三) 滤过紫外线灯检查头癣的病发

黄癣病发呈暗绿色荧光;白癣病发呈亮绿色荧光;黑点癣病发无荧光。

四、诊　　断

根据病史和临床表现特点,诊断比较容易。必要时可进行真菌显微镜检查或真菌培养等辅助检查。

五、治　　疗

(一) 头癣

采用综合治疗方案,服、搽、洗、剪、煮五项综合措施联合实施。

1. 服药 伊曲康唑儿童3~6mg/(kg·d),成人200 mg/d,进餐时口服,疗程4~6周。

2. 搽药 2%碘酊、5%~10%硫黄软膏、1%联苯苄唑霜等外用药任选一种,外用于头皮,每天2次,连用60天。

3. 洗头 用硫黄皂或2%酮康唑洗剂洗头,每天1次,连续60天。

4. 剪发 尽可能将病发剪除,每周1次,连续8周。

5. 煮沸消毒 患者用过的毛巾、帽子、枕巾、梳子等生活用品及理发工具进行煮沸消毒。

(二) 体癣和股癣

1. 外用药物治疗 局部搽抗真菌的酊剂和乳剂,如3%水杨酸酊、复方土槿皮酊、2%酮康唑霜、3%克霉唑霜等。每天1~2次,连续2周以上或皮损消退后继续1~2周,以免复发。

2. 内用药物治疗 皮疹广泛或局部治疗效果不佳者,口服伊曲康唑100mg/d,顿服,疗程2周。

(三) 手、足癣

1. 外用药物治疗　①水疱鳞屑型宜选用刺激性小的霜剂和水剂，如 1% 联苯苄唑霜或溶液；②角化过度型用复方苯甲酸软膏或酊剂，有皲裂时选用较温和的特比萘芬软膏；③浸渍糜烂型渗液较多时先用 3% 硼酸溶液等浸泡或湿敷，待皮疹干燥后再用抗真菌的霜剂、水剂。

2. 内用药物治疗　对于反复发作或局部治疗效果不佳者，可口服伊曲康唑 100mg/d，顿服，疗程 2 周，或特比萘芬 250mg/d，疗程 4 周。足癣继发细菌感染时使用抗生素。

(四) 甲癣

1. 外用药物治疗　常用于病变表浅和未累及甲根的甲癣。甲癣先用温水将甲板泡软，用小刀或指甲锉尽量刮薄病甲，再搽 30% 冰醋酸或 3% ~ 5% 碘酊，每天 2 次，疗程 3 ~ 6 个月，直到新甲生成为止。亦可用 40% 尿素软膏封包使病甲软化剥离，再外用抗真菌制剂如 8% 环吡酮、5% 阿莫罗芬甲涂剂能在甲表面形成药膜，有利于药物穿透甲板。除了正确选用药物外，坚持用药、用足疗程是甲癣治疗有效的基本保证。

2. 内用药物治疗　伊曲康唑间歇冲击疗法，400mg/d，分 2 次口服，每月服药 1 周为 1 个疗程。指甲病变需 2 ~ 3 个疗程，趾甲病变需 3 ~ 4 个疗程。或特比萘芬 250mg/d，口服，指甲病变需 4 周，趾甲病变需 6 周。

(五) 用药注意事项

1. 少数患者局部使用克霉唑制剂、联苯苄唑制剂时会出现过敏症状，表现为瘙痒、红斑、灼热感、脱皮等，应立即停用，并遵医嘱，局部涂抹止痒剂、保护剂等，避免发生继发感染。

2. 咪康唑局部外用时对皮肤有刺激性，出现皮疹、发红、水疱、烧灼感等，可考虑换药。局部皮损处理同上。

3. 口服酮康唑、伊曲康唑、氟康唑等药物时，应注意胃肠道反应，服药时间较长者应定期检查肝功能。

六、预　防

1. 普及浅部真菌病防治知识，及早发现患者和患病动物，一经确诊及时治疗。
2. 注意个人卫生，勤洗澡，勤换内衣，保持皮肤清洁干燥。
3. 注意公共环境卫生。公共浴室、游泳池的浴池、拖鞋及理发室毛巾、理发工具等定期消毒。
4. 尽量避免互穿拖鞋和互用毛巾，不与患者共用日常生活用品。

小　结

浅部真菌病是由红色毛癣菌、大小孢子菌、絮状表皮癣菌等浅部真菌侵犯表皮、毛发、甲板所致的一种慢性感染性皮肤病。感染途径为直接接触或间接接触。依据发生部位不同，分为头癣、体癣、股癣、手足癣和甲癣等。治疗以外用药物为主，根据不同皮损选择不同的制剂。

第 3 节　湿　疹

学习目标

1. 掌握湿疹的临床表现和治疗方法
2. 理解湿疹的病因、诊断
3. 了解湿疹的发病机制

案例 18-2

患者,女性,50 岁,因双下肢皮疹、瘙痒反复发作 5 年,前来就诊。

患者双下肢反复出现红疹、瘙痒,挠抓后有渗液或出血。经常自购止痒药物外涂,症状有一定缓解。但5 年来反复发作。每次发生均无明显诱因。

体格检查:双下肢多处皮肤增厚、粗糙、有色素沉着,并呈苔藓样变,且散在暗红色丘疹、抓痕、血痂,皮损上有少量鳞屑,皮损对称分布,界线尚清。

思考题:

1. 该患者的诊断是什么？说出诊断依据。
2. 该患者选用什么药物进行治疗?

一、病因与发病机制

湿疹(eczema)是由多种内、外因素引起的真皮浅层及表皮炎症。以皮疹损害处具有渗出潮湿倾向而得名。皮疹多形性,瘙痒剧烈,易复发。病因及发病机制尚不完全清楚。常发生于具有过敏体质的个体,是一种皮肤迟发型超敏反应。

二、临床表现

根据病程和临床特点,分为急性、亚急性和慢性三种类型。

(一) 急性湿疹

急性湿疹好发于面、耳、手、足、前臂、小腿等外露部位,严重者可弥漫全身,常对称分布。皮损多形性,初期为红斑,自觉灼热、瘙痒。继之在红斑上出现散在或密集的丘疹或小水疱,剧烈瘙痒,搔抓或摩擦之后形成糜烂、渗液面。若继发感染则会发展为脓疱、脓液,甚至发热等全身症状。

(二) 亚急性湿疹

亚急性湿疹因急性湿疹炎症减轻或处理不当使病程延长而形成。红肿和渗出虽有减轻,但仍有丘疹及少量丘疱疹,皮损暗红色,可有少量鳞屑。始终伴有瘙痒感。

(三) 慢性湿疹

慢性湿疹是由急性、亚急性湿疹迁延而来,或是开始即呈现慢性炎症。常以局限于某一相同部位经久不愈为特点,表现为皮肤逐渐增厚,皮纹加深、浸润,色素沉着,有不同程度的苔藓样变等。自觉明显瘙痒。常为阵发性,病情时轻时重,延续数月或更久。

三、辅助检查

过敏因素导致的湿疹可有外周血嗜酸粒细胞增高。继发细菌感染者中性粒细胞增高。

四、诊　　断

根据急性期多形性、对称性皮损,有渗出倾向、瘙痒剧烈等特点;慢性期苔藓样变皮损等特征,本病一般不难诊断。

五、治　　疗

(一) 外用药物治疗

多选具有止痒、促使局部血管收缩、减轻渗出和浸润、发挥消炎作用的角质促成剂或糖皮质激素。急性期无渗液或渗出不多者可用炉甘石洗剂，渗出多者可用3%硼酸溶液作湿敷，每天2~3次，每次20分钟。呈水疱、糜烂者需用油剂如5%煤焦油；渗出减少后用糖皮质激素霜剂如1%氢化可的松霜等，并和油剂交替使用。亚急性期可用糖皮质激素乳剂、糊剂，为防止和控制继发性感染，可加用抗生素制剂。慢性期可选用软膏、硬膏、涂膜剂。对顽固性局限性皮损可用糖皮质激素作皮损内注射。

(二) 内用药物治疗

1. 抗组胺药（H_1 受体拮抗剂）　如马来酸氯苯那敏（扑尔敏）4mg/次，3次/日；赛庚啶2~4mg/次，2~3次/日；西替利嗪10mg/次，1次/日或早晚各5mg。

2. 镇静剂　常用于瘙痒剧烈者，可以与抗组胺药联用。常用地西泮2.5~5mg/次，3次/日，1日总量不超过25mg。

3. 钙剂、硫代硫酸钠、普鲁卡因、维生素C等　对急性湿疹或全身泛发者最为适宜。可用10%葡萄糖酸钙10ml或5%硫代硫酸钠10~20ml，缓慢静脉注射；1%普鲁卡因静脉封闭，用药前应做皮肤过敏试验；维生素C静脉滴注，成人100~250mg/次。一般不提倡使用糖皮质激素。

4. 中医中药治疗　急性湿疹以祛风、清热、利湿为治则，常用消风散或胃苓汤加减。但发生于下肢者应用四妙散更好；在阴部选龙胆泻肝汤为妥。慢性湿疹以养血祛风、养血润燥或生津润燥尤宜，多用当归饮子、养血润肤汤、润肤饮等加减。

六、预　　防

避免各种可疑的致病因素。发病期间忌辛、辣、酒类食物；保持皮肤清洁；避免过度洗烫、肥皂及各种有害因子的刺激；治疗全身性疾病，发现病灶应积极清除。

小　　结

湿疹是由多种内、外因素引起的真皮浅层及表皮炎症。皮疹多形性，瘙痒剧烈，易复发。外用药物治疗时多选角质促成剂或糖皮质激素。无渗液或渗出不多者可用炉甘石洗剂。针对皮损处感染可使用抗生素制剂。慢性湿疹可选用软膏、硬膏、涂膜剂。对顽固性局限性皮损可用糖皮质激素作皮损内注射。抗组胺药、镇静剂等常用于瘙痒剧烈者。

第4节　荨　麻　疹

学习目标

1. 掌握荨麻疹的临床表现和治疗方法
2. 理解荨麻疹的病因、诊断
3. 了解荨麻疹的发病机制

案例 18-3

患者，女性，32岁。全身皮肤反复起风团1年余。

患者每次打扫卫生或吹冷风时，全身皮肤起风团，伴有剧烈瘙痒。1年来时常发生。上午接触冷水后，再次出现风团、剧痒。

检查：胸背、四肢散在大小不等的淡白色风团，稍隆起，部分风团连成片，可见新鲜抓痕。

思考题：

1. 该患者的诊断可能是什么？分析致病的原因。
2. 试述该患者治疗的措施。

一、病因与发病机制

荨麻疹(urticaria)是由于皮肤、黏膜小血管反应性扩张及渗透性增加而产生的一种以风团为主要表现的暂时性、局限性水肿反应。

病因复杂，有的患者并不能找到明确原因。可能的病因有：食物和药物过敏、感染、物理因素、动植物因素、精神因素、全身性疾病。发病机制大多为Ⅰ型超敏反应。

二、临床表现

（一）急性荨麻疹

起病急，突发瘙痒，皮肤出现大小不等、圆形或不规则形风团，色淡红或苍白，局部水肿呈橘皮样。数小时后水肿减轻，风团变为红斑并在数小时后逐渐消失，不留痕迹。一日内可反复发生多次。累及胃肠道黏膜时可恶心、呕吐、腹痛、腹泻；累及呼吸道可有喉头水肿，引起窒息，会危及生命；少数患者可有心慌、胸闷甚至血压下降等过敏性休克症状。

（二）慢性荨麻疹

风团时多时少，反复发生超过6周以上者称为慢性荨麻疹，有的病程可长达数年。一般全身症状轻。

三、辅助检查

1. 血常规显示嗜酸粒细胞升高。有感染时白细胞总数及中性粒细胞升高。
2. 皮肤划痕试验阳性。

四、诊　断

根据迅速发生和消退的风团这一特征，且皮损不留痕迹，不难诊断。血常规显示嗜酸粒细胞升高，皮肤划痕试验阳性也是诊断依据。

五、治　疗

能够明确过敏原，避免再次接触或脱敏治疗，是最重要的方法。

（一）外用药物治疗

氢化可的松洗剂或炉甘石洗剂起止痒及保护皮肤作用。冬季可涂苯海拉明霜止痒。

（二）内用药物治疗

1. 急性荨麻疹　选用第一代或第二代抗组胺药或者 H_1 受体拮抗剂联合 H_2 受体拮抗剂使用。苯海拉明每次25～50mg，每日3次；氯雷他定每次10mg，每日1次；或西替利嗪每次10mg，每日1次，加服西咪替丁每次200mg，每日3次。维生素C及钙剂能降低血管通透性，与抗组胺药有协同作用。山莨菪碱可用于腹痛明显者，5～10mg口服或肌内注射。

伴有喉头水肿、呼吸困难或休克患者，立即抢救。给予0.1%肾上腺素0.5～1ml皮下或肌内注射，同时将地塞米松 10～20mg 和维生素 C 2.0～3.0g 加入 5% 葡萄糖盐水中静脉滴注。酌情使用血管活性药物。窒息未有改善者行气管切开术。

2. 慢性荨麻疹　以抗组胺药为主。如氯雷他定每次 10mg，每日 1 次或西替利嗪每次 10mg，每日 1 次，加服西咪替丁每次 200mg，每日 3 次。风团控制后仍继续用药并逐渐减量。

六、预　　防

积极寻找一切可能的发病因素，加强体质锻炼，保持情绪稳定，避免理化因素的刺激，治疗感染病灶等都有助于预防荨麻疹的发生。

小　　结

荨麻疹是由于皮肤、黏膜小血管反应性扩张及渗透性增加而产生的一种以风团为主要表现的暂时性、局限性水肿反应。病因复杂，有的病因不明。主要表现为风团、瘙痒，极少数会发生过敏性休克。外用药物治疗选用止痒剂；内用药物治疗选用第一代或第二代抗组胺药或者 H_1 受体拮抗剂联合 H_2 受体拮抗剂使用。过敏性休克者立即抢救。

第 5 节　痤　　疮

学习目标

1. 掌握痤疮的临床表现和治疗措施
2. 理解痤疮的病因、诊断
3. 了解痤疮的发病机制

案例 18-4

患者，男性，20 岁，额部、面颊反复出现粉刺 3 年余。

体格检查：面部有数个米粒或绿豆大小的丘疹，呈白头粉刺，有的丘疹色红，上端为小脓疱。局部消毒后白头粉刺中挤压出白色豆渣样物质。

思考题：

请指导该患者该如何治疗和预防。

一、病因与发病机制

痤疮（acne）俗称为“青春痘”或“粉刺”，是一种累及毛囊皮脂腺的慢性炎症性皮肤病，好发于皮脂溢出部分。

病因比较复杂，主要与雄激素、皮脂分泌过多，毛囊皮脂腺导管异常角化，痤疮丙酸杆菌增殖等有关。此外，遗传、内分泌紊乱、饮食不当、理化因素刺激等会影响痤疮的形成或加重痤疮。

二、临 床 表 现

发病人群以 15～30 岁为主，好发于面颊、额部，其次是胸背部及肩胛处等。一般无症状或有瘙痒不适的感觉，严重时有疼痛。基本损害为毛囊性丘疹，早期皮脂淤积在皮脂腺开口处形成白头粉刺（闭合性粉刺）或黑头粉刺（开放性粉刺），白头粉刺里可挤压出米粒样白色脂栓，黑头粉刺中含有被氧化呈黑色的油栓。常伴有局部炎症，粉刺发红，顶部发生小脓疱，愈后可有暗红色印痕称为痘印,痘印一般会消退。若炎症加剧,会变为炎症性结节或囊肿甚至形成脓肿,有波动感,破溃后遗留瘢痕及色素沉着。

三、辅助检查

出现炎症性脓肿时血常规白细胞可增高。部分患者皮损处蠕形螨虫检查为阳性。

四、诊　　断

根据年龄、皮损的好发部位和性质不难诊断。

五、治　　疗

(一) 外用药物治疗

1. 维 A 酸类　如 0.1% 阿达帕林凝胶,通过使毛囊上皮细胞正常分化而减少粉刺形成,用药后可出现轻度刺激反应,如局部潮红、脱屑等,一般会逐渐消失,采取隔日涂抹会减少刺激性。宜在晚上使用,可避免光敏作用。

2. 过氧化苯甲酰　能缓慢地释放出氧,有明显的杀灭痤疮丙酸杆菌及溶解粉刺等作用。有 2.5%、5% 和 10% 不同浓度凝胶制剂,从低浓度开始使用,每日 1~2 次。在制剂中加入 3% 红霉素可提高疗效。

3. 其他　2.5% 硫化硒洗剂、5% 硫黄洗剂、1%~2% 水杨酸酊等具有抑制细菌、螨虫以及降低皮肤游离脂肪酸含量的作用。

(二) 内用药物治疗

1. 抗生素　能抑制细菌生长,减轻炎症反应。米诺环素每次 50mg,每日 2 次;红霉素每次 0.25g,每日 4 次;罗红霉素每次 0.15g,每日 2 次等。按疗程服用。注意对肝肾功能的影响。

2. 维 A 酸类　口服制剂能减少皮脂腺分泌,控制异常角化和黑头粉刺形成,尤适用于中度以上患者。维胺酯胶囊每次 50mg,每日 3 次或异维 A 酸每次 10mg,每日 2~3 次。症状好转后改为维持量。女性患者停药 2 年后才能生育。

3. 其他　维生素 B_2 每次 10mg,每日 3 次,可预防脂溢性皮炎;硫酸锌每次 50mg,每日 3 次。锌是人体必不可少的微量元素,它不仅能增强机体的免疫功能,而且还可参与皮肤的正常代谢,使上皮细胞正常分化,减轻毛囊皮脂腺导管口的角化,有利于皮脂腺分泌物排出。

4. 抗雄激素药物和糖皮质激素　不作常规用药,只适用于某些重度患者短期使用,应注意相应的不良反应。

六、预　　防

1. 不吃过甜、多油及刺激性食物,多喝水、多吃蔬菜水果,保持大便通畅。
2. 保持皮肤清洁。勿用霜类、油类化妆品。
3. 采用科学、健康的生活方式,避免抽烟、喝酒、熬夜等不良习惯。
4. 不用手挤压粉刺、脓疱,避免感染,加重皮损。

小　　结

痤疮是一种累及毛囊皮脂腺的慢性炎症性皮肤病,好发于皮脂溢出部分。病因复杂,主要与雄激素、皮脂分泌过多，毛囊皮脂腺导管异常角化，痤疮丙酸杆菌增殖、遗传、内分泌紊乱、饮食不当、理化因素刺激等因素有关。形成炎性丘疹等不同程度的皮损。外用药物如维 A 酸类制剂、过氧化苯甲酰、2.5% 硫化硒洗剂、5% 硫黄洗剂等。严重者可服用抗生素、维胺酯胶囊等。

第 6 节　脓　疱　疮

学习目标

1. 掌握脓疱疮的临床表现和治疗措施
2. 理解脓疱疮的病因、诊断
3. 了解脓疱疮的发病机制

 **案例 18-5**

患儿，9 天。家人发现其颈部、胸背部出现多个大疱，周围发红。体表有散在红色小丘疹。遂前来就诊。体温 38.8℃，皮损为薄壁大疱，内有混浊液体，四周绕以红晕。腹股沟等处有散在红色丘疹。诊断为新生儿脓疱疮。

思考题：

1. 该病的病因可能是什么？
2. 为该患儿拟定治疗方案。

一、病因与发病机制

脓疱疮（impetigo）是由金黄色葡萄球菌或乙型溶血性链球菌引起的一种急性化脓性皮肤病，俗称"黄水疮"。以夏秋季节多见，常通过密切接触感染或自体接种感染，为儿童的常见病。在患痱子、湿疹、疥疮等瘙痒性皮肤病时，搔抓破坏了皮肤的屏障作用而有利于细菌感染。

二、临 床 表 现

根据临床表现不同分为三种类型，以寻常型脓疱疮最为常见。

（一）寻常型脓疱疮

寻常型脓疱疮多由乙型链球菌或金黄色葡萄球菌感染所致，或两者混合感染引起，传染性很强，常在幼儿园中流行。好发于四肢、口周、鼻孔附近，严重者可泛发全身。自觉瘙痒。皮疹初起为点状红斑或小丘疹，迅速发展成脓疱，粟粒至黄豆大小，疱壁薄，周围有红晕，脓疱破后露出糜烂面，脓液干涸形成蜜黄色厚痂。6～10 日后痂脱自愈，一般不留瘢痕。重症者可伴高热、淋巴结或淋巴管炎，甚至败血症，链球菌感染可诱发急性肾小球肾炎。

（二）深脓疱疮

深脓疱疮主要由乙型链球菌感染所致，多累及营养不良的儿童或老人。好发于下肢，疼痛明显。皮疹初起为脓疱，渐向皮肤深部发展，表面有坏死和蛎壳状黑色厚痂，周围炎症明显，去除痂后可见边缘陡峭的碟状溃疡。病程 2～4 周或更长。

（三）大疱型脓疱疮

大疱型脓疱疮主要由金黄色葡萄球菌引起。多见于儿童。好发于面部、躯干和四肢。皮疹初起为米粒大小水疱或脓疱，迅速变为大疱，直径 1cm 左右，疱内有半月积脓，周围红晕不明显，疱壁薄，易破溃形成糜烂、结痂。痂壳脱落后有暂时性色素沉着。发生于新生儿时又称新生儿脓疱疮,发病急,传染性强,皮损很快累及全身,可伴有高热,重者并发败血症、肺炎、脑膜炎而危及生命。噬菌体Ⅱ组71型金葡菌易造成3个月内婴儿感染,病情更严重,在大片红斑的基础上,出现皮肤棘层松解坏死现象,即皮肤触诊时尼氏征阳性。皮肤大面积剥脱、糜烂,似烫伤样外观,故称为葡萄球菌性烫伤样皮肤综合征,有2%~3%的病死率。

三、辅助检查

白细胞总数和中性粒细胞增高。脓液中可分离培养出金黄色葡萄球菌或乙型溶血性链球菌。

四、诊　　断

根据典型临床表现,结合细菌学检查脓液中可分离培养出金黄色葡萄球菌或乙型溶血性链球菌,不难诊断。

五、治　　疗

(一) 外用药物治疗

以杀菌、消炎、收敛、干燥为原则。脓疱未破者外用10%硫黄炉甘石洗剂;脓疱较大时应用无菌方法抽取疱液;脓疱破溃者可用1∶5000高锰酸钾溶液或0.5%新霉素溶液清洗湿敷,再外用2%莫匹罗星软膏(百多邦软膏)或红霉素软膏等。

(二) 内用药物治疗

皮损广泛、全身症状较重者给予抗生素治疗,宜选择金黄色葡萄球菌敏感的头孢类抗生素如头孢氨苄,儿童40~100mg/kg·d,每日4次。必要时依据药物敏感试验选择用药。瘙痒剧烈者,加用抗组胺药口服,例如氯雷他定片剂,2~12岁儿童,体重>30kg者,每次10mg,每日1次;体重≤30kg者,每次5mg,每日1次。对重症患儿,要注意水、电解质平衡,必要时输注血浆、全血或丙种球蛋白。

六、预　　防

1. 注意个人卫生,勤洗澡,勤换衣服,保持皮肤的清洁干燥,经常修剪指甲,避免抓破皮肤。
2. 及时治疗瘙痒性皮肤病。
3. 幼儿园、托儿所等集体场所儿童公用的餐具、玩具、床铺、被褥等应定期消毒处理,保持室内空气清洁。
4. 患者不去幼儿园、托儿所等集体场所,不到公共浴室洗澡,避免传给他人。

小　　结

脓疱疮是由金黄色葡萄球菌和(或)乙型溶血性链球菌引起的一种急性化脓性皮肤病,常通过密切接触感染或自体接种感染。细菌主要侵犯表皮,引起化脓性炎症。有寻常型脓疱疮、深脓疱疮和大疱型脓疱疮等不同类型,严重的会引起葡萄球菌性烫伤样皮肤综合征。外用药物治疗以杀菌、消炎、收敛、干燥为原则;同时给予抗生素治疗,瘙痒剧烈者,加用抗组胺药。

第 7 节　冻　　疮

学习目标

1. 掌握冻疮的临床表现和治疗措施
2. 理解冻疮的病因、诊断
3. 了解冻疮的发病机制

 **案例 18-6**

患者，女性，21 岁，学生。近 3 年来每于冬天双脚趾患冻疮，受热后瘙痒，夜间尤甚。双脚趾有水肿性红斑，可触及小结节数个，压之退色，并有痒感胀感。

思考题：

怎样治疗和预防冻疮？

一、病因与发病机制

冻疮（pernio）是一种发生于寒冷季节的末梢部位皮肤局限性、淤血性、炎症性疾病。

皮肤长期暴露于寒冷、潮湿的空气中，且末梢血液循环较差为主要发病因素，缺乏运动、手足多汗、营养不良、贫血、鞋袜过紧、户外工作及慢性消耗性疾病等为诱发因素。受冻部位的皮下动脉由于寒冷的刺激而收缩，导致血流淤滞、组织缺氧引起细胞损伤，如受冻时间较长，动脉持续痉挛，导致血管麻痹而出现静脉淤血，毛细血管扩张，渗透性增加，血浆渗入组织间隙而引发本病。

二、临 床 表 现

本病易发于初冬、早春季节。各年龄组均可发生，但以儿童、青年妇女或末梢血循环不良者多见。好发于肢端、耳郭、鼻尖等部位。皮损初起为蚕豆至指甲盖大小的水肿性紫红色肿块或硬结，边缘鲜红，中央青紫，触之冰冷，压之退色，去压后恢复较慢，自觉局部有胀感、瘙痒，遇热后更甚。严重者可有水疱，破溃后形成溃疡、经久不愈，伴有疼痛。部分患者皮损部位有固定现象，年年复发。

三、辅 助 检 查

创面有继发性细菌感染时，外周血白细胞总数和中性粒细胞可增高。

四、诊　　断

根据季节、典型临床表现容易诊断。

五、治　　疗

（一）外用药物治疗

皮损未破溃可用 10% 樟脑软膏或冻疮膏、貂油、辣椒制剂等外涂，促进血液循环；已破溃者先用3%硼酸湿敷,待渗液停止后,外敷10%鱼石脂软膏;或抗生素软膏或10%硼酸软膏。

(二) 内用药物治疗

口服烟酸每次50~100mg,每日1~3次;硝苯地平每次20mg,每日3次等扩血管药物。皮损破溃者必要时口服抗生素。

(三) 物理治疗

可用红外线局部照射、氦氖激光局部照射、二氧化碳激光照射等。

六、预　　防

注意保暖,尤其避免末梢部位暴露于湿冷环境中。寒冷季节易发部位应坚持每天按摩。体育锻炼可促进血液循环,提高机体对寒冷的耐受性。

小　　结

冻疮是一种发生于寒冷季节的末梢部位皮肤局限性、淤血性、炎症性疾病。

表现为局部水肿、硬结、瘙痒,可破溃并发生感染。治疗方法有外用药物治疗、内服药物治疗及物理治疗等。

案例18-1分析提示

1. 应诊断为体癣和股癣。致病原因是皮肤癣菌感染。

2. 治疗原则:抗真菌治疗。以外用药为主。具体措施:① 注意衣物消毒,保持局部干燥;② 外用抗真菌药物如咪唑类霜剂等,皮损消退后继续用药1~2周;③ 疗效不佳时可口服伊曲康唑100mg/d,顿服,疗程2周。

案例18-2分析提示

1. 诊断为:双小腿慢性湿疹。

2. 治疗:(1)避免各种可疑病因及诱因;(2)外用药物治疗:宜用剥脱止痒药物,如肤疾宁硬膏、0.1%维A酸软膏软化皮肤,促使苔藓化皮损角质剥脱;煤焦油软膏、0.1%哈西奈德软膏有止痒作用;(3)内用药物治疗:抗组胺药如西替利嗪每次10mg,每日1次或早晚各5mg。非特异性抗过敏药物如维生素C、硫代硫酸钠等。

案例18-3分析提示

1. 诊断为慢性荨麻疹。病因:可能的过敏原是尘螨,还可能是对寒冷敏感引起的获得性寒冷性荨麻疹。

2. 治疗:(1)做尘螨皮试,阳性则避免接触过敏原;(2)锻炼身体,增加机体耐寒能力;(3)药物治疗:以联合抗组胺药为主。如西替利嗪每次10mg,每日1次加西咪替丁每次200mg,每日3次。寒冷性荨麻疹用酮替芬每次1mg,每日2次。局部风团可用炉甘石洗剂或薄荷酚洗剂外涂止痒。

案例18-4分析提示

1. 治疗　(1)外用药物治疗:1%~2%水杨酸酊白天外搽,0.1%阿达帕林凝胶晚上使用。有脓疱的丘疹处可外涂3%红霉素软膏。(2)内用药物治疗:维生素B_2每次10mg,每日3次。症状加重时可服用异维A酸每次10mg,每日2~3次。

2. 预防　(1)保持面部清洁;(2)勿抽烟、喝酒,避免过甜、过油食物及刺激性食物,多喝水、多吃新鲜蔬菜水果,保持大便通畅;(3)不挤压粉刺、脓头,避免感染扩散。

案例 18-5 分析提示

1. 新生儿脓疱疮是由金黄色葡萄球菌引起的急性化脓性皮肤感染。新生儿因为皮肤娇嫩，抵抗力差，且出汗较多，若不注意皮肤卫生，容易发生感染。

2. 杀菌、消炎、收敛、干燥为局部治疗的原则。①红色丘疹处，搽 10% 硫黄炉甘石洗剂；脓疱处采用无菌操作，吸取疱液，用 1∶5000 的高锰酸钾液湿敷，再外用 1% 新霉素乳剂。②小儿有发热，并且为了防止脓疱疮面积扩大或局部皮损加重，应使用内用药物治疗，选择细菌敏感的抗生素如苯唑西林 50～100mg/kg·d；或头孢唑林 30～50mg/kg·d，分 2～4 次。均由静脉点滴。③注意新生儿皮肤清洁护理。居住环境和患儿的衣物、尿布等需进行消毒。

案例 18-6 分析提示

1. 治疗　①外用药物治疗：此患者皮损未破溃，可选用 10% 樟脑软膏、10% 樟脑酐或 10% 辣椒软膏外涂，每日 2～3 次。搽药时可适当摩擦，增加药物渗透。②物理治疗：局部红外线照射，能解除血管痉挛。③内用药物治疗：若红肿加剧，可内服烟酸 50～100mg，每日 3 次。

2. 预防　入冬即需注意保暖，鞋袜要宽松。每年都复发者要在局部多做按摩，促进血供，能防止冻疮复发。体育锻炼可促进全身血液循环，提高机体对寒冷的耐受性。

目标检测

一、名词解释

1. 浅部真菌病　2. 湿疹　3. 荨麻疹　4. 痤疮　5. 脓疱疮　6. 冻疮

二、填空

1. 皮肤有________、________、________、________、________等功能。
2. 常见的皮损现象有________、________、________、________、________、________等。
3. 单纯瘙痒并无皮损者，可选用的外用制剂如________、________；慢性皮炎则可使用________、________、________、________等制剂。
4. 甲癣治疗有效的措施是________、________、________等。
5. 治疗湿疹的内用药物有________、________、________、________、________、________等多种，一般不提倡使用________。
6. 荨麻疹内用药物治疗时，以________药为主，严重时可联合使用________拮抗剂和________拮抗剂。
7. 维 A 酸类外用制剂宜在晚上使用，是因为________。维 A 酸类口服制剂的作用机制是________。
8. 脓疱疮创面的治疗原则是________、________、________。
9. 冻疮破溃创面选用 3% 硼酸湿敷，目的是________，待渗液停止后，外敷 10% 鱼石脂软膏或抗生素软膏，是起________作用。

三、选择题

【A 型题】

1. 不属于 H_1 受体拮抗剂的是(　　)
   A. 赛庚啶　B. 西咪替丁　C. 苯海拉明　D. 阿司咪唑(息斯敏)　E. 异丙嗪
2. 不属于第二代 H_1 受体拮抗剂的是(　　)
   A. 阿司咪唑　B. 西替利嗪　C. 马来酸氯苯那敏　D. 特非那定　E. 氯雷他定
3. 水疱鳞屑型手、足癣宜选用(　　)
   A. 1% 联苯苄唑霜或溶液
   B. 复方苯甲酸软膏
   C. 特比萘芬软膏
   D. 3% 硼酸溶液
   E. 抗真菌的霜剂
4. 湿疹的皮损特点不包括(　　)
   A. 多形性、对称性　B. 有渗出　C. 伴剧烈痒感　D. 慢性期苔藓样变　E. 风团
5. 关于荨麻疹的治疗，不妥的是(　　)
   A. 避免接触过敏原
   B. 维生素 C 和钙剂可降低血管通透性，与抗组胺药有协同作用
   C. 严重者可联合使用 H_1 受体拮抗剂和 H_2 受体拮抗剂
   D. 风团控制后停药
   E. 皮损处可使用氢化可的松洗剂

6. 可用于治疗痤疮的药物不包括(　　)
   A. 镇静剂　　B. 维 A 酸类药物
   C. 抗生素　　D. 抗雄激素制剂
   E. 维生素类药物
7. 脓疱疮局部治疗药物中一般不包含哪种制剂(　　)
   A. 抗菌剂　　B. 保护剂
   C. 收敛剂　　D. 干燥剂
   E. 糖皮质激素制剂
8. 冻疮的治疗,下列哪项不妥(　　)
   A. 注意全身和局部保暖
   B. 出现水肿性斑块或硬结时用热水烫,提高局部温度
   C. 皮损未破溃的可用 10% 樟脑酯
   D. 有破溃者用抗生素软膏
   E. 红外线局部照射

【B 型题】

(第 9～11 题备选答案)
   A. 间擦型　　B. 体藓型
   C. 鳞屑型　　D. 角化型
   E. 水疱型

9. 常发生在足趾、足缘部,常有成群或散在的水疱(　　)
10. 常发生在足趾、损害以鳞屑为主,伴有稀疏而干燥的小水疱(　　)
11. 常发生在足背部,以弧形或者环形的体藓改变为典型损害(　　)

(第 12～14 题备选答案)
   A. 红霉素/过氧化苯甲酰
   B. 2.5%～5% 过氧化苯甲酰
   C. 0.1% 阿达帕林凝胶+米诺环素
   D. 维胺酯胶囊
   E. 克林霉素磷酸酯凝胶

12. 治疗痤疮伴感染显著的非处方药为(　　)
13. 中、重度痤疮伴感染显著可选药物为(　　)
14. 囊肿型痤疮主料可选(　　)

【X 型题】

15. 诱发荨麻疹的病因包括(　　)
   A. 异种蛋白
   B. 化工制品
   C. 冷、热、光等物理因素
   D. 某些药物
   E. 精神紧张
16. 根据组织损伤轻重,冻疮分为(　　)
   A. 红斑型　　B. 皮疹型
   C. 水疱型　　D. 坏疽型
   E. 疱疹型

四、简答题

1. 浅部真菌病常见哪几种? 治疗用药中有什么注意事项?
2. 请比较湿疹和荨麻疹皮损的特点以及选择内用治疗药物时有何区别。
3. 几种常用痤疮治疗药物的作用机制及注意事项是什么?

(於　平)

《临床医学概要》教学基本要求

一、课程的性质和任务

《临床医学概要》是高等职业技术院校药学类、医学类和护理类专业的主干课程。课程中介绍的各科疾病主要选择常见病、临床多发病，简要阐述各类疾病的病因、发病机制、病理、主要临床表现、诊断及主要治疗方法。其任务主要是使学生掌握常见病的简单治疗，能利用临床医学的基本知识和技能，帮助患者正确用药，提供用药知识，观察用药后的疗效、不良反应和相互作用，达到合理用药的目的。

二、课程教学目标

（一）知识教学目标

1. 掌握常见疾病的临床表现和治疗方法。
2. 掌握常见疾病的发病原因和发病机制和诊断依据。
3. 熟悉常见疾病的病理改变、各种辅助检查方法。
4. 了解各类疾病的预防措施和预后。

（二）能力培养目标

1. 根据临床表现能初步诊断常见病并实施合理用药方案。
2. 给予慢性病患者正确的疾病保健常识的指导。
3. 能分析常规化验单并熟悉其医学意义。
4. 对医师处方进行准确调剂并指导患者正确用药。

（三）思想教育目标

1. 建立关爱患者、体贴患者，倾听患者心声并致力帮助解决患者疾病的服务意识。
2. 尊重医师，倾听他人观点，热爱医药事业，在工作中逐步建立团队协作精神。
3. 在工作中养成客观、严谨的科研作风和实事求是的科学态度。
4. 具备查询参考医药文献资料、不断学习医药新知识新方法的能力。

教学内容和要求（仅包括理论课部分）

教学内容	教学要求			教学内容	教学要求		
	了解	熟悉	掌握		了解	熟悉	掌握
一、疾病概论				2. 致病条件		√	
（一）健康、疾病与亚健康的概念				（三）发病学			
1. 健康			√	1. 疾病发生发展的一般规律	√		
2. 疾病			√	2. 疾病发生的基本机制	√		
3. 亚健康	√			（四）疾病的经过和转归			
（二）病因概论				1. 疾病的经过		√	
1. 致病原因		√		2. 脑死亡			√

教学内容	教学要求		
	了解	熟悉	掌握
二、诊断学基础			
(一)问诊			
1. 一般项目	√		
2. 主诉			√
3. 现病史	√		
4. 既往史	√		
5. 系统回顾		√	
6. 个人史	√		
7. 婚姻史	√		
8. 月经史和生育史	√		
9. 家族史	√		
(二)常见症状			
1. 发热			√
2. 头痛		√	
3. 咳嗽与咳痰			√
4. 咯血		√	
5. 胸痛		√	
6. 腹痛		√	
7. 消化不良			√
8. 腹泻			√
9. 便秘			√
10. 呕血与便血		√	
11. 尿频、尿急、尿痛		√	
12. 黄疸	√		
13. 水肿		√	
14. 原发性痛经			√
15. 鼻塞			√
三、常用医学检查			
(一)血液检查			
1. 红细胞计数			√
2. 血红蛋白			√
3. 白细胞计数			√
4. 白细胞分类计数		√	
5. 血小板			√
6. 红细胞沉降率		√	
(二)尿液和肾功能检查			√
1. 一般检查	√		
2. 尿沉渣检测			
3. 化学检验		√	
(三)粪便检查			
1. 一般检验		√	
2. 显微镜检验		√	
(四)肝功能检查			
1. 蛋白质代谢功能检查			√
2. 胆红素代谢功能检查		√	
3. 酶学检查			√
4. 病毒性肝炎检查			√
(五)肾功能检查			√
(六)常用血液生化检查			
1. 血脂检查		√	
2. 血淀粉酶检查		√	
四、肿瘤			
(一)肿瘤的概念			√
(二)肿瘤的异型性		√	
(三)肿瘤细胞的代谢特点		√	
1. 核酸代谢	√		
2. 蛋白质代谢	√		
(四)肿瘤的扩散			
1. 直接蔓延		√	
2. 转移		√	
(五)肿瘤对机体的影响		√	
(六)良性肿瘤与恶性肿瘤的区别			√
(七)肿瘤的命名与分类			
1. 肿瘤的命名原则	√		
2. 肿瘤的分类	√		
(八)肿瘤病因学			
1. 外界致癌因素	√		
2. 影响肿瘤发生发展的内在因素	√		
(九)肿瘤的治疗			√
五、传染科常见病			
(一)传染病概述			
1. 传染病的概念			√
2. 传染病流行的基本条件			√
3. 传染病的基本特征		√	

教学内容	教学要求		
	了解	熟悉	掌握
4. 传染病的分类	√		
(二)病毒性肝炎			
1. 概述		√	
2. 流行病学			√
3. 病因与发病机制	√		
4. 潜伏期	√		
5. 临床表现			√
6. 辅助检查	√		
7. 诊断		√	
8. 治疗			√
9. 预防		√	
(三)艾滋病			
1. 概述		√	
2. 流行病学	√		
3. 病因与发病机制			√
4. 临床表现			√
5. 辅助检查		√	
6. 诊断		√	
7. 治疗			√
8. 预防	√		
(四)肺结核			
1. 概述		√	
2. 流行病学			√
3. 病因与发病机制	√		
4. 临床表现			√
5. 辅助检查		√	
6. 诊断		√	
7. 治疗			√
8. 预防	√		
(五)蛔虫病			
9. 概述		√	
10. 流行病学			√
11. 病因与发病机制	√		
12. 临床表现			√
13. 辅助检查		√	
14. 诊断		√	
15. 治疗			√
16. 预防	√		
六、呼吸系统常见病			
(一)急性上呼吸道感染			
1. 病因与发病机制		√	
2. 临床表现			√
3. 实验室检查	√		
4. 并发症		√	
5. 诊断和鉴别诊断		√	
6. 治疗			√
7. 预防	√		
(二)慢性支气管炎			
1. 病因与发病机制		√	
2. 临床表现			√
3. 实验室和其他检查		√	
4. 诊断和鉴别诊断	√		
5. 治疗			√
(三)支气管哮喘			
1. 病因与发病机制		√	
2. 临床表现			√
3. 实验室和其他检查	√		
4. 诊断		√	
5. 治疗			√
(四)肺炎球菌性肺炎			
1. 病因和发病机制		√	
2. 临床表现			√
3. 诊断依据	√		
4. 治疗			√
5. 预防	√		
(五)支气管扩张症			
1. 病因与发病机制		√	
2. 临床表现			√
3. 诊断依据	√		
4. 治疗			√
5. 预防	√		
(六)慢性肺源性心脏病			
1. 病因与发病机制		√	
2. 临床表现			√

教学内容	教学要求		
	了解	熟悉	掌握
3. 实验室检查		√	
4. 诊断与鉴别诊断	√		
5. 治疗			√
6. 预防	√		
(七)慢性呼吸衰竭			
1. 分类			√
2. 病因与发病机制		√	
3. 临床表现			√
4. 动脉血气分析的临床应用	√		
5. 诊断	√		
6. 治疗			√
7. 预后和预防	√		
七、循环系统常见病			
(一)动脉粥样硬化			
1. 概述		√	
2. 病因			√
(二)冠状动脉粥样硬化性心脏病			
1. 概念			√
2. 临床类型			√
心绞痛			
1. 概述	√		
2. 病因		√	
3. 病理及病理生理	√		
4. 临床表现			√
5. 实验室检查及其他检查		√	
6. 诊断与鉴别诊断		√	
7. 治疗			√
急性心肌梗死			
1. 概述	√		
2. 病因与发病机制		√	
3. 病理生理及病理	√		
4. 临床表现			√
5. 实验室及其他检查		√	
6. 诊断与鉴别诊断		√	
7. 治疗			√
(三)原发性高血压			
1. 概述		√	
2. 病因学			√
3. 发病机制	√		
4. 临床表现			√
5. 高血压病分期		√	
6. 诊断及鉴别诊断			√
7. 治疗			√
8. 预防	√		
(四)心力衰竭			
1. 概述		√	
2. 病因		√	
3. 临床表现			√
4. 诊断	√		
5. 鉴别诊断	√		
6. 治疗			√
(五)心律失常			
1. 窦性心动过速			
2. 窦性心动过缓			
3. 房性期前收缩			
4. 心房颤动			
5. 心房扑动			
6. 阵发性室上性心动过速			
7. 室性期前收缩			
8. 室性心动过速			
9. 房室传导阻滞			
心电图诊断		√	
临床意义			√
治疗			√
八、消化系统常见病			
(一)慢性胃炎			
1. 病因与发病机制	√		
2. 病理		√	
3. 临床表现			√
4. 实验室及其他检查		√	
5. 诊断和鉴别诊断		√	
6. 治疗			√
(二)消化性溃疡			
1. 病因与发病机制	√		

教学内容	教学要求			教学内容	教学要求		
	了解	熟悉	掌握		了解	熟悉	掌握
2. 病理		√		1. 病因与发病机制	√		
3. 临床表现			√	2. 临床表现			√
4. 并发症			√	3. 实验室检查		√	
5. 实验室检查		√		4. 诊断		√	
6. 诊断和鉴别诊断		√		5. 治疗			√
7. 治疗			√	6. 预后	√		
8. 预防	√			(四)肾病综合征			
(三)肝硬化				1. 病因及病理	√		
1. 病因和发病机制		√		2. 病理生理			√
2. 临床表现			√	3. 并发症		√	
3. 并发症			√	4. 诊断		√	
4. 诊断与鉴别诊断		√		5. 治疗			√
5. 治疗			√	6. 预后	√		
(四)胃癌				(五)尿路感染			
1. 病因	√			1. 病因		√	
2. 病理		√		2. 发病机制		√	
3. 临床表现			√	3. 临床表现			√
4. 实验室及其他检查		√		4. 实验室检查		√	
5. 诊断	√			5. 诊断		√	
6. 治疗			√	6. 治疗			√
(五)原发性肝癌				7. 预防	√		
1. 病因与发病机制	√			(六)肾衰竭			
2. 病理		√		1. 急性肾衰竭			
3. 临床表现			√	2. 慢性肾衰竭			
4. 并发症		√		病因与发病机制	√		
5. 诊断	√			临床表现			√
6. 治疗			√	诊断		√	
九、泌尿系统常见病				治疗			√
(一)肾小球疾病概述		√		预后	√		
(二)急性肾小球肾炎				十、血液系统常见病			
1. 病因与发病机制	√			(一)血液病概述			√
2. 临床表现			√	(二)贫血概论			
3. 实验室检查		√		1. 概述	√		
4. 诊断		√		2. 贫血分类		√	
5. 治疗			√	3. 临床表现			√
6. 预后	√			4. 诊断		√	
(三)慢性肾小球肾炎				5. 治疗			√

教学内容	教学要求		
	了解	熟悉	掌握
(三)缺铁性贫血			
1. 概述	√		
2. 铁的代谢		√	
3. 病因与发病机制		√	
4. 临床表现			√
5. 实验室检查			√
6. 诊断与鉴别诊断		√	
7. 治疗			√
8. 预后	√		
9. 预防	√		
(四)巨幼细胞性贫血			
1. 概述	√		
2. 病因与发病机制		√	
3. 临床表现			√
4. 实验室检查			√
5. 诊断及鉴别诊断		√	
6. 治疗			√
7. 预后	√		
8. 预防	√		
(五)再生障碍性贫血			
1. 概述	√		
2. 病因		√	
3. 发病机制	√		
4. 临床表现			√
5. 实验室检查			√
6. 诊断		√	
7. 治疗			√
8. 预后	√		
9. 预防	√		
(六)白血病概述			
1. 概述	√		
2. 病因与发病机制		√	
3. 分类			√
(七)急性白血病			
1. 概述	√		
2. 分类	√		
3. 临床表现			√
4. 实验室检查		√	
5. 诊断与鉴别诊断		√	
6. 治疗			√
7. 预后	√		
(八)慢性粒细胞性白血病			
1. 概述	√		
2. 临床表现			√
3. 实验室检查		√	
4. 诊断及鉴别诊断		√	
5. 治疗			√
6. 预后	√		
十一、内分泌系统常见病			
(一)糖尿病			
1. 概述	√		
2. 分型			√
3. 病因与发病机制		√	
4. 临床表现			√
5. 实验室及其他检查			√
6. 诊断		√	
7. 治疗			√
8. 预后	√		
9. 预防	√		
(二)甲状腺功能亢进症			
1. 病因与发病机制	√		
2. 临床表现			√
3. 实验室及其他检查		√	
4. 诊断		√	
5. 治疗			√
(三)骨质疏松症			
1. 概述	√		
2. 病因与发病机制		√	
3. 临床表现			√
4. 诊断		√	
5. 治疗			√
6. 预防	√		
十二、风湿性疾病			
(一)系统性红斑狼疮			

教学内容	教学要求		
	了解	熟悉	掌握
1. 病因	√		
2. 临床表现			√
3. 实验室检查		√	
4. 诊断		√	
5. 治疗			√
6. 预后	√		
(二)类风湿关节炎			
1. 病因与发病机制		√	
2. 病理	√		
3. 临床表现			√
4. 实验室检查		√	
5. 诊断与鉴别诊断	√		
6. 治疗			√
十三、精神神经科常见疾病			
(一)精神疾病与神经疾病的区别	√		
(二)精神分裂症			
1. 病因与发病机制	√		
2. 临床表现		√	
3. 临床类型		√	
4. 诊断	√		
5. 治疗			√
(三)情感性障碍			
1. 病因与发病机制	√		
2. 临床表现		√	
3. 临床类型		√	
4. 诊断	√		
5. 治疗			√
(四)老年性痴呆			
1. 病因	√		
2. 临床表现		√	
3. 诊断与鉴别诊断		√	
4. 治疗			√
(五)癫痫			
1. 分类		√	
2. 诊断	√		
3. 治疗			√
(六)帕金森病			

教学内容	教学要求		
	了解	熟悉	掌握
1. 概述		√	
2. 临床表现			√
3. 诊断	√		
4. 治疗			√
(七)急性脑血管病			
1. 概述	√		
2. 病因	√		
3. 分类及临床特征		√	
4. 治疗			√
5. 预防	√		
十四、外科学常见疾病			
(一)外科学的范畴	√		
(二)外科患者的体液失衡			
1. 概述	√		
2. 水钠代谢失衡			√
3. 钾代谢失衡		√	
4. 酸碱平衡失调		√	
(三)急性阑尾炎			
1. 阑尾生理		√	
2. 病因与发病机制	√		
3. 病理类型		√	
4. 临床表现			√
5. 辅助检查		√	
6. 诊断与鉴别诊断		√	
7. 治疗			√
8. 预后	√		
9. 预防	√		
(四)胆囊炎与胆石症			
1. 概述		√	
2. 病因	√		
3. 临床类型		√	
4. 临床表现			√
5. 实验室检查		√	
6. 诊断与鉴别诊断	√		
7. 治疗			√
(五)肠梗阻			
1. 概述	√		

教学内容	教学要求		
	了解	熟悉	掌握
2. 分类	√		
3. 病理生理		√	
4. 临床表现			√
5. 诊断	√		
6. 治疗			√
7. 预防	√		
(六)急性胰腺炎			
1. 概述	√		
2. 病因		√	
3. 临床表现			√
4. 辅助检查	√		
5. 诊断		√	
6. 治疗			√
十五、妇产科常见疾病			
(一)早期妊娠诊断			
1. 临床表现			√
2. 诊断			√
(二)外阴阴道炎			
1. 外阴炎		√	
2. 滴虫性阴道炎			√
3. 外阴阴道假丝酵母菌病			√
(三)子宫肌瘤			
1. 概述		√	
2. 病因	√		
3. 分类	√		
4. 临床表现			√
5. 诊断	√		
6. 治疗			√
(四)子宫颈癌			
1. 病因		√	
2. 临床表现			√
3. 诊断	√		
4. 治疗			√
(五)计划生育			
1. 工具避孕法	√		
2. 激素避孕	√		
3. 其他避孕法	√		
十六、儿科学概要			
(一)生长发育			
1. 小儿年龄分期及其意义	√		
2. 婴儿喂养		√	
(二)小儿常见疾病			
1. 小儿肺炎			
2. 婴儿腹泻			
3. 维生素D缺乏性佝偻病			
病因	√		
临床表现			√
实验室检查		√	
诊断		√	
治疗			√
预防	√		
十七、五官科常见病			
(一)急性咽炎			
1. 病因	√		
2. 临床表现		√	
3. 诊断		√	
4. 治疗			√
(二)慢性咽炎			
1. 病因	√		
2. 临床表现		√	
3. 诊断		√	
4. 治疗			√
(三)急性扁桃体炎			
1. 病因	√		
2. 临床表现		√	
3. 并发症		√	
4. 诊断及鉴别诊断	√		
5. 治疗			√
(四)急性化脓性中耳炎			
1. 感染途径		√	
2. 临床表现			√
3. 治疗		√	
4. 预防	√		
(五)细菌性结膜炎			

教学内容	教学要求		
	了解	熟悉	掌握
1. 急性卡他性结膜炎			
2. 慢性卡他性结膜炎			
3. 淋菌性结膜炎			
1. 病因	√		
2. 临床表现		√	
3. 治疗			√
(六)沙眼			
1. 病因	√		
2. 临床表现		√	
3. 治疗			√
4. 预防	√		
(七)口腔溃疡			
1. 病因	√		
2. 临床表现		√	
3. 治疗			√
十八、皮肤性病学概要			
(一)皮肤科疾病概述		√	
(二)浅部真菌病			
1. 病因与发病机制			√
2. 临床表现		√	
3. 实验室检查	√		
4. 诊断		√	
5. 治疗			√
6. 预防	√		
(三)湿疹			
1. 病因与发病机制			√
2. 临床表现		√	
3. 实验室检查	√		
4. 诊断		√	
5. 治疗			√
6. 预防	√		
(四)荨麻疹			
1. 病因与发病机制			√
2. 临床表现		√	
3. 实验室检查	√		
4. 诊断		√	
5. 治疗			√
6. 预防	√		
(五)痤疮			
1. 病因与发病机制			√
2. 临床表现		√	
3. 辅助检查	√		
4. 诊断		√	
5. 治疗			√
6. 预防	√		
(六)脓疱疮			
1. 病因与发病机制			√
2. 临床表现		√	
3. 辅助检查	√		
4. 诊断		√	
5. 治疗			√
6. 预防	√		
(七)冻疮			
1. 病因与发病机制			√
2. 临床表现		√	
3. 辅助检查	√		
4. 诊断		√	
5. 治疗			√
6. 预防	√		

《医学基础》学时分配建议

学时分配建议 72 学时，具体内容见下表。

周次	内容	周课时
一	第 1 章　疾病概论	2
二	第 2 章　诊断学基础	3
三	第 3 章　常用医学检查	3

续表

周次	内容	周课时
四	第 4 章　肿瘤	4
五	第 5 章　传染科常见疾病	4
六	第 6 章　呼吸系统常见病	6
七	第 7 章　循环系统常见病	6
八	第 8 章　消化系统常见病	4
九	第 9 章　泌尿系统常见病	4
十	第 10 章　血液系统常见病	4
十一	第 11 章　内分泌系统常见病	4
十二	第 12 章　风湿性疾病	4
十三	第 13 章　精神神经科常见疾病	4
十四	第 14 章　外科学常见疾病	4
十五	第 15 章　妇产科常见疾病	4
十六	第 16 章　儿科常见疾病	4
十七	第 17 章　五官科常见疾病	4
十八	第 18 章　皮肤科常见疾病	4

目标检测选择题参考答案

第1章 1. C 2. E 3. C 4. E 5. D

第2章 1. D 2. C 3. B 4. E 5. E 6. E 7. D 8. E 9. B 10. B 11. C 12. E 13. B 14. C 15. B 16. D 17. B 18. B 19. B 20. B 21. D 22. D 23. C 24. E 25. A 26. C 27. E 28. D 29. A

第3章 1. D 2. C 3. C 4. D 5. A 6. B 7. A 8. B 9. E 10. A 11. D 12. ABCD 13. ADE

第4章 1. D 2. B 3. D 4. C 5. D 6. B 7. A 8. D 9. E 10. D 11. ABC 12. CE

第5章 1. B 2. A 3. B 4. B 5. E 6. D 7. D 8. C 9. C 10. E 11. A 12. D 13. B 14. E 15. A 16. ABCDE 17. ABCDE

第6章 1. A 2. D 3. E 4. E 5. E 6. C 7. C 8. A 9. C 10. D 11. B 12. C 13. B 14. D 15. A 16. E 17. ACDE 18. AC 19. ABCDE

第7章 1. A 2. D 3. D 4. D 5. A 6. E 7. A 8. E 9. D 10. B 11. D 12. B 13C 14. E 15. B 16. E 17. D 18. C 19. B 20. A 21. ABCE 22. ABCDE

第8章 1. A 2. B 3. C 4. C 5. D 6. B 7. C 8. E 9. A 10. A 11. E 12. A 13. B 14. A 15. E 16. C 17. B 18. A 19. C 20. B 21. E 22. D 23. BDE 24. ACD

第9章 1. D 2. A 3. C 4. E 5. B 6. D 7. C 8. A 9. A 10. E 11. B 12. A 13. D 14. C 15. AC 16. ABCE

第10章 1. B 2. C 3. B 4. B 5. C 6. C 7. E 8. C 9. A 10. B 11. D 12. A 13. E 14. B 15. B 16. E 17. A 18. B 19. C 20. C 21. D 22. C 23. A 24. BCDE 25. ABC 26. BCDE

第11章 1. A 2. B 3. C 4. D 5. D 6. A 7. E 8. D 9. B 10. E 11. A 12. E 13. D 14. A 15. B 16. C 17. ABCE 18. AE

第12章 1. E 2. B 3. C 4. C 5. D 6. D 7. E 8. C 9. E 10. C 11. A 12. D 13. E 14. A 15. B 16. ABCD 17. ABCD

第13章 1. C 2. C 3. B 4. C 5. B 6. A 7. C 8. D 9. A 10. D 11. B 12. A 13. C 14. E 15. D 16. ABC 17. ABCDE

第14章 1. C 2. C 3. A 4. B 5. E 6. A 7. B 8. C 9. C 10. D 11. B 12. D 13. A 14. E 15. B 16. D 17. C 18. ABCE 19. ABCE

第15章 1. D 2. C 3. B 4. C 5. B 6. A 7. D 8. A 9. A10. A 11B 12. ABCD 13. ABCE 14. ABCDE

第16章 1. B 2. A 3. C 4. E 5. D 6. E 7. B 8. A. 9. E 10. A 11. A 12. C 13. B 14. D 15. A 16. B 17. ABCDE 18. AB

第17章 1. B 2. D 3. C 4. A 5. A 6. C 7. B 8. C 9. D 10. C 11. F 12. D 13. B 14. A 15. C 16. BE 17. ACDE

第18章 1. B 2. C 3. A 4. E 5. D 6. A 7. E 8. B 9. E 10. C 11. B 12. A 13. C 14. D 15. ABCDE 16. ACD

参 考 文 献

陈灏珠 . 2005. 实用内科学 . 第 12 版 . 北京:人民卫生出版社
陈家伦 . 2011. 临床内分泌学 . 上海:上海科学技术出版社
陈文彬,潘祥林 . 2004. 诊断学 . 第 6 版 . 北京 . 人民卫生出版社
陈孝平,石应康 . 2010. 外科学 . 第 2 版 . 北京:人民卫生出版社
邓长生 . 2004. 诊断学 . 第 5 版 . 北京 . 人民卫生出版社
李兰娟,任红 . 2013 传染病学 . 第 8 版 . 北京:人民卫生出版社
李淑媛 . 2009. 药学综合知识与技能试题精选 . 北京:人民卫生出版社
陆再英,钟南山 . 2008. 内科学 . 第 7 版 . 北京:人民卫生出版社
马家骥 . 2004. 内科学 . 第 5 版 . 北京:人民卫生出版社
孟祥珍 . 2004. 五官科学 . 北京:人民卫生出版
钱春梅 . 2012. 药学综合知识与技能 . 第 6 版 . 北京:中国医药科技出版社
任玉波,茅幼霞 . 2008. 病理学 . 第 2 版 . 北京:科学出版社
万学红,卢雪峰 . 2013. 诊断学 . 第 8 版 . 北京:人民卫生出版社
王海平,陈静 . 2012. 护士执业资格考试指南 . 北京:科学出版社
王萍 . 2010. 临床医学概要 . 第 4 版 . 北京:人民卫生出版社
杨如红,张麦秀 . 2007. 病理生理学 . 第 2 版 . 北京:科学出版社
叶任高,陆再英 . 内科学 . 第 6 版 . 北京:人民卫生出版社
张学军 . 2013. 皮肤性病学 . 第 8 版 . 北京:人民卫生出版社